LEÇONS

DE

CLINIQUE MÉDICALE

OUVRAGES DU MÊME AUTEUR

Des conditions pathogéniques de l'albuminurie, thèse de doctorat. Paris, 1860, grand in-8 de 160 pages. *Épuisé.*

De l'humorisme ancien comparé à l'humorisme moderne, thèse de concours. Paris, 1863, in-4 de 154 pages. *Épuisé.*

De l'organisation des Facultés de médecine en Allemagne ; rapport présenté à M. le ministre de l'instruction publique, le 6 octobre 1863, in-8 de 175 pages.

Leçons de clinique médicale de R. J. Graves, traduites et annotées par le docteur Jaccoud ; précédées d'une introduction de Trousseau ; 3e édition, revue et augmentée. Paris, 1871. 2 vol. in-8.

Études de pathogénie et de sémiotique. Les paraplégies et l'ataxie du mouvement. Paris, 1864, 1 vol. in-8.

Leçons de clinique médicale faites à l'hôpital de la Charité. Paris, 1867 — 2e édition, 1869, 1 vol. in-8.

Traité de pathologie interne. Paris, 1871 — 2e édition, 1872, 2 vol. in-8.

PARIS. — IMPRIMERIE DE E. MARTINET, RUE MIGNON, 2

LEÇONS

DE

CLINIQUE MÉDICALE

FAITES

A L'HOPITAL LARIBOISIÈRE

PAR

S. JACCOUD

Professeur agrégé à la Faculté de médecine de Paris,
Médecin de l'hôpital Lariboisière,
Membre correspondant de l'Académie des sciences de Lisbonne,
de l'Académie de médecine de Belgique,
de l'Académie de médecine de Rio de Janeiro,
des Sociétés médicales de Bruxelles, Clermont-Ferrand, Copenhague, Vienne, etc., etc.

Ouvrage accompagné de 10 planches en chromolithographie.

PARIS

ADRIEN DELAHAYE, LIBRAIRE-ÉDITEUR

PLACE DE L'ÉCOLE-DE-MÉDECINE

1873

AVANT - PROPOS

Ces leçons ont été faites à l'hôpital Lariboisière du 9 décembre 1871 au 30 mars 1872. Je les ai rédigées d'après les notes recueillies par mes internes, MM. Labadie-Lagrave (1871) et Sevestre (1872); tous deux se sont acquittés de cette tâche ingrate avec un zèle, une distinction, qui dépassent tout éloge, et je suis heureux de leur donner aujourd'hui un témoignage public de ma gratitude.

Paris, 15 novembre 1872.

LEÇONS

DE

CLINIQUE MÉDICALE

PREMIÈRE LEÇON

INTRODUCTION. — DIATHÈSE LYMPHOGÈNE.

MESSIEURS,

En reprenant aujourd'hui mes leçons de clinique médicale, je tiens à vous rappeler les principes sur lesquels j'ai fondé ma méthode d'étude et d'enseignement. Ces principes sont au nombre de deux; mais le second est tellement la conséquence nécessaire, la suite logique du premier, que c'est à peine, à vrai dire, s'ils peuvent être séparés.

Le principe fondamental est celui de l'analyse physiologique et pathogénique, appliquée à l'interprétation des phénomènes morbides. Il n'est pas, messieurs, un seul acte organique normal qui résulte d'une condition unique et indivisible: tous ces phénomènes qui vous semblent les effets directs et immédiats d'un seul processus, sont en réalité l'expression ultime d'une série d'opérations distinctes, mais étroitement unies par une immuable subordination. Voyez comme exemple le fait si simple en apparence de l'ampliation thoracique inspiratoire; que de conditions complexes doivent être successivement réalisées pour l'accomplissement de ce mouvement final : Un certain état du sang, résultant déjà lui-même de causes multiples, doit mettre en jeu l'automatisme du centre respiratoire dans le bulbe; ce centre doit être en état de répondre à l'excitation qu'il subit; il faut que les nerfs moteurs, agents de transmission de l'incitation bulbaire, puissent conduire aux muscles l'impulsion motrice; il faut que ces muscles, instruments d'exécution, possèdent intacte la propriété de contractilité qui leur permet de répondre à l'excitation transmise; enfin, tout cela étant supposé parfait, il faut encore qu'aucun obstacle extra- ou intra-thoracique ne puisse entraver l'accomplissement du mouvement, régulièrement préparé; alors seulement l'ampliation thoracique nous apparaît avec ses qualités normales. Voulez-vous un autre exemple? considérez la sécrétion urinaire, et supputez avec moi les actes physiologiques nombreux et divers qu'implique l'état normal de cette sécrétion : intégrité de la digestion, de l'assimilation, des combustions interstitielles; régularité de l'action du cœur, de la circulation rénale tant artérielle que veineuse; constitution normale des reins, intégrité de l'appareil excréteur et des organes nerveux qui en commandent les mouvements, voilà, et j'en omets peut-être, la série des actes subordonnés qui préparent ce résultat, émission d'une urine normale. Je pourrais multiplier ces exemples, à quoi bon? il n'est pas un acte physiologique qui ne soit susceptible d'une semblable dissociation; pas un qui échappe à cette analyse.

Ce serait donc, vous le voyez, une erreur absolue que de synthétiser les fonctions, et d'envisager comme des faits élémentaires et simples, les actes dont elles se composent. Cette faute, trop fréquente en médecine, n'est point commise par la physiologie, et les progrès surprenants de cette science sont précisément dus à une rigueur d'analyse poussée parfois jusqu'à la subtilité, et à l'étude attentive des conditions diverses, d'où dépend l'accomplissement régulier des processus fonctionnels.

Or, messieurs, les phénomènes morbides ou symptômes, qu'ils tiennent ou non à des lésions matérielles, ne sont en définitive que des troubles de fonctions; ces troubles expriment le mode fonctionnel de l'organisme en état de maladie, comme les actes normaux en représentent le mode fonctionnel en l'état de santé. Il résulte de là que chaque acte physiologique a son acte pathologique correspondant, et l'obligation de la dissociation analytique n'est pas moins impérieuse pour le second que pour le premier. La logique la plus élémentaire en fait pressentir la raison.

Si l'acte normal, dont le phénomène pathologique exprime la perturbation, n'exigeait pour son accomplissement qu'une seule opération, il est clair que le symptôme aurait toujours lui aussi la même signification, il

dénoterait constamment la perversion d'une seule et
même condition physiologique. Mais puisqu'il n'en est
pas ainsi, puisque l'acte normal est subordonné à l'exécution régulière et successive de plusieurs opérations,
il y a nécessairement autant de formes du symptôme que
d'opérations distinctes ; car chacun de ces processus
intermédiaires peut être troublé isolément, et donner lieu
pour son compte au désordre final de la fonction.

Cela étant, pour arriver à l'interprétation exacte d'un
symptôme, il n'y a pas d'autre voie que celle-ci :
1° connaître toutes les origines ou conditions pathogéniques possibles du phénomène ; 2° déterminer les
caractères différentiels qu'il présente selon les conditions
diverses qui lui donnent naissance, afin de pouvoir
déduire de ces caractères l'origine même du symptôme.

Pour parcourir la première étape de ce jugement,
vous n'avez d'autre guide que l'analyse physiologique et
pathogénique, laquelle, il est vrai, exige le concours de
toutes les sciences médicales; pour franchir la seconde,
vous avez l'observation même des actes morbides, et la
pathologie expérimentale, qui complète en bien des cas
les données de la pathogénie. C'est en suivant cette voie,
messieurs, et celle-là seulement, qu'on peut créer une
sémiologie scientifique, non moins fructueuse pour le
diagnostic et le pronostic que pour la thérapeutique; ce
résultat, vous en conviendrez, est désirable entre tous,
puisque la sémiologie, ou science des signes, est la base
la plus solide de l'appréciation clinique.

. Bien qu'incomplètes, ces considérations vous permettront de saisir, je l'espère, la raison d'être et l'importance
de mon premier principe; j'arrive au second qui en est

le complément indispensable, à ce point que s'il fait
défaut, la méthode demeurant incomplète reste stérile
et conduit à l'erreur.

Puisque l'interprétation des symptômes et des signes
n'est pas seulement subordonnée à l'observation, et
qu'elle exige l'intervention de toutes les branches des
sciences médicales, le clinicien, il est banal de le dire,
doit posséder ces notions, complètes et exactes, et pour
remplir cette condition primordiale, il faut nécessairement qu'il étende aussi loin que possible le cercle de ses
études, il faut qu'il utilise les travaux de tous les pays. Les
recherches et les progrès ne sont point l'apanage exclusif
d'une nation ; loin de là ; l'histoire enseigne que le foyer
scientifique se déplace sans cesse ; lorsque quelque peuple
épuisé par de longs et laborieux enfantements fléchit et
s'arrête, un autre surgit à ses côtés, qui reprend et pour-
suit avec des forces nouvelles l'œuvre commencée. C'est
donc se désarmer, s'annihiler soi-même que de limiter
ses vues à son entourage immédiat, et de négliger les
documents d'origine plus lointaine.

En diminuant de la sorte les moyens de l'instruction
on arrive rapidement, par le défaut de comparaison, au
contentement de soi-même, qui engendre le quiétisme,
lequel aboutit à l'ignorance, source trop féconde de tous
les abaissements. Qu'importe la patrie des travaux s'ils
concourent au but commun, l'avancement de la science
et de l'art ! Vous enquérez-vous de l'origine d'une pièce
d'or ou d'argent ? non ; vous vous préoccupez simplement
d'être fixés sur sa valeur exacte. Eh ! bien, messieurs, les
travaux individuels sont la richesse, et comme la monnaie
de la science ; et si vous ne voulez pas vous appauvrir, il

faut les accueillir tous, quitté à attribuer à chacun d'eux
sa valeur réelle, qui n'est pas toujours la valeur nominale.

Après des malheurs, dont l'ignorance a été l'une des
causes les plus puissantes, quelques hommes, mus par
un sentiment respectable peut-être, irréfléchi à coup
sûr, ont proposé de rompre toute relation scientifique
avec les pays ennemis. Étrange erreur, singulière ven-
geance qui nous frapperait, nous, du même coup que les
savants de Germanie. Ne commettez point une semblable
faute, messieurs; ne vous laissez point égarer par un
sentimentalisme aveugle. Conserver et acquérir, telle
est, selon moi, la devise de la science ; c'est aussi, si je
ne me trompe, celle de la politique, et sur ce terrain,
je ne vois pas de place pour les questions de sentiment.

Les barrières artificielles qui ont longtemps séparé les
travailleurs, comme les régions territoriales elles-mêmes,
sont enfin tombées; voulez-vous les relever ? Au-dessus
des frontières politiques qu'elle ne saurait reconnaître, la
science est constituée en un État unique, qui n'a d'autres
bornes que les limites mêmes du monde civilisé ; le soleil
ne se couche jamais sur ce domaine ; le repos n'y est jamais complet ; voulez-vous resserrer les frontières de cet
État? voulez-vous, par un isolement prémédité, compromettre, même, les progrès accomplis ? Non. Acquérir toujours, acquérir de partout, voilà notre devoir qui est aussi
notre intérêt. Science cosmopolite, voilà mon principe.

Ne croyez pas que ce mot, prétentieux d'apparence,
soit une hyperbole ou une métaphore, c'est l'expression
absolue de la vérité. Quelques exemples suffiront à vous
en convaincre.

Pour étudier l'anatomie de la moelle des os, pour apprendre les rapports de ce tissu avec l'hématopoïèse et les altérations leucémiques du sang, méditez les meilleurs ouvrages sur la matière, faites appel à la France, à l'Angleterre, à l'Allemagne, vous n'atteindrez pas votre but si vous n'avez pas connaissance des mémoires de Bizzozero de Pavie.

Voulez-vous connaître l'état de la science touchant la cellule primordiale et les théories cellulaires, entassez les travaux les plus justement renommés, appliquez à leur étude un zèle infatigable, et en fin de compte vous n'arriverez qu'à une connaissance incomplète du sujet si vous avez omis le mémoire italien d'Achille Visconti sur les corpuscules automoteurs.

Possédez à fond les recherches sans nombre auxquelles a donné lieu la glycogénie, vous saurez peu de chose de la question, ou plutôt vous la saurez à faux, si vous laissez de côté les travaux anglais de Pavy.

Étudiez la fièvre typhoïde, utilisez pour cela et les travaux anciens et ceux des contemporains, vos connaissances resteront imparfaites si vous négligez les recherches faites en Bohême et en Saxe par Hamernjk et Wagner, sur les lésions gastriques et extra-intestinales de la maladie.

Apprenez l'histoire de la méningite cérébro-spinale épidémique, je vous défie de la savoir exacte si vous omettez les observations des médecins américains.

La France, l'Angleterre, l'Amérique, ont produit des travaux d'une inestimable valeur sur l'électrologie médicale, et pourtant vous ne connaîtrez pas le sujet si vous ignorez Remak et Benedikt.

Il y a trois ans, deux médecins anglais, Day et Wilm ot

ont proposé de traiter le diabète au moyen du peroxyde d'hydrogène administré, soit en dissolution dans l'eau, soit en dissolution dans l'éther, auquel cas le composé prend le nom d'éther ozonique. Eh bien ! en Angleterre, où cette médication a pris naissance, vous ne trouverez sur ce point que des observations contradictoires qui ne permettent pas de conclure, et vous ne pourrez être éclairés sur la valeur de ce procédé thérapeutique, qne si vous tenez compte des observations faites spécialement sur ce sujet, l'année d'ensuite, par les médecins de Copenhague.

Tenez-le donc pour certain : dans l'empire de la science, il n'y a pas de département stérile ; tous sont productifs à leur heure, aucun d'eux ne peut être délaissé sans péril. Que la connaissance des travaux d'autrui soit imparfaite, et les erreurs les plus graves sur les hommes et sur les choses sont formulées avec une imperturbable assurance; l'événement l'a prouvé, et il y a malheureusement des témoignages imprimés du danger de ces tentatives téméraires. Au surplus le principe que je défends n'est point spécial à la médecine, il est d'ordre général; qui oserait prétendre résoudre une question sans posséder au préalable toutes les données du problème ?

En résumé, analyse physiologique, étude universelle, telle est la méthode que j'ai proposée, appliquée et défendue depuis douze années; j'ai eu la satisfaction de la voir suivie avec un empressement qui témoigne de sa supériorité, mais je ne veux pas vous dissimuler qu'elle s'est heurtée dans sa route contre un obstacle imprévu. Comme tout ce qui trouble la routine, la méthode a ses adversaires qui la déclarent incompatible avec l'observation et le jugement cliniques ; ces médecins savants, dit-on, ils sont fort instruits, mais ils ne sont pas cliniciens. L'objection est grave. Je ne veux pas en suspecter les motifs, encore moins rechercher si elle aurait par hasard pour origine certaine impuissance, bien connue de notre fabuliste, non ; je prends le reproche pour sérieux, et j'admets que ces adversaires, d'une bonne foi parfaite, redoutent sincèrement l'immixtion constante de la physiologie et de la science à l'étude clinique. Cela étant, je leur ferai respectueusement remarquer qu'il n'y a pas plus de raison pour négliger les travaux de nos contemporains que ceux de nos devanciers ; qu'il peut être dangereux de substituer à la science générale une médecine de clocher ou de canton, et que l'ignorance n'est en aucune sphère une condition de succès ; puis je leur demanderai s'ils croient vraiment utile de restreindre la clinique à l'observation empirique des phénomènes, et de faire abstraction de leur raison d'être ; après quoi, je leur rappellerai que la méthode d'analyse et d'études généralisées est le plus sûr moyen des progrès de la sémiologie, laquelle à son tour est l'arme la plus puissante du clinicien ; et de peur enfin qu'ils ne suspectent cette conclusion comme intéressée, je leur redirai cette déclaration de Boerhaave : j'aimerais mieux un médecin qui, ignorant de toutes choses, saurait la sémiotique, qu'un médecin qui, sachant tout le reste, ignorerait cette dernière.

J'espère que ces honorables critiques voudront bien tenir cette réponse pour bonne, et que mieux éclairés,

ils se sentiront délivrés de leurs poignantes inquiétudes
pour les intérêts de la clinique, qui pour moi, comme
pour eux, comme pour nous tous, est le but suprême de
nos études et de nos efforts.

Je viens à nos malades.

Au n° 28 de la salle Saint-Jérôme, est couché un homme
de trente-huit ans, dont l'aspect extérieur ne ressemble
point à celui des individus qui peuplent d'ordinaire les
salles d'hôpital. En fait, à ne considérer que l'expression
de ses traits, la coloration de son visage, la vivacité de
son regard, il est difficile de se faire à l'idée que cet
homme est sous le coup d'une maladie fatalement mortelle, dont la durée peut varier, mais dont l'issue ne saurait être conjurée.

Le premier indice de cette maladie remonte à neuf ou
dix années, elle s'est manifestée alors par l'apparition
d'une tumeur dans la région axillaire droite, sur le bord
externe du grand pectoral, et à ce moment il a semblé que
la lésion allait d'emblée se généraliser : une grosseur
semblable est apparue dans la région homologue de l'autre côté, mais par une anomalie des plus rares, le processus au lieu de progresser s'est éteint sur place, la seconde
tumeur a rétrogradé au point de disparaître, et pendant
neuf ans tout a été borné à la tumeur primitive de l'aisselle droite. Pour être différée, la généralisation n'était
pas moins certaine, et depuis le mois de janvier de cette
année elle a compensé par la promptitude de sa diffusion
l'arrêt qu'elle a présenté au départ. Aujourd'hui (9 décembre 1871) le malade est dans l'état que voici : la

tumeur axillaire primitive a atteint le volume d'un
poing d'adulte, elle est évidemment formée par la
conglomération de plusieurs ganglions lymphatiques
respectivement augmentés de volume ; derrière cette
masse superficielle est un plan de tumeurs profondes
qui occupent toute l'aisselle, mais celles-là sont restées
isolées, indépendantes les unes des autres, chacune
d'elles est formée par une glande lymphatique tuméfiée.
Dans l'aisselle gauche il n'y a pas de grosse tumeur, il y
a simplement des ganglions notablement augmentés de
volume, et qui, derrière les pectoraux et la clavicule, se
continuent avec des tumeurs semblables échelonnées dans
la région cervicale, depuis la grande corne de l'os hyoïde
jusqu'à l'insertion des sterno-mastoïdiens au delà desquels
la palpation ne peut les suivre. Le chapelet ganglionnaire cervical existe des deux côtés, mais les glandes
sont plus volumineuses à gauche qu'à droite, de sorte
qu'il y a sous ce rapport une espèce de balancement
entre les régions axillaires et les cervicales.

Les ganglions inguinaux sont pris des deux côtés,
mais ils ne le sont pas de la même manière : à droite,
ils sont atteints isolément et présentent un développement peu considérable si on le compare à celui des
glandes cervicales ; à gauche, les ganglions cruraux proprement dits, ceux qui sont au-dessous de l'arcade cru-
rale, sont également restés distincts, et la tuméfaction
en est médiocre ; mais au-dessus du ligament de Pou-
part les glandes sont de nouveau réunies en une masse
qui égale à peu près la moitié de la grosse tumeur axillaire, et qui se prolonge dans l'abdomen aussi loin que
la palpation peut la suivre. Dans les creux poplités,

au-dessus des épitrochlées, dans les régions mastoï-
diennes et occipitales, les ganglions ne présentent aucune
hypermégalie saisissable.

De cet examen découle une première conclusion, qui
ne présente d'ailleurs aucune difficulté : notre malade
est affecté de tumeurs ganglionnaires multiples, et la
diffusion de ces produits dont ne peut rendre compte
aucune irritation locale, dénote une lésion susceptible
par elle-même de généralisation, c'est-à-dire un processus malin, dans le sens que les histologistes contemporains donnent à cette qualification.

Dans cette situation, messieurs, nous avons à faire un
double diagnostic, et l'obligation est la même, ne l'oubliez pas, dans tous les cas de ce genre : diagnostic topographique ou question de siége, diagnostic nosologique
ou question de nature, voilà le double problème que
nous avons à résoudre. Le premier est sans contredit
le plus important, du moins au point de vue pratique.
Considérez en effet l'état actuel du malade, et qu'il présente encore tous les attributs apparents de la santé,
vous êtes bien certains que la nature de ses tumeurs,
quelle qu'elle soit, ne peut créer pour lui aucun danger
prochain. Il en est bien autrement de la question de
siége, car suivant la réponse que vous ferez à cette
question, vous pouvez être amenés à modifier complète-
ment le pronostic, et à reconnaître l'imminence d'accidents redoutables. Il convient donc de s'enquérir avant
tout de la topographie réelle de ces productions morbides, et de rechercher si les ganglions profonds qui
échappent à l'examen sont intéressés comme les organes
similaires superficiels.

A défaut des renseignements fournis par la palpation directe, de puissantes présomptions tendent à établir l'existence de tumeurs internes. Le fait seul que le système glandulaire périphérique est atteint dans la plus grande partie de son étendue, rend déjà fort probable la participation des glandes profondes. D'ailleurs, si vous examinez les membres inférieurs du malade, vous verrez que les troncs et les rameaux principaux des deux veines saphènes présentent une turgescence anormale qui ne peut avoir d'autre cause qu'une certaine gêne au cours du sang dans les voies plus profondes; or, comme les ganglions cruraux proprement dits sont les moins développés de tous, il n'est pas possible d'attribuer cette gêne à la compression des veines crurales elles-mêmes, et nous sommes ainsi conduits à admettre que l'obstacle porte sur les veines iliaques externes, et par suite que les ganglions iléo-pelviens qui sont échelonnés le long des bords internes des fosses iliaques sont, eux aussi, augmentés de volume, et cela, des deux côtés, bien que l'examen direct révèle à gauche seulement une tumeur inguino-iliaque. Du reste, il ne s'agit que d'un obstacle partiel, d'une compression très-légère, car le réseau veineux complémentaire n'est point à son maximum de développement, tant s'en faut, et cependant il n'y a pas trace d'œdème dans les membres.

Le ventre du malade est notablement développé, et pourtant il n'y a pas d'ascite; c'est un point sur lequel la percussion et la palpation ne laissent pas le moindre doute. Il est vrai que la rate est augmentée de volume puisqu'elle mesure 12 à 13 centimètres dans ses dimensions verticales, il est vrai aussi que le foie, très-

légèrement abaissé, déborde de deux travers de doigt environ le rebord costal, dans la ligne mamelonnaire, mais
ces phénomènes, qu'il importe de ne pas méconnaître,
ne sauraient rendre compte du développement général
du ventre, dont le maximum répond à la région péri-
ombilicale et hypogastrique. Je suis amené ainsi à admettre que les ganglions rétro-péritonéaux et mésentériques sont tuméfiés, eux aussi, mais comme il n'y a ni
ascite ni œdème des membres inférieurs, je pense que
ces ganglions sont restés jusqu'ici isolés, et qu'ils ne forment pas une masse conglobée comparable à celle de
l'aisselle ; dans ce cas en effet il ne serait guère possible
que les veines mésaraïques et la veine cave échappassent
toutes deux à la compression, et vous auriez, soit un épanchement péritonéal, soit une infiltration des membres.
Toutefois si le cours du sang dans le système porte n'est
pas entravé au point de produire l'ascite, il n'est pas
cependant complétement libre : dans la région hypogastrique, de chaque côté de la ligne médiane, sur deux
lignes qui répondent à peu près aux bords externes des
muscles droits, vous pouvez voir deux troncs veineux
dont le volume insolite égale au moins celui d'une grosse
plume d'oie ; dans ces vaisseaux, le sang circule de haut
en bas ainsi qu'on peut s'en convaincre par des pressions
méthodiques, et par l'examen du mode de réplétion de
la veine, lorsqu'on en cesse la compression. Présentant ces
caractères, ces veines appartiennent à n'en pas douter au
réseau compensateur qui apparaît sur la paroi abdominale
dans les cas d'obstacle au cours du sang porte ; leur existence révèle donc une certaine entrave dans ce territoire
vasculaire, en même temps que le développement très-

faible des veines compensatrices démontre que la perméabilité des voies normales est fort peu compromise. —
Ordinairement il n'est pas besoin de ces signes indirects
pour déterminer l'état des ganglions mésentériques ; au
moyen d'une palpation profonde que l'on pratique pendant que le malade a les cuisses fortement fléchies, et
qu'il respire largement en gardant la bouche ouverte, on
peut arriver sur les glandes suspectes, et en constater
directement la tuméfaction. Ici cette ressource vous fait
totalement défaut, la résistance de la paroi du ventre est
telle qu'il n'est pas possible de la déprimer assez fortement pour arriver sur les parties profondes ; force est
donc de nous contenter des présomptions et des preuves
indirectes fournies par les signes d'une légère compression intra-abdominale.

· De toutes les questions afférentes au diagnostic topographique, la plus importante dans tous les cas de ce genre
est celle qui concerne les ganglions intra-thoraciques,
en raison de l'asphyxie plus ou moins rapide que détermine
leur tuméfaction. Or, chez notre homme, les chapelets
cervicaux descendent aussi bas qu'on peut les suivre,
et ce serait faire une supposition toute gratuite que d'admettre qu'ils s'arrêtent précisément en ce point ; du reste,
même à titre d'hypothèse, l'assertion n'est pas possible
ici, car lorsqu'on fait tousser le malade, on voit émerger
derrière les clavicules et les sterno-mastoïdiens des
tumeurs qui, au repos, échappent à la vue et à la palpation. Il est prouvé par là même que la chaîne ganglionnaire va plus loin que l'examen direct ne l'indique tout
d'abord, et conséquemment toutes les présomptions sont
en faveur d'une prolongation intra-thoracique. C'est main-

tenant à l'exploration de la poitrine et à la considération des troubles fonctionnels qu'il faut demander la confirmation de ce jugement.

En avant, la percussion donne des résultats normaux du côté gauche, mais à droite, à partir de la clavicule jusqu'au mamelon, on constate le long du bord sternal une matité presque complète avec perte de l'élasticité sous le doigt ; cette matité nous l'avons vue, pour ainsi dire, progresser sous nos yeux ; il y a une quinzaine de jours elle ne s'étendait en dehors du sternum qu'à une distance de 4 à 5 centimètres ; puis elle est arrivée graduellement à la dimension que vous lui trouvez aujourd'hui, elle se prolonge en diminuant d'intensité jusqu'à la limite même de la paroi thoracique antérieure. Cette matité ne peut être attribuée à la condensation et à l'imperméabilité du poumon lui-même ; car dans ce cas les vibrations vocales seraient fort accrues, et elles sont plutôt diminuées, et dans ce cas aussi il y aurait dans toute la zone mate du souffle bronchique et de la bronchophonie qui font entièrement défaut ; tout ce que l'auscultation révèle sur ce point, c'est une diminution marquée du bruit respiratoire. En présence de ces phénomènes, je n'hésite pas à rapporter la matité à la présence de ganglions qui occupent le pourtour de la bronche supérieure droite, et qui diminuent le volume de la colonne d'air, sans cependant donner lieu à un rétrécissement notable du conduit.

En arrière et à droite, la sonorité thoracique est grandement diminuée au niveau de la moitié inférieure de la région ; mais cette matité qui est accompagnée d'une diminution des vibrations vocales et du bruit respiratoire est imputable aux reliquats d'une pleurésie intense dont le malade a été affecté au mois d'août dernier, et par laquelle mon savant collègue et ami Desnos a pratiqué une thoracentèse, qui a donné issue à quatre litres d'un liquide limpide et citrin. Dans toute la région postérieure gauche, la percussion fait constater une légère diminution de la sonorité, et l'auscultation démontre à la base, dans une hauteur de deux ou trois travers de doigt au plus, l'existence de râles sous-crépitants de grosseur moyenne, de timbre sec, qui persistent sans changement depuis l'entrée du malade à l'hôpital. Ces divers signes physiques ne peuvent être attribués à aucune altération connue du tissu pulmonaire lui-même, et je les rattache plus volontiers à la tuméfaction de quelques-uns des ganglions disséminés dans l'épaisseur du poumon ; les rhonchus si persistants, entre autres, sont l'effet d'une légère stase avec transsudation œdémateuse dans les alvéoles, par suite de la compression des veines bronchopulmonaires.

En résumé, avec la lésion hypertrophique des glandes périphériques, marche de pair celle des ganglions profonds iléo-pelviens, mésentériques et intra-thoraciques ; les ganglions péri-bronchiques droits sont certainement atteints, les ganglions intra-pulmonaires gauches le sont très-probablement. Ajoutez à cela une tumeur de la rate, une tuméfaction légère du foie, et vous aurez l'ensemble du diagnostic topographique.

Le diagnostic nosologique doit compter avec une série d'éventualités que je vais passer en revue, bien qu'elles n'aient pas toutes, il s'en faut, les mêmes probabilités. Dans tous les cas analogues, la première question à juger est celle de la scrofule ; la diathèse scrofuleuse peut donner lieu à des tumeurs lymphatiques ainsi généralisées ; c'est même de toutes les diathèses celle qui produit le plus souvent des déterminations de ce genre. La réponse à cette question doit être demandée et aux caractères propres des tumeurs, et aux conditions individuelles du malade. Les tumeurs sont mobiles, et sans adhérences superficielles ou profondes ; elles sont indolores, presque partout elles sont demeurées isolées, et les tissus qui les séparent ont leur souplesse normale ; là où quelques glandes se sont conglomérées, elles se sont unies par une espèce de fusion véritable ; il n'est pas possible de saisir, ni autour de ces masses, ni autour des tumeurs isolées, le moindre vestige de périadénite ; les téguments qui recouvrent les grosseurs sont tout à fait intacts ; il n'y a jamais eu ni ulcération, ni tendance à l'ulcération, même au niveau des produits les plus anciens. Par l'ensemble de ces caractères, nos tumeurs s'écartent entièrement des adénites strumeuses, à ce point que ces phénomènes locaux permettent déjà de conclure. Du reste, la considération du malade n'est pas moins démonstrative ; de constitution moyenne, il n'a été sujet, dans son enfance, ni aux éruptions impétigineuses, ni aux ophthalmiés, ni aux coryzas rebelles ; il n'a jamais eu d'engorgement glandulaire, jamais aucune affection du système ostéo-articulaire, et à moins de lui inventer une scrofule de toutes pièces, il faut bien reconnaître que sa maladie actuelle ne peut être rattachée à la diathèse scrofuleuse.

L'hypothèse d'une origine tuberculeuse est moins soutenable encore ; il faudrait admettre chez un homme de

trente-huit ans une tuberculose ganglionnaire sans lésion des poumons ; certainement la chose est possible,
puisque j'en ai vu moi-même un exemple qui est consigné
dans ma clinique de la Charité, mais enfin c'est un fait
extrêmement rare ; et lorsqu'il est réalisé on voit apparaître, dès que l'altération glandulaire est générale,
un état de cachexie profonde, et des symptômes intestinaux (diarrhée, douleurs) qui manquent complétement
ici ; souvent aussi l'on observe une péritonite subaiguë
ou chronique, l'une des formes enfin de la péritonite tuberculeuse, dont il n'y a pas trace chez notre malade ;
vous pouvez comprimer son ventre, aussi fortement que
vous le permet la résistance de la paroi, sans provoquer
aucune douleur, et les fonctions gastro-intestinales sont
jusqu'ici en parfait état. Je ne puis du reste vous laisser
ignorer que si l'absence de péritonite est un signe exclusif de la tuberculose, la présence de cette phlegmasie
ne pourrait suffire pour démontrer cette diathèse ;
l'homme de cinquante-six ans, dont Bohn de Königsberg
a rapporté l'histoire, avait des tumeurs lymphatiques
semblables à celles de notre malade ; il a été tué par une
péritonite subaiguë quasi-indolente, et cette inflammation était due à la formation de produits analogues à
ceux qui occupaient les ganglions, il n'y avait nulle part
de tubercules.

Malgré la variabilité, l'étrangeté fréquente de ses allures, la syphilis ne produit jamais de tumeurs adéniques
ainsi diffuses sans autre manifestation de l'infection, et
d'ailleurs les renseignements donnés ne permettent pas
de s'arrêter à cette idée.

Quant au cancer, je ne le nomme que pour mémoire ;

aucune forme à moi connue ne présente une semblable topographie.

Les lésions glandulaires dont notre homme est affecté sont donc indépendantes de toute diathèse commune.; elles sont à la fois spontanées et diffuses, et par suite elles ne peuvent être rapportées qu'à l'hyperplasie des ganglions ; c'est-à-dire que ces tumeurs sont formées par le développement excessif, en nombre et en volume, des éléments qui entrent dans la composition normale de ces organes.

Il convient dès lors de rechercher la signification clinique de cet état, et d'en déterminer les rapports avec certaines altérations du sang, notamment avec la leucocythémie. Ce sera l'objet de notre prochaine conférence.

DEUXIÈME LEÇON

DIATHÈSE LYMPHOGÈNE.

(SUITE.)

Des altérations du sang qui coïncident avec l'hyperplasie ganglionnaire diffuse. — Inconstance de la leucocythémie.
Remarques sur l'historique et les dénominations de la pseudoleucémie. — Examen comparatif de la leucémie et de la pseudoleucémie. — Début. — Symptômes. — Leur raison d'être. — État de la nutrition. — Fièvre intermittente ou rémittente. — Marche et terminaisons.
De l'hyperplasie et de la néoplasie lymphatiques dans les deux formes morbides. — Unité de la maladie. — Diathèse lymphogène.
Des conditions auxquelles on peut imputer l'absence de la leucémie. — Données nouvelles sur le rôle physiologique et pathogénique de la moelle des os.

MESSIEURS,

L'hyperplasie spontanée et diffuse des ganglions lymphatiques coïncide toujours avec une altération du sang, mais cette altération n'est pas la même dans tous les cas. Le plus souvent elle est double : elle est alors constituée par une diminution des globules rouges, et par une augmentation considérable et persistante des globules blancs ou leucocytes ; cette augmentation est telle qu'elle ne peut être confondue avec les maxima de l'état physiologique ; tandis que la proportion 1 à 335 exprime le rapport normal des cellules incolores aux globules colorés, on trouve alors 1 sur 19 ou 20, 1 sur 15, 1 sur 10 ; on a vu 1 sur 2, et même 2 sur 3. — Dans un second groupe de faits, la première partie de cette altération est seule présente ; les globules rouges sont diminués de nombre, ils sont mal colorés, ils se déforment rapidement, mais la proportion des éléments blancs n'est point accrue, ou elle ne l'est que dans la limite des oscillations physiologiques ; c'est justement le cas chez notre malade, son sang n'a pas vestige de leucocytose.

Les cas du premier ordre ont été dénommés d'après l'altération toute spéciale du sang qui les distingue ; on a oublié dans le choix de cette dénomination que le changement du sang est un effet secondaire de lésions organiques préalables, on a concentré l'attention sur la dyscrasie parce qu'elle était le fait nouveau, et substituant la notion d'effet à celle de cause, Bennett a appelé la maladie *leucocythémie*, tandis que Virchow la qualifiait de *leucémie* (1). — Les cas du second ordre, cas à olighémie simple, ont reçu des désignations diverses, qui sont toutes bonnes, suivant le point de vue auquel on se place. Si vous voulez exprimer la diminution des globules rouges, et rappeler en même temps que cette modification a son origine dans une lésion du système lymphatique, le nom *anémie lymphatique*, proposé par

---

(1) Hughes Bennett, *Edinburgh med. and surg. Journal.* October 1845.

Virchow, *Froriep's Notizen.* November 1845. — *Weisses Blut und Milztumoren (Med. Zeit. des Vereins f. Heilk. in Preussen, 1846-1847).* — *Die Leukämie (Arch. f. path. Anat., 1847).* — *Die farblosen Blutkörperchen (Gesammelte Abhandlungen, 1855).*

Hughes Bennett, *Series of Papers* 1851, and *separate Work,* 1852.

Hodgkin et adopté par Wilks convient à merveille ; —
si, envisageant la question anatomique, vous voulez avant
tout constater la présence de tumeurs glandulaires
disséminées, les dénominations *hypertrophie généralisée
des ganglions lymphatiques* (Cossy), *lymphadénomes
multiples* (Wunderlich), sont irréprochables ; — s'il
s'agit de mettre en relief l'opposition de cette forme et
de la précédente au point de vue de l'altération du sang,
le mot *pseudoleucémie*, employé par Wunderlich, est le
meilleur qui se puisse rencontrer ; — si enfin, préoccupés
de la question historique, vous tenez à sauver de l'oubli
le nom de l'observateur qui a le premier signalé cet état
morbide, la qualification *maladie de Hodgkin* s'impose
à votre choix, puisque ce médecin a décrit, dès 1836, les
premiers faits de ce genre (1). Quant à l'expression *adé-
nie*, proposée par Trousseau à une époque où toutes les
dénominations précédentes avaient déjà cours dans la
science, elle surcharge sans profit une terminologie déjà
fort riche, et il y a lieu de la rejeter, puisqu'elle ne renferme aucune des idées nettement définies qui sont contenues dans les désignations antérieures.

(1) Hodgkin, *On some morbid appearences of the absorbent glands
and spleen* (*Med. chir. Transact.*, 1832).

Wunderlich, *Progressive multiple Lymphdrüsenhypertrophie* (*Arch.
f. physiol. Heilk.*, 1858). — *Pseudoleukämie ; Hodgkin's Krankheit oder
multiple Lymphadenome ohne Leukämie* (*Arch. der Heilk.*, 1866).

Cossy, *Mém. pour servir à l'histoire de l'hypertrophie plus ou moins
généralisée des ganglions lymphatiques sans leucémie* (*Écho méd. suisse*).
Neuchatel, 1861.

Wilks, *Anæmia lymphatica, with specimens of enlarged lymphatic
glands, and portions of viscera containing a peculiar deposit* (*The
Lancet*, 1862). — *Cases of enlargement of the lymphatic glands, and
spleen* (*Guy's Hosp. Reports*, 1865).

Les deux états morbides dont je viens de préciser l'âge et le baptême, ont été séparés à l'égal de deux espèces distinctes; cette séparation était au moins prématurée, et je pense qu'on se serait moins hâté si l'on avait pris soin de comparer minutieusement les phénomènes respectifs des deux formes. C'est à cet examen comparatif que je veux procéder aujourd'hui; mais il importe avant tout de poser clairement la question.

Dans la forme appelée leucocythémie, la genèse des phénomènes est la suivante : un des organes qui participent à la formation des éléments cellulaires du sang, et qui pour cette raison sont dits hématopoïétiques, devient le siège d'une irritation nutritive qui en augmente le volume, et d'une irritation fonctionnelle qui en exagère la fonction; cette suractivité se traduit par l'augmentation numérique des cellules incolores dont la formation exprime la fonction de l'organe; par suite, ces cellules arrivent dans le sang en plus grande quantité, et au bout d'un certain temps, l'état de leucocythémie est constitué. Lorsque le processus initial porte exclusivement sur la rate, la leucocythémie est dite splénique; lorsque le système glandulaire lymphatique est seul ou primitivement intéressé, la leucémie est dite ganglionnaire ou lymphatique; dans quelques cas infiniment plus rares, l'hyperplasie, génératrice des éléments blancs, est limitée aux glandes intestinales isolées et agminées, et pour cette variété que démontrent les observations de Förster, Lambl, Wunderlich, Béhier, on peut adopter le nom de leucémie intestinale.

Cela étant, il est bien clair que si l'on veut faire une comparaison exacte entre la pseudoleucémie et la leucocythémie, il faut s'adresser exclusivement à la leucémie ganglionnaire.

Or, le début dans les deux formes morbides est lent et insidieux, en ce sens qu'il peut s'écouler un temps fort long avant que l'attention soit sollicitée ; le plus souvent, le premier phénomène suspect est l'apparition d'une grosseur, d'une tumeur, en un point où elle n'existait pas auparavant. Dans d'autres circonstances, c'est un affaiblissement croissant qui éveille la sollicitude du malade ; il est d'autant plus surpris de cet affaiblissement qu'il ne peut l'imputer à aucun dérangement notable de sa santé, et cependant il ne peut, comme par le passé, se livrer à ses travaux; tout effort le fatigue, et cette impuissance relative du physique ne tarde pas à engendrer une apathie morale vraiment caractéristique. A ces phénomènes initiaux vient tôt ou tard s'ajouter l'amaigrissement ; il est précoce, si le patient continue à vivre d'une vie active comme par le passé ; il peut être fort différé s'il se confine à la chambre et se condamne au repos ; dans ce cas, la diminution considérable de la dépense organique compensant l'abaissement des recettes, maintient plus longtemps l'équilibre du budget.

Tardifs ou prompts, ces phénomènes de début sont les mêmes dans les deux cas, et les symptômes qui leur font suite sont également identiques, parce qu'ils sont provoqués par la même cause, à savoir par la compression des tumeurs ; si, par fortune, celles-ci restent longtemps limitées dans des régions où elles ne peuvent atteindre aucun organe important, les symptômes sont longtemps nuls ; lorsqu'ils existent, ce sont des troubles fonctionnels en rapport avec le siége des compressions

(dyspnée, altération de la voix, troubles gastro-intestinaux), et des hydropisies d'origine mécanique : œdème
des membres inférieurs, du scrotum et des parois abdo-
minales, si la veine cave est compromise; épanchement
péritonéal si la circulation porte est entravée ; hydrothorax, œdème des membres supérieurs et de la face, si
la compression atteint les veines pulmonaires, ou les gros
troncs brachio-céphaliques. Engendrés dans les deux cas
par le même mécanisme, ces troubles fonctionnels, ces
hydropisies, sont identiques dans la leucémie et dans la
pseudoleucémie, il n'y a là rien qui puisse surprendre.
— Quant aux hydropisies dyscrasiques ou cachectiques
qui sont le produit direct d'une altération du sang, elles
font défaut, ou du moins elles sont exceptionnelles dans
les deux conditions, par la bonne raison que la dyscrasie
vraiment hydropigène manque aux deux formes morbides ; cette dyscrasie, vous le savez, est constituée à la
fois par l'augmentation de l'eau et par la diminution de
l'albumine.

Les hémorrhagies occupent une place importante
dans la symptomatologie de la leucocythémie; elles ont
lieu, le plus souvent, par la muqueuse pituitaire, par la
bouche, plus rarement par la surface des bronches ou dans
quelque viscère ; pas plus que les symptômes précédents,
les hémorrhagies ne sont propres à la leucémie vraie, et
bon nombre des observations de maladie de Hodgkin en
signalent explicitement et la fréquence et le danger.
L'enfant de neuf ans dont Eberth (1) a rapporté l'histoire,
a eu des hémorrhagies répétées par le nez et la bouche,

(1) Eberth, *Ein Fall von Adenie* (*Virchow's Archiv*, 1869).

et ces accidents ont notablement hâté la cachexie qui a
tué le malade. Le garçon de dix-huit ans observé par
Payne (1) éprouva des épistaxis abondantes, quoique
les ganglions cervico-thoraciques fussent restés intacts.
L'homme de cinquante-six ans dont parle Bohn (2), et
qui fut tué par une péritonite subaiguë, présenta à plusieurs reprises des hémorrhagies cutanées sous forme de
purpura, et le même phénomène est mentionné dans un
des faits de Trousseau. C'en est assez, je pense, pour vous
démontrer que l'hémorrhagie n'est point spéciale à la
leucémie, et qu'elle apparaît avec le même siége, la même
fréquence et les mêmes dangers dans l'anémie lymphatique.

Cette conclusion n'est pas moins juste pour les éruptions cutanées que Virchow a signalées chez les leucémiques ; ces éruptions, qui siégent le plus souvent sur la
face dorsale des mains et des avant-bras, affectent trois
formes qui sont, par ordre de fréquence décroissante,
la forme papuleuse, la pemphigoïde et la furonculeuse.
Ces manifestations sont tellement communes dans la
pseudoleucémie que Trousseau les a fait entrer dans la
description dogmatique de la maladie ; elles font défaut
jusqu'ici chez notre homme du n° 28 ; mais un autre
malade qui a succombé il y a quelques semaines au n° 3
de la même salle, présentait, lors de son entrée à l'hôpital, une éruption papuleuse sur les deux mains, et ce
symptôme était si marqué, qu'en raison de la profession

---

(1) Payne, *Deposits in the spleen and liver with enlarged lymphatic
glands* (*Transact. of the path. Soc.*, XIX, 1869).

(2) Bohn, *Pseudoleukämie* (*Deutsches Archiv f. klin. Med.*, V, 1869).

de. cet homme qui était palefrenier, j'eus au premier moment l'idée qu'il avait contracté sa maladie au contact de
chevaux morveux.

Il y a péu d'années, Mosler (1) a appelé l'attention sur
le développement de stomatites et de pharyngites, qui
surviennent soit au début, soit dans le cours de la leucocythémie ; ces inflammations produisent rapidement un
état fongueux des tissus, et pour en rappeler l'origine,
l'observateur les a décrites sous le nom de stomatites et
pharyngites leucémiques. La qualification était prématurée, car ces phlegmasies muqueuses apparaissent également dans la pseudoleucémie, et elles sont souvent le
premier symptôme saisissable de l'affection : les observations de Meyer (2), de Bohn, d'Eberth (3) témoignent de
la justesse de cette proposition ; il n'y a donc rien là qui
soit exclusivement propre à la forme leucocythémique.

Dans la leucémie ganglionnaire, on observe fréquemment, en l'absence de toute tumeur intrathoracique, une
modification du rhythme respiratoire, dont le malade n'a
pas toujours conscience, mais qui n'en constitue pas moins
un état habituel de dypsnée ; les inspirations sont plus
fréquentes ; mais comme elles sont en même temps d'autant plus superficielles qu'elles sont plus nombreuses,
l'acte respiratoire est en réalité imparfait, la sensation
du besoin de respirer est plus impérieuse qu'à l'état sain,
la soif d'air n'est point apaisée. Ce phénomène, que l'on
pourrait être tenté de considérer comme l'effet direct de

---

(1) Mosler, *Ueber Pharyngitis und Stomatitis leukœmica* (*Virchow's
Archiv*, 1868).

(2) Meyer, *Bayer. ärztl. Intellig. Blatt*, 1870.

(3) Bohn, Eberth, *loc. cit.*

l'état de leucocythémie, ne lui est point imputable, il dépend tout simplement de la diminution considérable des
globules rouges. Ces globules sont les seuls éléments
fixateurs de l'oxygène dans le sang, les seuls organes qui
portent ce gaz au contact des tissus ; l'abaissement notable des hématies au-dessous du chiffre normal a donc
pour conséquence nécessaire une diminution dans la
quantité d'oxygène en circulation, une anoxémie relative
qui augmente le besoin de respirer, tout en en rendant
impossible la satisfaction complète, surtout pendant le
mouvement. Telle étant l'origine du symptôme, vous
concevez facilement, messieurs, qu'il existe au même
titre dans la pseudoleucémie, dans la chlorose intense,
en un mot, dans toutes les maladies à anémie globulaire
ou oligocythémie.

L'affaiblissement et l'amaigrissement des leucocythémiques démontrent que chez eux le processus nutritif
tombe au-dessous de l'activité normale ; le fait est vrai,
mais l'accumulation des globules blancs dans le sang n'est
pour rien dans cette modification de nutrition qui est,
elle aussi, imputable à la diminution des hématies ; les
recherches récentes de Pettenkofer et Voit l'ont bien
prouvé (1) ; si, en effet, nous laissons de côté les observations de détail, nous voyons que les conclusions générales des expériences faites sur ce point sont les suivantes :
à nourriture semblable, et au repos, le leucocythémique
fixe autant d'oxygène que l'individu sain, conséquemment aussi longtemps que dure le repos, le bilan nutritif

---

(1) Pettenkofer und Voit, *Ueber den Stoffverbrauch bei einem leukä-
mischen Manne* (*Zeits. f. Biologie*, 1869).

est sensiblement le même dans les deux conditions ; mais durant le travail (quelle qu'en soit d'ailleurs la nature) le leucémique fixe beaucoup moins d'oxygène que l'homme bien portant ; en fait, il n'en fixe pas plus qu'au repos ; la raison, c'est que déjà pendant le repos, pour maintenir l'équilibre nutritif, les globules rouges compensent l'insuffisance de leur nombre par une activité maximum ; ils ne peuvent faire plus quand vient la période du travail ; de là, la fatigue précoce et l'apathie du malade, de là, pour lui, l'impossibilité absolue de faire un effort soutenu. Cette altération du processus nutritif a la même cause que la dyspnée dont il vient d'être question ; elle est indépendante de l'état de leucémie, et vous la retrouvez avec les mêmes caractères, non-seulement dans la maladie de Hodgkin, mais dans toutes les chloroses graves.

La leucocythémie présente au nombre de ses symptômes tardifs un mouvement fébrile intermittent ou rémittent, qui n'est pas toujours appréciable par l'examen du pouls, mais qui est démontré par l'exploration thermométrique. Quand cette fièvre est intermittente, ce qui est le cas le plus ordinaire, elle a lieu le soir, c'est une fièvre franchement vespérale ; quand elle est rémittente le minimum appartient à la matinée, c'est dans les heures du soir qu'apparaît l'exacerbation ; les allures de ce mouvement fébrile appréciées par les chiffres thermiques sont d'ailleurs des plus capricieuses : tantôt la chaleur ne dépasse que de quelques dixièmes le maximum des oscillations physiologiques, tantôt elle atteint les degrés extrêmes de 40° — 40°,5 — et même 41°. Ce caractère désordonné ressort on ne peut plus nettement de la

Diathèse lymphogène sans leucémie.
Homme de 52 ans; Salle St Jérôme N°3.

Figure 1.

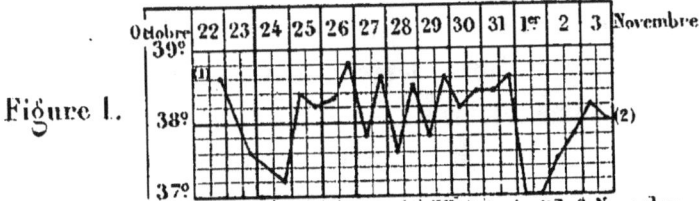

(1) Entré le 22 Octobre 1871. — (2) Mort à minuit le 3 Novembre.

Diathèse lymphogène sans leucémie.—Homme de 38 ans; Salle St Jérôme N° 28.

Fig. 2.

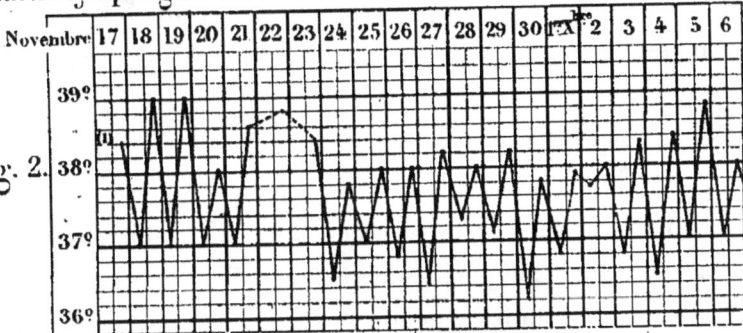

(1) Entré le 17 Novembre 1871.

Suite..........

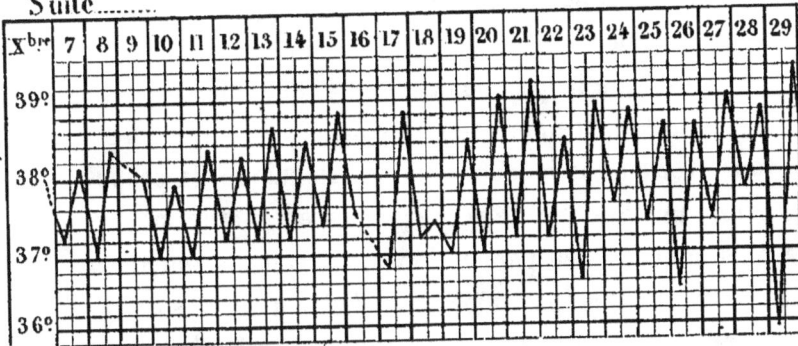

Suite..........

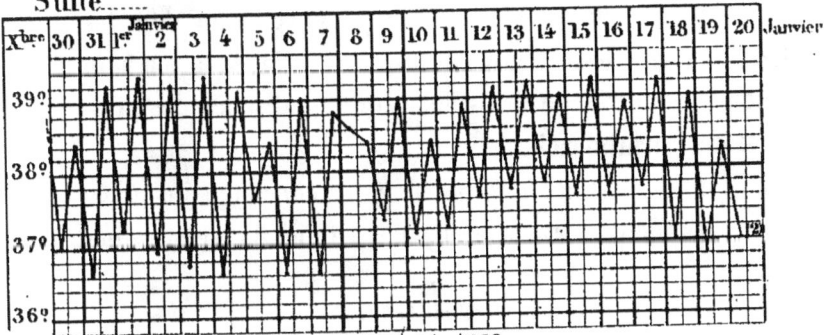

(2) Sorti le 20 Janvier 1872.

courbe de Schwarz (1), laquelle représente la fièvre d'un leucocythémique pendant les cinq derniers mois de sa vie. Ce mouvement fébrile n'est point dû à l'état leucémique, il est simplement l'expression du processus irritatif qui siége dans le système lymphatique ; aussi apparaît-il avec les mêmes caractères dans la pseudoleucémie ; vous pouvez vous en convaincre en jetant un coup d'œil sur les tracés que je vous présente : l'un (fig. 1) concerne le malade qui a succombé il y a quelque temps aux accidents d'asphyxie produits par les ganglions bronchiques ; l'autre (fig. 2) est celui du cocher que nous avons actuellement dans notre service. Dans tous deux, vous pouvez constater que chaque soir la température est manifestement fébrile, et si les maxima du second sont moins élevés que ceux du premier, c'est tout simplement que la maladie est moins avancée.

On a dit que la pseudoleucémie a une marche plus rapide que la leucémie vraie ; il convient de s'entendre : si vous avez en vue la leucocythémie splénique, la proposition ne manque pas de vérité ; alors en effet la mort a le plus souvent lieu par cachexie, et cette terminaison peut être longtemps différée ; mais si l'on a soin de borner la comparaison à la leucémie ganglionnaire on ne trouve plus de différence notable, parce que dans les deux formes d'hyperplasie diffuse, la durée de la maladie dépend avant tout de l'existence ou de l'absence des productions intrathoraciques.

L'identité parfaite que nous avons constatée jusqu'ici entre les deux formes morbides, nous la retrouvons

(1) Schwarz, *De leucæmia.* Berolini, 1863.

encore dans leur terminaison ; non-séulement la mort est constante dans les deux cas, mais les modes, les causes en sont exactement les mêmes. Dans la pseudoleucémie, comme dans la leucocythémie, la mort est produite par hecticité et cachexie (faits de Meyer) ; — par hémorrhagies répétées (cas d'Eberth) ; — par asphyxie, ce qui est le cas le plus commun, car j'en ai déjà vu trois exemples ; — par des inflammations ultimes parmi lesquelles la pleurésie et la péritonite (obs. de Bohn) doivent surtout être mentionnées ; — enfin par des accidents cérébraux, dus tantôt à de l'hydrocéphalie, tantôt à des hémorrhagies.

Il résulte de cet exposé comparatif que la leucémie n'apporte par elle-même aucune modification ni dans le début, ni dans les symptômes, ni dans la marche, ni dans les terminaisons de la maladie, et qu'à tous ces points de vue les deux formes, avec et sans leucocythémie, sont parfaitement identiques. Abordons maintenant le terrain anatomique, et voyons si nous y trouverons le criterium différentiel qui nous a échappé jusqu'ici.

Dans les cas types, la lésion glandulaire de la leucocythémie appartient à cette classe de tumeurs qui est désignée aujourd'hui sous les noms de lymphadénomes ou lymphomes ; le travail de prolifération ou d'hyperplasie porte exclusivement sur les éléments cellulaires ou lymphoïdes contenus dans le ganglion, l'enveloppe et le réseau conjonctif intérieur restent intacts, sans développement, sans épaississement anormal. — Dans les cas types, la lésion glandulaire de la pseudoleucémie appartient à la classe des tumeurs dites lymphosarcomes, la prolifération ne porte plus seulement sur l'élément

lymphoïde du ganglion, elle modifie aussi la coque et le
stroma conjonctif, qui augmentent d'épaisseur et de consistance, d'où un accroissement plus ou moins marqué
dans la dureté et la résistance de la glande. Si les choses
étaient toujours ainsi accentuées, la différence des lésions
pourrait à bon droit être invoquée comme un caractère
distinctif suffisant, et à la leucocythémie spécialisée par
le lymphome pur, on opposerait la pseudoleucémie spécialisée par le lymphosarcome. Mais, messieurs, la situation
est moins nette; entre les formes extrêmes et typiques
dont je vous ai rappelé les caractères, l'observation démontre de nombreuses formes intermédiaires qui conduisent insensiblement de l'une à l'autre; il y a des leu-
cocythémies dont les lymphomes sont impurs, en ce sens
qu'avec l'hyperplasie cellulaire on trouve des signes de
prolifération conjonctive, et pour ce qui est des lymphosarcomes, Virchow a bien soin de distinguer des formes
molles et des formes dures; or, les formes molles qui
doivent cette mollesse à la prédominance des éléments
lymphoïdes, ne diffèrent pas, en somme, des lymphomes
impurs. Lors donc qu'au lieu de tenir compte seulement
des cas extrêmes, on considère les faits dans leur ensemble,
on voit s'abaisser la barrière que l'anatomie semblait
d'abord élever entre nos deux formes pathologiques, et le
caractère distinctif cherché n'est pas mieux donné que
par la clinique. Je puis d'ailleurs vous citer un fait qui
enlève tous les doutes : un des malades observés par Trousseau, après avoir consulté plusieurs médecins de Paris,
se rendit à Berlin pour prendre l'avis de Virchow; celui-
ci constata tout d'abord qu'il n'y avait rien de leucémique
dans le sang, c'est sa propre expression ; peu après, le

malade fut tué par la compression de masses ganglionnaires cervicales, et l'examen des glandes n'y montra
qu'une prolifération lymphatique progressive à petites
cellules (1). — La persistance des éléments cellulaires
dans les glandes sans travail de régression est un des
caractères les plus constants de l'hyperplasie lymphatique diffuse ; cependant, dans la forme sans leucémie, on
trouve parfois dans les glandes malades des points devenus
caséeux ; mais ce fait exceptionnel peut également être
rencontré dans la leucocythémie, ainsi que le prouvent les
observations récentes de Slawjansky (2).

Un des points les plus intéressants dans l'histoire de la
leucocythémie est l'apparition de produits lymphoïdes
dans des organes qui ne contiennent pas de ganglions
lymphatiques ; ces produits ne sont pas apportés tout faits
par le sang, ils naissent sur place aux dépens des éléments conjonctifs du tissu ; ce sont donc des formations
nouvelles, des *néoplasmes leucémiques;* ces productions
sont souvent appelées *hétérotopiques,* en raison de la
déviation de lieu que présentent les éléments ganglionnaires dont elles se composent. Ces produits secondaires
si caractéristiques ne sont pas propres à la leucocythémie ;
il m eserait difficile de vous citer une observation complète de pseudoleucémie où l'on n'ait pas rencontré ces
formations néoplasiques ; on les a trouvées dans la rate,
les reins, le foie, sur la muqueuse gastro-intestinale, sur
le péritoine, sur les ovaires, sur les plèvres, bref un peu

(1) Virchow, *Pathologie des tumeurs,* traduct. d'Aronssohn, III. Paris,.
1871.

(2) Slawjansky, *Ueber die Leukœmie (Med. Westnik,* 1867),

partout, et la seule différence à signaler, c'est que la rate est plus fréquemment atteinte dans la maladie de Hodgkin que dans la leucocythémie; elle présente trois foyers néoplasiques chez le malade dont je mets les pièces sous vos yeux.

De quelque côté donc que je tourne mes regards, je ne rencontre que des similitudes, mieux encore une identité parfaite, et dans cette situation je suis amené à conclure que la leucocythémie est un fait contingent et accessoire, un épiphénomène, qui ne produit par lui-même aucun symptôme particulier, qui ne modifie ni les caractères cliniques, ni les caractères anatomiques, ni les allures, ni les terminaisons de l'affection; il me paraît illogique alors de dénommer la maladie par cette dyscrasie secondaire qui est sans importance par elle-même, et de la séparer ainsi d'une affection de tous points semblable, à la leucémie près. Ce qui crée la maladie, ce qui lui donne ses caractères cliniques, ce qui en fait les dangers, c'est le développement des tumeurs glandulaires, ce sont ces tumeurs elles-mêmes, ce sont aussi les produits similaires hétérotopiques; c'est là qu'il convient de chercher la désignation nosologique de l'affection, et puisque ces tumeurs prennent naissance et se généralisent par un travail spontané de l'organisme, indépendamment de toute diathèse commune, je ne vois pas de dénomination plus exacte que celle-ci : DIATHÈSE LYMPHOGÈNE, laquelle est avec ou sans leucocythémie.

Une question maintenant se présente que je ne veux pas passer sous silence. Pourquoi la leucémie, présente dans un cas, manque-t-elle dans l'autre? Cette question a déjà été posée, mais la solution n'en a pas été poursuivie

avec une bien grande sollicitude ; Virchow par exemple
se borne à dire qu'il ne recherchera pas la raison de cette
différence, et l'explication suggérée par Wunderlich est
démentie par l'histoire de notre malade : le professeur
de Leipzig pense que la leucémie est produite lorsqu'un
organe hématopoïétique est affecté seul pendant un certain temps, et qu'elle manque lorsque la majorité de ces
organes sont atteints à la fois ou à peu près simultanément. Cette interprétation n'est guère acceptable ; car
si elle était fondée, notre homme devrait présenter
un type parfait de leucocythémie, puisque chez lui
la première tumeur est restée isolée pendant huit ans au
moins.

Pour moi, messieurs, j'ai sur cette question, non pas
trois réponses (ce serait un luxe bien propre à inspirer
la défiance), mais trois observations à vous présenter.

Il se peut que la leucocythémie ne résulte pas directement de l'arrivée surabondante des éléments glandulaires dans le sang, et qu'elle soit la conséquence du
défaut de transformation des globules blancs en globules
rouges. Il est clair que si cette transformation, qui
est l'évolution normale des cellules du sang, vient à
cesser, les éléments lymphatiques, encore bien qu'ils
arrivent en proportion ordinaire, seront bientôt surabon-
dants, et que la leucémie sera ainsi constituée. Ce n'est
là qu'une hypothèse, je le reconnais moi-même, mais
cette hypothèse a pour elle un fait qui est digne d'une
sérieuse attention. Lloyd Roberts a publié l'observation
d'une fille de vingt-six ans, qui est entrée dans son service
avec tous les attributs d'une chlorose des plus avancées ;
la malade ne présentait du reste aucune lésion organique

appréciable, aucune tuméfaction de la rate non plus que
des glandes lymphatiques ; l'examen du sang révéla
pourtant un état leucémique dans la proportion colossale
de 1 globule blanc sur 2 rouges ; après trois mois de
traitement cette fille était guérie, et les rapports des deux
ordres de globules étaient sensiblement normaux (1). Je
ne puis me permettre de douter des affirmations de
Roberts, touchant l'absence de tumeur splénique ou
ganglionnaire, *la guérison de la malade en est d'ailleurs
une preuve indirecte ;* dans ce cas, par conséquent, la
leucémie était indépendante de toute modification des
organes hématopoïétiques, et imputable seulement, selon
-moi, à un défaut de transformation des leucocytes en
hématies.

Ma seconde observation a une base plus solide. Il se
peut que dans les cas à leucémie la moelle des os soit
altérée, tandis qu'elle ne l'est pas dans les cas sans leucémie ; cela demande explication. Les recherches de
Bizzozero et de Neumann (2) ont établi que la moelle
des os renferme des éléments cellulaires incolores, semblables aux globules blancs du sang ; — des cellules de
transition entre les globules blancs et les rouges ; ces éléments sont des cellules colorées à noyau, mais le noyau
présente toutes les phases de la métamorphose nucléaire,
depuis le corps brillant à contours nets jusqu'au granule
imperceptible et sans éclat ; — des cellules à globules

---

(1) Lloyd Roberts, *Case of leucocythæmia* (*British med. Journal,*
1869).

(2) Bizzozero, *Rendiconti dell' Istituto Lombardo,* 1865. — *Sul Midollo
delle Ossa.* Napoli, 1869.

Neumann, *Arch. der Heilkunde,* X, XI, XII.

sanguins, c'est-à-dire des cellules qui renferment de 2 à
10 corpuscules colorés du sang (Neumann). On ne peut
douter d'après cela que la moelle osseuse n'appartienne
à la classe des organes hématopoïétiques, et il est possible que les altérations de ce tissu aient un rôle prépon-
dérant dans la production de la leucocythémie. L'assertion n'est pas une simple hypothèse. Déjà en 1868,
Mursick (1) a observé une leucocythémie rapidement
mortelle chez un amputé qui fut atteint d'ostéomyélite
après l'opération; et un peu plus tard Neumann a trouvé,
chez un leucémique à tumeur splénique, la moelle des os
tellement altérée, qu'on aurait pu croire tout d'abord à
une suppuration; tous les éléments cellulaires normaux
de ce tissu étaient augmentés en nombre et en prolifération, les parois des artères d'un certain volume étaient
comme criblées de cellules lymphoïdes, et l'examen du
sang, qui eut lieu trois semaines avant la mort, y démontra,
indépendamment des éléments ordinaires de la leucémie,
des cellules de transition ; or ces cellules à l'état normal
ne sont rencontrées d'une manière constante que dans la
moelle des os. A l'autopsie on put constater que ces
éléments étaient plus abondants dans la moelle et dans
les veines osseuses que dans le reste du sang. Enfin
l'examen chimique du tissu médullaire pratiqué par
Salkowski y démontra la présence des substances qui
altèrent ordinairement le sang leucémique, savoir l'hy-
poxanthine, l'acide formique et butyrique, et des cris-

---

1) Mursick, *Case of leucæmia occurring in connection with osteo-
myelitis following amputation of the thigh* (*New-York med. Record*,
1868).

taux octaédriques semblables à ceux qui ont été signalés dans le sang des leucocythémiques ; ces cristaux étaient plus abondants dans la moelle que dans le sang. D'un autre côté, le tissu de la rate était remarquablement riche en globules rouges, tandis que les veines spléniques étaient pleines d'éléments incolores ; il est donc certain que dans ce cas au moins, c'est l'altération générale de la moelle des os qui était le point de départ de la dyscrasie leucémique du sang ; aussi Neumann a-t-il qualifié ce fait de *leucémie myélogène*.

En présence de ces données nouvelles toutes les autopsies de leucocythémie sont incomplètes, et sans vouloir forcer la signification de ces faits, il y a lieu tout au moins d'en appeler à l'observation ultérieure.

Enfin je veux appeler votre attention sur une possibilité qui n'a pas été signalée jusqu'ici : dans les lymphomes purs les voies de la circulation lymphatique ganglionnaire sont libres, le fait est notoire ; mais en est-il de même dans les lymphomes impurs et dans les lymphosarcomes vrais ? voilà une question préjudicielle qu'il faut résoudre, avant toute autre tentative d'explication. Lorsque l'enveloppe et la gangue conjonctives des ganglions sont épaissies et comme sclérosées, il est possible que les vaisseaux efférents soient imperméables par compression, et que si les globules blancs n'arrivent pas dans le sang, c'est tout simplement parce que la route est fermée. Il conviendrait aussi de s'enquérir de l'état de la grande veine lymphatique et du canal thoracique.

Telles sont, messieurs, les observations que j'ai à vous présenter touchant le problème pathogénique que j'ai soulevé ; quelle que soit la conclusion qu'imposent les études futures quant à l'origine réelle de la leucémie; la signification clinique et nosologique de ce phénomène n'en peut être modifiée, et je maintiens sans réserve comme affection unique la *diathèse lymphogène avec ou sans leucocythémie.*

Les causes de cette diathèse sont ignorées ; on sait seulement qu'elle est indépendante de la scrofule et de la granulose, indépendante aussi de l'infection palustre ; pour être négatifs, ces renseignements n'ont pas moins une grande importance pratique. Rien de précis quant à l'âge ; il y a des observations depuis six ans jusqu'à soixante, et au delà ; pour le sexe, la situation est plus précise, la maladie dans ses deux formes est beaucoup plus fréquente chez l'homme que chez la femme. La diathèse frappe ordinairement des individus de constitution faible ou débilitée ; mais des exceptions pourraient être signalées, qui ne permettent pas de formuler une proposition absolue.

La généralisation des tumeurs est toujours l'effet d'un travail spontané, auquel on ne peut assigner aucune autre cause que la disposition organique elle-même ; dans la majorité des cas, il en est de même de la première tumeur qui apparaît ; parfois, cependant, c'est une irritation ganglionnaire commune qui est l'occasion et l'origine des manifestations diathésiques. Dans un cas de Meyer, des amygdalites répétées entretenaient depuis quelque temps un gonflement permanent des glandes sous-maxillaires ; l'ablation des amygdales fut pratiquée, et peu de temps après, la chaîne ganglionnaire commença à se prendre. Chez un homme de cinquante-quatre ans, observé par le même médecin, ce sont des gingivites

et des caries dentaires qui donnèrent lieu à la première
tumeur, et cette irritation lymphatique commune fut le
point de départ de la généralisation. Enfin, chez le malade de Bohn, un homme de cinquante-six ans, c'est également après des angines répétées et l'ablation des ton-
silles, que les hyperplasies commencèrent à se généraliser. Bien qu'exceptionnels, ces faits ont une importance
réelle pour l'appréciation pronostique des irritations ganglionnaires.

La diathèse lymphogène à forme leucémique est relativement fréquente pendant la grossesse (1), et elle présente souvent alors une marche plus rapide.

Le pronostic peut être exprimé d'un mot, il est fatal ;
la mort a été jusqu'ici la terminaison constante de la
maladie ; le cas de Lloyd Roberts fait seul exception ;
mais il ne saurait modifier la sévérité de ce jugement,
puisqu'il s'agissait alors d'une leucémie sans altérations
organiques. Le traitement a consisté dans une alimenta-.
tion reconstituante, et l'administration de la teinture anglaise de perchlorure de fer à la dose de trente gouttes
par jour.

La thérapeutique a fait appel à quatre médications,
savoir : l'iodure de potassium et les applications topiques
de teinture d'iode ; — l'huile de foie de morue, les mar-
tiaux, le quinquina et le régime tonique ; — les mercu-
riaux, qui ont été principalement administrés sous la
forme de la décoction de Zittmann ; — les arsenicaux.
Notre malade a été soumis, dès son entrée, à la médi-

---

(1) Vidal, *De la leucocythémie splénique.* Paris, 1856.
Paterson, *Edinburgh med. Journal*, XV, 1870.

cation par l'iodure de potassium à doses croissantes ; il
en prend actuellement 4 grammes par jour ; il a du vin
de quinquina, une alimentation presque exclusivement
animale et du vin de Bordeaux ; j'ai l'intention de lui
faire prendre en outre un bain sulfureux tous les deux
jours, plus tard de l'acide arsénieux ; mais l'impuissance
trop prouvée de la thérapeutique contre cette maladie
ne me laisse aucune illusion sur le résultat final de mes
efforts.

TROISIÈME LEÇON

APHASIE OU ALALIE. — SES FORMES.

Importance de l'analyse physiologique pour l'étude des troubles de la parole. — Quelques remarques historiques. — Alalie et dyslalie.
Observation de quatre malades qui présentent quatre formes différentes d'aphasie. — Relation entre l'image tonale et l'image visuelle des objets. — D'une cinquième forme d'aphasie.
Conclusions de cette étude clinique. — Dénominations et tableau des cinq formes d'aphasie. — Leur raison pathogénique.
Aphasie dans le sens large et dans le sens restreint.

MESSIEURS,

Il n'est certainement pas de sujet qui démontre aussi péremptoirement l'impérieuse nécessité de l'analyse physiologique, que celui des troubles de la parole chez les malades affectés de lésions cérébrales. Par une juste et naturelle conséquence, il n'en est pas non plus qui expose à d'aussi grossières erreurs, ceux qui en abordent l'étude sans connaissances anatomiques et physiologiques suffisantes. Au début de cette histoire, lorsque le désordre de la parole a été extrait et dégagé de la sémiologie cérébrale, pour être soumis comme symptôme distinct à une étude spéciale, je parle de cent ans et plus, la question, sans aucun doute, fut loin d'être complétement élucidée, mais au moins elle avait été placée sur un terrain scientifique assez solide pour qu'on pût s'y hasarder sans crainte, et dans les divisions vaguement proposées alors, il y avait comme une ébauche, comme une tentative instinctive d'analyse différentielle. C'est à cette période première qu'appartiennent les travaux classiques de Sauvages, et des deux Frank.

Lorsque plus tard, après trente années d'un silence quasi absolu, qui équivalait à l'oubli, la question reparut à l'ordre du jour, on prit pour du nouveau ce qui n'était que du regain, premier tort ; puis au lieu de rester fidèle aux errements précédemment suivis, on aborda le sujet avec une idée préconçue, qui est incompatible avec la moindre connaissance physiologique. L'erreur fut précisément celle contre laquelle je vous ai mis en garde dans notre première conférence ; on admit comme une entité indivisible la faculté du langage articulé, et de là à conclure que cette faculté doit avoir son organe ou instrument unique, qui la commande en bloc, il n'y avait qu'un pas, lequel fut bientôt franchi. L'erreur fut alors double ; à la faute physiologique répondait la faute anatomique, et vraiment il n'y avait pas lieu d'en être surpris, puisqu'il se trouvait des médecins pour soutenir en séance académique que ces problèmes n'ont pas besoin des secours de l'anatomie et de la physiologie, et que la solution en doit être demandée à la seule observation ; ces médecins si exclusivement observateurs, auraient dû, à tout le moins, prendre la peine de tenir compte de toutes les observations.

En fait, la question fut posée de la manière suivante :

On distingua, ainsi qu'on l'a fait de tout temps, comme forme spéciale, celle qui tient à la paralysie (partielle ou totale) de la langue ; puis, au lieu de suivre dans tout son parcours cette voie analytique qui seule pouvait conduire à la connaissance des autres formes spécifiques du genre, on a rapproché et réuni en un seul groupe toutes les autres variétés, quelque disparates qu'elles fussent d'ailleurs. On est arrivé par là à établir dans l'histoire clinique de l'alalie deux classes : dans l'une ont été rangés tous les cas dans lesquels le désordre de la parole tient au trouble de la motilité normale de la langue ; dans la seconde ont été englobés tous les autres faits indistinctement ; ces faits d'aphasie indépendante d'une paralysie motrice de la langue, ont été rapportés par quelques observateurs à un état particulier de l'intelligence, tandis que d'autres y ont vu l'abolition d'une faculté dite faculté du langage articulé. Dans l'une comme dans l'autre de ces théories faciles, cette synthèse prématurée a eu pour résultat de transporter dans le domaine toujours obscur de la psychologie un trouble morbide, dont le caractère psychologique était affirmé, mais non démontré.

Pour vous faire toucher du doigt l'erreur contenue dans cette division dichotomique qui prétend épuiser le sujet, il suffira d'une comparaison des plus simples. Supposez qu'on applique une semblable classification à l'étude des désordres de la motilité volontaire, et voyez un peu quel sera le résultat. Lorsque vous aurez constitué un premier groupe d'akinésies, avec les cas dans lesquels le désordre tient à l'inertie des muscles eux-mêmes, vous réunirez dans une seconde classe tous les autres faits ; et dans cette classe, véritable pandémonium, vous rencontrerez pêle-mêle les impuissances motrices par lésion des nerfs périphériques, les troubles nés d'un défaut dans la coordination ou ataxies, après quoi vous y trouverez encore les paralysies de cause spinale, et les akinésies d'origine cérébrale. Dans un tel amalgame il sera impossible de se reconnaître, et la confusion sera parfaite. C'est là en peu de mots l'histoire de l'aphasie, et cette comparaison réussira, je l'espère, à vous convaincre, vous comme moi-même, de la faute commise ; ce qui est bien certain, c'est qu'aussi longtemps que la question a subi cette division dichotomique, elle n'a fait aucun progrès, loin de là ; à mesure que les observations se multipliaient, l'incertitude et l'obscurité allaient croissant.

Tel était l'état des choses lorsqu'en 1864 j'essayai de porter sur ce sujet les lumières de l'analyse anatomique, physiologique et clinique. Sans théorie préalable, sans idée préconçue, je me suis préoccupé tout simplement d'étudier les faits connus, d'en comparer les caractères cliniques avec les données de la physiologie et les résultats de l'anatomie pathologique, et en procédant de la sorte, il me fut facile de démontrer l'insuffisance de la division ordinaire, et la nécessité de catégories plus nombreuses (1). J'ai eu lieu d'être satisfait des résultats de mon travail, car depuis lors, la méthode de l'analyse anatomo-physiologique a toujours été appliquée plus ou moins rigoureusement à l'étude de l'a-

_____

(1) Jaccoud, *De l'alalie et de ses diverses formes* (*Gaz. hebdom.*, 1864).

phasie ; c'est cette méthode qui a dirigé les travaux de
Parchappe, de Benedikt (1), et de mon savant collègue
et ami Proust ; dans les monographies les plus complètes que la science possède sur ce sujet, celles de Bateman et de Bastian (2), c'est encore l'analyse physiologique qui est la base de la classification et de l'appréciation
cliniques; bien plus, les quatre divisions fondamentales
auxquelles s'est arrêté Bateman ne diffèrent que par la
forme de leur énoncé, de celles que j'avais proposées
moi-même. Dans mon travail j'avais en outre établi
que, non-seulement le symptôme en lui-même était bien
connu de nos devanciers, mais que la terminologie du
phénomène était nettement constituée, de sorte que les
désignations nouvellement proposées n'étaient qu'une
superfétation stérile, pour ne pas dire la preuve d'un
surprenant oubli. Sauvages a employé le mot alalie (de α
privatif et λαλια parole), pour désigner l'abolition de la
parole, et il l'opposait au terme aphonie, qui, alors comme
aujourd'hui, exprimait l'abolition de la voix. Cette distinction était si généralement admise, les expressions qui la
consacrent étaient tellement répandues que J. P. Frank,
dans son chapitre sur l'aphonie et l'alalie, reprochait
à Frédéric Hoffmann d'avoir commis à ce sujet la même
erreur qu'Hippocrate, et d'avoir confondu ces deux

(1) Parchappe, *Discussion à l'Acad. de méd.*, 1865.

Benedikt, *Ueber Aphasie, Agraphie und verwandte path. Zustände*
(*Wiener med. Presse*, 1865).

(2) Bateman, *On aphasia or loss of speech in cerebral disease* (*Journal
of mental Sc.*, 1868-1869).

Bastian Charlton, *On the various forms of loss of speech in cerebral
disease* (*Brit. and for. med. chir. Review*, 1869).

choses très-différentes. En outre, comme la parole n'est pas toujours réellement abolie, comme elle peut être simplement troublée, Swédiaur proposait pour ces cas-là le nom de dyslalie, qu'il opposait avec raison au terme dysphonie, qui exprime lui aussi les altérations qualitatives de la voix, et non plus la perte complète de la phonation. Tous ces faits ont été méconnus, la tradition a été rompue, et des mots nouveaux ont été créés pour une chose ancienne, soit ; le mot aphémie, après une vogue passagère, a cédé la place au nom mieux formé d'aphasie ; tenez-vous à ce dernier si vous voulez, et substituez-le au terme classique alalie, mais rappelez-vous au moins que le phénomène était dès longtemps connu et dénommé.

Pour arriver à des notions précises touchant la question de l'alalie, il n'est pas besoin de considérations théoriques, ni d'analyse préalable ; il suffit d'étudier avec soin un certain nombre de malades, et de rechercher pour chacun d'eux la modalité de l'anomalie de la parole ; de cette comparaison toute clinique surgit aussitôt la vérité, c'est-à-dire l'obligation d'une dissociation complète de la faculté dite du langage articulé, d'où l'obligation seconde de soumettre à la même analyse le symptôme, prétendu univoque, qui a nom abolition de la faculté de la parole, alalie, aphémie ou aphasie.

Or, le hasard a précisément réuni dans notre service un certain nombre de malades, qui, sans reproduire l'ensemble du tableau clinique, en représentent cependant les aspects les plus intéressants.

C'est d'abord un homme d'une soixantaine d'années, qui a été atteint il y a plusieurs mois d'une hémiplégie

.droite ; aujourd'hui la paralysie des membres et de la face est à peu près disparue, mais la parole est confuse et indistincte, parce que la moitié droite de la langue, frappée d'akinésie en même temps que les membres, n'a pas recouvré la plénitude de ses mouvements; la projection de l'organe hors de la bouche n'est point rectiligne, la pointe est visiblement inclinée vers le côté droit, ce qui revient à dire que les muscles génio-glosses droits sont encore en état de parésie, et que la contraction non équilibrée des génio-glosses gauches dévie l'organe en bloc vers le côté opposé. Du reste, pas de troubles de l'intelligence ni de la mémoire, pas de désordres de la déglutition ; le rapport entre la pensée et l'expression est intact, la parole n'est troublée que dans sa manifestation ultime, et le trouble n'existe que parce que la langue est encore paralysée dans sa moitié droite. Inutile d'insister sur cette catégorie très-fréquente ; elle n'a jamais soulevé aucune difficulté.

Au n° 14 de cette même salle Saint-Jérôme est un homme de 33 ans, de constitution robuste, dont l'histoire et l'état actuel offrent un bien grand intérêt. Au mois de novembre 1868, cet individu a été frappé d'une apoplexie légère qui a laissé une hémiplégie gauche, sans trouble de la parole ; en trois mois, les accidents se sont dissipés, et pendant près d'une année la santé est demeurée parfaite. Mais en 1869, vers le mois de décembre, il y a justement deux ans, nouvelle attaque d'apoplexie suivie d'une hémiplégie droite de la face et des membres, et d'un mutisme absolu. Après une année de *statu quo* l'hémiplégie s'amende, la parole reparaît, mais elle reparaît avec un désordre qu'il s'agit maintenant de caractériser. Cet

homme parle, mais pour une oreille qui n'est pas habituée à l'entendre, sa parole est inintelligible; non pas que
les mots soient fautifs ou détournés de leur sens, mais
parce qu'ils sont prononcés avec un bredouillement, une
confusion tels, qu'ils peuvent à peine être discernés;
chaque mot est à sa place, les phrases sont bien formées,
mais l'articulation des sons est tellement vicieuse qu'ils
en deviennent insaisissables; le désordre est en quelque
sorte double; les syllabes, les mots sont prononcés vicieusement ou indistinctement, et en outre l'émission n'est pas
régulière; après quelques mots qui se sont succédé avec
une rapidité convenable, le malade en émet une série
avec une précipitation tumultueuse qui ajoute encore à la
défectuosité. Après un certain temps, l'oreille s'accoutume
à ces mots imparfaits; de sorte qu'on ne peut pas dire
que cet homme a perdu la faculté de communiquer avec
ses semblables, il n'a pas perdu la parole, mais il doit à
sa lésion encéphalique une manière de parler tellement
anormale, qu'il ne peut tout d'abord se faire comprendre.
Sa paralysie du bras droit est assez améliorée pour qu'il
puisse écrire, et il s'en acquitte avec une correction et
une orthographe irréprochables; conséquemment l'intelligence est intacte, et la mémoire des mots n'a pas faibli.
D'un autre côté, la motilité de la langue est parfaite, tous
les mouvements de locomotion sont exécutés avec rapidité
et précision; enfin la conscience de l'infirmité est très-
nette, la volonté de parler subsiste, et de fait, toutes les
fois que cet homme veut parler il parle; tout le mal provient de la mauvaise articulation des sons. Or, comme la
langue et les lèvres sont intactes, force est bien d'admettre
que c'est au point de départ que l'articulation tonale est

troublée, c'est-à-dire que la cause du désordre occupe le centre nerveux même qui préside à l'association, à la coordination des mouvements complexes, dont l'harmonie assure l'articulation normale.

La méthode de l'exclusion n'est pas la seule qui nous permette ici d'arriver à cette conclusion. Elle est démontrée directement par un phénomène fort intéressant, sur lequel je ne veux pas négliger d'appeler votre attention. Au nombre des symptômes produits chez notre malade par sa seconde attaque d'apoplexie, il convient de signaler une paralysie complète du voile du palais et du pharynx qui a rendu longtemps impossible la déglutition normale ; ce grave accident est aujourd'hui si bien amendé, que le patient n'en parle plus que comme d'un souvenir, et pourtant une observation minutieuse démontre qu'il en reste, à n'en pas douter, quelque vestige. L'ingestion des aliments solides a lieu sans encombre, celle des liquides n'amène pas le reflux par les fosses nasales, c'est vrai ; mais faites boire cet homme devant vous, vous serez frappés aussitôt de la lenteur qu'il apporte dans l'accomplissement de cet acte; il ne boit pas franchement par aspiration non interrompue, il boit par gorgées distinctes, et encore procède-t-il avec une circonspection qui est sans doute le fruit de son expérience ; malgré toutes ces précautions il arrive souvent qu'après quatre ou cinq gorgées le liquide passe mal et provoque un accès de toux, mais sans reflux nasal. On ne peut douter que la déglutition ne soit encore troublée. A l'examen direct on trouve le voile convenablement mobile, mais d'une flaccidité insolite ; il cède facilement sous la pression de la colonne d'air chaque fois que le malade respire ; cependant la sensibilité y est intacte ainsi que sur la muqueuse pharyngienne, et les mouvements de déglutition commandés au patient sont régulièrement exécutés. Mais l'excitation artificielle de la région du voile et du pharynx au moyen de la piqûre ou du chatouillement révèle une anomalie notable; chaque excitation est bien suivie d'un mouvement, mais c'est un mouvement sur place, une contraction *in situ* qui s'étend tout au plus à l'une des moitiés latérales de l'organe ; on ne provoque ni les mouvements d'ensemble et quasi spasmodiques du voile, ni les mouvements associés du pharynx et du diaphragme que détermine en l'état ordinaire le simple attouchement de la région palato-pharyngée. Ces muscles sont encore affectés d'un certain degré de parésie ; or, si vous songez, messieurs, que les nerfs correspondants ont leur origine précisément dans le centre nerveux qui préside à la coordination motrice de l'articulation des sons, vous conviendrez avec moi qu'il y a dans ce symptôme une confirmation positive de mon diagnostic pathogénique.

Tournons notre attention maintenant sur le voisin de cet individu, sur l'homme de soixante-cinq ans qui est couché au n° 13 ; les deux premiers malades parlent mal, mais ils parlent; celui-là, c'est autre chose, il ne parle plus du tout. Frappé d'apoplexie il y a vingt-six mois, il a conservé une hémiplégie droite qui, notablement amendée aujourd'hui dans le membre inférieur, n'a présenté aucune amélioration dans le membre thoracique, affecté maintenant d'une contracture secondaire des plus énergiques. Chez cet homme le mutisme est presque absolu, et il en a été ainsi dès les premiers temps qui ont suivi son apoplexie ; il n'a à son service que deux monosyllabes, *ia* et *na*, et en les variant de nombre et d'intonation il s'efforce de suppléer à l'instrument de communication qui lui fait défaut. Du reste, l'intelligence de cet individu est intacte, la mémoire des mots est entière ; demandez-lui de vous donner un objet que vous nommez, il vous le présente sans jamais commettre d'erreur ; assignez à un objet un nom fautif, il témoigne aussitôt par une expression non douteuse de désapprobation qu'il apprécie l'inexactitude de votre désignation. Dans cette situation, vous ne serez pas étonnés d'apprendre que le malade a conservé pleine et entière la faculté de la lecture mentale ; il a son journal de prédilection qu'il lit avec intérêt, et si vous attribuez à cette feuille un nom qui n'est pas le sien, le patient proteste contre l'erreur commise par un jeu de physionomie auquel il n'y a pas à se méprendre. Chez lui la volonté de parler est intacte ; à chaque fois que vous l'interpellez il fait effort pour vous répondre, et la conscience de l'infirmité est aussi complète que possible. La faculté d'écrire enfin n'est point compromise; seulement la réalisation de l'acte est très-limitée parce que le malade est obligé de se servir de la main gauche, et qu'il n'en a point fait encore l'éducation. Je vous le demande à vous-mêmes, que manque-t-il à cet homme pour qu'il parle ? Il pense, et pense juste, il a la connaissance exacte de la valeur des mots, il lit mentalement, il possède donc les formules verbales ; et s'il ne parle pas, c'est qu'il ne peut transmettre au dehors la formule convenablement élaborée ; la parole intérieure subsiste, la projection extrinsèque fait défaut.

Parmi les phénomènes que l'observation révèle chez cet homme, il en est un qui mérite de fixer encore un instant notre attention. En entendant le nom d'un objet

le malade le reconnaît aussitôt, et le présente fidèlement
sans jamais se tromper ; traduisez ce fait en langage physiologique, il signifie que l'image ou l'impression tonale
qui arrive dans le centre récepteur des impressions auditives réveille l'image visuelle de l'objet, c'est-à-dire que
la connexion entre le sens de l'ouïe et celui de la vue subsiste comme à l'état normal. En est-il de même de la relation inverse, de celle qui relie les impressions visuelles
aux impressions auditives ? en d'autres termes, l'image
visuelle de l'objet en réveille-t-elle l'image tonale ? La
chose est assez difficile à juger chez un individu qui ne
parle pas du tout ; néanmoins, je pense que la question
doit être résolue ici par l'affirmative ; car, si sans en
prononcer le nom, vous montrez un objet au malade,
il ne le nomme pas à haute voix, cela va sans dire, puisqu'il ne peut parler, mais il en écrit le nom exactement,
d'où l'on doit conclure que l'image visuelle a réveillé
l'image tonale. J'ai tenu à préciser ce fait en raison de
la proposition formulée à ce sujet par Griesinger et
Sander (1) ; selon eux, chez les aphasiques de la catégorie de notre malade, l'image tonale réveille toujours
l'image visuelle, mais l'image visuelle ne réveille pas
l'image tonale ; or si le premier membre de la proposition
est incontestable, le second n'est pas constamment exact,
puisqu'il n'est pas vérifié par l'exemple que nous avons
sous les yeux.

Au n° 17 de la salle Sainte-Claire est une femme de
soixante et onze ans qui a été frappée il y a trois mois de la
manière suivante : elle quitte sa demeure en parfaite santé

(1) Sander, *Ueber Aphasie* (*Archiv für Psychiatrie*, II, 1869).

pour faire quelque achat chez un charbonnier du voisinage. Arrivée chez lui elle ne peut faire sa demande, elle n'a même plus la conscience du motif qui l'a amenée, et cette abolition instantanée de la parole n'est accompagnée d'aucun symptôme de paralysie, car la malade peut rentrer chez elle, seule et sans appui. Cette attaque a été suivie d'une perturbation notable dans les perceptions, dans les idées, mais il ne semble pas qu'il y ait eu une véritable perte de connaissance; peu de temps après être rentrée à son domicile, cette femme complétement muette était dans un état de dépression mentale qui la rendait indifférente à tout ce qui se passait autour d'elle, mais elle avait pourtant une conscience vague des incidents extérieurs; elle s'aperçut très-bien de l'arrivée d'un médecin, de celle d'un prêtre, et quoiqu'elle ne pût aucunement comprendre ce qui se disait, elle entendait le bruit confus des voix. En tout cas, il n'y eut pas, il n'y a jamais eu de paralysie, ni du mouvement ni de la sensibilité, et lors de son entrée dans mon service, le 18 octobre dernier, la malade, libre de ses mouvements, consciente de toutes les excitations sensibles, était sous le coup d'une stupeur intellectuelle qui lui enlevait toute spontanéité d'acte ou de parole; mais elle sortait rapidement de cette apathie lorsqu'elle était interpellée à haute voix, c'est-à-dire sous l'influence des impressions auditives, jouant le rôle d'excitant sur cet encéphale engourdi. On pouvait constater alors que la volonté de parler était entière, que la motilité de la langue était parfaite, que les mots prononcés étaient convenablement articulés, mais qu'ils n'étaient employés qu'en petit nombre, que l'acception n'en était pas juste, et qu'en

dehors de ces quelques mots la parole était abolie. Il y
avait donc à la fois stupeur cérébrale, ou hébétude, et
perte de la mémoire des mots, ou amnésie verbale. Après
quelques jours de *statu quo*, l'hébétude s'est dissipée peu
à peu, la malade a commencé à s'intéresser aux choses
extérieures, et surtout à son propre sort, et la conscience
très-nette et très-vive de l'infirmité est venue bientôt
après démontrer la restauration des facultés intellectuelles ; seule, la mémoire des mots continuait à manquer, et à chaque constatation nouvelle de son impuissance cette malheureuse éprouvait une douleur mêlée
d'humiliation qui ne pouvait laisser le moindre doute
quant à la justesse de ses appréciations sur elle-même.
L'amnésie ne persista guère que deux ou trois semaines
au degré primitif, puis la malade put commencer à
dénommer exactement les objets qui lui étaient montrés,
et cette amélioration, progressive sans arrêt, a produit
la situation que vous pouvez constater aujourd'hui. La
parole est rétablie au point de permettre le récit de
l'attaque passée, mais soudainement certains mots font
défaut, la malade adresse en vain des appels réitérés
à sa mémoire, elle ne peut les trouver ; mais si vous
lui en suggérez un qui ne soit pas exact, elle vous reprend
aussitôt, et si, au contraire, vous lui faites entendre
l'expression juste, elle la reconnaît et s'en sert immédiatement. Complète au début, l'amnésie ne l'est plus
maintenant, mais elle persiste encore à un degré suffisant
pour être aussitôt reconnaissable ; d'ailleurs cette femme
qui avant son accident savait lire et écrire, n'a pas encore
recouvré ces notions ; elle épelle péniblement, hésite parfois à reconnaître les lettres ; bref, les mots, ces représen-

tânts schématiques de la pensée, ne sont encore pour elle
que des figures muettes. C'est là au surplus un fait général chez les amnésiques, l'abolition de la lecture et de
l'écriture est le phénomène le plus persistant.

L'examen de nos quatre malades vous démontre,
messieurs, que les caractères et le mécanisme du désordre
de la parole diffèrent chez chacun d'eux, à ce point que le
seul élément qui rapproche ces quatre cas, c'est ce fait
brut que la parole est troublée. Il y a donc ici quatre catégories cliniquement distinctes, et à moins que nous ne
voulions de parti pris dédaigner les enseignements de
l'observation, nous sommes bien obligés d'admettre quatre
formes ou quatre variétés d'aphasie, puisque la clinique
nous en met au même moment quatre types sous les
yeux. Dans le premier cas, la parole n'est troublée que
parce que la langue est paralysée du mouvement, l'aphasie ou alalie tient à la *glossoplégie*.— Dans le second cas,
le désordre tient uniquement au défaut de coordination
des mouvements qui assurent l'articulation des sons ;
l'aphasie ou alalie tient à la *glossoataxie*, expression abréviative par laquelle je désigne ce trouble de la coordination verbale. — Chez le troisième malade, la motilité de
la langue, l'articulation des sons sont normales, la parole
peut en outre être préparée, mais elle ne peut être projetée au dehors, l'aphasie dépend de la suspension de la
transmission verbale ou *logoplégie*; j'oppose cette désignation, qui signifie réellement paralysie du discours, aux deux
dénominations précédentes, sans méconnaître que cette
acception est purement conventionnelle. — Chez notre
quatrième malade, l'abolition de la parole est la conséquence toute simple de l'oubli des mots ou *amnésie ver-*

bale. — Enfin on conçoit la possibilité d'un cinquième
cas dont je n'ai pas d'exemple à vous présenter, mais dont
la réalité est bien établie par les observations de nos
devanciers, je veux parler de la dépression mentale,
portée à ce point que le malade ne parle plus, parce
qu'il n'a plus de pensée à formuler ; cet état désigné par
Frank, ou déjà peut-être avant lui, sous le nom d'hébétude, apparaît dans le cours des lésions cérébrales graves,
soit aiguës, soit chroniques, et l'abolition de la parole
tient alors uniquement à l'abolition de la pensée, à l'*hébétude.* De là la qualification d'alalie par hébétude employée par Joseph Frank.

Tels sont les faits, telles sont les conclusions qui surgissent de l'observation clinique, interrogée sans préoccupation théorique, sans idée préconçue. Rapprochez
et groupez ces conclusions, vous aurez le tableau suivant :

Aphasie ou Alalie

    I. Par glossoplégie.

   II. Par glossoataxie.

  III. Par logoplégie.

  IV. Par amnésie verbale.

   V. Par hébétude.

Plusieurs écrivains ont arbitrairement restreint le sens
du mot aphasie ; ils le réservent exclusivement pour les
trois dernières formes de ce tableau, qu'ils confondent
du reste, et pour eux, il n'y a aphasie que lorsqu'il y a
mutisme. Je ne puis m'associer à cette interprétation qui
a sa source, je le crains fort, dans l'oubli des travaux
anciens. Si je consulte l'étymologie, je ne puis trouver au
mot aphasie un sens autre que celui du terme alalie;

par suite, je les tiens pour des synonymes parfaits, et je reste fidèle à la tradition en prenant ces dénominations dans le sens le plus large, c'est-à-dire dans l'acception sémiologique ; les mots alalie ou aphasie sont ainsi pour moi des expressions génériques, qui embrassent les désordres pathologiques non congénitaux de la parole ; et dans ce genre, qui a pour caractère fondamental le trouble des communications verbales, je trouve, guidé par l'observation, les cinq espèces dont je vous ai dressé le tableau.

QUATRIÈME LEÇON

APHASIE OU ALALIE. — SES FORMES.

(SUITE.)

MESSIEURS,

Les caractères cliniques différentiels de nos cinq formes d'aphasie sont des plus nets ; vous les avez vus surgir d'eux-mêmes de l'examen de nos malades. L'abolition partielle ou totale de la motilité de la langue appartient exclusivement à la première espèce, qui trouve dans ce phénomène un signe pathognomonique.

Dans la glossoataxie le malade parle comme dans le groupe précédent ; mais les mots qu'il émet sont inintelligibles, parce qu'ils ne sont plus normalement articulés, et au point de vue du but final qu'elle remplit, la fonction n'en est pas moins abolie, car l'individu ne peut plus communiquer par la parole avec son semblable. Tel le malade dont Osborn a rapporté l'histoire, et qui, sans autre désordre que l'ataxie verbale, était obligé de recourir constamment à l'écriture pour faire entendre les choses les plus simples (1).

Par le mutisme, la logoplégie est nettement distinguée des deux premières espèces, avec lesquelles elle a en commun l'intégrité de l'intelligence et de la mémoire, la conscience de l'infirmité, la conservation de l'écriture, la conservation de la lecture mentale, la conservation de la volonté de parler.

Dans l'alalie par amnésie verbale, le malade ne peut pas écrire, et il ne comprend pas ce qu'il lit, deux caractères négatifs qui établissent une démarcation tranchée entre cette forme et les précédentes. Mais si la mémoire des mots est altérée, les autres modes de l'intelligence peuvent être intacts ; l'individu a conscience de son infirmité et il cherche à suppléer par mille moyens divers aux mots qui lui font défaut.

Dans l'hébétude enfin, l'affaissement intellectuel rend impossible l'opération active et volontaire qui consiste à revêtir la pensée des formules verbales, soit parce que la pensée est trop confuse et trop mal dessinée pour éveiller une opération intellectuelle quelconque ; soit parce que cette opération, comme un fardeau trop lourd, dépasse la puissance actuelle de l'innervation.

Vous voyez, messieurs, la méthode à suivre en présence d'un malade aphasique, et quelles séries de signes

(1) Osborn, *Dublin quart. Journal of med. Sc.*, 1833.

vous devez successivement interroger pour déterminer
les origines et le mécanisme de son alalie, en d'autres
termes, pour en saisir le diagnostic pathogénique. La motilité de la langue, l'articulation des sons, la conservation
ou l'absence de la lecture mentale, de la mémoire des
mots, de l'écriture, enfin l'appréciation de l'état intellectuel, voilà les jalons qui doivent vous guider. Je conviens
qu'ils ne sont pas toujours à votre disposition ; en raison
même de la gravité des lésions cérébrales qui amènent
l'aphasie, l'étude complète du symptôme et du malade
peut être impossible au début des accidents, elle peut
même demeurer impossible jusqu'à la fin ; mais, parce
qu'une analyse clinique rigoureuse n'est pas toujours
praticable, ce n'est point une raison, vous en conviendrez, pour en contester l'utilité, et pour la négliger, là
où elle peut être faite.

Dans chacune des formes d'aphasie on peut observer
certains phénomènes exceptionnels dont il importe d'être
prévenu, parce qu'ils peuvent obscurcir l'interprétation
clinique. Ne tenant compte que des faits réguliers et
communs, j'ai désigné la première variété sous le nom de
glossoplégie, mais en réalité ce n'est pas toujours une
paralysie motrice de la langue qui est en cause. Lichtenstein a rapporté l'histoire d'un robuste campagnard de
quarante et un ans qui était affecté de paralysie agitante
dans les membres supérieurs ; la maladie avait résisté à
tous les traitements. Après avoir été à Londres pour consulter Marshall Hall, ce malade vint à Berlin, et lorsque
Lichtenstein le vit, le tremblement avait gagné la langue,
de sorte que toutes les fois que le patient voulait parler,
l'organe était agité de mouvements incohérents et invo-

lontaires. On peut concevoir ce que devait être l'articulation des sons (1). — Le fait relaté par Panthel n'est pas
moins remarquable ; à la suite d'une impression morale
vive, un garçon de douze ans perd subitement la parole.
Cependant les mouvements de la langue et des lèvres
étaient réguliers, la déglutition et la respiration étaient
normales ; mais chaque fois que ce garçon s'apprêtait à
parler, tous les muscles innervés par l'hypoglosse étaient
pris de contracture, et le mutisme était absolu ; d'un
autre côté, lorsqu'on exerçait une pression un peu
forte sur la région sus-laryngienne, c'est-à-dire sur les
muscles contracturés, la crampe cessait et le malade pouvait parler (2). — Un désordre analogue a été observé,
également chez un enfant, par Vallin, et Fleury a fait
connaître le cas d'un homme qui fut pris à la suite d'une
amygdalotomie unilatérale, de phénomènes congestifs
vers l'encéphale, d'attaques épileptiformes, et qui perdit
en même temps la faculté de parler pour la raison que
voici : à chaque tentative sa langue se contracte, et la
pointe vient se fixer à la voûte palatine. Sous l'influence
d'un traitement antiphlogistique, ce spasme fonctionnel
des muscles linguaux a cédé, et le malade a recouvré la
parole ; mais l'épilepsie a persisté (3).

J'ai tenu à vous signaler ces faits peu connus, mais ils
sont tellement rares, qu'ils peuvent sans inconvénient être
négligés dans une classification générale ; si pourtant on
voulait en tenir compte, il est clair qu'il faudrait donner

(1) Lichtenstein, *Deutsche Klinik*, 1862.
(2) Panthel, *Deutsche Klinik*, 1855.
(3) Fleury, *Gaz. hebdom.*, 1865.

à notre premier groupe une désignation plus compréhensive que celle de glossoplégie, et la rubrique *dyskinésie linguale* serait sans contredit la plus convenable.

Lorsque l'aphasie tient au désordre de la coordination des mouvements nécessaires à l'articulation des sons, lorsqu'en un mot il y a glossoataxie, on pourrait croire a priori que la déglutition doit toujours être troublée, puisque les mêmes nerfs moteurs sont affectés à ces deux fonctions. Cette présomption n'est pas toujours réalisée, et cela en raison d'un fait anatomique qui doit être retenu. A l'origine bulbaire de ces nerfs, et dans les cordons périphériques, sont contenus à la fois et les éléments moteurs qui sont en rapport avec la fonction de déglutition et ceux qui ont trait à l'articulation des sons; aussi lorsque la lésion porte sur l'une de ces régions, les deux fonctions sont toujours simultanément altérées, la glossoataxie coïncide avec la dysphagie. Mais il n'en est plus de même dans les voies centrales qui unissent les origines bulbaires à la couche corticale hémisphérique; là, les faisceaux conducteurs des incitations volontaires sont doubles, il y en a un pour la déglutition, un autre pour l'articulation verbale. A défaut d'observation anatomique directe, l'expérience clinique a établi la dualité des voies de transmission cérébro-bulbaire. Une ancienne observation de Romberg avait déjà montré l'abolition de la déglutition volontaire et la conservation de la parole, dans un cas de tumeur de l'hémisphère cérébral; et Schulz a observé un malade chez qui le trouble de la déglutition a été pendant très-longtemps le seul phénomène morbide; plus tard cet individu devint subitement hémiplégique, et il vivait encore lorsque Schulz a publié son travail (1).

La dissociation fonctionnelle inverse, la perte de l'articulation des sons avec intégrité de la déglutition, n'est pas moins nettement prouvée par l'une des observations de Schrœder van der Kolk, dans laquelle les lésions étaient exclusivement limitées aux olives, de sorte que cet éminent anatomiste a pu justement conclure de ce fait que si les olives sont en rapport avec l'articulation verbale, elles sont sans influence sur la fonction de déglutition. Vous voyez, messieurs, que le fait clinique sur lequel j'ai appelé votre attention n'a de paradoxal que l'apparence, et qu'il est la conséquence toute naturelle d'une disposition anatomique.

Dans une troisième forme ou logoplégie, l'aphasie tenant à l'interruption des voies de transmission entre l'organe de la volonté et l'organe de l'exécution, le mutisme des malades doit être complet, et il l'est en effet dans bon nombre de cas. Dans d'autres circonstances il n'en est pas ainsi, et le patient émet un certain nombre de monosyllabes qu'il répète avec d'autant plus de force et de rapidité qu'il s'irrite davantage de son infirmité. Ce phénomène, qui semble tout d'abord difficilement conciliable avec la suppression de la transmission verbale, n'a rien de mystérieux ; le centre moteur et coordinateur de la parole appartient à l'appareil spinal, il participe donc à l'automatisme de cet appareil, et les syllabes ou les mots machinalement proférés par les malades sont le

---

(1) Schulz, *Beiträge zu den Bewegungsstörungen der Zunge* (*Wiener med. Wochen.*, 1863-1864).

résultat de l'excitation réfléxe du centre moteur, qui
réagit selon son mode fonctionnel normal, c'est-à-dire en
produisant l'émission de quelques sons articulés. Le plus
souvent, l'impression excitante est une impression audi-
tive ; c'est lorsqu'on interpelle le patient qu'a lieu cette
émission verbale automatique, mais elle peut aussi être la
conséquence d'impressions visuelles, ou de la simple
représentation idéale de l'acte de parler, en d'autres
termes, de l'effort volontaire tenté par le malade pour
triompher de son impuissance. Quelle condition détermine le choix de ces mots ? Je ne puis vous le dire ; mais
ils restent toujours les mêmes chez un même individu, et
c'est là une preuve de plus en faveur de l'origine réflexe
ou automatique que j'assigne à ce phénomène.

Dans la quatrième forme, lorsque l'amnésie verbale est
totale, le mutisme est complet, cela va de soi. Comment
se fait-il donc que dans bon nombre de cas le malade
puisse répéter les mots qu'il entend ou qu'il voit écrits,
et que sous l'influence d'excitations diverses il retrouve ces
formules verbales qu'il ne peut saisir, lorsqu'il les cherche
volontairement et de propos délibéré ? On confond,
messieurs, sous le nom de mémoire, deux choses qui
doivent être distinguées, savoir le dépôt et le rappel. Le
dépôt, qui est la mémoire proprement dite, est l'accumulation dans le sensorium des impressions, des idées de
toute nature, le mot idées étant pris dans le sens physiologique général d'images; le rappel est un acte de la
volonté, de l'attention, qui extrait du dépôt l'image, verbale ou autre, que l'intellect veut réveiller à ce moment.
Cela étant, il est facile de comprendre que sous l'influence de certaines impressions, quelques souvenirs du

dépôt soient réveillés ; ou si vous aimez mieux, que le
dépôt entre spontanément en action sans la participation
de la volonté, sans cet acte voulu qui constitue le rappel
ou la *recollection*. Malgré l'étrangeté apparente de ce
rapprochement, il est certain que ce phénomène est de
tous points comparable à la production des mouvements
automatiques, qui surviennent eux aussi en dehors de la
sphère de la volonté. Telle est précisément la situation
chez les amnésiques dont nous nous occupons ; chez eux,
le rappel volontaire est perdu, mais le dépôt existe encore,
et quand l'organe de ce dépôt est excité par une impression, il entre en fonction, bien qu'il ne puisse plus
fonctionner sous l'influence de la volonté. Les impressions excitantes sont le plus souvent auditives ou visuelles. Entre les faits que je pourrais vous citer à l'appui de
cette interprétation, l'un des plus probants est le cas de
cet officier d'artillerie âgé de quarante ans, dont l'histoire
a été rapportée par Hertz. A la suite d'une attaque d'apoplexie qui le laissa hémiplégique, ce malade finit par
guérir, mais en gardant une amnésie verbale complète ;
il ne pouvait parler parce qu'il ne pouvait retrouver aucun mot ; mais lorsqu'on lui faisait entendre une phrase
il la répétait aussitôt, et si on lui mettait un livre entre
les mains, il lisait avec une correction et une rapidité
remarquables ; le livre fermé, il ne pouvait redire un seul
des mots qu'il venait de lire (1). La preuve est péremptoire ; les impressions auditives, les impressions visuelles
réveillaient momentanément le dépôt, c'est-à-dire la mé-

---

(1) Hertz, *Psychological Magazine*, VIII.

moire, que le malade ne pouvait plus exciter par un rappel volontaire.

Une anomalie de même ordre est parfois observée chez les aphasiques par hébétude : le malade qui ne parle pas spontanément et chez qui l'anéantissement de la pensée produit un mutisme absolu, répète comme un écho, ou comme une machine perfectionnée, les phrases qui lui sont adressées, sans en comprendre le sens, et sans accomplir l'acte demandé ; telle la femme de quarante-neuf ans dont parle Romberg ; lorsqu'on lui disait : Montrez-moi la langue, levez le bras, elle répétait automatiquement : Montrez-moi la langue, levez le bras, sans faire d'ailleurs aucune tentative pour exécuter ces mouvements (1). C'est ce phénomène qui a été désigné par Romberg sous le nom d'écho ou écholalie ; dans ce cas l'excitation arrivant par l'ouïe met en jeu l'activité automatique de la mémoire et du centre moteur de la parole, et la phrase est répétée.

Tels sont, messieurs, les phénomènes exceptionnels ou insolites des diverses formes d'aphasie ; bien qu'ils soient rares, j'ai tenu à vous les faire connaître pour vous montrer qu'ils ne doivent point être abandonnés à la psychologie, et qu'ils sont, comme tous les autres, justiciables au premier chef de l'analyse physiologique.

L'examen du tableau que j'ai mis sous vos yeux vous révèle d'emblée la succession des actes nécessaires à l'intégrité de la parole. Reprenez ce tableau en sens inverse, dans l'ordre naturel des opérations, et vous verrez que pour parler il faut : — 1° une pensée ; — 2° la tra-

---

(1) Romberg, *Nervenkrankheiten.*

duction, le revêtement de cette pensée par les formules verbales, c'est là ce que j'appelle l'*idéation verbale*; — 3° la transmission des incitations verbales à l'appareil moteur, qui en accomplit la projection extrinsèque; — 4° la coordination harmonique des mouvements complexes nécessaires pour cette projection; — 5° l'exécution de ces mouvements par les agents périphériques. Ces cinq actes successifs peuvent être ramenés à trois opérations fondamentales, l'une de *formation*, la seconde de *transmission*, la troisième d'*expression*; introduisez cette division primordiale dans notre classification, et vous obtiendrez cet autre tableau, qui est un exposé pathogénique complet du désordre de la parole ou aphasie.

I. Désordre de la formation ou idéation verbale.......... { Hébétude. Amnésie verbale.

II. Désordre de la transmission volontaire............... } Logoplégie.

III. Désordre de l'expression..... { Glossoataxie. Glossoplégie.

Ce tableau, qu'imposent à la fois l'observation clinique et l'analyse physiologique, reproduit avec une remarquable fidélité la définition psychologique de la parole; cette définition peut être ainsi présentée : la parole est la pensée formulée et exprimée au moyen de certains signes conventionnels ou mots, dont l'ensemble constitue le langage. De là cette proposition abréviative : la parole est la pensée verbale; de là cette formule plus frappante encore, chère aux anciens philosophes : la parole, c'est le

verbe, ou bien encore le verbe, c'est l'idée. Réfléchissez
un instant sur cette définition, et vous y saisirez aussitôt
deux choses bien distinctes, savoir : la traduction de la
pensée par des mots, opération purement intellectuelle
que je désigne, ainsi que je vous l'ai dit, sous le nom
d'idéation verbale ; puis l'expression de la formule ainsi
enfantée par l'intellect : la parole est la pensée formulée et *exprimée* au moyen, etc. Cette condition d'expression, prenez-y garde, est la plus importante, car c'est
elle qui fait de la parole l'instrument de l'éducation et de
la sociabilité de l'homme ; vainement posséderait-il
l'idéation verbale ou parole intérieure, si la parole extérieure lui fait défaut, il a perdu le moyen normal de
communication avec ses semblables. Or cette expression
de l'idée verbale, qui est en définitive la cause finale de
la fonction, n'est point une opération intellectuelle ; elle
est la conséquence d'un acte intellectuel, ce qui est bien
différent ; mais par elle-même, elle appartient à la sphère
motrice de la vie psychique, c'est un acte de mouvement.
Lors donc que c'est l'idéation verbale qui est en défaut,
oui, le trouble de la parole dénote nécessairement un
trouble quelconque de l'intelligence ; mais quand l'idéation verbale étant intacte, c'est simplement l'expression
des formules qui est abolie ou modifiée (ainsi que cela a
lieu dans les trois dernières formes du tableau précédent),
non, le trouble de la parole n'implique point un trouble
intellectuel, il ne révèle plus qu'un désordre de l'appareil
moteur.

Moins complète que mon analyse, la psychologie laisse
dans l'ombre la question de transmission entre l'appareil
formateur et l'appareil d'exécution ; c'est là une erreur

des plus graves, et qui ne peut provenir que du superbe
dédain des psychologistes pour les connaissances anatomiques. Une comparaison banale, mais juste, fait toucher
du doigt la faute : supposez à une certaine distance l'un
de l'autre les deux cadrans terminaux d'un télégraphe,
mais supposez-les isolés ; vainement le mécanisme de
chacun des appareils sera parfait, vainement le premier,
ou appareil formateur, multipliera ses signaux; il est clair
que ceux-ci ne pourront parvenir au second, ou appareil
récepteur; cela est élémentaire. Rétablissez le fil conducteur, alors tous les signaux seront exprimés, et le récepteur, muet tout à l'heure, parlera fidèlement. Tel est le
rôle de la transmission qui unit la formation verbale
à l'expression verbale, telle est la signification précise de
l'aphasie par logoplégie.

. Au surplus, messieurs, il n'y a dans tout cela rien qui
soit spécial à la fonction de la parole ; prenez la peine
d'analyser, un peu mieux qu'on ne le fait d'habitude, la
fonction de motilité volontaire, et vous serez frappés de
l'identité des conclusions. Pour l'accomplissement normal d'un mouvement volontaire, il faut : 1° la formation
d'une volonté de mouvement ; — 2° l'intuition motrice,
c'est-à-dire la détermination des qualités de direction, de
force et d'étendue que doit présenter le mouvement pour
réaliser le but voulu ; j'appelle ce processus l'idéation
motrice ; — 3° la transmission de l'impulsion volontaire
à l'appareil moteur ; — 4° la coordination harmonique
du mouvement total à l'aide de cet appareil même ; —
5° l'expression ou l'exécution du mouvement ainsi éla-
boré. Voilà donc, pour le mouvement volontaire, les
mêmes opérations et en même nombre que pour la parole,

et en fait, il y a cinq formes d'akinésie, répondant trait
pour trait aux cinq formes d'aphasie.

. J'ai insisté à plusieurs reprises sur ce fait que les formes d'alalie, telles que je les ai établies, sont directement
fournies par l'observation; ce sont des formes cliniques;
une question doit être maintenant abordée qui est le
complément nécessaire de cette étude. Ces formes cliniques ont-elles des formes anatomiques correspondantes?
En d'autres termes, les lésions productrices des symptômes
ont-elles pour chaque groupe de cas un siége déterminé,
une localisation distincte? D'une manière générale, la réponse est affirmative ; mais la chose veut être étudiée de
plus près, ne fût-ce que pour connaître les limites respec-
tives de ces divers domaines.

L'aphasie par *glossoplégie* n'a pas de siége anatomique
précis ; la paralysie de l'hypoglosse qui y donne lieu pouvant résulter, comme toutes les paralysies des nerfs moteurs, de la lésion du cordon nerveux lui-même, de l'altération des origines de ce cordon, ou enfin de celle du
faisceau central qui unit ces origines à la couche corticale
de l'hémisphère du côté opposé. Dans le premier cas, la
lésion porte sur l'un des hypoglosses ou sur les deux à la
fois, entre le bulbe et la périphérie ; dans le second, elle
siége dans le bulbe, sur les noyaux mêmes d'où naissent
les nerfs ; dans le troisième ordre de faits qui est de beaucoup le plus fréquent, l'hypoglosse peut être atteint par
toute lésion qui, située entre le bulbe et la couche corticale hémisphérique de l'autre côté, porte précisément
sur le faisceau central ou cérébral des nerfs, c'est-à-dire
sur les éléments nerveux de trajet inconnu qui, à travers
la protubérance, le pédoncule et le corps opto-strié unit

l'origine bulbaire du nerf à l'hémisphère du côté opposé.
La situation est la même, je le répète, que pour la paralysie de tout autre nerf moteur, le facial, par exemple. —
Cette première forme d'aphasie n'a donc pas de localisation anatomique précise, mais les phénomènes symptomatiques ne sont point tout à fait les mêmes dans les diverses étapes de la lésion. Lorsqu'elle atteint les cordons
périphériques ou les origines bulbaires des nerfs, les troubles de la déglutition sont constants, et les mouvements
réflexes sont abolis dans les parties paralysées ; si c'est le
faisceau central qui est intéressé, quel que soit d'ailleurs
le point où il est atteint, la déglutition reste régulière, et
les mouvements réflexes sont conservés. — Notez en passant que dans la paralysie de l'hypoglosse les muscles
sous-hyoïdiens conservent leur motilité, en raison des
rameaux qu'ils reçoivent du plexus cervical.

Pour la *glossoataxie* le rapport anatomique est beaucoup plus net. Se fondant sur les résultats de son observation, Schrœder van der Kolk avait attribué au système
olivaire l'influence régulatrice de l'articulation des sons,
et par suite il localisait dans les olives, dans les fibres
qui les unissent entre elles et aux noyaux des hypoglosses, les lésions qui troublent cette fonction (1).
Cette formule est trop étroite, trop exclusive ; si l'on
tient compte de tous les faits (la plupart, il est vrai,
sont postérieurs au mémoire de l'anatomiste hollandais)
on est conduit à cette autre proposition : dans la glossoataxie, les lésions occupent l'un quelconque des points

(1) Schröder van der Kolk, *Over het fijinere Zamenstel en de Werking
van het verlengde Ruggemerg.* Amsterdam, 1858.

du système commissural cérébello-bulbaire, savoir : le
systéme olivaire, qui représente une commissure purement bulbaire, et les pédoncules cérébelleux moyens
soit dans leur portion intra-cérébelleuse, soit dans leur
portion médiane, qui formé l'étage inférieur de la protubérance. Les faits qui servent de base à ma conclusion
sont les suivants :

Chez un malade de Romberg on trouva une tumeur
volumineuse dans la moitié droite du pont de Varole ; en
avant, cette tumeur dépassait d'un pouce le bord antérieur de la moitié gauche de la protubérance; en arrière,
elle s'étendait jusqu'au-dessous de l'olive droite. Cette
tumeur avait produit un dérangement considérable dans
les organes centraux et dans les nerfs. La pièce a été
déposée au musée de Berlin.

Dans un autre cas (l'autopsie fut faite par Müller et
Romberg), la fosse rhomboïdale de la moelle allongée
était le siége d'une altération spéciale : toute la partie
qui est située entre les processus restiformes était occu-
pée par des saillies mamelonnées de couleur jaune, de la
grosseur d'un grain de millet; ces productions rugueuses,
appréciables au toucher, siégeaient sur les fibres blanches,
que l'on regarde comme les racines des nerfs auditifs.

Les trois observations de Schrœder van der Kolk montrent l'atrophie ou la dégénérescence graisseuse des olives. C'est chez un de ces malades (une fille de vingt-deux
ans) que la déglutition était restée normale, malgré l'atrophié des deux olives. — Dans le fait de Roëll, cité par
l'auteur précédent, la lésion consistait en une dégénérescence graisseuse de toute la moelle allongée, avec atrophie de l'olive droite. — Chez le malade de Forbes

Winslow on a trouvé un ramollissement du cervelet, et chez l'enfant dont Cruvéilhier a rapporté l'observation, il y avait une induration cartilagineuse des deux olives, de l'un des pédoncules cérébelleux et des tubercules quadrijumeaux ; le reste de l'encéphale était intact, la moelle était saine au-dessus et à côté des olives. — Dans le cas de Yelloly il s'agissait d'une tumeur dans la moitié gauche de la protubérance ; cette tumeur s'étendait jusque sur la pyramide gauche.

L'observation de Meynert et Chrastina est particulièrement remarquable ; elle suffirait pour démontrer la justesse de la formule anatomique que je vous ai présentée. Une femme goutteuse, déjà avancée en âge, présenta à la suite d'une vive frayeur, des troubles très-marqués dans la motilité des membres, et un balbutiement qui rendait la parole inintelligible, bien que les mouvements de la langue fussent parfaitement normaux. La malade succomba dans cette situation à une insuffisance mitrale et à une maladie des reins. A l'autopsie, atrophie considérable du pont de Varole et de l'hémisphère cérébelleux droit ; or, l'examen microscopique, qui a révélé dans les parties dégénérées la présence d'éléments conjonctifs et nucléaires de nouvelle formation et de matière amyloïde, a montré que la lésion limitée aux éléments transversaux du mésocéphale et aux fibres qui l'unissent au cervelet, avait laissé intacts les faisceaux blancs longitudinaux qui apportent à la protubérance et à la moelle allongée l'impulsion volontaire (1).

(1) Meynert, *Ueber Atrophie des Pons Varolii und des Kleingehirns* (*Oester. Zeits. f. prakt, Heilkunde*, 1864).

Enfin, dans les trois observations plus récentes de Rosenthal, c'est aussi par le désordre de l'articulation des sons (*anarthrie* de Leyden) que la parole était troublée, et dans les trois cas la lésion occupait les couches inférieures du pont de Varole (1).

Tels sont les faits ; ils sont peu nombreux ; ils le seraient plus, si je n'avais dû négliger un certain nombre de cas, dans lesquels l'analyse clinique a été tellement incomplète, qu'il est impossible de déterminer les caractères réels de l'aphasie. Mais les observations citées compensent leur petit nombre par leur netteté, et elles établissent la vérité de ma proposition de tantôt : dans l'aphasie par glossoataxie les lésions siégent dans le système commissural cérébello-bulbaire.

---

(1) Rosenthal, *Beobachtungen über Störungen des Sprachvermögens sammt bezüglichen autoptischen Befunden* (*Allg. Wiener med. Zeit.*, 1867).

CINQUIÈME LEÇON

APHASIE OU ALALIE. — SES FORMES.

(FIN.)

Du siége des lésions dans l'aphasie par logoplégie ; — par amnésie verbale ; — par hébétude. — Observations.

De la théorie basée sur la lésion de la troisième circonvolution frontale gauche. — Quelques considérations anatomiques et physiologiques. — Raisons de la prépondérance des lésions insulaires. — Raisons de la prépondérance des lésions gauches. — Propositions de Gratiolet et de Meynert. — Conclusion.

Du faisceau de transmission cérébro-bulbaire. — Description de Schröder van der Kolk. — Champ tonal de Meynert.

De quelques causes d'aphasie fonctionnelle.

MESSIEURS,

Dans les formes précédentes, l'insuffisance de l'observation et la négligence d'un certain nombre de faits n'ont eu d'autre conséquence qu'une lacune regrettable dans l'histoire de l'aphasie ; mais pour notre troisième espèce, pour la logoplégie, qui représente, je vous le rappelle, l'aphasie dans le sens restreint, l'ignorance ou l'omission des faits a eu de plus fâcheux résultats ; elle n'a pas seulement laissé une lacune, elle a conduit à l'erreur. Gardons-nous toutefois d'une appréciation anticipée, et suivant la même méthode qui nous a guidés jusqu'ici, voyons simplement les enseignements des faits, en ayant soin, par surcroît de prudence, de nous restreindre à ceux qui ne permettent aucune objection, aucune interprétation équivoque.

Procédant de la sorte, nous trouverons une première observation d'Andral, laquelle, type au point de vue clinique, nous montre comme lésions un ramollissement de la partie postérieure externe du corps strié gauche, dans l'étendue d'un gros pois, et un ramollissement de même grandeur dans l'hémisphère droit, à l'union de sa moitié antérieure avec sa moitié postérieure, à une égale distance de son bord interne et de l'externe, et au point de jonction des deux tiers supérieurs avec le tiers inférieur de la masse nerveuse située au-dessus du centre ovale de Vieussens. — Dans un second cas appartenant au même observateur, il n'y eut d'autre altération qu'un ramollissement central du corps strié gauche.

Les deux faits de Romberg montrent, l'un, un ramollissement, l'autre, une atrophie du corps strié gauche, et les quatre observations de Bright se décomposent ainsi : dans un cas, ramollissement du lobe moyen et du lobe postérieur de l'hémisphère gauche ; dans un autre cas, ramollissement du corps strié gauche dans sa partie externe ; dans deux cas, ramollissement des deux corps striés.

Thompson et Newman ont ainsi résumé les lésions trouvées par eux chez un individu de vingt-trois ans : congestion marquée de l'arachnoïde et de la dure-mère crânienne ; oblitération de l'artère cérébrale moyenne droite, de l'artère cérébrale postérieure du même côté ; obturations emboliques diffuses de moindre importance, foyer de ramollissement dans chaque hémisphère.

Bateman rapporte, entre autres cas, un fait dans lequel l'altération a consisté en deux foyers hémorrhagiques occupant le centre des deux hémisphères, les circonvolutions frontales étant d'ailleurs inatctes. — Dans une autre circonstance, il y avait, avec un épaississement chronique de l'arachnoïde et une congestion de la pie-mère, une exostose de la base du crâne, laquelle portait sur le lobe moyen de l'hémisphère gauche. — Chez un autre individu, la lésion était un ramollissement embolique de l'hémisphère droit ; c'est à ce propos que Bateman rappelle les six exemples d'aphasie avec *hémiplégie gauche* réunis par Crichton Browne. — On peut rapprocher de ces cas les vingt observations publiées par W. Ogle, desquelles on peut conclure, soit d'après les résultats de l'autopsie pour quelques-unes, soit d'après les symptômes pour les autres, que la lésion siégeait dans la moitié droite de l'encéphale (1).

Chez le malade que j'ai vu (et dont l'observation a été publiée par mon élève Dieulafoy), nous avons trouvé deux kystes hémorrhagiques dans la région de l'insula, *au voisinage* de la troisième circonvolution frontale gauche (2). — Dans le cas de Farge, que cet habile observateur rapporte lui-même à ma troisième forme d'aphasie, il s'est agi d'un ramollissement de la partie gauche du centre ovale de Vieussens (3). — Benedikt dans son travail mentionne, sans citer les noms des observateurs, quatre exem-

(1) Ogle, *Illustrations of impairment of the power of intelligent language in connexion with disease of the nervous system (The Lancet,* 1868).

(2) Dieulafoy, *Gaz. hôp.*, 1867.

(3) Farge, *Gaz. hebdom.*, 1865.

ples de ramollissement du lobe occipital, et Vivent dans
sa thèse inaugurale raconte un fait semblable (1).

Chez la femme dont Voisin a rapporté l'histoire, le
ramollissement était limité à la substance grise de l'insula
de Reil gauche (2). Chez une autre malade du service de
Voisin, dont l'observation a été publiée par Cornillon, les
circonvolutions frontales étaient intactes ; il y avait à
gauche un ramollissement de l'insula et du corps strié, et
une lésion de même nature occupait le corps strié
droit (3).

Meynert a rapporté un exemple de nécrobiose embolique de la circonvolution la plus postérieure de l'insula,
et dans deux cas, Griesinger et Sander ont trouvé un
foyer de ramollissement dans le lobe pariétal gauche ; la
lésion occupait le faisceau de fibres appartenant aux irradiations du corps calleux.

A côté de ce premier groupe de cas à lésions variables,
il en est un autre, plus nombreux, dans lequel l'altération a un siége univoque ; elle occupe l'origine ou extrémité postérieure de la troisième circonvolution frontale
gauche, laquelle, pour le dire en passant, est la première
de la plupart des anatomistes allemands.

En présence de ces faits j'ai peine à concevoir, je
l'avoue, la théorie qui affirme une localisation unique ;
d'après cette théorie, à laquelle Broca a attaché son nom
par de remarquables travaux, la lésion, dans cette forme
d'aphasie, siégerait constamment à l'origine de la troisième circonvolution frontale gauche ; une semblable

(1) Vivent, *Thèse de Paris*, 1865.
(2) Voisin, *Soc. méd. hôp. Paris*, 1868.
(3) Cornillon, *Mouvement médical*, 1868.

proposition ne peut avoir pour origine que la négligence
d'un certain nombre d'observations, ou bien ce fâcheux
travers d'esprit qui consiste à ne tenir pour bon et exact
que ce qu'on a observé soi-même. Pour moi qui, sans
parti pris, désire simplement recueillir l'enseignement des
faits, je repousse cette théorie comme mal fondée, et je
pense que vous ferez de même lorsque nous l'aurons
ensemble examinée d'un peu plus près.

Il y a ici deux questions distinctes ; l'une est une question de région (troisième circonvolution frontale), l'autre
une question de côté (côté gauche). Pour juger la première il n'y a pas de moyen plus sûr que de recueillir
les conclusions des faits que je viens de vous rappeler ; pro-
cédez à ce travail synthétique, et vous verrez que dans
l'aphasie par logoplégie les lésions ont occupé, d'une
part, les hémisphères cérébraux dans leur portion postérieure, moyenne et antérieure ; d'autre part, le corps strié,
le lobule de l'insula et la troisième circonvolution frontale à son origine. A moins donc qu'on ne veuille de
propos délibéré supprimer un certain nombre d'observations, il n'est pas possible d'assigner à la lésion un siége
constant ; voilà un premier point dûment acquis. Mais
par cela même que nous voulons accepter scrupuleuse-
ment l'enseignement des faits, nous devons reconnaître
d'un autre côté que les diverses localisations n'ont point la
même fréquence, et que les plus communes de beaucoup
sont celles du corps strié, de l'insula de Reil et des circonvolutions frontales, notamment de la troisième. Cette
prépondérance, messieurs, n'a rien qui puisse surprendre ;
elle est simplement la conséquence des rapports topographiques qui relient les hémisphères cérébraux à l'appa-

reil spinal; laissez-moi vous rappeler à ce sujet quelques
faits primordiaux. Vous avez, d'un côté, les hémisphères
du cerveau, organes de l'idéation dans toutes ses formes,
de l'idéation verbale comme des autres; vous avez, d'autre
part, un appareil d'exécution qui est l'axe spinal; or, par
où est établie la communication entre ces deux instruments? uniquement par les couches optiques et les corps
striés. C'est par les couches optiques que les impressions recueillies à la périphérie (centripètes) gagnent
la couche corticale des hémisphères; c'est par les corps
striés que les incitations motrices (centrifuges) issues de
l'idéation volontaire, peuvent atteindre l'axe spinal. Quel
que soit le point de la couche corticale où naisse l'incitation, en arrière, au milieu ou en avant, elle ne peut
suivre d'autre voie que celle du corps strié pour provoquer dans l'appareil d'exécution la réaction motrice
voulue. C'est précisément pour ce motif que j'ai désigné
l'appareil opto-strié sous le nom d'appareil de conjonction.
Il y a donc une région étroitement circonscrite qui
établit, et qui établit seule, la communication fonctionnelle entre l'appareil hémisphérique ou d'idéation, et
l'appareil spinal ou d'exécution; cette région est composée
du corps strié, plus spécialement de son noyau extra-ven-
triculaire, de l'insula de Reil et de son rayonnement vers
l'hémisphère par les circonvolutions. Cela étant, il est
bien clair que la lésion de ces parties doit plus certainement que toute autre empêcher la manifestation de la
parole, puisque les seules voies de communication entre
l'organe qui forme la parole intérieure et l'organe qui la
projette au dehors sont alors interrompues; en d'autres
termes, si ces lésions (que je vous propose de grouper

sous le nom de *lésions insulaires*) déterminent bien plus
souvent que les autres le symptôme aphasie, ce n'est pas
parce qu'elles portent sur un point qui serait le siége de
la prétendue faculté du langage articulé ; c'est simplement
parce qu'en raison de leur localisation, elles atteignent,
plus sûrement que toutes les autres, les éléments qui, à
travers le corps strié et le pédoncule, conduisent les incitations hémisphériques à l'appareil spinal. Cela est tellement vrai, que dans le groupe même des lésions insulaires,
on observe certaines différences ; les altérations de l'insula,
des circonvolutions qui en partent produisent toujours
l'aphasie, tandis que celles du corps strié proprement dit
n'en sont pas toujours suivies ; pourquoi ? parce que les
premières portent sur des points où sont condensés et
réunis, comme en un détroit, les faisceaux de communication, tandis que les secondes atteignant un organe beaucoup plus volumineux à éléments multiples, peuvent en
altérer une partie notable, sans intéresser cependant les
voies kinésodiques.

Ces développements vous font, je l'espère, concevoir
clairement le mode d'action des lésions striées et insulaires, comme de celles qui sont situées entre l'insula et
la couche corticale du lobe antérieur. Quant aux lésions
des lobes moyens et postérieurs, il est plus difficile de
saisir le rapport qui les unit au symptôme aphasie. Je
vous rappellerai cependant que la couche corticale de
l'hémisphère a été justement comparée par Valentin à
une mosaïque dont les compartiments sont unis de proche
en proche par des fibres anastomotiques, et que la spécifi-
cité fonctionnelle de ces divers compartiments est totalement ignorée ; il se peut donc que quelques-uns des

groupes cellulaires des lobes moyens et postérieurs soient
en rapport avec l'idéation verbale, d'où cette conséquence
que si une lésion altère les faisceaux blancs qui unissent
ces groupes au corps strié, l'abolition de la parole sera
produite par le même mécanisme que tantôt. On peut
aussi, sans recourir à cette hypothèse physiologique,
invoquer l'influence des commissures antéro-postérieures
qui relient toutes les régions hémisphériques, et admettre
que certaines lésions des lobes postérieurs ou moyens
peuvent troubler par une action à distance, comparable
à l'action réflexe, la modalité fonctionnelle de la région
frontale et insulaire, laquelle, je le répète, est le con-
fluent et le lieu de passage de toutes les incitations, qui
parties de l'hémisphère doivent gagner le corps strié. Au
reste, les faits de ce genre sont les plus rares de tous; il
n'est pas utile de nous y arrêter plus longtemps.

Cela dit sur la question de région, reste la question de
côté. D'après la théorie que j'examine, la troisième circonvolution frontale gauche a seule une influence pathogénique sur l'aphasie. Formulée ainsi, la proposition est
inadmissible ; elle ne tend à rien moins qu'à établir une
loi absolue, et il suffirait d'un seul cas de lésion droite
pour la renverser ; or, l'exemple réfractaire n'est pas
unique ; plusieurs faits, je vous en ai cité un certain nombre, démontrent l'aphasie avec hémiplégie gauche et
altération à droite. Il ne peut donc s'agir d'une loi, il n'y
a plus ici qu'une question de fréquence, ce qui est fort
différent. Sur ce terrain la proposition est inattaquable ;
oui, dans la grande majorité des cas, la lésion siége à
gauche, cela est surtout vrai pour le groupe des lésions
insulaires ; il est bon de remarquer en effet que la plupart

des lésions droites siégent ailleurs qu'au lieu d'élection dont je vous ai expliqué la prédominance. Les choses étant ainsi précisées, il y a lieu de se demander pourquoi les altérations qui produisent l'aphasie siégent le le plus ordinairement à gauche. Pour résoudre ce problème deux interprétations ont été proposées.

D'après les recherches de Gratiolet, l'hémisphère gauche se développe avant l'autre, de sorte que chez l'enfant en éducation il prend une part prépondérante, sinon exclusive, au développement des actes intellectuels ; de là la proposition de Broca : « Nous sommes gauchers du cerveau ». Si les choses étaient ainsi, on pourrait concevoir que la suppression ou le trouble de l'action de l'hémisphère gauche exerce sur la parole une influence spéciale née de sa priorité, et que l'hémisphère droit, tardivement développé et incomplétement éduqué, ne puisse la suppléer. Malheureusement, tout cela est encore du domaine de l'hypothèse ; le fait primordial, le développement antérieur de l'hémisphère gauche, n'est point certain ; un anthropologiste également compétent, Carl Vogt, en conteste la réalité, et la théorie, manquant de base solide, peut difficilement être maintenue.

La seconde interprétation est passible du même reproche ; elle ajoute un fait à la précédente, mais en définitive elle a le même point de départ. Meynert, qui l'a proposée, accepte l'idée du développement primitif de l'hémisphère gauche ; mais de plus, pour expliquer le défaut de suppléance de l'hémisphère droit, il invoque un fait anatomique découvert par lui, savoir l'absence de commissure transversale entre le point où les circonvolutions du lobe antérieur gauche entrent en rapport avec

l'insula, et le point similaire du côté droit. De cette absence
de connexion anatomique entre les deux régions homologues résulterait l'absence de solidarité fonctionnelle, et
comme la région gauche, vu l'antériorité de son développement et de son exercice, est seule éduquée pour l'acte
de la parole, les lésions de ce côté entraînent nécessairement, à l'exclusion des autres, l'abolition de la fonction.
Le fait anatomique signalé par Meynert doit être vérifié ;
jusque-là, la théorie dans son ensemble n'est, comme la
précédente, qu'une ingénieuse hypothèse.

Pour moi, je crois pouvoir reporter la question sur un
terrain plus tangible : je remarque en premier lieu, et
je vous l'ai prouvé par des faits, que le siége à gauche
n'est point absolument constant, et qu'il est seulement
beaucoup plus fréquent que la localisation droite ; ce
point bien établi, je pense que si les lésions génératrices
de l'aphasie par logoplégie siégent plus communément à
gauche, cela tient tout simplement à la nature même de
ces lésions. Le plus souvent, non pas toujours comme on
l'a dit, mais dans la grande majorité des cas, la lésion est
un ramollissement par embolie des artères sylviennes ;
or, l'observation démontre d'une manière péremptoire
que l'embolie sylvienne est infiniment plus fréquente à
gauche qu'à droite, à ce point que sur un relevé de
Meissner comprenant cinquante et un cas, il n'y a que
huit cas d'obstruction droite. Si donc la logoplégie est le
plus souvent liée à des altérations gauches, ce n'est point
en raison d'une attribution fonctionnelle spéciale du côté
gauche de l'encéphale, c'est simplement que la lésion qui
donne le plus ordinairement lieu à ce symptôme siége
presque toujours à gauche, et cela, comme vous le savez,

par suite des rapports et du mode d'origine des grosses artères nées de la crosse aortique.

Une autre erreur a été commise au sujet de cette localisation, je tiens à vous la faire toucher du doigt. Supposez pour un instant (hypothèse fausse, vous le savez) que les lésions insulaires d'un côté, peu importe lequel, soient les seules qui produisent la logoplégie ; suivrait-il de là que cette région insulaire unilatérale est le siége exclusif, le centre fonctionnel unique des opérations verbales? mais pas le moins du monde. Quand vous voyez l'équilibre de la station debout détruit par la lésion de l'un des hémisphères ou de l'un des pédoncules cérébelleux, dites-vous que cet hémisphère ou ce pédoncule est le siége, le centre fonctionnel de l'équilibre statique ? non, vous dites simplement que l'équilibre normal est subordonné à l'action régulière et harmonique de l'appareil cérébelleux dans son ensemble, et que si une lésion unilatérale détruit cette harmonie, la fonction correspondante est nécessairement troublée. Eh bien, messieurs, la situation est la même pour la parole ; ce n'est point là une fonction unilatérale, si j'ose ainsi dire, comme la motilité ou la sensibilité d'un membre, c'est une fonction essentiellement bilatérale, et comme toutes les fonctions de ce genre, elle exige le concours synergique de certaines régions homologues de l'encéphale ; si une lésion unilatérale suffit pour troubler la fonction, c'est parce que cette altération unique détruit la synergie des deux moitiés de l'appareil. Cette interprétation me paraît à tout le moins plus rationnelle que la théorie, qui fait d'une région isolée de l'encéphale le centre physiologique d'une fonction bilatérale.

J'arrive aux deux autres catégories de l'aphasie, l'amnésie verbale et l'hébétude. L'insuffisance des faits m'oblige à être ici beaucoup plus bref, et vous pouvez aisément concevoir la raison de cette pénurie des observations ; il est fort rare que les malades succombent sans autre symptôme que l'abolition de la mémoire ou l'hébétude, et en présence de la complexité des phénomènes observés durant la vie, il devient difficile ou plutôt impossible d'affirmer un rapport entre la lésion trouvée et l'un des phénomènes en particulier. Quelques faits cependant échappent à l'objection ; tel, entre autres, celui de Hun concernant une dame qui présenta pour premier trouble cérébral une amnésie subite ; au bout d'un temps assez long la malade succomba dans une sorte d'imbécillité. A l'autopsie, on trouva un cancer du cerveau qui occupait la plus grande partie du lobe antérieur gauche. — Chez le malade de Watson l'amnésie précéda l'hémiplégie de quatre jours, et la mort de quatorze ; il y avait dans la partie antéro-inférieure de l'hémisphère gauche un abcès contenant deux onces de pus. — Dans un fait de Bateman, que l'observateur donne lui-même comme exemple d'aphasie par amnésie verbale, la lésion consistait en un ramollissement des régions postérieures de l'hémisphère gauche. Peut-être y a-t-il d'autres exemples analogues, mais ceux-là, que recommande leur netteté, suffisent à démontrer l'impossibilité d'une localisation quelconque pour la mémoire verbale.

La conclusion est la même pour le trouble général de l'idéation qui constitue l'hébétude ; les observations de Romberg, de Henle et Henoch, de Forbes Winslow, de Down, de Paget et d'Henry montrent des lésions hémi-

sphériques diversement localisées, ou bien des vices de
conformation portant sur le corps calleux et le trigone
cérébral. Dans plusieurs de ces faits le phénomène de
l'écho a été constaté, et dans ces cas-là les altérations,
purement hémisphériques, laissaient intactes les régions
insulaires et les éléments qui les unissent à la moelle
allongée ; cette circonstance pouvait être prévue, puisque
l'écholalie implique forcément l'intégrité de l'appareil de
transmission motrice qui est affecté à la manifestation
extérieure de la parole.

En résumé, il n'y a pas de localisation pour l'aphasie
par *hebétude* ni pour l'aphasie par *amnésie verbale*,
parce que les actes de l'idéation et de la traduction verbale de l'idée n'ont pas de centre physiologique déterminé ; tout ce qu'il est permis d'en dire c'est que ces
opérations se passent dans la couche corticale des hémisphères cérébraux ; au delà il n'y a plus qu'hypothèse.
Nous avons vu d'autre part que la *glossoplégie* manque
également de localisation fixe, puisqu'elle est produite par
toutes les lésions qui atteignent les hypoglosses sur un
point quelconque de leur trajet, depuis leur distribution
terminale jusques et y compris le faisceau central, à trajet
inconnu, qui relie les origines bulbaires de ces nerfs aux
cellules hémisphériques. Conséquemment il n'y a de localisation déterminée que pour l'aphasie par *glossoataxie*,
laquelle a pour domaine le système commissural cérébello-bulbaire, et pour l'aphasie par *logoplégie* (aphasie
dans le sens restreint de plusieurs auteurs), laquelle a
pour siége les régions de connexion entre l'hémisphère
et l'appareil moteur (c'est-à-dire le noyau préinsulaire,
l'insula et le corps strié) et les faisceaux de communication·

entre ce corps et les noyaux gris bulbaires. Un mot sur ce
dernier point.

Ce faisceau de conjonction, postulatum physiologique
indéniable, a été démontré anatomiquement par Schrœder
van der Kolk; il naît des cellules multipolaires des divers
noyaux gris de la moelle allongée et des cellules olivaires,
puis par les pédoncules cérébraux et les couches optiques
gagne les corps striés; van der Kolk n'a pu le suivre au
delà, mais il a expressément spécifié le rôle de ces éléments, qu'il regarde comme les voies de transmission de
l'excitation psychique à l'appareil moteur bulbaire. Je ne
puis douter que ce faisceau ne soit le même qui a été
récemment décrit par Meynert; seulement ce dernier a
réussi à en découvrir le trajet complet. L'éminent anatomiste de Vienne a signalé, sous le nom de cordon acoustique, un faisceau qui né du noyau originel du nerf au-
ditif, passe sous le plancher du quatrième ventricule, parcourt le pédoncule cérébral pour gagner le noyau du
tænia, ganglion situé entre le noyau lenticulaire du corps
strié et la surface de l'insula de Reil. Les fibres irradiées
de ce ganglion rayonnent dans l'insula même et dans
les circonvolutions marginales. Ce noyau gris (nucleus
tæniæformis) représente, selon Meynert, le point où les
impressions auditives entrent en rapport avec les organes
hémisphériques de l'idéation, et en raison de l'étroite
connexion qui relie l'ouïe à la parole, il a désigné cette
région sous le nom de CHAMP TONAL. A l'intégrité de cette
région qui, d'après le même anatomiste, je vous le
rappelle, manque de fibres commissurales avec la région
similaire de droite, serait subordonnée l'intégrité de la
parole; et c'est parce que les lésions de l'extrémité posté-

rieure de la troisième circonvolution gauche intéressent forcément le champ tonal qu'elles sont toujours suivies d'aphasie; mais les altérations des autres parties de l'insula, notamment de sa partie postérieure, peuvent pour le même motif produire le même résultat, et Meynert a justement rapporté un fait de ce genre que je vous ai signalé déjà (1).

Acceptant comme exact le fait anatomique qui, pour moi, est en quelque sorte la preuve et le complément de la description de Schrœder van der Kolk, je ne puis admettre le rôle assigné par Meynert à son faisceau acoustique et au champ tonal. Il est facile de voir que dans son interprétation ce faisceau est centripète, que son rôle consiste à apporter au champ tonal les impressions auditives qui doivent être transformées en perceptions, et que l'acte de la parole est subordonné à la réception régulière de ces impressions par l'organe de l'idéation (hémisphère). Certes, on ne peut nier le rôle des impressions auditives chez l'être qui apprend à parler, mais chez celui dont l'éducation verbale est parachevée, le dépôt de la mémoire peut incontestablement tenir lieu de ces impressions absentes. S'il en était autrement, comment les individus qui deviennent sourds après avoir appris à parler, pourraient-ils continuer à parler après avoir perdu l'ouïe? et d'un autre côté, si les lésions insulaires avaient vraiment pour effet de supprimer le champ tonal, c'est-à-dire le conflit des perceptions auditives avec l'appareil de l'idéation, comment les aphasiques par

(1) Meynert, *Anatomische Begründung gewisser Arten von Sprachstörung* (*Oester. Zeits. f. Heilkunde*, 1866).

logoplégie pourraient-ils non-seulement entendre, mais
comprendre les paroles qui leur sont adressées ? Pour ces
motifs je crois l'induction physiologique de Meynert mal
fondée, et je ne retiens de son travail que le fait anatomique, qui complète heureusement la description du faisceau de communication entre les noyaux gris du bulbe
et la région insulaire. Mais je persiste à considérer ce
faisceau comme affecté à la transmission centrifuge des
excitations cérébro-bulbaires, d'abord en raison de ses
connexions avec les noyaux du corps strié, ensuite parce
que chez les aphasiques par logoplégie, aucun phénomène ne prouve le désordre des perceptions auditives,
tandis que tout démontre l'interruption de la transmission au dehors des formules verbales régulièrement pré-
parées.

Je vous ai jusqu'ici parlé de l'alalie, comme d'un symptôme dépendant de lésions de l'encéphale ; mais si c'est
là le cas de beaucoup le plus fréquent, ce n'est cependant
pas le seul qui se présente à l'observation, et il y a lieu
d'opposer à l'aphasie de cause matérielle ou organique,
l'aphasie par trouble fonctionnel. Cette forme toujours
passagère, mais dont la durée peut varier de quelques
instants à plusieurs semaines, a été vue jusqu'ici à la
suite des émotions morales vives, notamment de la
frayeur (Dunn), dans l'hystérie et les névroses convulsives, après les fièvres éruptives et les typhiques, enfin
dans l'encéphalopathie saturnine. Une intéressante observation de Heymann établit cette dernière condition étiologique.

Je borne ici cette étude de l'aphasie ; il est possible
que les observations en se multipliant modifient quelques

points de détail, mais elles ne pourront ébranler mes conclusions fondamentales qui sont issues de l'examen clinique. J'ai en tout cas placé la question sur son véritable
terrain, en montrant que la parole n'est pas plus une
faculté indivisible que la motilité volontaire par exemple, et que cette fonction, comme toutes les autres, ne
peut être élucidée que par une analyse physiologique
sévère, qui n'a rien de commun avec les conceptions
ontologiques d'une psychologie nuageuse.

SIXIÈME LEÇON

SUR DEUX CAS D'HÉMIPLÉGIE.

MESSIEURS,

Je me propose de consacrer cette conférence et la suivante à l'étude de deux malades hémiplégiques, qui sont actuellement dans notre salle de femmes. J'ai pour le faire un double but. Ces deux faits cliniques ont en eux-mêmes un puissant intérêt; ils vous montrent certaines particularités symptomatiques qui se présentent rarement à l'observation, et, malgré leur apparente complexité, ils permettent une détermination précise du siége de la lésion; ils ne sont pas moins instructifs, si vous

considérez les conditions pathogéniques et étiologiques
de la maladie; bref, bien qu'il ne s'agisse au fond que
d'un cas très-ordinaire, d'une hémiplégie succédant à
une attaque d'apoplexie, vous pourrez fréquenter bien
longtemps un service hospitalier, et observer bien des
hémiplégiques avant de rencontrer deux faits analogues.
D'un autre côté, l'examen de nos malades vous fera connaître la méthode et les jalons de l'observation pour tous
les cas d'hémiplégie, et cette acquisition d'une portée
générale ne sera certainement pas le fruit le moins précieux de cette étude.

Au premier abord, la situation de nos deux malades
ne paraît pas différer; toutes deux ont été frappées il
y a peu de semaines d'une attaque d'apoplexie forte;
toutes deux ont conservé à la suite de cette attaque une
hémiplégie des membres et de la face; mais là s'arrête
la ressemblance; les caractères de la paralysie, le siége
et la nature de la lésion qui l'a causée sont entièrement
dissemblables, et le sort qui attend ces deux femmes
n'offre pas un moins grand contraste : l'une est à la
veille d'une guérison complète qui ne lui laissera pas
vestige de sa maladie; l'autre est condamnée à languir
dans un état d'irrémédiable infirmité. Ce simple aperçu
suffit pour vous montrer qu'en présence d'un malade
affecté de paralysie unilatérale des membres, vous ne
devez jamais vous borner à constater l'hémiplégie; ce
n'est là qu'un symptôme, et la notion de ce symptôme
ne peut fournir par elle-même le diagnostic de la maladie, encore moins vous permettre d'en formuler le pronostic.

La femme de quarante-quatre ans, qui est couchée au

n° 12 de la salle Sainte-Claire, a été frappée d'apoplexie
le 11 novembre 1871, et lorsqu'elle nous est arrivée
cinq jours après, elle était dans un état comateux qui ne
permettait point une analyse symptomatique rigoureuse ;
elle présentait encore les symptômes diffus produits par
l'attaque elle-même. Vous savez que les lésions cérébrales
apoplectiques ne bornent pas leurs effets initiaux à leur
étendue topographique ; au moment où l'apoplexie a lieu,
la lésion qui supprime directement l'activité d'une des
moitiés de l'encéphale, agit par action réflexe sur l'autre
moitié unie à la première par de puissantes commissures,
et en éteint l'excitabilité ; les symptômes limités issus de
la lésion même sont alors perdus au milieu des phénomènes bilatéraux résultant de la névrolysie générale du
cerveau, laquelle se traduit par l'anéantissement des
facultés intellectuelles et animales, et par la résolution
totale du système musculaire. Ce sont là les phénomènes
que j'oppose, sous le nom de symptômes diffus, aux symptômes de foyer, qui traduisent l'influence persistante de .
la lésion. Le temps pendant lequel persistent les symptômes diffus, c'est-à-dire le temps qui s'écoule entre
l'ictus apoplectique et le dégagement des symptômes de
foyer, est le meilleur criterium pour juger de la gravité
de l'attaque ; de quelques heures ou moins encore dans
les apoplexies légères, cet intervalle est d'un à deux
jours dans les cas d'intensité moyenne, et dans les apoplexies fortes il peut égaler un septenaire ; cette durée
est sans rapport avec la nature de la lésion, mais elle est
en relation directe avec son étendue, et avant tout avec
son siége : à étendue égale, les altérations de la protubérance et de l'appareil de conjonction produisent des

attaques plus fortes, et partant une période de diffusion
plus longue que les lésions purement hémisphériques.

Notre malade qui, au matin du sixième jour, présentait une résolution générale avec abolition à peu près
complète de la connaissance, avait donc été frappée d'une
apoplexie des plus fortes ; mais dans les vingt-quatre
heures qui ont suivi l'entrée à l'hôpital, un amendement
notable s'est produit ; la notion du moi et du monde extérieur, c'est-à-dire la connaissance est revenue, et avec
elle la parole, qui était jusqu'alors confuse, incohérente
et monosyllabique ; en même temps, le relâchement
musculaire des membres droits avait disparu et la motilité volontaire y était restaurée ; en un mot, les phénomènes diffus étaient dissipés, et les symptômes de foyer
surgissaient avec une netteté qui imposait aussitôt cette
conclusion : la malade, sortie de l'état apoplectique, conservait une hémiplégie gauche des membres et de la
face. La moitié gauche du visage, étalée et sans expression, se présentait la première au regard, les mouvements
de clignement des paupières tranchaient seuls sur l'immobilité des traits, et la déviation de la commissure
labiale de l'autre côté, fortement tirée vers la droite,
complétait cette déformation caractéristique.

Jusque-là aucune difficulté ; mais cette conclusion
n'était en somme que la première étape du diagnostic,
et pour aller plus loin, il fallait avant tout déterminer les
caractères propres de la paralysie du mouvement, et
ensuite, rechercher les troubles de sensibilité, et les
autres symptômes qui coïncidaient avec elle.

Le MOUVEMENT *volontaire* était totalement aboli dans
les parties paralysées ; soulevés au-dessus du lit, les

membres gauches y retombaient lourdement comme des
masses inertes, et la moitié gauche de la face ne partici-
pait aux mouvements du visage que par la persistance
du clignement spontané ou provoqué. — Les *mouvements spontanés*, secousses, soubresauts, contractions
brusques, manquaient dans les membres paralysés ; on
n'y observait pas non plus ces *mouvements d'association*
qui sont si fréquents dans les hémiplégies anciennes,
et qui consistent dans le soulèvement involontaire des
membres malades, à l'occasion des mouvements exécutés
par ceux du côté sain. — Les *mouvements réflexes* ne
pouvaient être réveillés par les impressions purement
tactiles ; ils se manifestaient après les impressions douloureuses, et surtout, anomalie rare, après les impressions thermiques ; l'application d'un corps froid sur la
jambe ou sur le bras paralysé déterminait instantané-
ment de violentes secousses réflexes qui, unilatérales
d'abord, s'étendaient ensuite du côté opposé, suivant une
des lois de Pflüger, la loi de l'irradiation transversale.

La SENSIBILITÉ *tactile* était complétement anéantie dans
les membres malades, elle l'est encore aujourd'hui ;
vous pouvez varier de toute manière le mode d'exploration, tant que vous restez dans la sphère de la sensibilité
de contact, vous ne produisez aucune impression, et
partant aucune perception. — La *sensibilité à la douleur*
était, et est encore diminuée, ce qui résulte clairement de
la comparaison avec les membres droits, mais enfin elle
n'est pas abolie, et elle présente un phénomène sur lequel
j'ai bien des fois déjà appelé l'attention ; l'impression
que vous déterminez en piquant, en pinçant les téguments, est convenablement sentie, en ce sens que la

malade en accuse correctement l'existence sans retard
appréciable, mais elle n'est pas discernée ; la femme ne
peut indiquer la nature de cette impression, même si on
la met sur la voie par quelques interrogations, elle ne
peut dire si c'est un attouchement, une douleur, une
brûlure, en outre elle est incapable de localiser l'excitation, même approximativement ; elle se trompe le plus
souvent de tout un segment du membre. Vous avez là,
messieurs, un exemple type de dissociation de la fonction
de sensibilité ; c'est une analyse toute faite que crée pour
vous la maladie, et vous devez vous garder d'en négliger
l'enseignement, bien que ces distinctions soient taxées
de subtilités inutiles par les cliniciens de l'ancienne
école ; au total, chez la malade l'impression douloureuse
est sentie, mais elle n'est pas élaborée et transformée en
un phénomène personnel et de conscience ; la sensation
simple ou brute existe, la perception fait défaut. — La
sensibilité thermique présente une altération toute semblable. — Enfin la *sensibilité musculaire* est perdue à un
degré que vous aurez rarement occasion d'observer ;
cette hémiplégique n'a aucunement conscience de la
position de ses membres ; lorsqu'on lui maintient les
yeux fermés, et qu'on lui demande de préciser la situation du bras ou de la jambe paralysée, elle les cherche
avec sa main droite avant de répondre, et l'hésitation,
l'incertitude avec lesquelles elle procède à cette recherche
démontrent, sans méprise possible, la suppression complète des perceptions topographiques. Si ce phénomène
ne se produisait que lorsque les membres sont étendus
sur le plan du lit, on pourrait l'attribuer tout simplement
à l'anesthésie tactile, qui est totale, vous vous le rap-

pelez ; dans cette condition, les impressions cutanées
résultant du contact avec le plan solide sont annihilées,
et ce désordre suffit pour rendre compte de l'absence
de notion de position. Mais ce n'est point ainsi que se
passent les choses dans le fait actuel ; prenez l'un des
doigts de la malade, et soulevez le membre inférieur
gauche jusqu'à la verticalité ; comme tantôt, demandez
à cette femme où est son bras ; elle le cherche imperturbablement sur le plan du lit, et pour le coup, s'étonne
et s'afflige de ne pas le rencontrer. Or, dans l'appréciation de cette situation particulière, la sensibilité de
contact n'intervient nullement, puisqu'elle n'est pas
mise en jeu ; le jugement est entièrement le fait de la
sensibilité musculaire. Du reste, la perte de la notion de
position est totale ; ce n'est pas seulement dans les deux
conditions précédentes que vous la constatez, variez autant qu'il vous plaira la situation des membres paralysés,
jamais la malade n'en manifestera la moindre conscience ;
ces membres sont vraiment comme s'ils ne lui appar-
tenaient plus.

L'exploration de la sensibilité de la face donne des résultats non moins intéressants, et nous avons encore là une de
ces particularités rares auxquelles je faisais allusion en
commençant cette étude. Du côté qui est paralysé du mouvement, la sensibilité cutanée est perdue dans ses trois
modes sur toute l'étendue de la joue, sur la région mas-
sétérine et temporo-frontale ; sur les paupières gauches, la
sensibilité est obtuse, mais elle n'est pas éteinte ; il en
est de même sur la conjonctive et sur la cornée ; sur cette
dernière cependant, la sensibilité est un peu moins compromise. Cette différence, messieurs, ne doit pas vous

surprendre ; la conjonctive ne reçoit que des filets ciliaires directs du nerf nasal, la cornée reçoit, outre ces filets directs, des nerfs ciliaires indirects, qui lui arrivent par le ganglion ophthalmique ; il est donc tout simple que les altérations de la sensibilité ne soient point toujours parallèles sur les deux membranes. Il importe de noter que dans les points où l'anesthésie n'est pas complète, elle présente identiquement les mêmes caractères que sur les membres ; l'impression, la sensation brute subsiste seule, de perception point. — Sur la muqueuse de la bouche, des gencives, de la langue, la sensibilité tactile est intacte, il en est de même sur la pituitaire, qui a conservé d'ailleurs la sensibilité spéciale olfactive. Conséquemment la paralysie du nerf trijumeau gauche qui est ici bien certaine, est partielle quant à son étendue, et incomplète quant à son degré.

Cette analyse minutieuse, qui est d'absolue nécessité dans tous les cas analogues, n'est point encore suffisante ; quand vous en avez fini avec les désordres des fonctions encéphaliques, vous devez séance tenante, avant de chercher à vous faire une idée de la lésion ou de la maladie ; vous devez, dis-je, vous préoccuper de trois autres questions : l'état des vaisseaux, l'état du cœur, le chiffre de la température.

Notre malade présente un souffle systolique très-net, mais de force médiocre à la pointe du cœur, qui est légèrement augmenté de volume ; un murmure plus léger peut être entendu à la base de l'organe, et vous trouvez quelques frottements péricardiaques le long du bord gauche du sternum ; insuffisance mitrale, rugosités de l'orifice aortique, exsudations anciennes sur le péri-

carde, voilà ce que signifient ces phénomènes d'auscultation.

Les artères chez cette femme sont manifestement athé-
romateuses, ce dont vous pouvez juger soit à la résistance
insolite des radiales, soit aux flexuosités exagérées des
temporales ; or la malade ayant quarante-quatre ans, l'a-
théromasie ne peut être imputée à l'involution sénile, elle
constitue à n'en pas douter un fait pathologique.

Quant à la température, elle était normale au moment
de l'entrée ; elle n'a cessé de l'être depuis ; cette exploration a été faite avec d'autant plus de soin, que nous
avons observé pendant trois jours un phénomène qui est
ordinairement lié, dans les cas analogues, à une légère
élévation thermique. Le lendemain de l'arrivée de cette
malade, alors que la connaissance et la parole commençaient à reparaître, les membres paralysés ont été pris
d'une contracture qui occupait, comme d'habitude, au
membre supérieur les groupes fléchisseurs, et au membre
inférieur les muscles extenseurs ; cette contracture
était plus forte au bras qu'à la jambe, elle pouvait être
surmontée sans grand effort par l'extension directe, mais
aussitôt que l'on cessait la traction, les parties revenaient
à la position commandée par le spasme musculaire.
Ce symptôme a persisté jusqu'au neuvième jour, après
quoi il a cessé ; les membres sont retombés dans une
flaccidité complète, et la maladie a repris ses allures
torpides un moment interrompues par ce phénomène
d'excitation.

L'observation étant alors achevée, nous avons pu étendre et préciser notre conclusion première ; nous avions
affaire à une paralysie du mouvement et de la sensibilité

dans les membres gauches et le côté gauche de la face, survenue après une attaque d'apoplexie forte, chez une femme de quarante-quatre ans affectée d'insuffisance mitrale et d'athéromasie artérielle ; la paralysie présentant d'ailleurs ces caractères, qu'elle a été accompagnée de contracture passagère sans aucun phénomène fébrile, et que dans tous les points où la sensibilité n'est pas totalement éteinte, l'impression subsiste seule, tandis que la perception fait défaut.

En possession de ces données, résultats directs de l'étude de la malade, nous pouvions arriver à l'appréciation des faits ; nous avions les éléments nécessaires pour résoudre la double question que présente le diagnostic dans toutes les maladies encéphaliques, la *question de siége* et la *question de nature*.

Pour répondre à la première, qui constitue le *diagnostic topographique*, j'ai adopté une méthode sur laquelle j'ai plusieurs fois déjà appelé l'attention, et que je vous recommande à nouveau avec insistance, parce qu'elle facilite vraiment la solution de ce problème toujours difficile ; j'ai l'habitude de le décomposer en deux questions, qui coupent par une division logique la route à parcourir. Une lésion unique peut-elle rendre compte de l'ensemble des phénomènes présentés par le malade ? c'est là le premier point. — Si la réponse est affirmative, où doit siéger cette lésion unique pour provoquer les divers symptômes observés ? voilà la seconde et dernière étape. Je vous engage, messieurs, à ne jamais vous écarter de cette méthode analytique ; elle est moins brillante et moins rapide que la synthèse d'emblée, mais croyez-moi, elle est infiniment plus sûre, et sur un ter-

rain aussi accidenté vous ne pouvez prendre trop de précautions.

Dans le cas que nous étudions aujourd'hui, la première
question comporte une réponse affirmative, il n'y a place
pour aucune hésitation. Nous savons, en effet, que la
moitié droite de l'encéphale contient tous les éléments
kinésodiques des membres gauches et de la moitié gauche
de la face, qu'elle renferme aussi les conducteurs æsthé-
sodiques ou centripètes montant de ces mêmes parties
vers l'hémisphère droit ; il est donc certain par cela
même qu'une lésion unique des régions encéphaliques
droites peut supprimer le mouvement et la sensibilité
dans tout le côté gauche du corps.

Où doit siéger cette lésion unique, pour qu'elle ait pu
produire *au même moment* ces effets complexes? La réponse est ici moins malaisée que dans beaucoup d'autres
cas, et c'est précisément pour cela que ce fait clinique,
qui est vraiment un type du genre, m'a paru une occasion
favorable pour vous faire connaître ma méthode, et vous
en faire apprécier la supériorité. — Puisque tous les
symptômes sont à gauche, que le côté droit ne présente aucun désordre ni dans la motilité ni dans la sensibilité, la
lésion droite de l'encéphale est nécessairement située au
dessus de l'entrecroisement des pyramides, c'est-à-dire au
delà du bulbe ; et en outre elle est au-dessus et au delà
du lieu d'entrecroisement des nerfs de la septième et de la
cinquième paire, et cela pour deux raisons ; 1° parce que
les fonctions de ces nerfs sont parfaitement intactes dans
la moitié droite de la face ; 2° parce que la paralysie dont
ils sont frappés à gauche a tous les caractères des paralysies dites centrales ; dans la sphère du facial, les branches

profondes ne sont pas affectées, le mouvement réflexe du clignement persiste ; pour le trijumeau la paralysie est plus incomplète, plus partielle encore ; la cause paralysante n'a donc certainement pas atteint les cordons nerveux eux-mêmes, elle ne peut porter que sur les éléments qui relient indirectement les noyaux d'origine à l'hémisphère opposé, c'est-à-dire sur les faisceaux centraux des nerfs. Pour ces raisons déduites des caractères que présentent les paralysies faciales, la lésion, je le répète, n'est pas seulement au delà du bulbe, elle est au delà du point où est achevée la décussation du facial et du trijumeau gauche ; elle est donc au delà du bord antérieur de la moitié droite de la protubérance.

A partir de ce point des régions diverses se présentent à nous ; et d'abord le pédoncule cérébral doit nous arrêter un moment ; il est bien certain qu'une lésion de ce pédoncule peut déterminer tous les désordres de mouvement et de sensibilité que nous trouvons chez cette femme, puisque cet organe représente, en un faisceau condensé, la totalité des éléments qui unissent l'hémisphère droit aux nerfs gauches. Mais pour qu'une lésion pédonculaire puisse produire de semblables effets, il faut qu'elle soit profonde et qu'elle intéresse au moins l'étage inférieur et l'étage moyen du pédoncule ; or, dans ce cas je ne vois pas comment le nerf de la troisième paire échapperait à l'altération, et puisqu'il n'existe chez notre malade aucun signe de paralysie de l'oculo-moteur commun, je suis obligé de repousser cette localisation. — La lésion siégerait-elle dans l'hémisphère droit lui-même ? je ne puis l'admettre davantage. Les hémisphères sont les régions tolérantes par excellence ; pour qu'une

altération purement hémisphérique produisît tous les
phénomènes que nous avons sous les yeux, il faudrait
qu'elle fût très-étendue, condition qui est inconciliable
avec la restauration rapide et complète des facultés intellectuelles chez la malade.

Conduit à ce point, le problème n'a plus d'inconnues; la lésion doit être à droite au delà de la protubérance, mais elle ne peut être dans le pédoncule cérébral
ni dans l'hémisphère; donc elle est dans l'appareil auquel
j'ai donné le nom d'appareil de conjonction, et elle occupe
avant tout le corps strié, qui est particulièrement en
rapport avec les faisceaux kinésodiques ; mais l'altération doit, selon moi, en dépasser les limites et atteindre
également la couche optique. Ma raison, la voici : je
vous ai dit à plusieurs reprises que dans les points où
la sensibilité n'est pas complétement abolie, soit sur les
membres, soit à la face, les impressions sont simplement senties, mais non discernées, non perçues ; or,
tandis que le foyer des sensations simples (sensations
brutes de Henle) paraît être dans le bulbe, les tubercules
quadrijumeaux et la protubérance, la perception a pour
organe ou du moins pour l'un de ses organes, la couche
optique. Comme chez notre malade l'opposition entre
la perte de la perception et la conservation de la sensation présente une netteté vraiment rare, je ne doute pas
que la lésion n'ait atteint les deux renflements de l'appareil de conjonction, et je la localise en fin de compte dans
le corps opto-strié.

La question de siége ainsi résolue, voyons le *diagnostic
pathogénique*. Les éléments d'appréciation diffèrent totalement de ceux qui nous ont guidés dans le diagnostic

topographique; les caractères particuliers des paralysies, leur étendue, leur siége, sont des données muettes;
en somme, ce n'est point dans les symptômes nerveux
en eux-mêmes que vous. devez chercher les raisons de
votre jugement, c'est au mode de leur apparition, et de
leur développement, c'est aux autres phénomènes pathologiques, c'est aux conditions du sujet au moment de
l'attaque, que vous devez demander les éléments de votre
détermination.

Chez notre malade l'apoplexie a été absolument subite,
il n'y a eu aucun phénomène prodromique; donc malgré l'état athéromateux des vaisseaux, il est impossible
de songer à un *ramollissement par thrombose autochthone*. — La décision n'est pas moins formelle en ce qui
concerne l'*encéphalite aiguë*, maladie qui est souvent
apoplectiforme, mais qui précisément alors est toujours
accompagnée d'une fièvre plus ou moins intense, et
presque toujours de contractures contemporaines de
l'attaque. — Cette élimination faite, nous restons en
présence de deux éventualités infiniment plus fréquentes,
savoir le *ramollissement par embolie* et l'*hémorrhagie*.
Toutes les fois que chez un hémiplégique dont l'attaque a
manqué de prodromes vous constatez l'existence d'une
lésion valvulaire du cœur, c'est à l'embolie que vous
devez tout d'abord penser, car vous avez alors réunies
toutes les conditions nécessaires à sa production. Telle
est aussi la conclusion à laquelle je me suis arrêté tout
d'abord; mais deux phénomènes, l'un précoce, l'autre
tardif, sont venus ébranler, puis modifier mon diagnostic. Suivez-moi bien, je vous prie. Je vous ai dit que
cinq jours après l'attaque, les membres paralysés ont été

pris d'une contracture qui a persisté pendant quatre
jours; or, c'est là un symptôme étranger à l'évolution
ordinaire du ramollissement embolique, qui ne présente,
si je puis ainsi dire, que des phénomènes de passivité.
Cependant cette contracture, telle qu'elle s'est présentée
à notre observation, n'était pas complétement significative; elle ne fut accompagnée ni de céphalalgie ni de
fièvre, et par conséquent elle manquait des principaux
caractères qui distinguent l'inflammation. consécutive à
l'hémorrhagie cérébrale; elle ne s'en rapprochait que par
l'époque de son développement, laquelle était précisément dans les limites de l'encéphalite secondaire, qui
apparaît en général du cinquième au septième jour. Si
la contracture eût été fébrile, elle aurait suffi pour éloigner définitivement l'idée de l'embolie, et pour démontrer l'hémorrhagie; apyrétique comme elle l'était, elle ne
pouvait par elle seule fixer le jugement, puisqu'elle avait
dans les deux sens quelque chose d'anormal; si vous
vouliez rapporter ce symptôme à une hémorrhagie, vous
deviez admettre que l'encéphalite secondaire, dissociée
par exception, ne se révélait que par l'irritation fonctionnelle (contracture), sans irritation nutritive (fièvre); et
si, malgré la contracture, vous persistiez dans le diagnostic embolie, il fallait de propos délibéré faire abstraction
de l'allure insolite du processus, et attribuer l'excitation
fonctionnelle à l'intensité exagérée de la fluxion compensatrice, destinée à réparer les effets de l'obturation artérielle. La chose était possible, et cette interprétation que
j'exposai aux élèves du service était en soi satisfaisante;
mais dans l'espèce elle péchait par un point de grande
importance : dans l'embolie cérébrale c'est dans les qua-

rante-huit heures qui suivent l'accident que la circulation
complémentaire est au maximum d'activité, tellement que
si au bout de quatre ou cinq jours elle n'a pas restauré
ad integrum la nutrition de la région embolisée, cet
heureux résultat ne peut plus être espéré. Conséquemment, chez notre malade, la contracture, interprétée
comme effet exceptionnel d'une embolie, était trop tardive, et cela seul justifiait toutes les hésitations; mais
d'ailleurs, si ce spasme avait été le fait d'une irrigation
sanguine exagérée, il aurait dû selon toute vraisemblance
être suivi d'une amélioration considérable dans les symptômes, car cette fluxion, qui dépassait le but, devait au
moins suppléer à l'ischémie embolique. Or il n'en a rien
été, et une fois les accidents de l'ictus apoplectique complétement dissipés, il a été impossible de saisir le moindre amendement dans les membres paralysés. En cette
situation, et bien que la contracture eût dans les deux
hypothèses quelque chose d'insolite, il me parut plus
logique d'y voir le vestige d'une encéphalite secondaire
avortée, et rectifiant mon premier diagnostic, je conclus
à une hémorrhagie dans les points que je vous ai précédemment indiqués.

Plus tard, un autre phénomène est venu corroborer ce
jugement; après quatre semaines de *statu quo* complet,
quelques mouvements ont reparu dans le membre inférieur, et aujourd'hui la malade peut non-seulement le
porter à sa volonté dans l'adduction et dans l'abduction,
mais elle peut le détacher complétement du plan du lit,
et le maintenir ainsi soulevé dans l'extension droite pendant quelques secondes. Une amélioration aussi tardive
est en opposition avec les allures ordinaires de la nécro-

biose embolique, tandis qu'elle est tout à fait en harmonie avec la marche de l'hémorrhagie cérébrale. Je vous
le dis encore, messieurs; au début, en raison de l'état du
cœur chez cette malade, en raison de la soudaineté de
l'attaque et de l'absence de prodromes, le diagnostic
devait être embolie cérébrale, et, plus précisément
encore, embolie de l'artère sylvienne droite; conclure
autrement à ce moment là, eût été une faute; puis,
comme il arrive souvent en pareil cas, la marche des accidents a fait surgir de nouveaux éléments d'appréciation,
et pour les motifs que je vous ai déduits, j'ai admis une
hémorrhagie cérébrale dont nous trouvons la condition
apparente dans l'état athéromateux des artères.

Le développement précoce de cette athéromasie généralisée me paraît imputable à la profession de la malade
qui depuis dix années emploie journellement le blanc de
céruse pour saupoudrer et blanchir la dentelle. Ce travail, qui expose plus que tout autre à l'absorption de la
poussière saturnine, n'a déterminé, il est vrai, chez cette
femme aucun des accidents ordinaires de l'intoxication,
mais cette immunité ne peut faire oublier les rapports que
l'observation a établis entre l'imprégnation plombique
et l'endocardite et l'artérite chroniques. Le diagnostic
complet doit donc être formulé en ces termes : athéromasie
artérielle d'origine saturnine ayant donné lieu à une vaste
hémorrhagie du corps opto-strié droit.

Le pronostic est grave à tous les points de vue, et nous
allons rencontrer ici d'intéressantes particularités. Par
cela même que l'altération hémorrhagipare est étendue à
tout le système artériel, il est certain que tôt ou tard une
autre hémorrhagie aura lieu, et la violence de l'attaque

actuelle ne permet guère de supposer que la malade puisse résister à la prochaine. D'un autre côté, la guérison de l'hémiplégie actuelle ne peut plus être complète, et quel que soit l'éloignement de la nouvelle hémorrhagie, cette femme est dès maintenant réduite à un état d'infirmité; voici les raisons de ma proposition. Je vous ai signalé l'amélioration survenue dans les fonctions du membre inférieur; or, nous n'ayons rien de semblable dans le supérieur; la sensibilité, le mouvement y sont abolis aujourd'hui, ni plus ni moins qu'au premier jour. Ce phénomène ne suffirait pas à lui seul pour justifier mon pronostic, vu que dans les cas de guérison parfaite, la restauration fonctionnelle est toujours plus tardive dans le bras que dans la jambe; mais au lieu de borner votre observation aux fonctions de motilité et de sensibilité, comparez l'état de la nutrition dans les deux membres paralysés, et vous verrez apparaître des différences qui ne peuvent laisser aucun doute sur la persistance définitive de l'infirmité dans le bras.

Dans le membre inférieur les téguments sont intacts, les muscles plus flasques que de l'autre côté ont sensiblement la même grosseur; sous l'influence de l'électricité, ils se contractent avec une force proportionnelle à leur volume, le tissu sous-cutané n'est point infiltré; enfin l'exploration thermométrique comparative de la jambe paralysée et de la jambe saine ne révèle qu'une différence de quelques dixièmes au profit du côté sain; deux thermomètres de même modèle ont été placés au même moment dans les creux poplités, maintenus par des aides qui fléchissaient fortement les jambes, et au bout de quinze minutes nous avions 34°,5 dans le membre paralysé, et 35°,2 dans l'autre.

Dans le membre supérieur tout est opposé ; la peau ridée est recouverte d'écailles épidermiques, les muscles diminués de volume répondent à peine à l'excitation électrique, je n'oserais appeler contractions les oscillations fibrillaires qu'elle provoque, l'avant-bras et la main sont œdémateux, et l'échange nutritif est réduit à ce point, que le thermomètre qui s'élève à 35°,6 dans le pli du coude du côté sain, ne dépasse pas 32°,6 dans le membre malade ; cette différence colossale est hors de proportion avec celle que présentent les deux membres inférieurs ; et elle acquiert une signification plus positive encore, si vous la mettez en parallèle avec les résultats de l'exploration thermique pratiquée de la même manière chez une autre femme hémiplégique dont la paralysie a la même date, à quatre ou cinq jours près ; ici le pli du coude du côté sain donne 33°,6 et le membre paralysé 33°. En résumé, tandis que le membre inférieur ne présente aucun signe d'atrophie, le supérieur nous offre au grand complet les désordres hypotrophiques, et cela, notez le fait, six semaines après l'attaque ; cette précocité ne permet pas d'attribuer ces altérations au fait seul de l'immobilité ; dans cette hypothèse d'ailleurs, le membre inférieur devait être intéressé lui aussi à un degré quelconque ; cela étant, je suis contraint de rapporter ces phénomènes au travail morbide connu sous le nom de dégénérescence secondaire. Vous savez, messieurs, que lorsqu'une lésion grave et durable occupe la masse hémisphérique, ou le corps strié ou la couche optique, les éléments nerveux en connexion fonctionnelle avec ceux qui sont altérés, subissent une atrophie

secondaire qui consiste essentiellement dans la segmenta-
tion et la transformation granulo-graisseuse des tubes
nerveux, et dans une production de tissu conjonctif. Le
siége de ces dégénérescences est déterminé par la localisation de la lésion première ; dans le cas supposé, l'atrophie
secondaire atteint d'abord le pédoncule cérébral et la pyramide antérieure du même côté, puis elle passe dans le
côté opposé de la moelle, où elle suit la moitié postérieure du cordon latéral ; dans certains cas de lésion des
corps striés, il y a un second tractus atrophique qui ne
s'entrecroise pas avec les pyramides, et qui occupe dans
le côté de la moelle correspondant à la lésion supérieure
la partie interne du cordon antérieur. Dès que ces altérations secondaires commencent à se développer, la réaction électrique s'affaiblit et s'éteint dans les parties paralysées ; les muscles, les nerfs, les os même des membres s'atrophient, et à dater de ce moment les désordres
sont incurables, non pas du fait de la lésion première,
mais du fait des dégénérescences spinales et des atrophies
périphériques. Le membre supérieur de notre malade
présente avec une telle netteté l'ensemble de ces phénomènes atrophiques, que je ne puis conserver aucun doute
sur la cause qui les engendre, et c'est là la raison qui
dicte et justifie mon pronostic. Je sais bien que Türck qui,
dès 1851, a appelé l'attention sur ces lésions secondaires
des centres nerveux, leur a assigné un début plus tardif ;
elles n'apparaîtraient guère, d'après lui, que trois mois
et demi ou quatre mois après l'hémiplégie, mais les symptômes sont si précis, si complets chez notre malade, que
cette différence de date ne peut vraiment me faire hésiter ;
d'ailleurs, un fait dont je ne vous ai point parlé jusqu'ici

pour ne pas compliquer cet exposé, vient légitimer mon affirmation, et atténuer l'objection que l'on pourrait tirer de la précocité des accidents secondaires. Avant la maladie dont je vous ai exposé l'histoire, l'encéphale de cette femme n'était pas intact ; elle a subi antérieurement deux apoplexies : l'une, fort légère, en 1869, a donné lieu à une hémiplégie droite de quelques jours de durée ; la lésion siégeait donc à gauche, elle est sans intérêt pour nous ; mais en 1870 il y eut une attaque plus forte, avec hémiplégie gauche pendant plusieurs semaines ; ici la lésion était à droite, du même côté qu'aujourd'hui, peut-être dans la même région, et bien que réparée, l'atteinte éprouvée alors par le tissu nerveux est une condition suffisante pour expliquer le développement exceptionnellement rapide de la dégénérescence secondaire.

Tel est, messieurs, le fait clinique dont j'avais à cœur de vous entretenir ; par les symptômes, par les questions diverses que soulève le diagnostic topographique et pathogénique, par les circonstances spéciales qui commandent le pronostic, il mérite toute votre attention, et j'espère que vous ne regretterez pas les instants que nous avons consacrés à cette étude.

SEPTIÈME LEÇON

SUR DEUX CAS D'HÉMIPLÉGIE.

(SUITE.)

Histoire d'une malade frappée d'apoplexie avec paralysie alterne consécutive. — Hémiplégie des membres droits. — Paralysie du facial, de
l'oculo-moteur externe et d'autres nerfs bulbaires gauches. — Analyse
des symptômes.
Diagnostic topographique. — Question de l'unité et de la pluralité de la
lésion. — Discussion et conclusion.
Diagnostic nosologique. — **Syphilis cérébrale.** — Diagnostic indirect
ou par exclusion. — De l'apoplexie dans la syphilis du cerveau. —
De quelques éléments de pronostic dans la syphilis cérébro-spinale.
— Règles du traitement.

MESSIEURS,

Ainsi que je vous l'ai annoncé dans notre dernière
conférence, nous ferons aujourd'hui l'étude parallèle
d'une seconde hémiplégique qui, malgré d'apparentes
analogies avec la première, en est au fond bien éloignée.
Du reste, l'état de cette malade est aujourd'hui bien différent de ce qu'il était au moment de son entrée, il s'est
amélioré à ce point qu'elle est à peine reconnaissable ;
aussi les difficultés d'appréciation sont-elles notablement
amoindries. Ce fait est encore maintenant un cas intéressant ; c'était au début un problème clinique des plus
délicats, et pourtant la solution en devait être rapide,

tout retard pouvait mettre en péril la vie de la malade.
Laissez-moi donc vous reporter à ce moment, et permettez que, par un exposé rétrospectif, je déroule devant
vous les péripéties de cette histoire, telle qu'elle s'est
présentée à mon observation ; vous saisirez mieux de la
sorte les raisons de mon jugement, et vous pourrez
assister, si je puis ainsi dire, aux diverses phases de mon
diagnostic.

Il s'agit d'une robuste fille de vingt-cinq ans qui nous
a été amenée le 6 décembre dernier dans un coma
complet : la respiration était stertoreuse, une salive
écumeuse s'échappait de l'une des commissures buc-
cales, on entendait à distance ce ronflement qui dénote
une flaccidité insolite du voile du palais, la résolution
musculaire était générale, le lit était souillé d'urine et
de matières fécales automatiquement évacuées.

Les personnes qui accompagnaient cette malade ne
donnaient d'autres renseignements que ceux-ci : depuis
un certain nombre de jours elle s'était plainte de maux
de tête et d'étourdissements ; le 2 décembre, c'est-à-dire
quatre jours auparavant, ces accidents avaient présenté
une aggravation considérable, ils s'étaient accentués plus
encore le lendemain, et le 4 ils avaient abouti subitement à une perte totale de connaissance et à l'état que
nous constations nous-même le 6 ; dans cet intervalle
de quarante-huit heures, la situation n'avait subi aucune
modification, dès son début le coma avait été aussi profond.

Pour les motifs que je vous ai antérieurement déduits,
l'observation complète était impossible ce jour-là ; nous
avions devant nous une masse inerte, qui défiait toute

analyse ; le lendemain les choses étaient dans le même
état, mais le jour suivant, sous l'influence d'abondantes
évacuations séreuses provoquées par des lavements purgatifs réitérés, la connaissance était quelque peu revenue,
le coma était dissipé, mais la parole, presque monosyllabique, était confuse, ou pour mieux dire inintelligible. Le changement le plus important, au point de vue
de l'appréciation des symptômes, était la cessation de la
résolution musculaire ; la disparition de ce phénomène
permettait en effet de constater le siége, la distribution
et la nature des paralysies, survivant à l'attaque d'apoplexie et au coma de quatre jours qui en avait été la suite
immédiate. Voici quels étaient les résultats complexes de
cet examen : paralysie complète du mouvement dans les
membres du côté droit, en outre paralysie motrice de la
moitié gauche de la face tirée en totalité vers la droite,
et strabisme interne de l'œil gauche, c'est-à-dire paralysie du nerf oculo-moteur externe de ce côté. Indépendamment de ces grands phénomènes qui s'imposaient
tout d'abord à l'observation, je constatai l'absence de
mouvements réflexes dans la moitié gauche du voile du
palais et du pharynx, une gêne notable de la déglutition
qui persista plus d'une semaine, et une déviation de la
pointe de la langue qui eut à peu près la même durée ;
mais tandis que dans la plupart des cas d'hémiplégie
linguale, la pointe est tournée vers les membres paralysés par l'action isolée du génio-glosse de l'autre côté,
ici la déviation de l'organe avait lieu vers le côté sain,
vers les membres non paralysés, vers la gauche ; c'était
donc le génio-glosse gauche qui était affecté, et la paralysie unilatérale de la langue était de même siége que

celle de la face et de l'œil, l'hypoglosse gauche était touché. Quant aux désordres du voile du palais et du pharynx, les premiers démontraient que le facial était pris dans sa sphère profonde aussi bien que dans la superficielle, les autres accusaient la participation du spinal au complexus pathologique.

La sensibilité n'était altérée ni sur les membres ni à la face, elle était conservée dans tous ses modes; l'absence de clignement à gauche sous l'influence des impressions lumineuses était imputable à la paralysie du facial, car la sténose de la pupille au moment de cette exploration ne laissait pas de doute sur l'intégrité de l'impression rétinienne.

Suivant la méthode dont je vous ai fait connaître les principes, je me suis après cela enquis de l'état du cœur, il est sain; j'ai examiné les vaisseaux, ceux qui sont accessibles à la palpation sont intacts; enfin la température prise matin et soir pendant plusieurs jours n'a pas cessé d'être normale.

J'avais dès lors tous les éléments d'une première conclusion qui pouvait être ainsi présentée : paralysie motrice des membres du côté droit, de la moitié gauche de la face, du voile du palais, du pharynx, de la langue et du muscle oculaire abducteur gauche survenue après une apoplexie très-forte chez une fille de vingt-cinq ans, qui ne présente aucune altération du cœur ni des vaisseaux, et dont la température est normale.

Le *diagnostic topographique*, vous le concevez de vous-mêmes, messieurs, opposait ici de plus sérieuses difficultés que chez l'autre malade, en raison de la diffusion bilatérale des paralysies motrices; toutefois, il y

avait dans cet apparent désordre une circonstance favorable qui était propre à faciliter le jugement, je veux
parler de la distribution régulière des akinésies ; celle
des membres était d'un côté, et celles qui occupaient la
sphère des nerfs dits crâniens, quoique nombreuses,
étaient toutes du côté opposé ; c'était un type de cette
topographie connue sous les noms de paralysie alterne,
croisée, inverse ou antagoniste.

Pour résoudre cette question de siége, j'ai parcouru,
comme toujours, les deux étapes que je vous ai conseillé
de suivre, et je me suis demandé avant tout si une lésion
unique pouvait rendre compte de ces phénomènes complexes. Eh bien ! la chose était possible, mais il fallait
pour cela que cette lésion, *supposée unique*, réalisât certaines conditions.

Et d'abord, la paralysie des membres droits, ayant été
simultanée et précédée d'une apoplexie, implique nécessairement une lésion de l'encéphale à gauche au-dessus
de l'entrecroisement des pyramides; mais puisque la
lésion est supposée unique, il faut non moins nécessairement qu'elle siége en un point où elle puisse intéresser
le facial, l'oculo-moteur externe, l'hypoglosse gauches.
Il faut donc qu'elle porte à la fois sur les faisceaux kinésodiques des membres droits, et sur certains nerfs crâniens gauches, lesquels doivent être atteints avant le lieu
de leur décussation, c'est-à-dire avant le point où leurs
éléments bulbo-hémisphériques franchissent tout à fait
la ligne médiane pour gagner l'hémisphère droit par le
pédoncule cérébral correspondant.

Cette manière de raisonner, messieurs, est applicable
à tous les cas de paralysie inverse ou alterne. On a dit

qu'alors la lésion doit siéger dans la protubérance ; mais cette formule est trop restreinte, l'altération peut également occuper les parties supérieures du bulbe. Dans le cas actuel, par exemple, il est impossible de localiser la lésion dans la protubérance : vu les désordres complexes qu'elle provoque, cette lésion devrait occuper à gauche l'étage moyen du pont de Varole, et cela dans la plus grande partie de son étendue postéro-antérieure ; or, je ne vois pas le moyen rationnel ou logique de concilier cette hypothèse avec l'intégrité parfaite du trijumeau gauche. Le siége dans la protubérance n'était pas admissible, et si la lésion était réellement unique, elle devait occuper la partie supérieure gauche de la face antérieure du bulbe ; l'interprétation des symptômes tant positifs que négatifs perdait ainsi la plupart de ses difficultés, du. moins au point de vue anatomo-physiologique. J'ai reculé pourtant devant cette conclusion, et cela pour des raisons cliniques qui m'ont paru péremptoires.

Dès le troisième jour, à compter de son entrée à l'hôpital, l'état de la malade avait offert une notable amélioration, et en présence de cet amendement non douteux, il y avait au moins témérité, sinon faute absolue, à admettre une lésion grave du bulbe spinal. D'un autre côté, il n'y avait eu ni contractures, ni phénomènes épileptiformes, et c'était là une lacune symptomatologique bien étrange pour une altération bulbaire ; enfin, l'intégrité du trijumeau n'était pas moins inexplicable. Remarquez, en effet, que la lésion doit atteindre les nerfs crâniens gauches dans leur portion intra-bulbaire, puisqu'elle affecte en même temps les faisceaux moteurs des membres droits, et je ne vois pas comment elle peut remplir cette

condition sans toucher le nerf de la cinquième paire,
puisque ce dernier, à partir de son émergence visible
à la protubérance, gagne en arrière l'épaisseur du bulbe,
où il a ses origines réelles, et le parcourt en entier sous
le plancher du quatrième ventricule, en se mettant successivement en rapport avec les noyaux originels de tous
les nerfs moteurs. Dans l'hypothèse d'une seule lésion,
je me heurtais donc partout contre des difficultés; car ce
problème diagnostique sur lequel j'appelle votre plus
sérieuse attention pouvait être ainsi résumé : l'anatomie et la physiologie permettent d'admettre une lésion
unique, et elles en imposent la localisation soit dans la
protubérance, soit dans le bulbe ; mais l'histoire clinique
de la malade présente des particularités inconciliables
avec l'une et l'autre de ces conclusions. En cette situation, je ne pouvais hésiter, et repoussant l'éventualité
qui doit toujours être examinée la première comme la
plus simple, j'admis l'existence de lésions multiples, ou
au moins d'une lésion double, savoir en arrière une
altération portant directement sur les *cordons extra-*
bulbaires des nerfs crâniens gauches dont je constatais
la paralysie, et plus en avant une lésion affectant le
pédoncule cérébral gauche, et donnant lieu à la paralysie
des membres droits.

Le diagnostic topographique était ainsi parachevé,
mais la satisfaction qu'il nous donnait était absolument
stérile pour la malade, et il en est de même, remarquez-
le bien, dans tous les cas analogues ; la détermination du
siége des lésions cérébrales, si intéressante au point de
vue de la clinique scientifique, si importante en outre
pour le pronostic, est sans valeur pour l'appréciation de

l'état du patient, sans valeur par conséquent pour la
thérapeutique, et la supériorité indéniable du diagnostic
médical sur le diagnostic physiologique apparaît ici dans
tout son éclat. Plusieurs fois déjà j'ai signalé cette opposition trop souvent oubliée par les physiologistes qui
abordent le terrain médical, mais le principe est assez
important pour que j'y revienne à chaque occasion avec
une nouvelle insistance.

Dans les maladies cérébro-spinales, c'est toujours
chose difficile et délicate que de résoudre la question de
nature; aussi pour cette classe de faits, je vous recommande expressément la méthode du diagnostic par
exclusion, dont la lenteur est largement compensée par
la sûreté. Dans l'application de cette méthode vous devez
toujours commencer par l'examen des éventualités les
plus communes, ce précepte ne comporte pas d'exception; c'est seulement lorsque vous êtes convaincus de
l'impossibilité de faire rentrer le cas particulier dans le
groupe des lésions ordinaires, que vous devez aborder la
discussion des altérations plus rares et exceptionnelles.
Laissez-vous toujours guider par ces principes, et vous
parcourrez avec une sécurité relative ce terrain semé
d'écueils. C'est ainsi que j'ai procédé moi-même en présence du fait que nous étudions, et j'ai dû à cette méthode
dont je ne me dépars jamais un diagnostic qui a sauvé la
vie de la malade.

L'hypothèse d'une *hémorrhagie*, qui devait être examinée en premier lieu, n'était pas acceptable; l'attaque
apoplectique n'avait pas été subite, elle avait été précédée de prodromes de plusieurs jours de durée; les
renseignements qui nous avaient été fournis, bien qu'in-

complets à beaucoup d'égards, ne permettaient pas de doutes sur ce point particulier. A cette raison déjà fort importante s'en ajoutait une autre non moins significative, savoir l'intégrité du cœur et des vaisseaux. Le premier fait était en opposition avec la marche ordinaire de l'hémorrhagie encéphalique, le second était inconciliable avec la pathogénie, telle que l'imposait l'âge de cette femme.

Le *ramollissement par embolie* était plus en rapport avec l'âge; néanmoins, il ne tenait pas mieux que l'épanchement sanguin devant un examen réfléchi ; l'existence des prodromes suffisait déjà pour juger la question; ils sont plus rares encore dans l'embolie que dans l'hémorrhagie, ou, pour mieux dire, ils manquent constamment dans l'apoplexie embolique, laquelle est absolument subite. D'un autre côté, pour faire une embolie, il faut un embolus, et je ne voyais pas où en trouver la source, à moins de l'inventer, puisque le cœur et les vaisseaux artériels étaient parfaitement sains. — Cette même circonstance, jointe à l'âge de la malade, jugeait sans réplique l'idée d'un *ramollissement par thrombose* autochthone, qui n'avait en sa faveur que le fait des prodromes.

Le *ramollissement par inflammation*, l'encéphalite, n'était pas mieux conciliable avec les symptômes observés; les prodromes, il est vrai, cadraient à merveille avec cette éventualité, mais l'encéphalite supposée avait été apoplectique, et une inflammation cérébrale de cette intensité aurait dû produire de la contracture après l'attaque, et une élévation constante de la température, phénomènes qui faisaient entièrement défaut.

Les progrès de cette élimination m'amenaient à envisager l'hypothèse d'une tumeur encéphalique, qui con-
cordait assez bien avec la localisation que j'avais assignée
aux lésions. Mais, messieurs, il ne pouvait être question,
en tout cas, d'une tumeur dans le sens ordinaire de ce
mot, c'est-à-dire d'une production morbide circonscrite
et d'un certain volume; les raisons de cette impossibilité
sont les suivantes : de semblables tumeurs peuvent bien
provoquer durant leur évolution une attaque apoplectique, mais cet épisode est précédé d'une période souvent très-longue, pendant laquelle le malade est tourmenté par une céphalalgie des plus violentes, par des
vomissements opiniâtres, et par des accès épileptiformes,
qui ne manquent jamais lorsque la production, qui fait
office d'épine, est voisine du mésocéphale. Vous le voyez,
je rencontrais encore ici de nombreuses difficultés, et
pour persister dans l'idée d'une tumeur, j'étais obligé
d'admettre que la lésion avait eu dans ce cas une marche
complétement anormale, conclusion qui n'est point autorisée en pareille matière.

J'étais donc contraint par des raisons, qui, je l'espère,
vous paraîtront aussi péremptoires qu'à moi-même, d'exclure successivement toutes les lésions apoplectiques communes de l'encéphale; ce que voyant, je procédai encore
une fois à cette revue diagnostique, et bien certain alors
que mon élimination était légitime, j'envisageai une altération beaucoup plus rare, et j'admis une méningite chronique de la base avec exsudats diffus sur les nerfs bulbaires gauches et le pédoncule cérébral du même côté, et
lésion consécutive ou simultanée des éléments nerveux
contigus. De là à conclure que nous avions affaire à une

encéphalopathie syphilitique il n'y avait qu'un pas, et cela pour des raisons que je soumets à votre sérieuse méditation.

Une méningite apyrétique qui reste silencieuse jusqu'au moment où les produits phlegmasiques déterminent des paralysies circonscrites, n'est observée que dans le cours des lésions osseuses du crâne, chez les aliénés, chez les alcooliques, et chez les syphilitiques. Les deux premières circonstances étaient évidemment hors de cause ; l'origine alcoolique était tout à fait invraisemblable, car en supposant la malade habituée à l'usage immodéré des spiritueux, chose que j'ignorais absolument, je pouvais difficilement admettre, en raison de son âge, que l'alcoolisme en fût arrivé déjà chez elle à la production de lésions méningées qui sont, dans l'espèce, toujours fort tardives ; dans cette situation, malgré l'absence de tout commémoratif, malgré l'absence de signe actuel de syphilis (il n'y avait ni éruption, ni gonflement ganglionnaire, ni lésions de la gorge, ni intumescence ostéo-articulaire), je m'arrêtai à l'idée d'une syphilis cérébrale et aussitôt j'instituai le traitement en conséquence.

Bien m'en prit, comme vous l'allez voir.

Je vous ai dit que des lavements purgatifs réitérés avaient provoqué d'abondantes évacuations séreuses, et que sous cette influence le coma et la résolution avaient commencé à se dissiper. Deux ou trois jours après le commencement du traitement spécial, les accidents généralisés issus de l'attaque avaient disparu ; avec la connaissance complète la mémoire était revenue; la parole, quoique encore bredouillée et confuse, était intelligible, et la

malade était en état de suppléer à l'insuffisance des renseignements qui nous avaient été donnés. Les réponses à
nos premières questions ont fourni à notre diagnostic
anticipé une entière confirmation. Cette femme nous racontait, en effet, qu'elle a été affectée de syphilis il y a un
peu moins de trois ans, qu'elle a eu des plaques muqueuses à la vulve et à la gorge, avec des taches sur la peau,
qu'elle a fait un séjour de plusieurs semaines à l'hôpital
de Lourcine, où elle a été traitée par des pilules de
proto-iodure ; mais que depuis sa sortie de cet hôpital,
il y a de cela deux ans, elle n'a éprouvé aucun accident
nouveau. Je vous ai signalé, d'autre part, l'absence de
toute manifestation syphilitique actuelle ; conséquemment
la malade était dans cette période transitoire, de durée
indéterminée, qui sépare les symptômes secondaires des
déterminations plus profondes que l'on réunit en France
sous le nom de période tertiaire.

Ce n'est pas tout. A ces premiers renseignements, qui
démontraient à l'évidence mon diagnostic nosologique,
cette femme ajouta bientôt d'autres détails qui justi-
fiaient avec la même certitude mes conclusions touchant
le siége et la nature de la lésion encéphalique ; les accidents avaient suivi une marche toute différente de celle
qui nous avait été indiquée, et voici comment en réalité
les choses s'étaient passées. Dix-huit ou vingt jours avant
l'apparition des étourdissements graves qui avaient précédé la perte de connaissance, la malade avait souffert
de douleurs de tête extrêmement violentes ; cela, nous le
savions ; mais en outre, trois ou quatre jours après le
début de la céphalalgie, elle avait commencé à loucher
de l'œil gauche, ce dont elle s'était aperçue à ce qu'elle

était obligée de regarder tout à fait de côté pour bien se diriger dans la rue ; peu après, la face s'était déviée, et ces symptômes avaient persisté sans changement jusqu'à la grande attaque. Les paralysies crâniennes précoces n'avaient donc pas été simultanées ; elles avaient été séparées l'une de l'autre par un certain intervalle, puis une autre période les avait séparées de l'ictus apoplectique ; cette évolution successive, et comme par étapes, prouvait clairement que les nerfs gauches de la sixième et de la septième paire avaient été atteints dans leur trajet périphérique, et non pas dans leurs origines intra-bulbaires, et puisqu'il était survenu un peu plus tard une hémiplégie des membres droits, la lésion était évidemment au moins double, si ce n'est multiple. La diffusion des lésions était encore établie par cette autre particularité qui aurait suffi à elle seule pour la démontrer : au début de la période d'étourdissements, du 2 au 4 décembre, la malade avait constaté un affaiblissement subit, puis l'inertie de ses membres gauches, tandis que le côté droit était dans la plénitude de sa force ; alors survient l'attaque, à l'issue de laquelle nous trouvons une hémiplégie droite, sans trace de parésis dans les membres de l'autre côté. Ainsi donc, tandis que les lésions des nerfs crâniens gauches témoignaient de leur fixité par la persistance des paralysies, une atteinte passagère des éléments kinésodiques destinés aux membres gauches attestait le progrès et la diffusion du travail pathologique ; à cet épisode, dû sans aucun doute à une fluxion passagère, succèdent, avec l'attaque, des lésions nouvelles non moins fixes que celle des nerfs crâniens primitivement atteints, et qui portent, d'une part, sur l'hypoglosse, sur le spinal gauches, d'autre part, sur les éléments moteurs des membres droits, et cela vraisemblablement au niveau du pédoncule cérébral gauche. Mieux connue, la marche des phénomènes démontrait directement la réalité des exsudats méningés diffus, dont une élimination raisonnée m'avait fait admettre la présence.

Après quinze jours, la face de la malade était redressée, le strabisme avait disparu, la déviation de la langue et la dysphagie avaient cessé ; les mouvements commençaient à reparaître dans les membres, et aujourd'hui, vingt-cinq jours après le début du traitement, vous pouvez constater qu'il n'y a plus que de légères traces de ces désordres, qui auraient infailliblement tué cette femme, si l'intervention médicatrice avait été plus tardive.

Les exemples authentiques de syphilis cérébrale sont aujourd'hui fort nombreux, et déjà, dans l'ouvrage de Gros et Lancereaux, vous pouvez en trouver une riche collection. Le plus grand nombre des faits concernent des lésions crâniennes avec extension vers les organes nerveux, ou bien des foyers cérébraux plus ou moins bien circonscrits (syphilomes cérébraux de Wagner), ou bien encore des tumeurs proprement dites, nées soit de la masse encéphalique, soit des méninges. La lésion dont a été affectée notre malade, exsudats ou syphilomes méningés diffus de la base, est sans contredit la forme la plus rare ; cependant il y en a déjà quelques exemples, justifiés les uns par l'analyse clinique, les autres par l'anatomie pathologique ; telles sont les observations de Gjör et de Knorre, tels encore les faits de Westphal, Ziemssen, Tüngel, Quaglino et Scarenzio, ou celui de Dixon, dans lequel les exsudats, plus circonscrits que dans notre cas, n'ont produit que des paralysies crâniennes à développement successif (1). Ces productions syphilitiques peuvent atteindre séparément la dure-mère, le tissu nerveux, peut-être même la pie-mère, ainsi que tendraient à l'établir les observations de Gildemeester et Hoyack, de Griesinger; mais, le plus souvent, les méninges sont prises dans toutes leurs couches, ainsi qu'on le voit dans les deux cas de Howitz, et si le tissu nerveux est intéressé, les enveloppes à ce niveau participent à l'altération ; c'est un point dont il est facile de se convaincre par l'étude des remarquables observations de Wagner (2).

Un fait plus rare est la production d'une attaque apoplectique dans le cours de lésions basilaires diffuses ; pour rare qu'il soit cependant, le fait a été observé déjà, notam-

---

(1) Westphal, *Ueber zwei Fälle von Syphilis des Gehirns* (*Allg. Zeits.. f. Psychiatric*, 1863).

Tüngel, *Chronische Hirnkrankheit mit Beziehung zur constitution, Syphilis in Klinische Mittheilungen*. Hamburg, 1863.

Ziemssen, *Ueber Lähmung von Gehirnnerven* (*Virchow's Archiv*, 1858).

Quaglino e Scarenzio, *Tributo alla storia delle malattie sifilitiche del sistema nervoso* (*Ann. univ.*, 1863-1864).

Dixon, *Med. Times and Gaz.*, 1858.

Comparcz :

Galligo, *Trattato teoretico-prattico delle malattie veneree*. Firenze, 1864.

Leidesdorf, *Beitrag zur Gehirnsyphilis* (*Wiener med. Jahrb.*, 1864).

Zeissl, *Lehrbuch der constitutionellen Syphilis*. Erlangen, 1864.

Behrend, *Gehirnsyphilis* (*Berlin. klin. Wochen.*, 1864).

C. Meyer, *Syphilis des Gehirns* (*Eodem loco*, 1864).

(2) E. Wagner, *Das Syphilom des Nervensystems* (*Archiv der Heilkunde*, 1863).

Gildemeester und Hoyack (*Nederland. Weekbl.*, 1854).

Griesinger, *Archiv der Heilkunde*, 1860.

Howitz, *Hospitals-Tidende* 1862, et *Behrend's Syphilidologie*, 1862.

ment par C. Meyer, par Esmarch et Jessen ; et ce dernier
cas est d'autant plus important, que l'apoplexie a tué le
malade, de sorte que la condition pathogénique de l'accident a pu être élucidée. Vous comprenez en effet, messieurs, que des exsudats de la base du crâne, encore bien
qu'ils intéressent et les méninges et le tissu nerveux, ne
peuvent par eux-mêmes, directement, provoquer cette
suspension subite des opérations cérébrales, qui constitue
l'apoplexie ; entre la cause et l'effet il faut nécessairement
un intermédiaire, qui est la condition instrumentale du
phénomène, et dans le fait d'Esmarch et Jessen cet intermédiaire était un épanchement séreux sous-arachnoïdien
d'une remarquable abondance. Fort de cette notion je
n'hésite pas à rapporter à la même cause l'apoplexie graduelle qui a frappé notre malade ; en raison de leur siége,
les lésions ont pu agir par compression sur les sinus et
les plexus veineux basilaires, peut-être même ont-elles
déterminé la thrombose de quelques-uns des vaisseaux de
la pie-mère, et à un moment donné l'augmentation de la
pression intra-vasculaire, résultant de la gêne de la circulation en retour, a été assez forte pour provoquer une exosmose séreuse sous-arachnoïdienne, et vraisemblablement
aussi de l'hydrocéphalie ventriculaire. La malade ayant
heureusement guéri, cette interprétation, je le reconnais,
conserve quelque chose d'hypothétique, mais c'est celle
qui concorde le mieux et avec les cas déjà connus, et avec
l'ensemble des phénomènes pathologiques que nous avons
observés.

La femme dont je viens de retracer et de discuter
l'histoire clinique est aujourd'hui dans un état voisin de
la guérison, et, en raison des progrès rapides non inter-

rompus de l'amélioration, il est certain que d'ici à peu de jours elle aura recouvré une santé parfaite. Mais, messieurs, gardez-vous de croire que les choses prennent toujours cette tournure favorable, et que, par cela seul qu'une lésion des centres nerveux apparaît chez un sujet syphilitique, elle doit guérir si le traitement convenable est institué. Ce serait là une erreur qui pourrait vous induire en de regrettables fautes de pronostic.

Il y a ici deux sources de déception et d'insuccès, savoir l'âge de la lésion et la coïncidence.

Vainement l'altération est-elle bien et dûment syphilitique, si elle est ancienne elle peut n'être plus susceptible de réparation; les éléments néoplasiques ont perdu l'instabilité et l'aptitude à la résorption qu'ils possèdent dans les premiers temps de leur existence, et le travail morbide, au lieu d'être borné à une genèse de cellules et de noyaux infiltrés et diffus dans le tissu nerveux, a déterminé une formation conjonctive, dont la persistance est d'autant plus certaine que la lésion est plus ancienne.

La structure du syphilome cérébral, bien connue depuis les travaux de Wagner, est la raison anatomique de ce fait, que nous avaient empiriquement appris de trop nombreux insuccès thérapeutiques.

Vous vous rappelez peut-être l'un des aphasiques dont nous nous sommes précédemment entretenus, je veux parler de l'hémiplégique avec glossoataxie qui est au n° 14 de la salle Saint-Jérôme. Cet individu, à n'en pas douter, a été affecté de syphilis il y a une quinzaine d'années; les renseignements précis et circonstanciés qu'il donne établissent le fait avec une complète certitude; eh bien, au début de sa maladie cérébrale, il a été sou-

mis par son médecin à un traitement antisyphilitique qui
a été régulièrement suivi sans aucun résultat ; lorsque
cet homme est arrivé dans mon service, j'ai, malgré cet
insuccès, obéi à la même indication, et j'ai institué un
traitement méthodique dont l'inefficacité est aujourd'hui
trop bien démontrée ; voyez la faute de pronostic qu'eût
commise le médecin qui, arguant de la syphilis antérieure,
eût inconsidérément promis la guérison.

Ce n'est pas tout encore que cette question d'ancienneté, il faut toujours songer à la possibilité d'une coïncidence ; de ce qu'un individu est syphilitique, il ne
s'ensuit pas que toutes ses maladies ultérieures auront la
syphilis pour origine : raisonner ainsi serait s'exposer
à de sérieux mécomptes ; dans l'espèce, cette influence
pathogénique est probable, elle n'est point certaine, et
en fait il n'y a pas de raison pour qu'un sujet en puissance de syphilis ne soit pas affecté d'une lésion commune, non diathésique, du système nerveux. Au mois
de juin 1870, j'ai été consulté par un monsieur de Bordeaux que M. le docteur Azam m'avait fait l'honneur de
m'adresser ; ce malade était atteint d'une paraplégie à
peu près complète, survenue dans le cours d'une syphilis
de date encore récente ; la conclusion s'imposait d'elle-
même, la détermination spinale devait être tenue pour
syphilitique et traitée en conséquence. C'est ce que fit
très-sagement mon habile confrère de Bordeaux, mais
en vain ; les accidents de paraplégie allèrent croissant,
et quand je vis le malade, son état était voisin de l'infirmité. L'indication étiologique paraissait néanmoins si
nette que je persistai dans la voie suivie, en ayant seulement la précaution de modifier les procédés de la médi-

cation. L'insuccès fut le même, et le malade rentra chez lui aussi paraplégique qu'auparavant. Dix mois plus tard, étant de passage à Bordeaux, j'appris de M. le docteur Azam que la situation du patient était devenue de plus en plus mauvaise, et qu'il était arrivé à cette phase stationnaire et torpide qui caractérise les dernières périodes des maladies chroniques de la moelle épinière.

Au reste, une semblable déception n'était pas absolument nouvelle pour moi ; deux ans auparavant j'avais eu dans mon service à l'hôpital Saint-Antoine un paraplégique d'une trentaine d'années, dont la maladie spinale s'était développée deux ans après le début d'une syphilis non douteuse ; ici encore mes efforts furent stériles, et je dus conclure que le malade avait été atteint d'une lésion commune de la moelle, sans rapport avec son affection constitutionnelle.

Ainsi, messieurs, âge de la lésion, possibilité d'une simple coïncidence, voilà des éléments d'insuccès que je vous conseille de ne jamais perdre de vue, et qui doivent modifier le pronostic trop favorable ordinairement attribué aux lésions viscérales chez les syphilitiques. Lorsque par fortune vous échappez à ces deux écueils, et que la médication spécifique amende les accidents cérébrospinaux, rappelez-vous bien que vous ne sauriez traiter trop longtemps vos malades ; après la guérison complète, insistez encore, continuez le traitement pendant six mois, un an, vous ne pouvez avoir trop de prudence ; les faits abondent pour démontrer que si la médication est interrompue dès que les phénomènes cérébraux ont disparu, le malade reste sous le coup de récidives imminentes, et que l'issue en a été souvent fatale. Je me rap-

pelle un monsieur de cinquante-deux ans que j'ai vu
en 1868; il était sous le coup d'une syphilis cérébrale
qui deux fois déjà s'était manifestée par une attaque
apoplectique avec hémiplégie temporaire; à chaque fois,
le traitement spécifique avait été institué, mais abandonné par le malade dès la disparition des accidents
paralytiques; quand survint la troisième attaque, la
famille fit transporter cet homme dans mon service à la
Maison municipale de santé, mais le coma ne put être
dissipé et le patient succomba ainsi deux ou trois jours
après son arrivée, victime de sa négligence.

C'est en tout cas une chose grave, messieurs, qu'une
syphilis cérébrale ou cérébro-spinale, et le traitement
veut être énergiquement conduit. Je l'ai dit ailleurs :
la lésion, pour être syphilitique, n'en agit pas moins
comme corps étranger, comme épine irritative; elle
détermine des fluxions, des épanchements séreux, des
inflammations de voisinage ni plus ni moins qu'une
tumeur encéphalique quelconque, et ces accidents, qui
sont au maximum dans les formes apoplectiques, doivent
être combattus par les saignées générales ou locales, ou
bien par les drastiques. Lorsque les phénomènes comateux ou congestifs sont dissipés, il faut instituer la médication constitutionnelle, et je vous conseille de recourir
toujours, comme je le fais moi-même, au traitement
mixte; la date du début de la syphilis n'est pas toujours
bien précise, la période de la maladie est mal déterminée, les traitements antérieurs sont souvent mal connus,
et pour tous ces motifs je tiens pour dangereux de subor-
donner ma détermination thérapeutique aux renseignements fournis par le malade; quelles que soient ses

assertions, je donne d'emblée et concurremment le mer-
cure et l'iodure de potassium, savoir, le matin à jeun,
une, puis deux pilules contenant chacune un centigramme
de sublimé, et une demi-heure avant le repas du soir, le
sel potassique à la dose initiale de 2 grammes, que j'élève
graduellement jusqu'à 4 ou 6, selon les cas. Trois fois
déjà il m'est arrivé d'obtenir de la sorte une guérison
complète chez des malades infructueusement traités jusqu'alors par l'iodure de potassium seul : j'ai signalé deux
de ces cas dans mes Leçons cliniques de la Charité, j'ai
vu le troisième en 1869 ; un pharmacien de province
entra dans mon service à la Maison de santé avec une
hémiplégie droite et une aphasie d'origine syphilitique ;
le malade, parfaitement éclairé sur la cause de ces accidents, s'était traité chez lui pendant plusieurs semaines
par l'iodure à hautes doses sans voir survenir dans son
état aucune amélioration, et c'est justement cet insuccès
qui l'avait déterminé à se faire conduire à Paris. Je le
soumis au traitement mixte, selon les règles que je viens
de vous indiquer, et cinq ou six semaines plus tard
j'eus la satisfaction de le renvoyer chez lui complétement
guéri.

HUITIÈME LEÇON

CHORÉE. — SPASMES RHYTHMIQUES.

Observation d'un cas d'hémichorée gauche. — De quelques méthodes nouvelles de traitement dans la chorée. — Pulvérisations d'éther. — Bromure de potassium. — Chloral. — Arséniate de soude. — Chlorure de calcium. — Sulfate d'aniline. — Fève de Calabar. — Électrisation par le courant constant.
Des rapports de la chorée avec le rhumatisme ; — avec les lésions du cœur. — Travaux de Cyon, de Spitzmüller, de Roger. — Inconstance et modalité de ce rapport. — Relation de quelques autopsies.

MESSIEURS,

Le 24 janvier dernier entrait dans notre service, salle Sainte-Claire, n° 20, une jeune fille de vingt ans affectée d'hémichorée gauche ; le diagnostic surgissait de lui-même. Des secousses musculaires agitaient la moitié gauche de la face de tressaillements involontaires, et amenaient par instants l'occlusion subite de l'œil ; l'avant-bras était brusquement enlevé au repos par des mouvements irrégulièrement alternatifs de flexion, d'extension et de rotation, et, à intervalles un peu plus éloignés, la contraction des muscles du moignon de l'épaule et du deltoïde soulevait, par une ascension brusque, le membre supérieur en totalité. Moins étendus et moins fréquents dans la jambe, les mouvements y étaient cependant assez marqués et assez nombreux pour apporter une réelle entrave à la fonction de locomotion ; celle de préhension, néanmoins, était beaucoup plus compromise, et c'est précisément parce que ce désordre lui rendait impossible son travail très-délicat de fleuriste, que cette jeune fille s'était résolue à entrer à l'hôpital. Ces symptômes présentaient au grand complet les caractères qui distinguent l'hyperkinésie choréique légitime ; ils éclataient involontairement pendant le repos aussi bien que pendant le mouvement ; désordonnés eu égard au moment de leur production et à leur spontanéité, ils étaient réguliers quant au mode de l'exécution ; ils étaient exagérés par l'effort volontaire qui avait pour but de les suspendre ; l'observation qu'on en faisait les rendait également plus fréquents et plus amples ; en revanche, ils cessaient complétement pendant le sommeil, et même, comme la maladie était en somme peu intense, l'anomalie ne reparaissait pas immédiatement avec le réveil.

Le désordre était strictement et rigoureusement limité aux membres gauches et à la moitié correspondante de la face, les muscles du tronc n'y prenaient aucune part ; la motilité réflexe était la même des deux côtés, la sensibilité était parfaite dans tous ses modes, et la santé générale ne présentait d'autre altération notable qu'une anémie assez marquée avec souffle carotidien et aortique, et un trouble de menstruation caractérisé par l'absence totale de flux sanguin lors de la dernière époque ; il n'y avait eu alors qu'un écoulement leucorrhéique abondant, dont la durée avait égalé celle de l'hémorrhagie ordinaire.

Le diagnostic ainsi précisé, la question toujours inté-

ressante de la genèse se présentait à nous, et, pour
y répondre, nous avions les renseignements que voici.
Cette jeune fille n'a point eu de chorée dans son enfance,
elle a seulement éprouvé des migraines fréquentes, des
palpitations, et parfois une sensation de constriction cervicale qu'il faut évidemment rapporter à la boule hystérique. Ses ascendants et ses collatéraux n'ont eu ni maladie nerveuse, ni rhumatisme, mais, il y a deux ans,
elle a été elle-même atteinte d'un rhumatisme articulaire
subaigu qui l'a retenue quatre à cinq semaines au lit.
D'après les détails qu'elle donne sur cette maladie qui
est encore assez récente pour être bien présente à son
souvenir, il ne paraît pas qu'elle ait eu alors quelque
détermination cardiaque; depuis lors, les palpitations
auxquelles elle était sujette dès l'enfance ont plutôt
diminué; et, en tenant compte de ces données rétro-
spectives, de l'anémie actuelle de la malade, de l'absence
de troubles circulatoires, enfin des caractères du souffle
doux et systolique qui existe au foyer d'auscultation des
bruits aortiques, je repousse sans hésiter l'idée d'une
lésion matérielle du cœur produite par le rhumatisme
antérieur; par cela même, notez bien ce fait sur lequel
je vais revenir, je nie l'origine rhumatismale de la chorée. Au reste, il faudrait, pour la soutenir ici, un étrange
abus du parti pris, pour ne pas dire un robuste entête-
ment; en effet, le 3 décembre dernier, cette jeune fille
étant à la veille d'avoir ses règles resta durant plusieurs
heures sous le coup d'une terreur profonde causée par
un incendie; sept jours après elle remarquait pour la
première fois quelques mouvements involontaires dans
l'index de la main gauche, et quatre ou cinq jours plus

tard les accidents étaient étendus aux deux membres gauches ; la face ne fut prise qu'ultérieurement. Quant à l'écoulement menstruel, il eut lieu au moment voulu, mais pour la première fois il fut douloureux, entrecoupé d'arrêts ; le sang, dit la malade, était plus noir, plus coagulé que d'ordinaire ; puis, à l'époque suivante, celle du 4 ou 5 janvier, il n'y eut pas trace d'hémorrhagie, ainsi que je vous l'ai dit déjà. Dans ce cas, l'influence de la perturbation nerveuse est si évidente, la liaison chronologique qui rattache à l'émotion morale le début des accidents est si nette, que nous pouvons affirmer entre les deux faits un rapport réel, et non point seulement une apparente relation. La frayeur et la colère, vous le savez, sont les causes psychiques les plus puissantes de la chorée.

Ce fait n'a par lui-même d'autre valeur que celle d'une unité de plus dans la classe fort nombreuse des chorées non rhumatismales ; mais il me fournit une occasion favorable pour vous faire connaître quelques méthodes nouvelles de traitement, pour discuter les rapports véritables de la chorée et du rhumatisme, et pour vous exposer certains faits récents qui se rapportent à trois questions également intéressantes, savoir : l'anatomie pathologique, la pathogénie et le siége physiologique de la maladie.

La jeune fille, dont je vous ai retracé l'histoire, quitte aujourd'hui même l'hôpital, elle est parfaitement guérie, c'est le cinquième succès que je dois à la médication proposée par Lubelski, c'est-à-dire aux pulvérisations d'éther sur la région vertébrale. Le procédé est des plus simples : au moyen de l'appareil pulvérisateur de

Richardson, on projette de chaque côté des apophyses épineuses, et sur une longueur égale à celle de la moelle, un jet d'éther pulvérisé ; la projection ne doit pas être bornée à une surface linéaire, elle doit couvrir de chaque côté de l'épine une largeur égale à quatre travers de doigt. Au début, les pulvérisations sont faites seulement deux fois par jour, matin et soir, et pendant trois minutes environ ; mais au bout de deux ou trois jours, il convient, dans les cas graves, de répéter l'opération trois et même quatre fois par jour, et de prolonger la durée de chaque séance jusqu'à cinq ou six minutes. A la fin de chaque pulvérisation, les téguments présentent une fluxion éry-thémateuse qui persiste plus ou moins longtemps, selon les conditions individuelles, et qui témoigne de l'action puissamment révulsive de cette médication. Sous son influence, la diminution des mouvements choréiques est très-rapide, c'est affaire d'un jour ou deux, et il semble-rait, d'après les observations de Lubelski et de Zimber-lin, que cette atténuation est d'autant plus prompte que les symptômes sont plus violents ; deux des faits que j'ai vus à la Maison municipale de santé confirment aussi cette proposition ; mais cette détente première une fois obtenue, la guérison complète peut se faire attendre deux, trois et même quatre semaines, ainsi que nous l'avons vu chez notre malade. La rapidité de l'action au début est un avantage extrêmement précieux dans les cas où l'agitation choréique est assez forte pour être par elle-même et sur l'heure une cause de péril. Aux succès obtenus par Lubelski, par Zimberlin et par moi, vous pouvez ajouter ceux de Rose et Lyons en Angleterre, et les cas observés par mon distingué confrère le docteur

Mazade. Cependant la médication a plusieurs fois trompé l'attente de Roger, de Bergeron, de Schützenberger, mais il n'y a rien là qui doive vous surprendre, ou vous détourner de l'emploi de cette méthode si simple; la situation est la même pour tous les remèdes dirigés contre la chorée : vous ne trouverez pas une médication qui réussisse constámment; les meilleures, et parmi elles je range les pulvérisations d'éther, les meilleures ont leurs revers.

J'ai employé avec un plein succès le bromure de potassium à hautes doses dans un cas de chorée pendant la grossesse; les observations non moins probantes de Gubler, Gallard, Worms, Hough et Kesteven justifient pleinement cette tentative thérapeutique. Le cas de Hough est particulièrement intéressant en ce qu'il concerne une chorée de treize années de date chez une personne de vingt-neuf ans; la guérison a été obtenue en six semaines; la dose maximum a été de 4 grammes par jour.

Les résultats donnés par le chloral, dont Frerichs s'est servi le premier, ne sont pas moins encourageants; Caruthers, Briess, Russell, ont eu des guérisons complètes avec des doses de 1 à 2 grammes par jour; la malade de Russell était une femme de vingt et un ans, affectée de chorée grave au cinquième mois de la grossesse, et chez laquelle de fortes doses de bromure potassique étaient restées sans effet; nouvel exemple de l'inconstance des actions thérapeutiques. Le fait de Gairdner démontre bien nettement l'influence du chloral sur l'ataxie choréique, mais il sera prudent de ne pas le reproduire de propos délibéré : une fille de huit ans atteinte de chorée prit par erreur 3 grammes de chloral au lieu

de 1 qui lui avait été prescrit ; il y eut de sérieux accidents d'intoxication, et, après qu'on en eut triomphé, les
symptômes choréiques ont complétement et définitivement disparu.

La médication arsenicale a dès longtemps fait ses
preuves, mais je ne veux pas omettre de vous signaler le
procédé d'administration et les succès de mon savant
confrère et ami le professeur Wannebroucq (de Lille).
Il emploie l'arséniate de soude dissous dans l'eau ; commençant par une dose quotidienne de 5 milligrammes,
il arrive, en augmentant graduellement de 2 milligrammes
à la fois, à un maximum de 15 à 20 ; il résulte de ses
observations que des doses un peu fortes prises pendant
peu de temps sont plus efficaces et moins dangereuses
que des doses plus faibles, continuées durant une période
plus longue. Dans quatre cas il a réussi de la sorte
à guérir des chorées rebelles, et cela en huit, douze,
seize et vingt et un jours.

Expérimenté par Rodolfi, le chlorure de calcium lui
a donné huit succès sur huit cas ; la durée du traitement a varié de huit à quatorze jours, et les doses quotidiennes ont oscillé de 50 centigrammes à 1 gramme.
Les huit malades étaient des enfants. Ces faits sont assurément fort remarquables, surtout eu égard à la rapidité
de la guérison, mais ils n'ont pas, selon moi, toute la
netteté désirable ; en même temps qu'il administre le
chlorure de calcium, Rodolfi donne journellement aussi
l'extrait de belladone, et l'intervention de ce médicament impose une grande réserve dans l'interprétation
des résultats.

Le sulfate d'aniline, préconisé dès 1854 par Turnbull,

compte aujourd'hui un certain nombre de guérisons qui
ont été obtenues par l'auteur de la méthode, par Filiberti et par Fraser. Le médicament est donné en solution depuis la dose de 15 à 20 centigrammes jusqu'à
celle de 50 à 60 centigrammes par jour ; la solution est
additionnée d'une goutte d'acide sulfurique. Dans les six
cas rapportés en détail par Turnbull, la guérison a eu
lieu dans un intervalle qui a varié de deux à cinq
semaines ; chez la jeune fille de dix-neuf ans traitée par
Filiberti, la médication par l'aniline fut remplacée, alors
qu'elle avait déjà produit une amélioration notable, par
le laudanum, et aussitôt le désordre choréique reprit
toute son intensité ; on revint alors à l'aniline, qu'il fallût
élever à une dose bien plus forte que durant la première
période du traitement. On obtint la guérison complète
dans un espace total de quarante jours.

L'aniline est un alcaloïde huileux obtenu de l'indigo
et du goudron, et qui a le phényl pour radical ; il forme
avec la plupart des acides des sels cristallisables. Chez les
animaux soumis à l'expérimentation, cet agent détermine, à hautes doses, des convulsions cloniques et toniques, et la mort ; si la dose est moindre, les accidents
disparaissent en quelques heures, un jour au plus. Chez
l'homme, l'aniline à doses thérapeutiques produit souvent, mais non toujours, une coloration bleue qui se
montre d'abord aux lèvres, sous la langue, sous les
ongles, et qui peut finir par envahir tout le tégument
externe. Cette teinte résulte du dépôt d'un pigment
anormal qui se forme dans le sang par oxydation de
l'aniline ; ce phénomène est comparable, d'après Turnbull, à la coloration ictérique (pseudo-ictérique) de la

peau et des liquides organiques, signalée par Moffat après
l'ingestion de l'acide carbazotique. En même temps que
cet effet de coloration, l'aniline produit de l'affaiblissement, une céphalalgie plus ou moins intense, symptômes
qui sont en rapport avec les limites de la tolérance ;
quant à l'irritation gastro-intestinale avec diarrhée et
vomissements, elle est bien plus rare avec le sulfate d'aniline qu'avec l'aniline pure ; de là, la supériorité du premier pour l'usage thérapeutique.

Quelques cas observés par Ogle, Mac Laurin et Harley
établissent l'utilité de la fève de Calabar ; une teinture
est faite avec 4 grammes de fève et 30 grammes d'alcool
rectifié, et de cette teinture les médecins anglais donnent
1 à 2 grammes par jour dans les cas légers, arrivant
dans les autres jusqu'à 3 ou 4. Les faits sont encore peu
nombreux, je ne pourrais vous en citer que cinq, mais
ils sont du moins démonstratifs, parce que la fève de
Calabar a été employée seule, à l'exclusion de tout autre
médication.

Je veux enfin appeler votre attention sur la puissante
efficacité du courant constant dans le traitement de la
chorée ; le succès est rapide et certain, c'est du moins
ce qui ressort des observations de Remak et de Benedikt.
L'électrisation doit être pratiquée sur la région vertébrale, avec un courant ascendant tellement faible que le
malade en ait simplement conscience ; les séances sont
quotidiennes, d'une durée initiale d'une minute à une
minute et demie, puis de deux à trois minutes. Les
résultats présentent avec ceux des pulvérisations d'éther
une remarquable analogie, en ce sens que dès les premières séances il y a une diminution marquée dans les

symptômes, et que la guérison complète peut être assez longtemps différée. Ainsi se sont passées les choses chez une dame que Benedikt a présentée au Collége des docteurs de Vienne ; cette personne, parente de deux médecins distingués de cette ville, était depuis plusieurs mois affectée d'une chorée unilatérale fort intense ; soumise enfin à la galvanisation vertébrale, elle éprouva après la quatrième séance une amélioration telle qu'une observation attentive était nécessaire pour retrouver en elle quelque chose de choréique ; mais quelque faible que fût ce reliquat, il fallut encore dix-sept séances pour compléter la guérison. Je terminerai cet exposé par une remarque d'une portée générale qui doit être constamment présente à l'esprit de celui qui veut juger une méthode thérapeutique : la chorée peut guérir seule après une durée de cinquante à soixante-dix jours ; si donc un traitement quelconque ne devient efficace qu'après un pareil intervalle, la terminaison de la maladie peut être imputée à son évolution naturellement favorable, aussi bien qu'à l'intervention médicale. En revanche, la chorée qui dépasse trois mois a perdu toute chance de guérison spontanée, elle est devenue chronique, et l'on sait quelle ténacité implique ce caractère, surtout chez l'adulte ; conséquemment une médication qui triomphe d'une chorée datant de plusieurs mois peut être légitimement tenue pour efficace. Il est facile de voir que tous les faits précédents répondent à l'une ou à l'autre de ces deux conditions, et que les conclusions en peuvent être acceptées sans réserve.

J'arrive, messieurs, aux rapports de la chorée avec le rhumatisme. La meilleure méthode d'exposition sera certainement ici la méthode historique qui, tout en vous faisant connaître la question quant au fond, vous renseignera sur certains travaux qu'un regrettable hasard a laissés méconnus ou mal appréciés, dans notre pays du moins.

Indiquée par Bouteille et par Berndt, la relation entre la chorée et le rhumatisme articulaire n'a point échappé à Copland, à Scudamore, à Abercrombie ; mais Bright, le premier, je pense, a déduit de l'examen de nombreux faits cliniques l'existence d'un rapport étiologique entre les deux maladies ; il ne parle plus, comme ses devanciers, d'une liaison éventuelle et fortuite, il affirme un principe de subordination pathogénique. Ce n'est pas tout : pour lui, ce n'est point avec les manifestations articulaires du rhumatisme que la relation doit être établie, c'est avec les inflammations des séreuses cardiaques, notamment avec celle du péricarde ; en fait, la péricardite rhumatismale est, selon Bright, la cause la plus fréquente de la chorée. La question, messieurs, était dès ce moment placée sur son véritable terrain, et il est fort étrange, en vérité, que ce point de vue ait été presque aussitôt et pour longtemps abandonné. Une réserve doit être faite pour les observations de Senhouse Kirkes, qui étaient bien propres à démontrer la justesse des conclusions de Bright. Sur 36 cas de chorée, ce médecin signalait en effet 33 malades chez lesquels il y avait eu à la fois rhumatisme et maladie du cœur, et 3 cas dans lesquels il y avait eu maladie cardiaque seulement ; puis, se plaçant à un point de vue général, il concluait, ainsi que je l'ai indiqué déjà dans ma clinique de la Charité, que le rhumatisme doit son influence étiologique aux accidents cardiaques, et que par conséquent c'est le cœur lui-même, avec ou sans rhumatisme antécédent, qui doit être mis en cause (1). Mais les altérations du cœur ont si fréquemment pour origine le rhumatisme articulaire, que cette coïncidence a fait perdre de vue la distinction précédente, et en France, du moins, sous l'impulsion puissante du travail de Germain Sée, l'action pathogénique fut exclusivement attribuée à la diathèse rhumatismale, au principe rhumatismal lui-même, sans réserve aucune pour l'état du cœur.

Les choses allèrent ainsi jusqu'en l'année 1865, qui vit paraître le mémoire de Cyon; dans ce travail, dont une grande partie est consacrée à l'étude des mouvements choréiques en eux-mêmes, l'auteur admet, au point de vue de la genèse, trois formes de chorée, savoir : la chorée sympathique produite par l'anémie, la chlorose, l'onanisme; — la chorée symptomatique causée par les inflammations des méninges cérébro-spinales, par les tumeurs, les phlegmasies, les ramollissements des centres nerveux; — la chorée réflexe déterminée par la péricardite, l'endocardite, par le rhumatisme articulaire, par les troubles de l'appareil utéro-ovarien, par les vers intestinaux, peut-être aussi par les maladies de la peau. Quant à la relation du rhumatisme avec la chorée, elle n'est que médiate, en ce sens que le rhumatisme produit

---

(1) W. S. Kirkes, *On Chorea ; its relation to valvular disease of the Heart* (*Med. Times and Gaz.*, 1863).

d'abord une péricardite ou une endocardite, laquelle est la véritable cause de la névrose (1).

Peu après, Spitzmüller revendique pour le rhumatisme lui-même une part d'influence, et il signale un fait nouveau qui mérite toute l'attention du clinicien : dans le cours de la chorée, l'irrégularité de l'action du cœur, et même le bruit de souffle, ne sont point une preuve suffisante de l'existence d'une lésion endocardiaque ; ces phénomènes peuvent être le résultat d'un trouble de coordination des muscles papillaires (valvulaires), trouble qui est l'effet direct de la chorée elle-même. La démonstration du fait est fournie par la mobilité de ces symptômes, et surtout par les observations de Benedikt, qui a vu disparaître l'ataxie et le souffle cardiaques avant même la guérison de la névrose, sous l'influence de la galvanisation du vague et du sympathique au cou. Vous concevez facilement l'importance pratique de ces faits ; lorsque les troubles du cœur sont contemporains de la chorée, ou bien lorsque sans renseignements suffisants vous êtes obligés de laisser dans le doute la question de leur antériorité, vous n'êtes point autorisés à les rapporter d'emblée à une lésion de l'endocarde, à une endocardite préalable, et votre jugement

---

(1) Cyon, *Die Chorea und ihr Zusammenhang mit Gelenkrheumatismus, Peri- und Endocarditis* (Med. Jahrbücher., 1865).

Dans son étude sur le mécanisme et la signification physiologique des mouvements choréiques, Cyon a entièrement adopté mes vues sur la coordination motrice, et sur les dispositions anatomiques qui, dans toute la longueur de l'axe spinal, en assurent la réalisation. Je regrette qu'il n'ait pas connu, ou qu'il ait omis de citer l'ouvrage où cette doctrine a été pour la première fois exposée (Jaccoud, *Les paraplégies et l'ataxie du mouvement*. Paris, 1864).

doit être prudemment suspendu jusqu'à la guérison de la névrose, moment où le problème sera résolu par la disparition ou par la persistance des phénomènes cardiaques (1).

Ainsi donc, abstraction faite des restrictions de Spitzmüller, la question des rapports entre la chorée et le rhumatisme était, à la fin de 1865, résolue dans le sens de Bright : la relation causale est établie non pas avec le rhumatisme en tant que diathèse, non pas avec les manifestations articulaires de cette maladie, mais avec ses déterminations cardiaques ; de là, la nécessité logique d'attribuer la même influence aux lésions du cœur d'origine non rhumatismale.

Dans son travail de 1866-1868, Henri Roger (2) replace la question sur le terrain où l'avaient laissée Begbie, Sée et Todd ; mais il est plus affirmatif encore : il désigne sous le nom équivoque de chorée cardiaque la chorée qui coïncide avec une affection du cœur, et lorsque la trilogie (rhumatisme articulaire, cardiopathie et chorée) est complète, il emploie la dénomination de chorée rheumato-cardiaque ; mais comme il admet que dans les cas mêmes où le rhumatisme articulaire fait défaut, c'est la diathèse rhumatismale qui est le point de départ de la chorée cardiaque, il est clair que la distinction précédente manque de base, la chorée dite cardiaque n'est pas moins rheumato-cardiaque que l'autre.

(1) Spitzmüller, *Verhältniss der Chorea zum Rheumatismus* (*Wochenblatt d. K. K. Gesells. d. Aerzte in Wien.*, 1866).

(2) H. Roger *Recherches cliniques sur la chorée, sur le rhumatisme et sur les maladies du cœur chez les enfants* (*Arch. gén. de méd.*, décembre 1866, — janvier à avril 1868).

Du reste, Roger interprète autrement que ses devanciers
l'influence des maladies du cœur ; celles-ci n'agissent
pas comme maladies du cœur, elles agissent en tant que
manifestation du rhumatisme, et en fait la diathèse rhumatismale est la cause unique de la chorée avec lésion
cardiaque ; la chorée est elle-même une des déterminations de la diathèse aussi bien que l'inflammation des
membranes du cœur. Cette première conclusion entraînait une conséquence devant laquelle l'auteur n'a pas
reculé. Du moment que la chorée est une manifestation
directe de la diathèse rhumatismale, il se peut qu'elle
devance l'époque ordinaire de son apparition, et qu'au
lieu de surgir en troisième ligne après les arthrites et
les cardiopathies, elle les devance toutes deux de manière à constituer la première affirmation réelle du rhumatisme ; dans ce cas, la chorée provoque l'affection du
cœur avec ou sans arthropathies. Cette proposition m'est
suspecte ; il semble que Spitzmüller l'avait pressentie
lorsqu'il mettait en garde contre l'erreur d'interprétation
à laquelle peuvent donner lieu les troubles cardiaques
postérieurs au début de la chorée ; et d'ailleurs il y a là
une vraie pétition de principe, car de ce qu'une chorée
dans un cas donné est suivie d'endocardite et de rhumatisme articulaire, il ne s'ensuit pas le moins du monde
que la chorée soit elle-même une manifestation hétéro-
chronique de la diathèse rhumatismale. Le domaine de
la coïncidence est bien vaste, à ce point que, même pour
les chorées qui se développent chez un individu bien et
dûment rhumatisant, la relation de causalité peut être
dite probable, mais non certaine. Quoi qu'il en soit, le
travail de Roger, tout en démontrant par des faits nom-

breux le rapport intime de la chorée avec les altérations rhumatismales du cœur, reportait la question théorique au point même où elle était avant le mémoire de Cyon, puisqu'il revendiquait pour la maladie rhumatismale l'influence pathogénique attribuée à la lésion cardiaque.

Quant à la coexistence de la chorée avec une lésion endopéricardiaque, elle n'est peut-être pas aussi fréquente que l'indiquent les faits présentés par l'habile observateur dont je viens de vous rappeler les conclusions ; ces faits sont assez nombreux, j'en conviens, pour qu'au premier abord on puisse se croire à l'abri des erreurs produites par les *séries*, et cependant, si l'on compare ces résultats avec ceux qui sont consignés dans d'autres travaux de la même époque ou postérieurs, on constate un désaccord qui ne permet pas d'accepter comme constamment vraie la conclusion du médecin distingué de l'hôpital des Enfants.

Oui, sans doute, le rapport de la chorée avec les lésions du cœur, je ne dis pas avec le rhumatisme, est fréquent, mais il s'en faut qu'il soit assez commun pour être érigé en *loi*. Si au lieu d'interroger les faits cliniques, dont l'interprétation en pareille matière est plus d'une fois contestable, vous bornez votre examen aux faits anatomo-pathologiques, vous verrez surgir des enseignements bien différents. En 1868, Ogle (1) a fait paraître un important travail basé sur 96 cas de chorée observés à l'hôpital Saint-George de Londres ; sur ce total il y a 16 cas

_____

(1) W. Ogle, *Remarks on Chorea Sancti Viti* (*Brit. and for. med. chir. Review*, 1868).

mortels avec autopsie, et dix fois seulement on a trouvé
des lésions cardiaques consistant en des dépôts fibrineux
tantôt membraniformes, tantôt granuleux, sur les valvules
ou sur l'endocarde non valvulaire ; dans trois de ces dix
cas, l'altération était complexe ; avec les dépôts endocar-
diaques il y avait une fois une péricardite ancienne, une
fois une péricardite récente, et dans le troisième fait un
épanchement séreux abondant dans la cavité du péricarde. — Il y eut six fois une congestion intense des
centres nerveux, et chez une fille enceinte âgée de dix-sept
ans qui avait succombé à une chorée maniaque, on a constaté avec une hyperémie de la surface du cerveau un
ramollissement de ses parties centrales, et une tuméfaction des cordons antérieurs de la moelle dans la partie
inférieure de la région dorsale, à la hauteur de la neuvième vertèbre. Lockhart Clarke trouva à l'examen microscopique un ramollissement de la substance blanche,
et sur deux ou trois points des extravasats sanguins
entourés d'exsudats granuleux. Relativement à l'âge des
sujets, ces cas mortels se décomposent ainsi : 1 à sept ans
— 1 à dix — 2 à onze — 1 à douze — 2 à quinze — 1 à
seize — 3 à dix-sept — 1 à dix-neuf — 1 à vingt — 1 à
vingt-trois — 1 à vingt-six. Le renseignement fait défaut
pour un cas. Ainsi, messieurs, sur seize cas qui ne peuvent
soulever aucun doute en raison du contrôle anatomique,
dix seulement ont présenté des lésions du cœur, conséquemment le rapport peut bien être dit fréquent, mais il est
impossible d'en faire une loi, comparable à celle qui régit
le rhumatisme articulaire aigu et les affections cardiaques.

La même année, Steiner (1) a publié une étude sur cinquante-deux cas de chorée observés à l'hôpital Franz-Joseph de Prague (hôpital d'enfants). Déjà, d'après l'étiologie qu'il assigne à la maladie, il est facile de conclure que l'observation de ses cinquante-deux cas l'a conduit à donner au rhumatisme, comme cause, une place assez restreinte, et cette réserve est bien justifiée par les trois autopsies qu'il rapporte ; une d'elles seulement a montré une endopéricardite, suite de rhumatisme articulaire aigu ; dans les deux autres, on n'a trouvé que des lésions graves du système nerveux central, savoir : chez un garçon de huit ans et demi, une anémie cérébro-spinale avec épanchement séreux limpide dans le canal de la moelle et, dans la moitié supérieure de cet organe, une prolifération notable du tissu conjonctif (sclérose) ; — et chez une fille de neuf ans, une hyperémie considérable du cerveau, de la moelle et de leurs enveloppes, de la sérosité en abondance dans le canal spinal, et, à l'émergence des racines nerveuses, principalement dans la moitié supérieure, une accumulation notable de sang demi-liquide. Dans ces deux cas, la chorée avait succédé à un accident traumatique (chute, effort), il n'y avait dans les antécédents ni endocardite, ni rhumatisme. Steiner déclare en outre que pendant quatre ans il a consacré une attention toute particulière à l'étude des rapports de la chorée et du rhumatisme, et qu'il n'a pu arriver à se convaincre de la justesse de cette proposition de Roger, qui fait de la chorée une forme de la maladie rhuma-

(1) Steiner, *Klinische Erfahrungen über Chorea minor* (*Prager Vierteljahrs.*, 1868).

tismale. — Vous savez, messieurs, que dans les cas où la chorée est bien positivement sous la dépendance du rhumatisme, elle éclate très-rarement dans le cours de l'attaque, ce fait est notoire ; mais Steiner a donné des chiffres qui en précisent la rareté : sur deux cent cinquante-deux cas de chorée de toute origine, quatre fois seulement la névrose a débuté durant le rhumatisme articulaire aigu.

Spencer a publié l'histoire d'un homme de quarante ans, mort à Guy's Hospital d'une chorée datant de deux ans et trois mois, qui avait éclaté à la suite d'une grande frayeur; les lésions du système nerveux ont été ici peu marquées; le fait le plus frappant était une atrophie du cerveau, mais il est dit expressément que le cœur était sain (1). — Enfin, dans la chorée de la grossesse, l'inconstance des lésions cardiaques n'est pas moins certaine, car, à côté des faits probants de Levick et de Senhouse Kirkes, il convient de ranger les autopsies négatives de Lawson Tait et de Barnes; ces dernières ont donné lieu à une intéressante discussion dans la Société obstétricale de Londres (2).

De ces faits, où la théorie n'a aucune part, quelle conclusion convient-il de tirer ? Elle doit vous paraître, comme à moi, d'une entière évidence : l'influence pathogénique attribuée au rhumatisme doit être reportée aux

---

(1) Spencer, *Chorea in a man aged forty; death*. (*British med. Journal*, 1868).

(2) Levick, *On Chorea* (*American Journ. of med. Sc.*, 1862).

Senhouse Kirkes, *loc. cit.*

Lawson Tait, *Communication on Chorea* (*Dublin quart. Journal*, 1868).

Barnes, *Chorea in pregnancy* (*Med. Times and Gaz.*, 1868).

lésions du cœur ; mais ce rapport, quoique fréquent, n'est pas réalisé par la majorité des cas de chorée, il ne peut donc être érigé en loi. Dans les cas où le rapport existe, la lésion cardiaque agit comme telle, pour son compte, la diathèse rhumatismale n'a plus rien à voir dans la genèse des accidents nerveux. Cette dernière proposition pourrait être contestée, si aujourd'hui, comme au temps de Bright, on ne connaissait aucun lien matériel entre l'altération du cœur et la chorée ; mais, sur ce point encore, d'importants progrès ont été accomplis ; des faits nombreux déjà, et de sources diverses, ont élucidé le mécanisme par lequel la lésion cardiaque engendre la chorée, et ils nous ont appris que ce mécanisme est réalisable par toute altération de l'endocarde, quelle qu'en soit l'origine.

NEUVIÈME LEÇON

CHORÉE. — SPASMES RHYTHMIQUES.

(SUITE.)

MESSIEURS,

Lorsqu'en 1863, Senhouse Kirkes revendiqua, pour les lésions cardiaques l'influence causale attribuée au rhumatisme, il ne manqua pas de rechercher le lien pathogénique qui subordonnait la chorée aux affections du cœur, et il émit l'idée que de petites particules de fibrine détachées des valvules malades étaient portées par le sang dans les plus petits vaisseaux du cerveau ; et, à l'appui de cette suggestion, il invoquait ce fait que dans tous les cas mortels observés par lui, et dans la plupart de ceux qui sont relatés dans les auteurs, il y avait à l'autopsie un ramollissement blanc, soit de l'encéphale seul,

soit de la moelle seule, soit des deux à la fois. Cette idée
a fait son chemin, car elle est la véritable origine d'une
théorie dont l'extension peut surprendre, si on la compare au nombre des années.

Les faits qui ont engendré la théorie sont au fond semblables à ceux de Kirkes; à quelques nuances près, ils
se présentent ainsi : après une chorée mortelle, on constate des lésions mitrales anciennes ou récentes, et d'autre
part des ramollissements plus ou moins nombreux, plus
ou moins étendus, dans certaines régions de l'encéphale,
notamment dans le corps strié ; tantôt les embolies capillaires génératrices de la nécrobiose peuvent être saisies,
tantôt elles échappent, mais elles peuvent être affirmées,
en raison de la similitude des lésions dans le cœur et
dans le cerveau. Les premières observations de ce genre,
après celles de Kirkes, sont celles dont Broadbent a entretenu la Société médicale de Londres en 1865 et 1866 (1) ;
bientôt viennent les faits de Russel et Hughlings Jackson (2), qui confirment l'opinion de Broadment touchant
la localisation de la chorée dans le corps strié et la couche
optique; mais Jackson ajoute une donnée : c'est à l'embolisme vasculaire qu'il attribue les altérations de ces
ganglions sensitivo-moteurs. Vers le même temps, Ogle,
Tuckwell, Fox et Gray font connaître des observations

(1) Broadbent, *Remarks on the pathology of Chorea* (*Brit. med. Journal*, 1869).

(2) Russel, *A contribution to the clinical history of chorea* (*Med. Times and Gaz.*, 1868).

Jackson (H.), *Obs. on the physiology and path. of hemichorea* (*Edinb. med. Journal*, 1868). — *On the pathology of chorea* (*Med. Times and Gaz.*, 1869).

très-précises (1). Des faits analogues sont vus en Allemagne, ils se multiplient assez pour rattacher Frerichs
à la théorie de l'embolisme capillaire du cerveau, c'est
du moins ce que nous apprend Kretschmer dans sa dis-
sertation inaugurale, laquelle renferme l'autopsie de trois
femmes choréiques à la Charité de Berlin (Virchow) ; dans
les trois cas, on a trouvé des modifications anatomiques
grossières dans le cerveau et dans la moelle (2).

Dans les cas que je viens de rappeler, l'embolisme capillaire n'est ni une théorie, ni une hypothèse, c'est un
fait ; mais ce fait est devenu une théorie, et une théorie
fort discutable, le jour où, transporté du domaine anatomo-
pathologique sur le terrain clinique, il a été transformé
en une interprétation pathogénique générale de la chorée.
La chose vaut la peine d'être regardée de près ; mais,
avant de procéder à l'examen critique de cette théorie,
je tiens à vous faire connaître les arguments à l'appui,
qui ont été avancés par Broadbent, Russel, Jackson et
Tuckwell. Ils ont signalé en premier lieu la fréquence
très-grande de la forme unilatérale, ou hémichorée ;
cela est un fait qu'on ne peut contester. — Ils ont dit
que les mouvements choréiques n'ont pas le caractère
des mouvements réflexes. En cela ils ont été moins heureux ; les auteurs qui ont localisé la chorée dans l'appa-

---

(1) Ogle, *Remarks on chorea Sancti-Viti* (*Brit. and for. med. chir.
Review*, 1868).

Tuckwell, *Contributions to the pathology of chorea* (*St. Bartholomew's
Hosp. Reports*, V, 1869).

Fox, *Case of acute chorea, cerebral hæmorrhage*, etc. (*Med. Times
and Gaz.*, 1870).

Gray, *Fatal chorea, autopsy*, etc. (*Eodem loco*, 1870).

(2) Kretschmer, *Ueber den Veitstanz*. Berlin, 1868.

reil spinal n'ont point prétendu pour cela que les mouvements choréiques fussent des mouvements réflexes ; et,
d'autre part, pour différencier ces deux ordres de mouvements, on invoque un caractère que je ne puis admettre,
à savoir que la volonté peut ordinairement maîtriser les
mouvements choréiques ; or, c'est là un fait absolument
insolite, absolument exceptionnel ; la règle, c'est que
l'hyperkinésie de la chorée est exagérée par l'incitation
volontaire, à ce point que si l'on dirige l'attention du
malade sur un des mouvements anormaux en particulier,
et qu'on l'engage à faire effort pour le réprimer, ce
mouvement devient aussitôt plus accentué. — Broadbent
fait remarquer que dans l'hémichorée, l'anesthésie cutanée, lorsqu'elle existe, occupe le même côté que l'ataxie
musculaire, tandis que dans les lésions unilatérales de la
moelle, dans les hémi-paraplégies, l'anesthésie siége du
côté non paralysé. C'est là un fait positif, mais dans l'espèce il n'est pas probant, car il n'y a pas de rapprochement légitime entre les lésions spinales qui engendrent
la paralysie, et celles qui troublent la coordination seule
sans altérer la transmission motrice.

Je passe sur quelques autres arguments moins importants encore, et j'arrive à la discussion de la théorie elle-
même. On pourrait y objecter tout d'abord qu'elle n'est
applicable qu'aux cas mortels, et que pour ceux beaucoup
plus nombreux qui guérissent, il n'est pas possible d'admettre l'embolisme capillaire du corps strié ou opto-
strié ; je ne me prévaudrai pas cependant de cette observation ; nous ne savons rien de la tolérance du corps
strié, rien non plus des limites dans lesquelles sont
réparables les lésions très-circonscrites de cet organe ;

conséquemment, si les partisans de la théorie font une hypothèse en affirmant la curabilité des embolies capillaires, j'en ferais une non moins incertaine en en soutenant l'incurabilité. Il est donc préférable de laisser cette inconnue, et de faire intervenir de plus sérieux éléments d'appréciation.

La théorie nouvelle de la chorée comprend deux propositions qu'il convient d'examiner séparément ; l'une a trait à la nature même de la lésion encéphalique, c'est une embolie capillaire, l'autre concerne le siége de cette lésion, c'est le corps opto-strié. Il suffit de connaître les observations pour être assuré que la première de ces propositions n'exprime point un fait constant. Interrogez les autopsies, et je ne parle en ce moment que de celles qui sont récentes et contemporaines de la théorie, vous trouverez déjà des cas réfractaires. Reportez-vous, par exemple, aux seize nécropsies de W. Ogle, vous verrez que la lésion du cœur n'a été présente que dix fois, et que dans six cas, par conséquent, il n'a pu se faire d'embolie, puisque la source de l'embolus faisait défaut. Envisagez encore les trois autopsies de Steiner ; dans l'une il y avait lésion du cœur, et j'admets qu'il se soit agi d'embolie, bien que l'observation soit muette sur ce point ; mais dans les deux autres il n'y avait pas d'altération cardiaque, et partant pas d'embolisme. Rappelez-vous les faits déjà cités de Spencer, de Lawson Tait, les observations de Barnes, qui s'est précisément appuyé sur ses autopsies pour combattre devant la Société obstétricale de Londres l'idée de l'embolisme, et vous enregistrerez autant de cas qui font échec à la théorie. — Dans le fait dont Meynert a entretenu la Société de médecine de

Vienne en 1868, et qui concerne une fille non réglée
de seize ans, les lésions cérébrales n'étaient point celles
de la nécrobiose embolique, et elles s'étendaient bien
au delà du corps opto-strié, puisque de l'insula de Reil,
elles pouvaient être suivies jusqu'aux petits corpuscules
nerveux de la substance grise qui entoure l'aqueduc de
Sylvius ; il y avait, d'ailleurs, des altérations de la moelle,
et l'observation est muette sur les lésions de l'endocarde (1).

Si maintenant nous tenons compte des autopsies un
peu plus anciennes, nous en trouverons un bon nombre
qui ne sont point favorables à la théorie anglaise, puisque
les lésions étaient purement spinales ; tels sont entre
autres les faits de Rokitansky, de Demme, d'Eisenmann,
qui concernent des scléroses de la moelle à différents
degrés de développement. Enfin, pour épuiser l'argument tiré de l'anatomie pathologique, je dois encore vous
rappeler les cas non moins positifs dans lesquels l'examen

---

(1) Je ne puis reproduire ici la description micrographique extrêmement minutieuse que Meynert a donnée de ces lésions ; j'en indique
seulement les caractères généraux : dans le cerveau, intumescence hya-
line de certains corpuscules nerveux avec dégénérescence moléculaire du
protoplasma ; — scission multiple et prolifération des corpuscules conjonctifs ; — scission et sclérose d'un grand nombre de corpuscules nerveux dans les noyaux gris de l'insula, des ganglions opto-striés, des
tubercules quadrijumeaux, au pourtour de l'aqueduc de Sylvius. — Dans
la moelle, réplétion et épaississement des vaisseaux, tuméfaction des corpuscules interstitiels en voie de scission ; dans l'intérieur du cordon
antéro-latéral, les trabécules du réticulum épaissi sont formées d'une
substance granuleuse, et donnent l'image d'une légère dégénérescence
grise.

Meynert, *Ueber die geweblichen Veränderungen in den Centralorganen
des Nervensystems bei einem Falle von Chorea minor* (*Allg. Wiener med.
Zeitung*, 1868).

cadavérique n'a révélé que des congestions cérébro-spinales insignifiantes, ou même moins encore (1).

La théorie ne tient pas mieux sur le terrain de la clinique, puisque dans un grand nombre de cas de chorée,
ainsi que nous l'avons vu, il n'y a pas de lésion du cœur;
on serait certes mal venu alors à parler d'embolisme,
à moins qu'on ne veuille imaginer des embolies tellement multiples, qu'elles aient enlevé de l'endocarde
toute trace de l'altération préalable ; ce refuge de l'argumentation me paraît manquer de solidité. — A cette
objection, qui suffit pour interdire la généralisation de
la théorie, s'ajoute une autre difficulté, complétement
méconnue par les partisans de l'embolisme quand même :
s'il est un fait bien avéré, c'est la prédominance des
embolies cérébrales à gauche ; la chorée unilatérale ou
hémichorée devrait donc affecter principalement le côté
droit; or il n'est pas moins certain que l'hémichorée
existe presque toujours à gauche ; si donc vous voulez
rapporter tous ces cas à des lésions du corps strié, il
vous faut du même coup admettre arbitrairement une
dérogation formelle à la loi topographique qui régit les
embolies du cerveau.

Ainsi, messieurs, la première des deux propositions

(1) Tout récemment, un médecin distingué de Lille, le docteur Folet,
a rapporté l'autopsie négative d'un homme de quarante-trois ans qui avait
succombé à une chorée générale ; en admettant qu'on veuille contester ici
l'intégrité des centres nerveux vu l'absence d'examen microscopique, le
fait n'en est pas moins significatif au point de vue de la théorie discutée,
puisque « le péricarde et l'endocarde, examinés avec soin, ne présentaient aucune trace d'inflammation ancienne, de lésions rhumatismales.
Les orifices cardiaques étaient tout à fait normaux. »
   Folet, *Chorée vulgaire et chorée rhythmique* (*Bulletin méd. du nord
de la France*, 1872).

qui composent la théorie, ne peut être acceptée, et
Broadbent était bien inspiré lorsque, plus réservé que
Jackson et Tuckwell, il se bornait à affirmer la question
de siège, sans soutenir la constance de l'embolie. Voyons
si cette seconde proposition est mieux assise que la première ; rien de plus facile que de la juger. Étudiez les
autopsies de chorée, vous constaterez que dans bon
nombre d'entre elles les lésions opto-striées ont manqué,
et vous conclurez avec raison que l'affirmation de Broadbent n'est vraie que pour une certaine proportion de
cas. D'autre part, la participation de la moelle à la production de la chorée est démontrée par quelques particularités cliniques, sur lesquelles je veux fixer votre attention. Les douleurs dorsales sur lesquelles Stiebel a tant
insisté, les points dits choréiques de Triboulet, sont des
phénomènes nécessairement imputables à l'axe spinal ; il
s'agit en effet de douleurs qui occupent divers points de
la région vertébrale, qui sont spontanées, ou qui ne se
révèlent qu'à la pression qui les cherche ; en outre, cette
pression exagère immédiatement et pour un temps plus
ou moins durable les mouvements choréiques. Ces symptômes intéressants n'existent pas, selon moi du moins,
dans toutes les chorées ; mais là où ils sont présents, ils
démontrent à coup sûr une influence spinale.

Quelque fréquente que soit l'hémichorée, elle n'est
pourtant pas la seule forme de la maladie ; la chorée
double existe ; invoquera-t-on pour l'expliquer une altération (fonctionnelle ou matérielle) des deux corps striés ?
Cela devient déjà plus difficile. Mais d'ailleurs, si la chorée
a son siège pathogénique dans le corps strié, comment se
fait-il que dans certains cas, et ils ne sont point rares,

l'ataxie musculaire soit bornée aux membres et respecte la face? La jeune fille de la salle Sainte-Claire avait, au moment de son entrée, quelques contractions grimaçantes dans le côté gauche de la face ; mais, après quelques jours de traitement, ces mouvements ont cessé, et l'agitation choréique a été limitée aux membres.

Des faits expérimentaux, enfin, viennent démontrer pour leur part l'impossibilité d'une localisation exclusive et constante dans le corps strié. On observe parfois chez le chien des mouvements choréiformes ; ils ne font pas une chorée véritable, c'est vrai, mais la situation est la même que pour les mouvements épileptiformes provoqués par l'expérimentation ; ces mouvements, eux non plus, ne constituent pas l'épilepsie, et pourtant leur étude peut produire d'utiles enseignements. Eh bien, les expériences de Chauveau, de Longet, de Bert, établissent que les mouvements choréiformes du chien persistent après la section de la moelle à sa partie supérieure, d'où résulte clairement que cette hyperkinésie, semblable par ses caractères extérieurs à celle de la chorée, n'est point sous la dépendance de l'encéphale. Tout récemment, Legros et Onimus ont repris ces expériences (1), et, après avoir vérifié les résultats annoncés par leurs devanciers, après avoir établi d'autre part que la dénudation simple de l'axe spinal et la section des racines postérieures n'exercent aucune modification durable sur les mouvements choréiformes, ils ont signalé un fait nouveau que je tiens pour le plus important : ces habiles

_____

(1) Legros et Onimus, *Recherches sur les mouvements choréiformes du chien* (*Compt. rend. Acad. sc.*, 1870).

expérimentateurs sectionnent une portion des cornes et des cordons postérieurs ; les mouvements rhythmiques deviennent plus faibles, ils paraissent même s'effacer en certains points, mais ils ne cessent tout à fait que lorsque le segment postérieur de la moelle a été entièrement enlevé. Remarquez, messieurs, que par cette opération on enlève non-seulement le système spinal postérieur lui-même, mais aussi les éléments qui, à travers l'épaisseur de la moelle, l'unissent aux cellules motrices des cornes antérieures, c'est-à-dire le système que j'ai appelé intermédiaire ; songez en outre que l'intégrité de ces deux systèmes est la condition *sine qua non* de la coordination motrice normale, et vous arriverez nécessairement à cette conclusion, que les mouvements choréiformes ont pour siége pathogénique l'appareil coordinateur contenu dans l'axe spinal, appareil qui résulte des rapports anatomiques préétablis entre le système postérieur et l'antérieur. Les remarquables expériences de Legros et Onimus apportent donc une éclatante confirmation à la doctrine que j'ai exposée dès 1864 touchant la coordination motrice et ses anomalies (1).

Après avoir démontré que la localisation de la chorée dans le corps strié ne peut être acceptée comme fait constant, je tiens à vous faire observer que cette hypothèse pathogénique exclusive est encore une conséquence de cette erreur fondamentale contre laquelle je ne cesserai de m'élever, je veux dire la faute qui consiste à assigner à chaque opération fonctionnelle un organe unique. Tenez-le pour certain, messieurs, il n'y a pas plus de

(1) Jaccoud, *Les paraplégies et l'ataxie.* Paris, 1864.

centre de la coordination motrice qu'il n'y a de centre
de la parole. Que le corps strié puisse prendre part à la
production des phénomènes choréiques, c'est un fait
certain ; mais qu'il en soit le centre exclusif, c'est une
erreur palpable. Je l'ai dit, et je le redirai à satiété, les
appareils anatomiques qui assurent la coordination motrice sont échelonnés dans toute la hauteur de l'axe
cérébro-spinal, et il n'y a pas plus de raison pour limiter
cette fonction à la moelle que pour la restreindre aux
organes supérieurs.

L'observation clinique, de son côté, démontre clairement que ces appareils coordinateurs, qui sont aussi
nombreux que les régions musculaires elles-mêmes, ne
sont pas toujours intéressés dans la même étendue, et il
conviendrait pourtant de s'incliner devant les faits : dans
certains cas de chorée, le désordre est limité aux membres, dans d'autres il occupe aussi les muscles de la face,
ailleurs il gagne les muscles de l'œil, ceux du larynx ;
comment prétendre que le siége pathogénique des phénomènes est le même dans toutes ces circonstances, à moins
de méconnaître ce principe fondamental, cet axiome qui
établit *un rapport adéquat entre les symptômes et leur
siége organique ?* Il est bien certain que la localisation
varie suivant la diffusion des phénomènes ; dans le premier cas supposé, les appareils coordinateurs de la moelle
cervico-lombaire sont seuls intéressés ; dans le second cas,
le centre bulbaire de l'innervation faciale est également
touché ; dans les autres, enfin, le désordre s'étend plus
loin encore, de manière à porter et sur les nerfs moteurs
issus du bulbe et sur le nerf oculaire émergeant du
pédoncule cérébral. C'est seulement dans ces chorées

générales qu'on est fondé à localiser le point de départ
des accidents dans le corps strié, ganglion moteur central. Parfois même l'ataxie s'étend plus loin encore, et
dans les chorées graves avec troubles intellectuels, délire,
accès de manie, il est bien certain que la couche corticale des hémisphères est, elle aussi, intéressée ; il ne
viendra poutant à l'esprit de personne, je suppose, d'en
faire le siége exclusif de la chorée. Ne l'oubliez jamais,
messieurs, c'est d'après la diffusion des symptômes que
vous devez en rechercher les centres pathogéniques, et
la mobilité dans l'un de ces deux éléments étroitement
corrélatifs implique nécessairement dans l'autre une va-
riation parallèle.

Pour les cas où la chorée tient réellement à des lésions
du corps strié, bien et dûment constatées à l'autopsie, une
question se présente, et j'ai d'autant plus à cœur de vous
la signaler, qu'elle n'a point été indiquée par les partisans de la théorie de Broadbent. Comment agissent ces
lésions du corps strié pour produire l'ataxie choréique?
agissent-elles directement en tant qu'intéressant un ganglion central, dernière et dominante étape des appareils
coordinateurs? on bien agissent-elles par une influence
à distance, par une irritation propagée à l'axe bulbo-
spinal? Rien ne prouve en effet que les systèmes coordinateurs se prolongent au delà de la protubérance. Eh
bien, messieurs, la seconde interprétation est la plus
vraisemblable, ou du moins je puis citer en sa faveur un
fait qui me paraît très-probant : un vieillard de soixante-
treize ans, dont l'observation a été rapportée par Magnan,
fut pris d'une hémichorée droite ; à l'autopsie, on trouva
un foyer hémorrhagique dans le pédoncule cérébral

gauche à son insertion sur la couche optique (1). Or, le pédoncule cérébral n'est point un ganglion moteur, encore moins un organe de coordination, et il est clair que dans ce cas la lésion pédonculaire a agi par irritatation à distance sur les systèmes coordinateurs de la moitié droite de l'axe bulbo-spinal. Il n'est donc nullement déplacé, vous le voyez, de se demander si tel ne serait pas aussi le mode pathogénique des lésions du corps strié.

En résumé, messieurs, le rapport de la chorée avec le rhumatisme considéré comme diathèse est problématique ; — le rapport de la chorée avec le rhumatisme envisagé comme maladie articulaire pure est infiniment moins fréquent qu'on ne l'a cru jusqu'ici ; — l'influence pathogénique attribuée à la maladie rhumatismale doit être reportée aux lésions du cœur, notamment à celles de l'endocarde ; — dans les cas où ces lésions existent, elles peuvent agir par le mécanisme de l'embolie capillaire pour donner lieu à la chorée ; — il est impossible d'ériger cette possibilité en fait constant ; — il est impossible de considérer les altérations cardiaques comme la cause unique de la chorée ; — les causes morales, les causes somatiques, directes ou réflexes, conservent une place importante dans l'étiologie de cette névrose ; — le siége organique de la chorée ne peut être localisé dans le corps strié, il occupe les appareils coordinateurs échelonnés dans l'axe bulbo-spinal, et ces appareils sont intéressés dans une étendue variable, toujours exactement

---

(1) Magnan, *Hémichorée droite de date récente chez un vieillard de soixante-treize ans* (Gaz. méd. Paris, 1870).

proportionnelle à la distribution des symptômes à la périphérie.

Telles sont les conclusions que dicte une étude vraiment complète des faits; mais si les données nouvelles touchant les embolies capillaires ne permettent pas une théorie générale de la chorée, elles apportent, selon moi, un enseignement d'une bien autre importance : les quelques cas favorables à la théorie démontrent que des embolies multiples, mais très-peu considérables, ne provoquent ni ictus apoplectique, ni paralysie, et il y a là de quoi modifier toute l'histoire clinique de l'embolie cérébrale ; il convient tout au moins dès maintenant de ne plus admettre un rapport indissoluble entre l'obstruction embolique d'une part, l'attaque d'apoplexie et l'hémiplégie d'autre part ; ce processus, comme tous les autres, est passible des modifications nées du degré de la lésion, et, de même que des embolies assez fines pour mériter la qualification de capillaires, ne produisent que des désordres de coordination, de même il est vraisemblable que des embolies un peu plus grossières, intermédiaires en quelque sorte entre les précédentes et les formes volumineuses communes, ne doivent produire que des paralysies partielles et incomplètes, sans ictus, sans apoplexie. Cette conséquence des études nouvelles dont la chorée a été l'objet, est signalée ici pour la première fois, mais elle est à mon sens le résultat le plus utile qui puisse en être dégagé.

Avant de nous séparer, je désire vous entretenir quelques instants de certains désordres de motilité que l'on a eu le tort de rapprocher de la chorée, bien qu'ils ne

présentent avec elle aucune analogie, même éloignée.
J'ai divisé ces désordres en deux groupes, suivant que
le phénomène anormal involontaire est constitué par un
mouvement d'ensemble, par une locomotion du malade,
ou simplement par le mouvement régulier et rhythmique
d'une partie limitée, sans déplacement du corps en totalité. Abandonnant la désignation de crampes statiques,
proposée par Romberg, j'ai nommé les désordres du
premier groupe impulsions locomotrices systématisées,
j'ai appelé les autres spasmes rhythmiques (1).

Les IMPULSIONS LOCOMOTRICES SYSTÉMATISÉES reviennent
par attaques plus ou moins fréquentes, dans l'intervalle
desquelles le malade est parfaitement maître de ses mouvements ; chez un même individu, l'impulsion a toujours
lieu dans le même sens, mais il faut admettre à cet égard
deux variétés tout à fait distinctes : tantôt, en effet, les
impulsions sont rectilignes, elles portent le sujet en
avant, en arrière, plus rarement à droite ou à gauche ;
bref, elles se font suivant l'axe antéro-postérieur, ou
suivant l'axe latéral ; — tantôt, au contraire, les impulsions sont irrégulières, ce sont des sauts instantanés, des
mouvements de rotation plus ou moins rapides. Or, les
impulsions rectilignes ou selon l'axe, qui peuvent être
reproduites expérimentalement par la section ou l'irritation de certaines portions de l'encéphale, sont liées à des
lésions du cerveau, et l'on constate, dans l'intervalle des
accès de locomotion, d'autres symptômes en rapport avec
la maladie encéphalique. — Les *impulsions saltatoires* et
rotatoires constituent, dans l'immense majorité des cas,

_____

(1) Jaccoud, *Clinique méd. de la Charité.* Paris, 1867.

de simples troubles fonctionnels; elles sont ordinairement observées dans la seconde enfance et l'adolescence,
et dépendent fréquemment de l'hystérie. Dans quelques
cas seulement, on les voit chez l'adulte, et alors elles
sont très-probablement liées à quelque altération de la
moelle, car le mouvement n'a lieu qu'à la suite d'une
excitation centripète qui met en jeu l'hyperkinésie morbide de l'axe spinal, et le désordre résiste aux traitements
les plus rationnels; ainsi donc, suivant l'âge des sujets
atteints, suivant que l'impulsion est spontanée ou réflexe, le pronostic de ces crampes saltatoires et rotatoires
change du tout au tout. Les deux faits publiés en 1859
par Bamberger sont les premiers exemples de ces crampes
saltatoires chez l'adulte; dans les deux cas, l'influence de
l'excitation centripète sur la production du mouvement
était on ne peut plus nette : dès que le malade posait les
pieds à terre, son corps sautait en l'air, puis retombait
pour sauter de nouveau, et cette scène durait aussi longtemps que le patient conservait la station debout (1). —
En 1867 seulement, un autre fait semblable a été rapporté par Guttmann, qui l'avait observé dans la policlinique de Griesinger ; il s'agit d'un menuisier de
quarante-six ans chez lequel les phénomènes saltatoires
se sont développés progressivement. Le malade fut d'a-
bord pris de tremblements dans l'un des membres inférieurs, puis dans les deux ; mais ces tremblements n'a-
vaient lieu que lorsqu'il avait les pieds sur le sol ; plus
tard le tremblement fut remplacé par des sauts qui éle-

(1) Bamberger, *Saltatorischer Reflexkrampf, eine merkwürdige Form
von Spinal-Irritation* (*Wiener med. Wochens.,* 1859).

vaient le corps d'un demi-pied à un pied avec une brusquerie irrésistible ; ces sauts se reproduisaient chaque
fois que le patient touchait terre, à moins qu'il ne prît
en même temps avec les mains un solide point d'appui.
Les choses allèrent ainsi pendant des années, sans que
les traitements les plus rationnels, l'électricité comprise,
aient produit la moindre modification favorable. Il importe
de noter que les accès saltatoires étaient précédés chez
cet homme d'une espèce d'aura un peu douloureuse, qui,
commençant dans les jambes, se propageait le long du
dos jusqu'à l'occiput; d'un autre côté, l'observation, qui
ne constatait aucune anomalie dans les fonctions cérébro-
spinales, aucune hyperesthésie plantaire, révélait une sensibilité anormale sur les apophyses de la septième vertèbre cervicale, et de la quatrième à la sixième dorsale ;
de plus, Guttmann a réussi six fois à provoquer des sauts
rudimentaires au moyen d'une forte pression sur ces
apophyses, notamment sur la quatrième et la cinquième
du dos. Quand ce fait a été publié, l'état du malade était
toujours le même (1).

Les observations de ce genre sont très-rares; il n'en
est pas de même de celles qui concernent les enfants,
elles sont relativement fréquentes. J'en ai vu moi-même
à Bordeaux un très-bel exemple chez un garçon d'une
dixaine d'années auprès duquel mes savants confrères
Denucé et Henri Gintrac m'avaient fait l'honneur de m'appeler en consultation. Cet enfant, de constitution débile,
de tempérament nerveux, issu d'une mère hystérique,

---

(1) Guttmann, *Ueber einige seltene Krampfformen (Berlin. klin. Wochens.*, 1867).

n'avait pas eu la chorée, et il présentait depuis plusieurs
semaines déjà des accidents saltatoires à la production
desquels l'excitation centripète était complétement étrangère; voici, en effet, comment les choses se passaient :
soudainement, qu'il fût assis ou debout, peu importe, le
petit malade tombait à genoux, et il parcourait en sautil-
lant ainsi la pièce où il se trouvait; l'accès fini, il se
relevait sans éprouver autre chose qu'une certaine fatigue;
il n'y avait, du reste, rien de régulier dans la fréquence
ni dans la longueur de ces paroxysmes. Des toniques
d'une part, le bromure de potassium et les pulvérisations
d'éther d'autre part, ont été la base du traitement; j'ai
appris de M. le professeur Denucé que cet enfant a complétement guéri.

Les SPASMES RHYTHMIQUES (spasmes coordonnés de
Romberg), indépendants de toute lésion cérébro-spinale,
sont avant tout des manifestations hystériques; ces désordres ne provoquent pas de locomotion, ce sont des
phénomènes localisés, identiques, eux aussi, chez un
même individu, et qui consistent dans la contraction
spasmodique ou rhythmique de certains groupes musculaires; ces spasmes sont souvent qualifiés de choréesa normales, de là les expressions chorée malléatoire, chorée
rotatoire, chorée vibratoire, chorée des aboyeurs, etc.
Ces dénominations, basées sur une erreur grave de pathologie, doivent être définitivement abandonnés; il n'y a
aucune analogie, aucun rapprochement possible, vous
entendez bien, entre ces contractions rhythmiques et la
chorée, et toute désignation qui implique une assimilation de ce genre n'est propre qu'à engendrer la plus
parfaite confusion.

Ces spasmes rhythmiques peuvent coïncider avec d'autres désordres qui rappellent en petit les impulsions saltatoires dont je vous ai parlé ; mais cette coïncidence doit
être bien rare, car je n'en connais qu'un exemple bien
démonstratif, c'est celui qui a été observé par Porter ; le
fait est assez intéressant pour que je vous en expose les
principaux détails. Un soldat de vingt-huit ans, après une
de ces courses effrénées que la terreur seule peut soutenir, s'arrête enfin haletant, ruisselant de sueur et de
pluie, il tombe épuisé sur la terre détrempée et perd
connaissance. Lorsqu'on le releva, et qu'il eut repris ses
sens, il était rigide, il éprouvait de violentes palpitations,
une dyspnée notable, et ses lèvres étaient considérablement tuméfiées ; quelques instants plus tard la rigidité
générale disparut, et fit place à des crampes rhythmiques
de la plus singulière complexité : la tête, emportée par
un mouvement demi-circulaire, tournait de gauche à
droite et de droite à gauche environ deux cents fois par
minute ; en même temps, les avant-bras s'élevaient et
retombaient suivant le rhythme rotatoire de la tête, mais
le patient remuait librement les bras. Dans la station
assise ou couchée, les membres inférieurs étaient en
repos ; mais, dès que le malade cherchait à se lever et
touchait le sol, ses pieds étaient pris d'un mouvement
cadencé par suite duquel ils se soulevaient alternativement sur la pointe et sur le talon, et à chaque fois que
dans ces oscillations les talons retombaient à terre, il se
produisait au même instant des grincements de dents.
Ces mouvements persistaient sans interruption durant
l'état de veille, et néanmoins le malade ne paraissait pas
en éprouver une grande fatigue ; le sommeil ramenait le

repos des muscles, lequel était précédé d'un violent
tremblement. Les vertèbres cervico-dorsales étaient très-
sensibles à la pression, et l'alimentation présentait de
sérieuses difficultés en raison de la rotation de la tête et
de la crampe des masséters. Au neuvième jour de cette
étrange maladie, une éruption d'herpès apparut sur l'é-
paule droite, et de là, suivant le contour du scapulum,
elle s'étendit à l'aisselle et sur la moitié du bras. Les
médications internes restèrent sans résultat ; l'application
de vésicatoires le long de la colonne vertébrale fut un peu
plus utile, en ce sens que le malade put à la suite rester
quelques instants debout. Cet homme fut alors libéré du
service, et, après être rentré dans son pays de montagnes, il guérit graduellement sans autre intervention
thérapeutique (1).

Les enseignements de ce fait sont multiples : la guérison spontanée démontre l'absence de lésion cérébro-
spinale, malgré la gravité des symptômes ; l'influence
de l'excitation centripète sur les soulèvements rhythmiques des pieds n'est pas moins nette que dans les cas de
Bamberger et de Guttmann ; enfin, les causes et le début
de la maladie sont des plus remarquables au point de vue
de certaines affinités pathologiques : les causes sont exactement celles du tétanos *a frigore*, la maladie débute par
une rigidité générale, puis, au lieu d'aboutir au tétanos,
elle subit une mutation soudaine, et le spasme téta-
nique est remplacé par des crampes rhythmiques diffuses.
Certes, ces deux modalités morbides sont bien différentes

(1) Porter, *Anomalous choreic Convulsions* (*Hay's American Journal*,
1864).

quant au tableau clinique et quant au pronostic, et pourtant, en présence de ce fait, il est difficile de ne pas
admettre entre elles une certaine affinité, laquelle a du
reste sa raison d'être dans la communauté de l'origine
pathogénique ; c'est, dans l'un et l'autre cas, une hyperkinésie spinale qui est en cause.

Les spasmes rhythmiques ont leur plus grande fréquence chez l'enfant et chez l'adolescent ; cependant ils
peuvent se développer chez l'adulte, non-seulement à la
suite de quelque perturbation grave, comme chez le
malade de Porter, mais aussi après un simple refroidissement ; c'est ainsi que la dame de trente-cinq ans dont
parle Schützenberger fut prise de crampes rhythmiques
des muscles cervicaux gauches, notamment du trapèze
et du sterno-mastoïdien ; les convulsions, débutant avec
le réveil, se répétaient soixante fois par minute, elles
tiraient fortement la tête vers l'épaule gauche, laquelle
se soulevait au même moment. Un courant constant de
dix éléments de Bunsen produisit une amélioration remarquable (1).

Les formes ordinaires des spasmes rhythmiques ne
créent pas, en général, de danger imminent ; il n'en est
pas de même d'une variété non signalée encore que j'ai
eu l'occasion d'observer récemment. Une jeune fille issue
d'une des premières familles de Florence, remarquable
à la fois par la débilité de sa constitution physique et la
précocité de son développement intellectuel, avait présenté, dès l'âge de onze ans, quelques accidents hysté-

(1) Schützenberger, *Obs. d'un cas de tic rotatoire de la tête* (*Gaz.
méd. Strasbourg*, 1867).

riformes ; en même temps les impressions affectives
avaient pris chez elle une prédominance vraiment morbide : elles avaient envahi, absorbé, pour ainsi dire, toutes
les autres sphères de la vie cérébrale, et cet état avait
éveillé chez les parents une inquiétude légitime, lorsque,
au commencement de 1871, cette demoiselle, alors âgée
de treize ans, fut subitement atteinte d'une paraplégie
complète, qui persiste encore aujourd'hui. Plus tard,
dans le courant de cette même année, survinrent des
accès de sanglots qui firent place à de véritables paroxysmes de dyspnée ; les traitements les plus rationnels, notamment les toniques à l'intérieur, l'hydrothérapie et l'électrisation par les courants constants,
restèrent sans effet ; il y eut même cette coïncidence
singulière que les accès devinrent plus longs et plus
fréquents à partir du moment où l'on employa l'électricité. A l'automne, la famille vint s'établir à Pise, pour
éviter l'hiver relativement mauvais de Florence, et les
choses allèrent ainsi à peu près dans le *statu quo* jusque
vers le milieu de novembre. A ce moment une nouvelle
modification survint, qui créa bientôt un état de péril
imminent par la prolongation et le rapprochement des
paroxysmes.

Telle était la situation lorsque, le 27 novembre dernier,
M. le docteur Galligo me fit l'honneur de m'appeler à Pise
auprès de son intéressante malade. J'arrive, et, à peine
entré dans la chambre voisine de celle qu'elle occupe,
je m'arrête stupéfait de ce que j'entends. J'assistais,
sans le voir, à l'un de ces accès. Le silence avait été soudainement interrompu par un cri, suivi, après un intervalle égal à celui des deux mouvements respiratoires,

d'une plainte bruyante et plus longue ; ces sons alternatifs se succédaient avec une régularité mesurée d'une
précision mathématique, et produisaient sur l'oreille une
impression qui peut être fidèlement représentée ainsi :
ah hou — ah hou — ah hou, etc. Ces bruits rhythmés
n'avaient rien de comparable à l'aboiement ; dès qu'on
en avait entendu trois ou quatre, il devenait certain
qu'ils étaient constitués par une inspiration et une expiration également bruyantes, et que dans cette série à
deux termes, le bruit de l'expiration était plus long et d'un
ton plus élevé que l'autre. Ces spasmes respiratoires se
répétaient jusqu'à trois cents et quatre cents fois de suite,
sans aucune modification dans leur imperturbable symétrie, puis la fin de l'accès était marquée par une expiration d'une longueur surprenante, de sorte que la dernière
série du paroxysme aurait pu être ainsi figurée au moyen

d'une notation semi-musicale : ah ĥouououou. Par sa
tonalité beaucoup plus haute, par son timbre déchirant,
par sa longueur même, cette expiration ultime produisait
une impression terrifiante ; il semblait vraiment que la
pauvre enfant, épuisée par la lutte, essayât ainsi un suprême et stérile effort.

Pénétrant alors auprès de la malade, je commençais
à lui parler lorsqu'un nouvel accès éclata sous mes
yeux ; je vis se confirmer alors toutes les présomptions
que l'ouïe m'avait fournies, et je constatai de plus qu'à
chaque inspiration la tête était légèrement soulevée au-
dessus de l'oreiller, sur lequel elle retombait au début de
l'expiration en s'inclinant vers la droite par un mouvement de rotation partielle. L'expiration finale était accom-

pagnée d'un affaissement général de très-courte durée,
et la respiration reprenait aussitôt ses caractères normaux. Même à la fin de l'accès, il n'y avait pas de signes
de cyanose; l'appareil circulatoire, vasculaire et respiratoire était parfaitement intact, les apophyses vertébrales
n'étaient point douloureuses à la pression, la région des
ovaires était également insensible, les os du crâne, notamment l'occipital, ne présentaient aucune anomalie,
les spasmes dépendaient bien évidemment de l'hystérie,
qui depuis plusieurs mois déjà, vous vous le rappelez,
avait affirmé sa présence par une paralysie motrice complète des membres inférieurs.

En possession de ces données primordiales, je me
préoccupai aussitôt de saisir le mécanisme de ces singu-
liers phénomènes, et voici ce que je pus constater : au
moment où l'accès commençait, il y avait une inspiration
forte, et à dater de la fin de cette inspiration jusqu'à la
terminaison du paroxysme, le diaphragme demeurait
complétement immobile au maximum de l'état inspiratoire ; la région épigastrique restait projetée en avant, les
dernières côtes étaient soulevées comme elles le sont à la
fin de l'inspiration, et ne présentaient aucun mouvement,
pas même une oscillation ; l'expiration qui suivait était
accomplie par le segment supérieur du thorax, et le
caractère bruyant de cette expiration, bien plus marqué
que celui de l'inspiration, indiquait, à n'en pas douter,
un resserrement spasmodique des lèvres de la glotte. La
seconde inspiration et les suivantes, jusqu'à la fin de
l'accès, étaient exécutées péniblement par les muscles
cervico-thoraciques et intercostaux supérieurs. Je pris
soin de m'assurer dans plusieurs accès de la constance

de ces phénomènes, et dès lors, sans méconnaître l'intervention possible de quelques éléments pathogéniques
accessoires, j'admis comme cause principale du désordre
un spasme inspiratoire du diaphragme avec contraction
incomplète des constricteurs glottiques. Recherchant
enfin si ce complexus symptomatique pouvait être comparé au résultat de quelque expériment physiologique,
il me fut facile de le rapprocher des célèbres expériences
de Rosenthal sur l'excitation du bout central du nerf
vague sectionné ; là aussi le diaphragme s'arrête en
inspiration, là aussi c'est cet arrêt qui est la cause du
désordre respiratoire ; quant au resserrement de la glotte,
il ne faisait point obstacle à ce rapprochement, puisque
Budge, Gilchrist et Schiff ont constaté tous trois dans ces
conditions expérimentales le resserrement de l'orifice
vocal.

Dans la consultation qui suivit mon examen, j'exposai
mes vues aux savants confrères réunis avec moi auprès
de la malade, le docteur Galligo, le professeur Landi (de
Pise), le docteur Almansi (de Florence), et j'eus la satisfaction de les voir accepter de tous points mon diagnostic
pathogénique ; quant au diagnostic médical, spasmes
liés à l'hystérie, ces éminents praticiens l'avaient formulé
dès le début, et bien avant ma visite. Telle est cette forme,
qui n'a pas encore été signalée, que je sache, et que l'on
pourrait appeler *spasmes rhythmiques inspiratoires*, ou
crampes respiratoires.

Vous concevez facilement, messieurs, d'où venait ici
le danger. La nutrition de la malade, naturellement débile, était compromise depuis plus d'une année par
suite des accidents divers qu'elle avait éprouvés ; l'in-

tervalle des accès était tellement court, trois à quatre minutes à peine, que l'on pouvait prévoir un moment où il ne serait plus possible d'alimenter l'enfant ; on pouvait craindre un resserrement plus complet de la glotte, et par suite les accidents redoutables du spasme glottique ; enfin, il fallait songer aussi à la propagation possible du désordre à la sphère de l'accessoire de Willis et aux muscles cervico-thoraciques, circonstance qui aurait entraîné une mort rapide par suffocation. Toutes ces craintes étaient fondées, puisque dans les huit jours précédents, la longueur et la fréquence des accès avaient présenté une incessante augmentation ; il n'y avait qu'un fait favorable, c'était la disparition totale des spasmes pendant le sommeil, qui était de sept à huit heures.

Il n'y avait donc pas un instant à perdre, le traitement devait être énergique, et répondre à la double indication fournie par l'hyperkinésie spasmodique d'une part, par l'état de la nutrition d'autre part. L'expérience faite, et le refus formel de la famille ne permettaient plus de songer à l'hydrothérapie ni à l'électricité ; en conséquence, nous nous arrêtâmes à la médication suivante : pulvérisations d'éther le long de la colonne vertébrale ; bromure de potassium à doses croissantes, de manière à arriver promptement à 5 et 6 grammes par jour ; le médicament devait être donné aux deux extrémités de la journée, afin qu'on pût utiliser les intervalles des accès pour administrer du vin, de la gelée de viande, de la viande crue, et des granules d'acide arsénieux, dont le nombre quotidien a été progressivement élevé à six. Des bains sulfureux, dont l'usage avait déjà été commencé

par Galligo, complétèrent ce traitement, dont la complexité un peu insolite était amplement justifiée par l'urgence de la situation. Il fut convenu, en outre, qu'après
l'éloignement des accidents spasmodiques, on chercherait
à provoquer le travail de la menstruation par les moyens
appropriés, notamment par le fer, le quinquina et l'apiol.
Nous pensions, en effet, que, quelle que fût l'action de la
médication première sur les accès, la guérison de l'hystérie et de la paraplégie ne pouvait être attendue que de
l'établissement de la fonction d'ovulation.

Habilement dirigé par le docteur Galligo, le traitement
a donné des résultats satisfaisants, mais incomplets. Les
accès sont devenus plus rares, plus superficiels ; ils ont
perdu le caractère suffocant qu'ils présentaient d'abord,
les intervalles libres ont atteint jusqu'à quarante minutes,
et, fait remarquable, sur lequel Galligo insiste avec raison
dans sa dernière lettre, les accès cessent précisément au
coucher du soleil ; de sorte qu'entre ce moment et celui
où le malade se couche, il y a un repos de plusieurs
heures. Il n'y a donc plus ni danger immédiat, ni péril
prochain : la respiration n'est plus menacée, l'alimentation n'est plus entravée, la nutrition et les forces sont en
progrès ; voilà de réels bénéfices, et la rapidité avec
laquelle ils ont commencé à se manifester ne me permet
pas de douter de l'influence de la médication ; mais, d'un
autre côté, la paraplégie persiste, les spasmes ne sont
pas vaincus, et notre dernière espérance est dans le
développement de la menstruation, qui ne s'est point
encore manifestée.

Si ce fait n'avait que l'intérêt de la nouveauté, je ne
vous en aurais pas si longuement entretenus ; mais il

présente une utilité pratique non douteuse, qui est la justification des développements dans lesquels je suis entré.

Au moment où ces feuilles sont sous presse, je reçois, en date du 30 juin, une nouvelle lettre de M. le docteur Galligo, par laquelle il m'annonce la guérison complète de la malade ; non-seulement la dyspnée et les spasmes ont disparu, mais la paraplégie a cédé, la motilité est parfaite. Contre nos prévisions, la menstruation n'est pas encore établie.

DIXIÈME LEÇON

TUBERCULOSE. — PHTHISIES PULMONAIRES.

Du rapport entre la tuberculose et la phthisie pulmonaire. — Unité ou pluralité de la phthisie. — Conséquences de la non-identité au point de vue de l'étiologie, du pronostic et de la thérapeutique. — Méthodes d'étude ; insuffisance de la méthode dogmatique. — Méthode clinique.

Nécessité d'un examen terminologique. — Sens traditionnel de l'expression phthisie pulmonaire. — Des diverses lésions du poumon qui ont été mises en rapport avec l'état de phthisie.

Quelques documents historiques. — Morton, — Portal, — Baillie, — Vetter, — Bayle.

MESSIEURS,

Je me propose de consacrer quelques conférences à l'étude de la tuberculose et des phthisies pulmonaires (1). La dualité de cette désignation n'est point une superfétation ; cet apparent pléonasme, la pluralité que j'attribue au terme phthisie pulmonaire impliquent une révolution doctrinale : en fait, cette formule terminologique donne selon moi la mesure exacte du terrain parcouru

(1) Ces leçons ont été faites du 13 janvier au 14 février 1872.

depuis la publication de l'ouvrage d'Hérard et Cornil; en tout cas, elle fixe la distance qui sépare mon opinion des conclusions présentées par ces éminents observateurs.

Je n'ai point l'intention de vous retracer *in extenso* l'histoire didactique de la tuberculose et de la phthisie; il faudrait, pour ce faire, une longue série de leçons de pathologie, et ce serait là une étrange manière de comprendre la clinique. Mes visées sont moins hautes, mon but est plus modeste; pourtant, si je puis l'atteindre, si je réussis à faire passer dans votre esprit la conviction dont je suis pénétré, mon projet, bien que restreint, est le plus utile qu'on se puisse proposer en pareille matière, car les questions que j'entends examiner sont de celles dont l'importance pratique ne peut être exagérée. Vous allez en convenir vous-mêmes, dès que vous connaîtrez le premier objet de mon étude.

Je veux rechercher si la relation entre les deux termes tuberculose et phthisie pulmonaire est réellement constante, à ce point que tout phthisique soit fatalement tuberculeux, et qu'il convienne d'admettre entre les deux dénominations une synonymie parfaite. Eh bien, si cet examen aboutit à une négation, si je puis établir que le rapport supposé n'est pas nécessaire, que l'état connu sous le nom de phthisie pulmonaire peut exister sans tuberculose actuelle ou antécédente, je vous le demande, messieurs, n'est-ce pas là un enseignement de la plus haute valeur pratique, puisqu'à lui seul il modifie radicalement et dans toutes ses parties la doctrine phthisiologique?

Pourquoi la phthisie pulmonaire est-elle dite héréditaire? parce qu'on admet qu'elle est constamment liée à la tuberculose, laquelle, comme toutes les maladies diathé-

siques, est transmissible par hérédité. Mais s'il y a une
phthisie qui n'est pas tuberculeuse, celle-là du moins ne
doit pas être plus héréditaire que la bronchite, la pleurésie,
ou toute autre maladie accidentelle; voilà donc du fait de
la non-identité une modification profonde de l'étiologie, et
de quelle importance, vous pouvez le concevoir, puisqu'elle intéresse non-seulement l'individu, mais la famille
et la race.

Pourquoi la phthisie pulmonaire est-elle marquée d'un
pronostic fatal? parce que le processus tuberculeux a une
évolution mortelle, et que les exceptions, en les supposant
réelles, sont si rares qu'elles ne peuvent atténuer la sévérité de ce jugement. Mais s'il y a des phthisies indépendantes de la tuberculose, la situation est bien autre : la lé-
thalité de la maladie n'est plus une conséquence forcée de
la lésion même ; elle n'est donc plus aussi certaine pour la
totalité des faits, et il devient urgent, non pas de casser
l'arrêt, mais de le soumettre à une méticuleuse révision.

Pourquoi le traitement de la phthisie pulmonaire est-
il fait avec si peu de suite, si peu de méthode? c'est la conséquence naturelle du pronostic. Le médecin est convaincu de la stérilité de ses ressources, il sait que tous les médicaments qui composent son arsenal contre le *tabes pulmo-
nalis* représentent trop fidèlement le luxe de la misère, et il
ne peut être encouragé à des efforts dont il sait au préalable
l'impuissance; il veut bien tromper le malade par de
fausses espérances, mais il ne peut se résoudre à se tromper
lui-même, en soignant sérieusement une maladie dont l'imperturbable évolution lui est trop connue ; et il arrive
ainsi à cette thérapeutique dérisoire, que vous connaissez
tous, et qui n'est autre chose, en bonne conscience, qu'une

méditation sur la mort. Mais enseignez à ce médecin le pronostic modifié que dicte la non-identité, montrez-lui que certaines phthisies sont curables parce qu'elles ne sont pas tuberculeuses, apprenez-lui en même temps que les chances de curabilité sont d'autant plus grandes que la maladie est plus récente, dites-lui que ces phthisies non tuberculeuses sont presque toujours la suite de maladies aiguës de l'appareil respiratoire ; alors tout change, et la phthisie gagne à cette révolution une thérapeutique sincère basée sur l'espérance, et une prophylaxie sérieuse fondée sur la pathogénie.

Vous le voyez, messieurs, la réponse à ma première question peut entraîner une triple réforme dans l'étiologie, le pronostic et le traitement.

Admettre l'inconstance du rapport entre la tuberculose et la phthisie pulmonaire, c'est admettre, vous le concevez, la pluralité des espèces de phthisie, et dès lors il y a lieu de rechercher les caractères symptomatiques de ces espèces, et d'examiner si elles peuvent être cliniquement différenciées avec une certaine somme de probabilités : ce sera là le second objet de notre étude. Il ne le cède point en importance au premier, car la doctrine de la non-identité est entièrement stérile en pratique, si les diverses phthisies ne peuvent être discernées que sur la table de l'amphithéâtre.

Après quoi se présentera la question du traitement. Me tenant à égale distance de l'illusion et du scepticisme, je tâcherai de déterminer dans quelle mesure et dans quelle forme la phthisie est justiciable de l'intervention thérapeutique.

Tel est le programme que je me suis tracé. Pour le remplir

deux méthodes se présentent à moi : je pourrais me borner à vous exposer les conclusions que j'ai déduites de mes observations et procéder ainsi par une synthèse dogmatique; mais cette méthode, relativement aisée, ne saurait me satisfaire; elle éloigne de la clinique, et d'ailleurs le *magister dixit* a fait son temps : à une affirmation autorisée peut répondre une proposition contradictoire non moins autorisée, et quand bien même on joindrait à cet exposé de pathologie didactique des pièces anatomiques, on risquerait encore de ne pas convaincre, vu que les partisans de l'identité se réfugient, en présence de certaines pièces, derrière une échappatoire dont l'anatomie pathologique ne peut par elle-même juger la valeur. Sur un terrain peu solide encore, la méthode clinique et analytique est seule acceptable; c'est donc par l'étude des malades que nous avons sous les yeux, par l'observation comparative des symptômes et des lésions, qu'il convient de rechercher la solution des questions que nous nous sommes posées.

Toutefois un examen terminologique préalable est ici nécessaire : si l'on veut préciser les rapports de la tuberculose et de la phthisie, il faut avant tout être fixé sur le sens respectif de ces mots, sinon l'on marche à l'aventure, l'équivoque multiplie et perpétue les discussions, et l'on échoue dans l'obscurité pour ne s'être pas éclairé au point de départ; la netteté dans les termes est la condition première de la précision dans les choses.

Le mot phthisie n'a pas toujours eu une signification bien définie. Pendant longtemps il a désigné indistinctement tous les états morbides, de cause quelconque, qui produisent une consomption mortelle; au siècle dernier, on a réservé cette expression pour les consomptions dont la cause réside dans l'appareil respiratoire, et cette notion de siége, consacrée par l'adjonction de l'épithète pulmonaire, donna au terme phthisie une précision relative qui était un réel progrès. Du reste tous les observateurs, tous les écrivains s'accordaient à merveille sur les caractères symptomatiques de l'état appelé phthisie pulmonaire : toux persistante, expectoration purulente, perte des forces, amaigrissement, sueurs et diarrhée profuses, fièvre hectique à type quotidien vespéral ; tels en étaient, tels en sont les principaux traits. L'expression, vous le voyez, était purement clinique, elle n'impliquait rien touchant la nature de la lésion qui accompagnait ce syndrome ; voilà un premier point que vous ne devez pas perdre de vue.

Maintenant par quels motifs, par quelle série d'idées ou de faits cette expression clinique est-elle devenue le synonyme parfait de l'expression anatomique tubercule ? C'est là un second point sur lequel il ne doit rester aucune obscurité ; mais cette transformation ne peut être comprise que par un retour vers le passé, lequel en nous faisant connaître les raisons de cette synonymie exclusive, nous permettra de redresser plus d'une erreur historique.

Nous venons de voir que l'état clinique, phthisie pulmonaire, était nettement et uniformément défini, mais il n'en était pas de même de la lésion ou des lésions correspondantes du poumon. Tout ici était confus, ou pour mieux dire, on s'était à peine préoccupé de déterminer ces altérations ; on parlait vaguement de fonte, de suppuration pulmonaire, on parlait aussi de tubercules, mais il n'y avait dans tout cela aucune donnée précise. Jusqu'à Morton, le mot tubercule est pris dans le sens purement descriptif

de tubérosité, de petite tumeur ; Morton lui-même ne lui
donne pas une acception plus restreinte ; seulement, et c'est
là le premier pas dans la voie qui devait aboutir à la spé-
cificité nosologique du tubercule, il signale, parmi les tubérosités pathologiques qu'on peut rencontrer dans le
poumon, des nodosités particulières, qu'il compare aux
altérations scrofuleuses des glandes lymphatiques, et qu'il
appelle tubercules scrofuleux, parce qu'il les rapporte à la
maladie scrofuleuse ; aussi qualifie-t-il de scrofuleuse la
phthisie qui est accompagnée de ces productions. Morton
s'efforce de les différencier des autres nodosités pulmonaires, et les oppose entre autres aux nodosités cancéreuses.— Cette manière de voir est acceptée et reproduite
par Kortum.

Cette distinction à peine ébauchée est le seul progrès
accompli jusqu'à Portal (1.) Pour ce dernier, je crains
qu'on ne l'ait pas toujours lu avec une suffisante attention, car on lui a rarement attribué la part qui lui est due
dans cette histoire ; sans doute vous trouverez Portal cité
dans tous les ouvrages sur la matière, mais on se borne
à répéter avec un dédain mal dissimulé qu'il a décrit
quatorze espèces de phthisie et l'on passe outre ; il

---

(1) Portal, *Observations sur la nature et le traitement de la phthisie
pulmonaire*. Paris, 1792. — *Traduction allemande* à Hanovre en 1799.
— *Traduction italienne* à Venise en 1801.

On trouvera de plus amples développements sur cette question d'histoire critique dans le mémoire publié par Virchow dans le trente-qua-
trième volume de ses *Archives*, sous ce titre : *Phymatie, Tuberculose
und Granulie. Eine historisch-kritische Untersuchung.* — J'ai fait à ce
travail plusieurs emprunts, notamment pour la période antérieure à
Laennec. Pour les époques suivantes, l'exactitude de cette revue critique,
si riche en déductions intéressantes, est moins rigoureuse, car j'y ai
vainement cherché les noms de Graves, Addison, Turnbull et Reinhardt.

semblerait vraiment qu'on n'a lu son ouvrage que pour y
chercher ce qui est mauvais, et qu'on a de parti pris négligé tout le reste. Oui sans doute, Portal a eu tort d'admettre quatorze espèces de phthisie et de les baser sur
une étiologie de fantaisie ; mais tout cela importe peu,
et le fait est que sur le terrain anatomique il a fait un
grand pas en avant. Il admet dans le poumon deux sortes
d'indurations pouvant produire la phthisie ; les unes sont
des indurations inflammatoires, elles ne causent pas la
phthisie par elles-mêmes, elles ne la provoquent que lorsqu'elles passent à la suppuration ; les autres sont les
indurations ou nodosités scrofuleuses de Morton ; de plus,
et c'est là le progrès, Portal indique un caractère différentiel entre les deux indurations, à savoir que les scrofuleuses
peuvent prendre l'aspect stéatomateux. Cette proposition
n'est pas seulement un progrès en elle-même, elle contenait en germe tous les progrès ultérieurs, puisque, par
elle, le tubercule scrofuleux ou stéatomateux était mis pour
la première fois individuellement en rapport avec l'état
de phthisie.

Je vous ai dit qu'on a pas su lire Portal, mais voici dans
la série historique deux autres écrivains qui n'ont pas été
lus du tout, s'il faut en juger par le silence qu'ont gardé la
plupart des auteurs ; pourtant il valait la peine de tenir
compte de leurs travaux, ne fût-ce que pour connaître
l'évolution réelle de la question ; je veux parler de Baillie
et de Vetter. Baillie (1), dont les écrits datent de la fin du

---

(1) Baillie, *The morbid human Anatomy of some of the most important
parts of the human body.* London, 1793. — *Traduction allemande* de
Sömmering. Berlin, 1794.

dernier siècle, ne s'occupe pas de la partie clinique du sujet;
il laisse donc de côté l'état de phthisie, et se borne à étudier, parmi les diverses lésions du poumon, un produit
spécial auquel il réserve le nom de tubercule; avec quelle
exactitude il le décrit, vous allez en juger vous-mêmes.
Ces tubercules naissent, selon lui, dans la substance cel-
luleuse qui unit les vésicules aériennes du poumon, c'est-
à-dire en langage contemporain dans le tissu interstitiel
de l'organe; ils apparaissent là comme des grains, ou nodosités tellement petites, qu'on ne peut les comparer qu'à
la tête des plus petites épingles. Ces grains peuvent se ré-
unir, et forment alors des tubérosités plus volumineuses;
mais qu'ils soient isolés ou réunis, ils ne sont jamais entourés d'un revêtement, d'une capsule propre, en d'autres
termes, ils ne sont jamais enkystés. Avec le temps ces pro-
dùits subissent certains changements; ils se transforment
en une matière dure, blanchâtre, lisse et unie, et alors ils
contiennent parfois à leur centre du pus concret. Cet état
du centre est l'exception pour les grains qui restent isolés
et petits; c'est la règle pour les nodosités confluentes; et
c'est seulement quand les tubercules se sont réunis et ont
suppuré que la phthisie pulmonaire est constituée; l'état
de phthisie n'est pas le fait des granulations elles-mêmes,
mais de leur transformation ultérieure en abcès. Vous retrouvez dans cette description la plupart des phases propres au tubercule tel qu'il est aujourd'hui défini; l'anatomiste anglais se trompait sur la nature réelle des modifications que subit la granulation, puisqu'il les assimilait
au travail de l'abcès, mais il a nettement indiqué le siége
du tubercule dans le tissu interstitiel; il a signalé le volume,
l'aspect des granulations, l'absence de capsule envelop-

pante, un seul détail manque, c'est la transparence initiale du produit.

Outre ces tubercules, Baillie décrit un dépôt de matière
blanchâtre molle, tenant le milieu pour ainsi dire entre un
solide et un liquide, et qui occupe une étendue variable du
poumon avec une homogénéité telle, qu'il semble au premier abord qu'une portion du tissu pulmonaire s'est directement transformée en cette substance. Il est bien clair
qu'il s'agit là de ce que Laennec a décrit plus tard sous
le nom d'infiltration tuberculeuse, par opposition aux tubercules circonscrits et isolés ; mais mieux inspiré que lui,
Baillie, tout en reconnaissant l'affinité de ce dépôt avec les
tubercules, lui refuse ce nom, et le distingue en l'appelant
matière scrofuleuse ; il n'est pas difficile de retrouver là
l'état stéatomateux de Portal. Au reste, la séparation entre
le tubercule et le dépôt scrofuleux n'est affirmée qu'au
point de vue anatomique ; car en nosologie, Baillie voit dans
l'un comme dans l'autre des effets de la scrofule.

Dix ans plus tard, en 1803, paraît à Vienne le travail de
Vetter (1). Malgré son titre, ce mémoire n'est point exclusivement anatomique : l'auteur n'étudie pas seulement le
tubercule en lui-même, il recherche quelles sont les lésions du poumon qui peuvent produire l'état de phthisie
et il en admet trois groupes. — I. Le premier est constitué
par des lésions inflammatoires qui suppurent, et si le pus
est évacué, la cavité de l'abcès reste béante ; de là une première espèce de phthisie que Vetter appelle *phthisis pul-
monalis*, et dans laquelle vous reconnaissez aisément

(1) Vetter (Aloys Rudolph), *Aphorismen aus der pathologischen Anatomie.* Wien, 1803. — *Salzburger med. chir. Zeitung,* 1804.

la première forme de Portal. — II. Les lésions du second
groupe sont plus fréquentes, et à l'inverse des précédentes
elles sont souvent héréditaires ; ce sont des nodosités ou
tubercules. Vetter a moins bien décrit que Baillie la
période initiale de ces produits, et moins exact aussi quant
au siége anatomique, il incline à les localiser dans les
alvéoles mêmes ; en revanche, il a beaucoup mieux observé, beaucoup mieux interprété l'évolution ultérieure de
ces tubercules. A un moment, dit-il, ces nodosités se ra-
mollissent et semblent former de petits abcès multiples,
mais ce n'est là qu'une apparence, une pseudo-purulence ;
ces abcès ne sont pas remplis de pus véritable, ils contiennent une substance blanchâtre, semblable à du fromage (matière caséiforme, caséeuse, de *Käse*, fromage), et
cette même substance peut être retrouvée dans les tubérosités qui n'ont pas encore suppuré, c'est-à-dire qui ne
sont pas encore ramollies. Avec le ramollissement de ces
tubercules apparaît l'état de phthisie, et cette deuxième
espèce, plus commune que la précédente, Vetter la nomme *tabes pulmonum*. — III. Il signale enfin une *phthisie noueuse* dans laquelle les lésions occupent les glandes
bronchiques.

Comparez les conclusions de Vetter avec celles de ses
devanciers, et vous verrez qu'il admet, ainsi que Portal,
une phthisie par inflammation suppurée, et avec Baillie
une phthisie par granulations ou tubercules qui ont une
évolution spéciale ; mais il évite l'erreur de ce dernier
touchant la suppuration de ces nodosités, et en affirme
la métamorphose caséeuse ; de plus, et cela à l'inverse
de Baillie, il nie l'origine scrofuleuse des tubercules,
dont il fait une lésion et une maladie tout à fait à part.

— Je dois vous faire remarquer que Vetter ne mentionne rien qui se rapporte à l'altération indiquée par Baillie sous le nom de dépôt scrofuleux; j'ai peine à croire pourtant qu'il n'ait pas rencontré cette lésion, puisqu'il était prosecteur à l'université de Vienne; peut-être son silence tient-il simplement à ce qu'il la séparait soit du tubercule, soit de la phthisie, mais ce n'est là qu'une hypothèse.

C'est vers la même époque, messieurs, que parurent les premiers travaux de Bayle; vous pouvez maintenant apprécier combien est grande l'erreur de ceux qui avancent qu'à ce moment la question anatomique de la phthisie n'avait pas été abordée, et que toute l'histoire de la maladie ne comprenait encore qu'une étiologie hypothétique et des symptômes sans lésions définies. Bien loin qu'il en fût ainsi, la question, pour des médecins au courant de la science, était résolue par les propositions suivantes : l'état clinique appelé phthisie pulmonaire ne dépendait plus d'altérations quelconques du poumon, il était lié à certaines lésions bien déterminées, savoir : 1° des lésions inflammatoires suppurées; — 2° des granulations ou tubercules ayant une évolution particulière et aboutissant à la transformation caséeuse; — 3° une infiltration homogène de matière blanchâtre, lisse, unie, matière scrofuleuse de Baillie qui la sépare des tubercules. De là conséquemment trois espèces de phthisie pulmonaire.

Il est digne de remarque que les plus graves des fautes ultérieures étaient alors évitées; la granulation initiale n'était point séparée du tubercule, et, d'autre part, l'infiltration blanche homogène n'était pas rattachée au

tubercule. En revanche, tous les auteurs dont je vous ai
exposé les travaux avaient commis la même erreur : ils
ne soupçonnaient pas la généralisation possible du tubercule, ils le tenaient pour un produit propre au poumon ;
ils signalaient bien, à propos de l'anatomie pathologique
des divers organes, des nodosités analogues dans les reins,
dans le foie, dans le cerveau, mais ils y voyaient quelque
chose de tout différent; la notion de siége primait à leurs
yeux la notion de forme.

La démonstration de cette généralisation, la démonstration de l'identité de structure de ces productions disséminées avec le tubercule du poumon, voilà la part
légitime qui revient à Bayle dans l'histoire de la phthisie
pulmonaire (1).

Dans un premier mémoire qui a pour titre *Remarques
sur les tubercules*, Bayle établit l'identité du tubercule
au point de vue de la structure, quel qu'en soit le siége,
et il montre par des relations anatomo-pathologiques
que chez un même individu la lésion peut occuper divers
organes; il conclut de là que la production du tubercule
est sous la dépendance d'une disposition générale de
l'économie, et qu'il y aurait peut-être lieu d'appeler cette
disposition diathèse tuberculeuse. Il résulte des descriptions contenues dans ce premier travail que l'auteur n'a
pas vu, ou du moins n'a pas vu bien souvent, les granulations initiales de Baillie et de Vetter, car il signale sur-

---

(1) Bayle, *Remarques sur les tubercules* (*Journal de médecine* de
Leroux, Corvisart et Boyer, t. VI). — *Remarques sur la dégénération
tuberculeuse non enkystée des organes* (*Eodem loco*, t. X). — *Mémoire
sur la phthisie pulmonaire* (*Bibliothèque médicale*, t. XXXVII). — *Recherches sur la phthisie pulmonaire*. Paris, 1810.

tout des nodosités ramollies, purulentes, en bouillie, quelquefois dures et crayeuses, en un mot les tubercules modifiés des phases tardives du mal ; pourtant les granulations du début ne lui ont pas complétement échappé, puisqu'il emploie à leur sujet la comparaison de grains de millet, comparaison qui du reste n'est pas de lui, et qu'on trouve déjà dans Portal ; il dit que ces grains sont en général gris de cendre, d'autres fois cependant blanchâtres, jaunâtres ou tout blancs ; il en indique la confluence possible, puis, tombant dans une erreur évitée par Baillie, il les dit enkystés ; enfin, il insiste sur les inflammations secondaires développées au voisinage des tubercules, et fait remarquer, ainsi que ses devanciers, que ces produits ne tuent pas par eux-mêmes, mais parce qu'ils entravent la fonction d'un organe important. En résumé, la généralisation possible du tubercule, l'identité de sa structure dans tous les siéges, la substitution d'une diathèse tuberculeuse à la maladie scrofuleuse, voilà ce qui est vraiment nouveau dans ce premier mémoire de Bayle.

Dans un travail subséquent, il décrit, indépendamment des tubercules enkystés précédémment étudiés, une *dégénérescence tuberculeuse non enkystée*, laquelle n'est autre chose à vrai dire que l'infiltration de matière scrofuleuse de Baillie, le stéatome de Portal ; seulement, pour cette lésion comme pour le tubercule enkysté, Bayle admet la possibilité d'une forme miliaire ; voilà la première trace de la faute qui rapporte au tubercule proprement dit l'infiltration blanche homogène.

Plus tard paraît le livre sur la phthisie pulmonaire ; ici l'auteur n'envisage plus seulement le point de vue ana-

tomique; faisant une large part à la clinique, c'est moins
du tubercule qu'il s'occupe que de la phthisie pulmonaire; il en admet six espèces, sur lesquelles quatre ne
méritent même plus d'être mentionnées; quant aux deux
autres, c'est différent. L'une d'elles, la plus commune,
est la *phthisie tuberculeuse;* cette phthisie est liée à des
tubercules enkystés ou non, c'est-à-dire à des tubercules
proprement dits, ou à la dégénération tuberculeuse (infiltration scrofuleuse de Baillie). Le seconde espèce est
entièrement nouvelle, c'est la *phthisie granuleuse.* Baylé
reconnaît bien que cette espèce complique souvent
l'autre, mais il montre qu'elle peut exister seule, et en
fait il décrit les granulations qui sont la lésion de cette
phthisie, comme quelque chose de tout spécial; il s'efforce
même de mettre clairement en lumière les caractères
différentiels de la granulation et du produit auquel il a
donné le nom de tubercule : la première est grise, transparente et ne se fond pas; le tubercule est blanc ou blanc-
jaunâtre, il est opaque, il se ramollit et fond. Voilà, ne
l'oubliez pas, le premier vestige de l'erreur qui consiste
à prendre pour caractéristique du tubercule non pas la
nodosité granuleuse, mais l'état caséeux; pour Bayle, là
où existe l'état caséeux, c'est du tubercule, là où il
n'existe pas, c'est de la granulation. Cette conclusion
était précisément contraire à celle de Baillie et de Vetter,
qui avaient signalé l'état caséeux ou scrofuleux comme
une évolution, une transformation possible de la nodosité
dure initiale.

Au total, l'œuvre de Bayle réalise deux progrès importants : elle établit l'identité du tubercule dans tous les
organes, elle démontre la généralisation possible de ce

produit, et la diathèse tuberculeuse. Mais, d'un autre côté, elle renferme quatre erreurs qui n'ont pas peu contribué à obscurcir la question ; ces quatre erreurs les voici : 1° l'opacité et le ramollissement (état caséeux) sont pris pour les caractères pathognomoniques du tubercule, et cela avec un tel absolutisme que Bayle admet la tuberculisation du cancer, parce qu'il y a trouvé des points offrant le même aspect caséeux que le tubercule ; — 2° la granulation grise initiale est séparée du tubercule proprement dit ; — 3° l'infiltration homogène scrofuleuse de Baillie est réunie au tubercule sous le nom de dégénération tuberculeuse non enkystée ; — 4° le mot phthisie est détourné de son sens traditionnel, et vicieusement appliqué à une maladie qui tue sans produire les symptômes classiques de la consomption (phthisie granuleuse).

Ainsi fut préparée, contrairement aux conclusions de Baillie et de Vetter, la doctrine de l'unité de la phthisie, qui surgit bientôt de l'œuvre de Laennec.

ONZIÈME LEÇON

TUBERCULOSE. — PHTHISIES PULMONAIRES.

(SUITE.)

MESSIEURS,

Après les développements que je vous ai présentés
touchant les premiers travaux sur la phthisie pulmonaire,
il est fort aisé de préciser et d'apprécier l'influence de
Laennec ; il suffit pour cela de quelques brèves propositions. Laennec maintient la diathèse tuberculeuse de
Bayle ; — il continue à rapporter au tubercule la dégénération non enkystée de Bayle (infiltration scrofuleuse
de Baillie), à laquelle il donne un nom nouveau, celui

d'infiltration grise ou jaune ; — de même que Bayle, il maintient le caractère caséeux comme signe pathognomonique du tubercule ; — mais, à l'inverse de Bayle, il réunit la granulation au tubercule. Qu'arrive-t-il alors ? cela se peut pressentir : les granulations sont attribuées au tubercule, les matières opaques jaunes ou blanches, caséeuses en un mot, sont attribués au tubercule ; dès lors Laennec, contrairement à Baillie et à Vetter, n'a plus qu'une seule lésion qui corresponde à l'état clinique appelé phthisie ; les différences d'aspect des altérations pulmonaires tiennent simplement aux diverses étapes de l'évolution d'un produit toujours le même ; conséquemment il ne peut y avoir plusieurs espèces de phthisie, il n'y en a qu'une seule, la phthisie tuberculeuse ; à l'unité clinique répond une unité anatomique non moins précise ; le parallélisme est complet, et partant la synonymie est parfaite entre les termes tubercule et phthisie ; et cette synonymie, Laennec la consacre par le titre même de son chapitre : Des tubercules du poumon ou de la phthisie pulmonaire.

Telle a été, messieurs, la marche réelle des choses ; la fusion des deux idées tubercule et phthisie, qui devait entraver si longtemps les progrès de la science et de la pratique, n'eut d'autre cause que l'assimilation fautive de deux groupes de lésions dissemblables. En réunissant la granulation transparente au tubercule, en démontrant que cette granulation est le premier stade du tubercule opaque, Laennec redressait une des erreurs de Bayle, et réalisait un progrès considérable ; mais par le reste de son enseignement il aggravait, en leur donnant l'appui de son autorité, les fautes de son prédécesseur ; du mo-

ment qu'il attribuait au produit granulation-tubercule
toutes les lésions de la phthisie pulmonaire, la légitime
distinction posée par Baillie était perdue, elle devait l'être
pendant plus de trente années. — Et pourtant l'erreur
était de telle nature qu'il suffisait pour l'éviter d'une
logique un peu rigoureuse ; tout l'édifice reposait, en
effet, sur un vice de raisonnement. Remarquez-bien la
faute, je vous prie. Laennec montre que les granulations-
tubercules peuvent donner naissance, par suite de leur
évolution particulière, aux produits opaques, blancs ou
jaunes, secs ou ramollis, bref, aux produits caséeux qu'on
rencontre dans les poumons des phthisiques, voilà qui
est bien ; par suite, quand il trouve le produit caséeux
seul, il remonte de ce produit au tubercule, et affirme
l'existence préalable de ce dernier. Voilà la faute, voilà
la pétition de principe : il a prouvé que le tubercule
engendre de la substance caséeuse, soit ; mais pour avoir
le droit d'étendre la conclusion aux cas où le tubercule
fait défaut, il fallait prouver que le tubercule *seul* peut
engendrer cette substance ; or, cela était supposé, mais
non démontré.

Telle était néanmoins l'omnipotente autorité de Laennec que cette pétition de principe devint, à quelques
réserves près, le dogme universel, et domina la science
pendant une période de trente ans ; il n'a pas fallu moins
de temps pour corriger une faute de logique, et encore
est-ce par une voie détournée qu'on est arrivé à reconnaître et à redresser l'erreur.

La spécialisation du tubercule par l'état caséeux eut
pour premier effet une erreur nosologique, à savoir
l'identification de la scrofule et de la tuberculisation ; la

conséquence était forcée, puisque les lésions scrofuleuses
sont essentiellement des dépôts caséeux; aussi trouve-t-on
cette doctrine plus ou moins accentuée dans les ouvrages
de Fr. Meckel, Otto, Alison, Glover, John Simon, lequel
finit par conseiller de réserver la qualification de scrofuleuses aux altérations combinées avec des dépôts tuberculeux (1). Plus logiques encore, Barthez et Rilliet écri-
vent la déclaration suivante : « Nous éliminerons de la
scrofule toutes les maladies qui ne sont pas tuberculeuses, ou plutôt nous aimerions mieux voir retrancher
de la nosologie le mot scrofule pour le remplacer par
celui de tuberculisation ». Enfin Craigie, plus rigoureux
que tous les autres, obéit jusqu'en ses dernières conséquences à la théorie de la caséification comme signe de
tubercule, et appelant Tyroma les masses caséeuses des
glandes lymphatiques, il substitue au mot tuberculisation
celui de Tyromatosis, de τυρόσ, fromage (2).

En Allemagne, cependant, la fusion du tubercule et de
la scrofule ne fut pas acceptée de tous; deux grandes
autorités, Autenrieth et Schönlein s'élevaient contre cette
interprétation. Ces cliniciens consacraient dans leur enseignement et dans leurs écrits l'individualité respective
des deux états morbides, et Schönlein s'efforce même

---

(1) Meckel, *Handbuch der pathologischen Anatomie.* Leipzig, 1812-
1818.

Alison, *Transact. of the med. chir. Society of Edinburgh,* 1824.

Otto, *Lehrbuch der pathologischen Anatomie.* Berlin, 1830.

Glover, *On the Pathology and treatment of Scrofula ; being the Fother-
gillian prize Essay for* 1846. London, 1846.

John Simon, *General Pathology.* London, 1850.

(2) Craigie, *Elements of general and path. Anatomy.* Edinburgh,
1848.

d'établir entre les deux lésions des caractères distinctifs :
pour lui la matière scrofuleuse résulte de la transformation d'un tissu normal, tandis que le tubercule, composé
d'une enveloppe et d'un noyau, est un produit de nou--
velle formation qui se développe à la manière d'un
entozoaire, qui renferme une *substance particulière*, et
qui meurt après un certain temps de croissance. En
même temps, l'auteur ajoute cette déclaration intéressante qui nous ramène au cœur de notre sujet : la
phthisie n'est pas toujours dépendante de dépôts tuberculeux, elle est amenée aussi par la suppuration qui
s'établit sur une surface sécrétante de nouvelle formation (1). L'unité de la phthisie dans le sens de Laennec
était ainsi battue en brèche ; il y avait là un retour aux
idées de Baillie et de Vetter ; mais la voix de Schönlein
ne fut point entendue, et lorsque, un peu plus tard, le
microscope intervenant dans le débat, Lebert (2) vint
préciser, sous le nom de corpuscule tuberculeux, l'élément
spécial et caractéristique du tubercule (1844), lorsqu'en
même temps, suivant les errements de Schönlein, il sépara
la scrofule et la tuberculose, la théorie unitaire de Laennec fut encore plus solidement assise : on pouvait, en se
fondant sur la légitime autorité de Lebert, invoquer en
sa faveur les enseignements dus aux nouvelles méthodes

---

(1) Autenrieth, *Specielle Nosologie und Therapie, nach dem Systeme
eines berühmten deutschen Arztes und Professors herausgegeben von
D*r* Reinhard.* Würzburg, 1834.

Schönlein, *Allgemeine und specielle Pathologie und Therapie. Nach
dessen Vorlesungen niedergeschrieben und herausgegeben von einigen
seiner Zuhörer,* 1837 (citations de Virchow).

(2) Lebert, *Muller's Archiv,* 1844. — *Physiologie pathologique,* Paris,
1845.

d'investigation, et si quelque protestation s'élevait çà et
là, elle disparaissait étouffée dans ce concert unanime,
qui semblait assurer à jamais la doctrine de l'illustre
médecin français. D'un autre côté, Lebert avait confirmé
la proposition la plus importante de Laennec, en reconnaissant que la granulation grise est un début possible
et même fréquent du tubercule opaque. Cette opinion,
qui fut acceptée par les anatomo-pathologistes les plus
distingués de l'Allemagne, entre autres par Rokitansky,
Förster (1) et Virchow, a donné lieu en France à de
nombreuses discussions ; toutefois, après une période
d'oscillations à laquelle appartiennent les travaux de
Robin, Lorain, Bouchut, Luys, Vulpian et Empis (2),
l'idée de Bayle fut définitivement abandonnée, et la granulation grise fut réunie au tubercule, dont on n'a vraiment pas le droit de la séparer sous le prétexte qu'elle ne
devient pas toujours opaque et jaune ; c'est encore là
une étrange logique.

(1) Rokitansky, *Lehrb. der path. Anatomie.* Wien, 1846-1855.
Förster, *Lehrbuch der path. Anatomie.* Iena, 1862.
(2) Robin et Lorain, *Compt. rend. de la Société de biologie*, 1854.
Robin et Bouchut, in *Traité pratique des maladies des nouveau-nés* de
Bouchut.
Robin, Art. GRANULATIONS, in *Dict.* de Nysten, 11e édition. Paris,
1858.
Luys, *Études d'histologie pathologique sur le mode d'apparition et
l'évolution des tubercules dans le tissu pulmonaire*, thèse de Paris, 1857.
— *Gaz. hebdom.*, 1861.
Vulpian, *Compt. rend. Soc. de biologie.* 1856. — *Union médicale*,
1861.
Empis, *De la granulie ou maladie granuleuse connue sous les noms de
fièvre cérébrale, de méningite granuleuse, d'hydrocéphalie aiguë, de
phthisie galopante, de tuberculisation aiguë*, etc. Paris, 1865.
Jaccoud, *Notes à la Clinique de Graves.* Paris, 1862.

En résumé, le premier effet de l'intervention du microscope fut la confirmation pleine et entière des conclusions de Laennec : il n'y a qu'une phthisie pulmonaire; — à cette phthisie correspond une lésion unique, le tubercule ; — mais ce tubercule se montre, suivant son âge, sous trois aspects différents : granulation grise, tubercule cru, matières caséeuses ; telle est en peu de mots la doctrine qui fut universellement adoptée après les premiers travaux de Lebert.

Pourtant quelques rares observateurs dont la qualité, on peut le dire, compensait le petit nombre, persistaient dans la tradition de Baillie et de Vetter, et, comme Schönlein, admettaient deux phthisies, l'une avec tubercules, l'autre sans tubercules. C'est ici le lieu de nous arrêter un peu sur ces protestations dont je vous parlais il y a un instant : on attribue généralement à Reinhardt la première atteinte sérieuse portée à la doctrine de Laennec, c'est là une erreur; la part de Reinhardt est belle, et je ne vois pas de raison pour la grossir aux dépens de ses prédécesseurs. Si nous n'avions à enregistrer avant lui que les déclarations de Schönlein, oh! alors, sans doute, il serait juste de faire commencer la rénovation aux travaux de Reinhardt, parce que les propositions de Schönlein ont quelque chose de vague, et que d'ailleurs elles ne sont rien de plus qu'une simple affirmation; mais l'intervalle qui s'est écoulé entre Schönlein et Reinhardt n'a point été stérile, et des enseignements se sont produits, qui ont toute la valeur d'une tentative de réforme ; il convient d'en tenir compte. La plus importante, la plus complète de ces protestations est sans contredit celle de Graves, qui est aussi, je pense,

la première par ordre de date (1) ; laissez-moi vous
rappeler quelques-uns des passages dans lesquels il fait
connaître les conclusions que lui avait imposées son
observation :

« La présence des tubercules dans la phthisie consti-
tuant l'un des phénomènes les plus remarquables, a
absorbé presque entièrement l'attention des médecins ;
et bientôt, attachant à cette lésion une importance exagérée, ils y ont vu la cause de la phthisie.

» Je ne vous décrirai pas ici les différentes formes anatomiques de la tuberculisation ; ce sujet a été traité dans
tous ses détails par Laennec, Andral, Louis et beaucoup
d'autres écrivains ; ce que je tiens à vous dire, c'est que
je n'accorde aux tubercules qu'une influence limitée dans
la production de la phthisie.

» On admet généralement que les tubercules amenant
l'inflammation et la suppuration du parenchyme pulmonaire, sont la cause de la phthisie. Voilà ce dont je doute,
ou plutôt voilà ce que je nie. Pour moi le développement
des tubercules et la consomption sont les conséquences de
cet état constitutionnel, qui donne lieu à ce qu'on appelle
bien à tort l'inflammation tuberculeuse : cet état de la
constitution nous présente en réalité trois processus morbides distincts, avec des lésions correspondantes ; ces
divers processus diffèrent entre eux, mais ils dépendent
d'une seule et même cause.

» Toutes les formes de consomption que j'ai rencontrées jusqu'ici peuvent être rapportées à la même origine :

_____

(1) Graves, *Clinical Lectures.* Dublin, 1845. — *Traduction et annota-
tions* de Jaccoud. Paris, 1862.

cette origine commune, c'est l'état général auquel on a
donné le nom de constitution scrofuleuse. Un des premiers effets de cette disposition constitutionnelle, c'est
la production de tissus qui ne dépassent pas un certain
degré d'organisation ; au nombre de ces tissus, je place
les tubercules : qu'ils se développent dans les poumons,
dans l'encéphale ou dans le foie, peu importe ; qu'ils
revêtent la forme de petites granulations, qu'ils présentent l'aspect de masses molles et jaunâtres, qu'ils
soient infiltrés dans la trame des organes, leur signification est toujours la même; pour moi, j'y vois tout simplement une des modifications morbides par lesquelles
se traduit un état spécial de la constitution.

» Plus la constitution est affaiblie, plus elle est portée
à engendrer des produits d'un vitalité inférieure....... Le
tubercule est pour moi un de ces éléments imparfaits ;
je ne le regarde point comme le résultat de l'inflammation, encore moins comme la cause de la phthisie. Nous
rencontrons bien souvent des malades qui présentent
les symptômes les plus frappants de la phthisie, voire
même la fièvre hectique, qui en est la compagne obligée ; eh bien, malgré la gravité de l'affection pulmonaire, nous ne pouvons découvrir chez eux le moindre
vestige de tubercules.....

» La *pneumonie consomptive* ou la suppuration du
poumon peut exister sans tubercules, de même que
ceux-ci peuvent se développer sans pneumonie scrofuleuse. Ainsi, chez un adulte qui est mort récemment
dans cet hôpital, les poumons étaient solidifiés dans la
plus grande partie de leur étendue ; ils étaient noirs et
ulcérés; ils étaient creusés de cavités sinueuses et rem-

plis de pus scrofuleux, mais ils ne contenaient pas un seul tubercule ; les granulations miliaires faisaient complétement défaut, aussi bien que le tubercule jaune ; toute la masse du poumon était solide, sauf les points dans lesquels il était en suppuration ; *cette suppuration était évidemment la conséquence d'une pneumonie consomptive à marche chronique.* Les lésions de ce genre ne sont point rares ; le professeur Alison et d'autres observateurs en ont rencontré d'analogues, surtout dans la phthisie des vieillards ; mais ils se sont mépris sur leur véritable signification, parce qu'ils étaient sous l'empire de cette idée préconçue, que la solidification du poumon dépendait d'un dépôt tuberculeux.

» Je vous ai dit déjà qu'une des premières manifestations de la constitution scrofuleuse, c'est la formation de la matière tuberculeuse. D'autre part, je vous ai signalé une autre de ces manifestations, à savoir *l'inflammation scrofuleuse du poumon dans laquelle il n'existe pas un seul tubercule.* L'inflammation scrofuleuse de la muqueuse bronchique est une troisième espèce de modalité morbide, à laquelle peut donner lieu l'état constitutionnel ; *cette dernière forme de phthisie* est quelquefois associée à la pneumonie consomptive, mais souvent elle existe seule.

» Les tubercules peuvent exister sans pneumonie et sans bronchite ; la *pneumonie scrofuleuse* peut parcourir toutes ses phases, elle peut aboutir lentement à la *suppuration ulcérative* de l'organe, elle peut tuer enfin, sans qu'il se forme un seul tubercule ; de même encore un malade peut succomber à une bronchite scrofuleuse, sans tubercules et sans pneumonie.

» Laennec a écrit que la bronchite ne hâte jamais la production des tubercules. Je nie, de la façon la plus formelle, la vérité de cette proposition. C'est toujours une chose fort dangereuse chez un individu scrofuleux que le développement d'un catarrhe ou d'une pneumonie *a frigore*, parce que ces maladies ont une influence directe et puissante sur la genèse des tubercules et sur la suppuration du poumon. Dans ces conditions, la portion affectée du poumon est exposée plus que toutes les autres à la suppuration consomptive...... Une bronchite commune devient chez un scrofuleux le point de départ d'une bronchite scrofuleuse, et *une pneumonie simple aboutit à l'induration et à l'ulcération pulmonaires* qui caractérisent la phthisie. »

Méditez cet enseignement, messieurs, dégagez-en avec impartialité la signification, vous y trouvez *la dualité de la phthisie* qui est tuberculeuse et non tuberculeuse ; vous y trouvez *la pneumonie consomptive et ulcérative* signalée comme la lésion ordinaire de la phthisie sans tubercules ; vous y trouvez, enfin, *la bronchite consomptive* qu'a indiquée Niemeyer, bien des années après, comme l'une des causes possibles de la phthisie non tuberculeuse. En vérité, *la doctrine dite aujourd'hui nouvelle est là tout entière ;* les difficultés de l'appréciation *post mortem* sont seules passées sous silence. Eh bien, avant Reinhardt, Addison a abordé ce sujet, et non-seulement il a signalé ces difficultés nées de la similitude d'aspect, mais il en a très-bien indiqué la cause anatomique. Admettant pour la pneumonie chronique une forme qu'il appelle granuleuse (le nom est mauvais parce qu'il prête à l'équivoque), Addison regarde cette forme comme un lien entre la

phthisie et la pneumonie aiguë commune ; puis, il fait remarquer que l'aspect granuleux résulte simplement de ce
que l'inflammation a affecté des lobules où des groupes
d'alvéoles isolés, lesquels disséminés dans le poumon
prennent ainsi l'aspect tuberculeux ou framboisé ; mais,
ajoute-t-il, ces indurations granuleuses sont plus molles
et plus souples que le tubercule ordinaire. Un peu plus
tard, dès les premières éditions de son ouvrage, Turnbull, confirmant par ses observations la description
d'Addison, y ajoute cette donnée importante, que cette
pneumonie granuleuse ou pseudo-tuberculeuse peut coïncider avec des tubercules vrais, et dans l'un des faits
qu'il cite à l'appui de son assertion, il signale la muqueuse bronchique comme le point de départ du processus : la muqueuse des bronches, dit-il, était extrêmement rouge, et il semblait que l'inflammation s'était
étendue de là à des lobules et à des groupes de cellules,
lesquels une fois solidifiés avaient pris l'aspect tuberculeux.
Puis, faisant un pas de plus qu'Addison, Turnbull fait
remarquer que dans toutes ces formes d'induration, si la
matière exsudée n'est pas résorbée, elle dégénère comme
le tubercule, de sorte que ces pneumonies chroniques
donnent lieu à des cavernes qui sont à peine différentes des
cavernes tuberculeuses ; enfin, et c'est encore ici un point
entièrement original, l'auteur ébauche un diagnostic
différentiel entre la phthisie par induration chronique
du poumon et la phthisie commune ; et revenant à la
thérapeutique, qui est le principal objet de son livre, il
écrit cette proposition, qui précise une fois de plus son
opinion sur la dualité de la phthisie et sur les suites
possibles des processus pneumoniques : « Je crois que

· les cavités qui sont produites par le ramollissement des indurations précédemment décrites, ne sont guère plus, ou pas plus justiciables du traitement que les cavités de nature tuberculeuse (1). — Tel a été, messieurs, le véritable enchaînement des progrès, telle a été la filiation qui a transformé la dualité vague de Baillie et Schönlein en une doctrine précise opposée à l'unité de Laennec ; je m'étonne que même dans les monographies sur la matière, l'historique de cette question ait été présenté avec une regrettable inexactitude.

Certes, il n'y a pas encore dans ces travaux la description micrographique des lésions qui simulent le tubercule ; on n'y voit pas non plus l'examen des rapports qui unissent les lésions inflammatoires pseudo-tuberculeuses à l'infiltration grise ou jaune de Laennec, mais la doctrine est là dans ses parties fondamentales, et il n'appartient à personne de supprimer cette période préliminaire au profit de Reinhardt et de ses successeurs.

C'est dans le travail de Reinhardt (2) que sont abordées et résolues les deux questions anatomiques que je viens de rappeler ; prenant à partie l'infiltration dite tuberculeuse de Laennec, le prosecteur de Berlin en établit l'origine inflammatoire, il enseigne que ces produits phlegmasiques n'étant ni éliminés ni résorbés, subissent la transformation graisseuse ; il montre que ces altérations

---

(1) Addison, *London med. Gaz.*, 1842. — *Guy's Hosp. Reports*, 1845. Turnbull, *An Inquiry into the Curability of Consumption.* Liverpool, 1850. — London, 1859.

(2) Reinhardt, *Uebereinstimmung der Tuberkelablagerung mit de.r Entzündungsprodukten (Annalen des Charité Krankenhauses zu Berlin,* 1850).

résultent de pneumonies catarrhales, et il explique de la
même manière qu'Addison la similitude d'aspect qui
existe entre elles et les vrais tubercules ; les alvéoles
remplis de ces produits graisseux se dessinent, soit
par points isolés, soit par petits groupes confluents,
et apparaissent comme des tubérosités; de là l'erreur.
Ces descriptions étaient précises, ces distinctions étaient
complètes, mais une faute terminologique, dictée sans
doute par un reste d'obéissance aux idées régnantes,
maintint encore la confusion qui avait si longtemps
obscurci le sujet : Reinhardt adopta le nom de pneumonies tuberculeuses pour désigner ces infiltrations qu'il
avait anatomiquement séparées du tubercule proprement
dit, et en cela il ne fut guère mieux inspiré qu'Addison
qui avait proposé la désignation de tubercules inflammatoires pour les nodosités pneumoniques pseudo-tuberculeuses.

C'est vers cette époque, messieurs, qu'intervient Virchow, et il ne sera pas sans intérêt de vous exposer les
modifications successives que ses études ont apportées
dans ses conclusions ; il les a rappelées lui-même dans le
travail historique dont je vous ai précédemment parlé (1).

Dans un premier mémoire qui date de 1847, Virchow
se borne à montrer qu'il n'y a aucun élément spécifique

(1) Virchow, *Dessen Archiv*, I, 1847. — *Die Tuberkulose in ihrer
Beziehung zur Entzündung, Scrofulose und Typhus* (*Verhandlungen der
phys. med. Gesellschaft in Würzburg*, 1850). — *Eodem loco*, 1851. —
Ueber die Verschiedenheit der Phthise und Tuberkulose (*Eodem loco*,
1852). — *Handbuch der spec. Pathologie und Therapie*, I. Erlangen,
1854. — *Wiener med. Wochenschrift*, 1856. — *Cellularpathologie*.
Berlin, 1858.

dans la substance caséeuse, et que certains foyers caséeux
qu'on rencontre dans le cancer , et qui ont été pris par
Bayle et Laennec pour du tubercule, ne sont pas autre
chose que des amas de tissu cancéreux épaissi et dégé-
néré; sous l'empire de la doctrine dominante qui faisait
de l'état caséeux la caractéristique des tubercules, Virchow
désigne cette caséification sous le nom de métamorphose
tuberculoïde (phymatoïde de Lebert); mais déjà il indique
qu'elle n'est point spéciale au cancer, et qu'on observe des
altérations toutes semblables dans le foie, dans la carie
des os, dans les abcès prévertébraux et dans les bronches
oblitérées ; il signale la confusion qui a été faite de ces
altérations avec le tubercule, et fait remarquer que,
dans tous ces cas, le caséeux n'est autre chose que du pus
épaissi.

En 1850, l'auteur établit que le tubercule, dans sa
forme initiale de granulation grise, a une organisation cellulaire, qu'il naît par prolifération des tissus préexistants,
mais que plus tard il meurt et subit la même métamorphose tuberculoïde qui a été observée par lui
dans le cancer et le pus. Dans ce même travail, il montrait la véritable nature des corpuscules, dits tuberculeux, de Lebert et Gluge, et, après avoir fait connaître
la caséification des produits scrofuleux et typhiques, il
déclarait que la métamorphose tuberculoïde n'est point
le caractère d'un processus spécifique, d'une constitution spéciale.

L'année suivante, Virchow, se rapprochant en cela de
Graves et de Turnbull, enseigne que la formation des cavernes dans le poumon a lieu de diverses manières, et n'appartient point à un processus spécifique ; puis il résume

ses idées sur le tubercule en ces quelques propositions
que je reproduis textuellement : « La tuberculisation ou
la métamorphose tuberculoïde consiste en une transformation particulière d'éléments de tissus soit anciens,
soit nouveaux ; cette transformation est constituée par la
suspension des processus nutritifs et formateurs, par la
mortification, la nécrose des éléments de tissu avec résorption périphérique consécutive des parties liquides, et
dessiccation des parties soustraites à la nutrition. Cette
métamorphose doit être rangée à côté de la dégénérescence graisseuse, cireuse, athéromateuse, mais elle ne doit
point être rapprochée de l'inflammation, de l'hydropisie,
de la suppuration ou de la formation cancéreuse. Les
processus qui président à la production des tissus à tu-
berculiser ont tantôt le caractère de l'hypertrophie simple, tantôt celui de la suppuration, de la formation cancéreuse ou sarcomateuse, de l'infiltration typhique ou
morveuse. En conséquence, il y a une tuberculisation inflammatoire, une cancéreuse, une typhique, une sarcomateuse, etc. » La tuberculisation était donc simplement un
mode de terminaison de diverses lésions locales, idée
qui est encore très-nettement exprimée dans cette autre
proposition du même mémoire : « La scrofulose est la
maladie constitutionnelle qui amène le plus souvent la
tuberculose, c'est-à-dire des altérations locales qui se
terminent régulièrement par tuberculisation. »

La description anatomique complète du processus caséeux, la démonstration de cet état dans les altérations
locales les plus diverses, voilà ce qui était vraiment nouveau dans ces études; mais l'application de ces données
à la phthisie pulmonaire, les conséquences de ces faits pour

l'interprétation générale du tubercule manquaient entièrement, et telle était encore l'influence des idées de
Laennec, que Virchow ne réussissait pas à s'en dégager; il
avait, lui, le premier, montré que la caséification n'a rien
de spécifique, qu'elle n'est pas propre au tubercule, et
cependant il l'appelait métamorphose tuberculoïde, et
donnait au processus local, dans son ensemble, le nom
de tuberculisation. S'il se fût arrêté là, son intervention
demeurait stérile pour la question de la phthisie; tout se
bornait à l'acquisition de quelques faits anatomiques.

Mais, en 1852, Virchow publie un autre travail dont
le titre seul fait entrevoir un point de vue tout nouveau,
nouveau du moins pour ceux qui, comme lui, laissaient
dans l'oubli Graves, Addison, Turnbull et Reinhardt;
Sur la différence de la phthisie et de la tuberculose, tel
est le titre de ce mémoire. L'auteur rompt sans retour
avec les idées de Laennec; il repousse l'état caséeux comme
signe distinctif du tubercule; mais, plus logique cette
fois, il condamne en même temps les expressions, tuberculisation et métamorphose tuberculoïde, dont il s'est si
longtemps servi, et il les remplace par la dénomination
de métamorphose caséeuse, qui exprime sans équivoque, sans interprétation, le simple fait anatomique.
Puis, soucieux de soustraire ses conclusions nouvelles à
toute ambiguïté, il ajoute que le tubercule vrai, c'est-à-
dire le produit spécial granuleux et organisé, peut lui-
même devenir caséeux, comme le deviennent, dans
d'autres cas, le pus, le cancer, le sarcome, les masses
typhiques; en un mot, dit-il encore, le caractère caséeux
n'est point une marque spécifique du tubercule, ce n'est
qu'une forme, très-fréquente, il est vrai, de l'involution.

Conduit de la sorte à aborder le côté pratique de la question, Virchow retrouve alors la dualité de la phthisie, qui est liée tantôt à des altérations caséeuses simples, tantôt à des tubercules, ou plus précisément à des granulations à évolution caséeuse; et revenant encore sur ce sujet dans ses leçons de 1856, il formule cette proposition, qui peut être considérée comme le résumé et l'expression finale de ses observations : « l'histoire de la phthisie a beaucoup plus à faire avec des hépatisations caséeuses qu'avec des tubercules. »

Ainsi fut définitivement renversée la pétition de principe qui avait servi de base à l'édifice de Laennec, et dont les efforts de Graves, les enseignements d'Addison, de Turnbull, de Reinhardt n'avaient pu faire justice. Vous voyez, messieurs, que la réforme n'a point été l'œuvre d'un seul, et qu'elle est issue graduellement du concours de plusieurs. Sur le terrain anatomique la question était ainsi résolue : la granulation grise est le stade initial du tubercule jaune ; — la granulation-tubercule peut subir la métamorphose caséeuse ; — le tubercule n'est pas le seul élément qui présente cette transformation ; — l'état caséeux et toutes ses suites, c'est-à-dire le ramollissement et l'ulcération, peuvent être produits, en l'absence de tubercules, par des infiltrations pneumoniques qui évoluent mal, notamment, mais non exclusivement, par les pneumonies catarrhales ; — l'infiltration dite tuberculeuse de Laennec est étrangère au tubercule vrai, c'est une lésion pneumonique ; — dans des poumons caséifiés par pneumonie, des tubercules vrais, des granulations, peuvent se développer secondairement ; — des infiltrations pneumoniques peuvent avoir lieu dans des poumons déjà tuberculeux, et aggraver les désordres. produits par les granulations préalables.

En cette situation, vous le concevez, il n'est pas possible de conserver à l'expression phthisie pulmonaire le sens restreint que lui avait imposé Laennec, en la prenant comme synonyme de tubercules du poumon ; il faut revenir à l'acception traditionnelle du mot, et lui attribuer la signification exclusivement clinique de consomption ayant sa cause dans le poumon. Du moment, en effet, qu'il y a deux groupes de lésions pouvant donner lieu à la phthisie, il faut laisser à ce terme un sens générique qui puisse embrasser sans équivoque *toutes les lésions phthisiogènes* (1), et préciser l'espèce par une qualification qui ne soulève aucune ambiguïté ; la dualité anatomique doit être représentée par la dualité nominale, et les termes *phthisie granuleuse* ou *tuberculeuse*, d'une part, *phthisie pneumonique* ou *caséeuse*, d'autre part, doivent remplacer l'expression vicieusement univoque de phthisie. Et quand bien même la doctrine anatomique n'aurait pas sa corrélative en clinique, en d'autres termes, quand bien même l'unité clinique de la phthisie pulmonaire subsisterait intacte, cette réforme du langage médical n'en serait pas moins d'une absolue nécessité, pour peu qu'on eût souci d'éviter l'équivoque et d'adapter les mots à l'évolution des idées.

A plus forte raison doit-il en être ainsi, puisque la clinique a marché de pair avec les progrès de l'anatomie pathologique. Il n'est personne aujourd'hui qui soutienne la constance du rapport entre la phthisie et la tuberculose ;

(1) Jaccoud, *Traité de pathologie interne*, II. Paris, 1871.

les conclusions sur ce sujet sont encore dissemblables, c'est vrai, mais les divergences n'ont trait qu'au mode d'interprétation et à la fréquence relative des diverses formes ; sur le point fondamental, l'accord est fait, je l'espère du moins. C'est ce que vous reconnaîtrez aisément vous-mêmes après l'exposé des opinions actuelles, qui sont au nombre de trois.

L'une, qui est la première par ordre de date, mais qui perd tous les jours du terrain, n'est autre que l'idée de Reinhardt ; on accepte la dualité anatomique, mais on lui donne une interprétation qui repousse la dualité clinique : les lésions purement inflammatoires et caséeuses, les lésions pneumoniques non tuberculeuses sont rattachées à la même prédisposition que les tubercules, et considérées, elles aussi, comme des manifestations de la diathèse tuberculeuse. A cette manière de voir doit être rattachée l'hypothèse d'Hérard et Cornil ; non-seulement ils regardent les pneumonies caséeuses comme des altérations liées à la diathèse spécifique, mais ils ne sont pas éloignés d'admettre des tubercules virtuels dans les cas même où l'examen direct n'en révèle aucune trace ; c'est aux pièces anatomiques de ce genre qu'ils appliquent cette étrange supposition : Il n'y a pas de tubercules maintenant, mais il y en a eu au début (1).

Une deuxième opinion, qui est celle de Lebert, est également absolue, mais en sens opposé. Dans un travail

---

(1) Hérard et Cornil, *Traité de la phthisie pulmonaire*. Paris, 1867.
Voyez la discussion qui a eu lieu dans le *Congrès médical international de Paris*, 1867.

publié en 1867, le professeur de Breslau décrit la phthisie
sous le nom de pneumonie chronique disséminée, et il
restreint la tuberculose vraie aux formes rapides et aiguës, et aux poussées secondaires qui éclatent durant la
phthisie chronique ou pneumonique. Un peu plus tard
(1870), Aufrecht, appuyé sur de nombreuses observations,
s'est prononcé de la même manière. D'après lui, tout ce
qui a été attribué au tubercule doit être rapporté à la
broncho-pneumonie. Cette manière de voir peut paraître
trop exclusive, mais elle n'est pas cependant très-éloignée
de la vérité (1).

Reste, vous le pressentez, une opinion intermédiaire qui
peut être ainsi résumée : la maladie appelée phthisie pulmonaire est liée tantôt à la tuberculose ou granulose
chronique, tantôt à des pneumonies à évolution caséeuse
sans granulations initiales. Cette doctrine, que l'on attribue à tort à Niemeyer peut, à la rigueur, être reportée
jusqu'à Baillie et Vetter ; mais, en tout cas, elle appartient à Graves, dont la pneumonie et la bronchite con-
somptives ont été injustement oubliées ; après quoi, il
convient encore de retenir l'enseignement d'Addison, de
Turnbull et de Virchow. Cette opinion mixte me paraît
rallier aujourd'hui le plus grand nombre des observateurs, mais la fréquence relative des deux espèces de
phthisie n'est point encore établie ; les uns admettant
une fréquence à peu près égale, les autres, parmi lesquels
Slavjansky, Sangalli, Somma et moi-même, considérant

---

(1) Lebert, *Grundzüge der ärztlichen Praxis*. Tübingen, 1867.
Aufrecht, *Die käsige Bronchopneumonie (Lungenschwindsucht)*. (*Berlin.
klin. Wochens.*, 1870.)

la phthisie pneumonique comme étant de beaucoup la plus commune.

Arrivé au terme de cet historique qui vous aura pleinement éclairés, je l'espère, sur les phases successives et sur la position actuelle de la question, j'ai à établir la vérité de la doctrine, dont je n'ai cessé de rechercher la vérification depuis que j'ai étudié les leçons de Graves ; ainsi que je vous l'ai annoncé au début, c'est sur l'examen des faits cliniques que j'entends baser ma démonstration.

DOUZIÈME LEÇON

TUBERCULOSE. — PHTHISIES PULMONAIRES.

(SUITE.)

Dualité de la phthisie. — Du rapport entre la consomption et le ramollissement ulcéreux du poumon. — L'ulcération du poumon est la
condition anatomique de l'état de phthisie.
Valeur respective des observations anatomiques et des faits cliniques. —
Des conditions qu'ils doivent remplir et de certaines difficultés d'interprétation.
Observation d'une pneumonie phthisiogène suivie depuis le frisson initial
jusqu'à la mort. — Résultats de l'autopsie. — Enseignements de ce
fait. — Quelques observations analogues.
De la fréquence relative de la phthisie pneumonique et de la phthisie
tuberculeuse.

MESSIEURS,

La proposition dont je vous dois aujourd'hui la preuve
est la suivante, permettez-moi de vous la rappeler : il y a
deux espèces de phthisie ; l'une, qui mérite le nom de
phthisie pneumonique ou caséeuse, est due à l'évolution
mauvaise de produits pneumoniques, sans tuberculose
primordiale ; l'autre, qui seule doit être dite phthisie tuberculeuse, est due à l'évolution de granulations ou tubercules, lesquels déterminent secondairement des lésions
pneumoniques. Si au lieu de rechercher les différences

qui séparent ces deux phthisies, nous voulons saisir le
lien qui les rapproche, au point de vue anatomique,
nous voyons que le fait commun le plus significatif consiste dans le ramollissement des produits anormaux contenus dans le poumon, et dans l'ulcération contemporaine
ou consécutive du tissu même de l'organe ; ces ulcérations, très-petites au début, sont bornées alors aux cloisons alvéolaires, aux canalicules respirateurs qui établissent la communication entre la bronchiole terminale et le
lobule proprement dit (portion alvéolaire de Colberg),
puis elles se fusionnent et s'étendent par suite des progrès de l'élimination et de la nécrobiose, et elles arrivent
à former ces pertes de substance auxquelles on a donné
le nom de cavernules, cavernes. Ce ramollissement ulcéreux est la base anatomique de l'état de phthisie (1) ;
jusque-là, le malade peut être dit tuberculeux ou bien
affecté de pneumonie, il ne doit pas être dit phthisique,
pas plus s'il s'agit de tuberculose que s'il est question
de pneumonie caséeuse ; l'ulcération lente du poumon,
voilà ce qui fait l'état chronique appelé phthisie, et l'on
peut d'un mot séparer les *pneumonies phthisiogènes* de
toutes les autres en les dénommant *pneumonies ulcératives*.

La justesse de cette équation anatomo-clinique vous
apparaîtra entière et évidente, si vous réfléchissez un
instant aux caractères symptomatiques des autres lésions
graves des poumons. Voyez la pneumonie fibrineuse, lobaire, qui devient chronique à la période d'hépatisation,
et ne subit pas de ramollissement ultérieur ; elle peut

(1) Jaccoud, *Traité de pathologie interne*, 1871.

bien tuer le malade, mais elle le tue par l'asphyxie lente
et l'insuffisance nutritive qui en est la suite ; rien ne
vous rappelle ici le tableau caractéristique de la phthisie. — Considérez la pneumonie interstitielle (sclérose)
qui est assez grave pour causer la mort ; vous observez
des phénomènes de dyspnée et d'anoxémie, de l'œdème,
de la cyanose, un ensemble enfin qui se rapproche de celui
des maladies organiques du cœur, mais vous chercheriez
vainement quelques-uns des traits de l'état de phthisie.
— Rappelez-vous les pneumonies catarrhales ou fibri-
neuses qui doivent à une résolution imparfaite une longue
période de ramollissement ; quelque prolongée que soit
cette phase douteuse, tant que le ramollissement porte
seulement sur les produits exsudés, les symptômes de
phthisie font défaut ; vous avez tous les signes physiques d'une liquéfaction intrapulmonaire, vous n'avez pas
la consomption ; mais du jour où le ramollissement prend
le caractère ulcératif, en d'autres termes, du jour où la
nécrobiose, au lieu d'être limitée à l'exsudat, atteint le
tissu qui le circonscrit, alors surviennent les phénomènes spéciaux de la phthisie. — Examinez enfin les maladies ulcératives aiguës du poumon, la gangrène par
exemple, ou bien les vomiques purulentes, suites de
pneumonie ou de pleurésie, vous trouverez que la mort
est produite par suffocation, par asphyxie lente ou
par septicémie, et qu'elle n'est point précédée d'un
état comparable à la consomption. La conclusion s'impose d'elle-même : le ramollissement ulcératif, l'ulcération lente du poumon, voilà l'état anatomique qui
répond au syndrome clinique phthisie pulmonaire ; jusqu'à ce moment, il y a de la tuberculose, il y a de la

pneumonie caséeuse de forme quelconque, mais il n'y a pas de phthisie.

Les choses étant ainsi, il semble au premier abord que rien ne doive être plus facile que de démontrer les deux espèces de phthisie en interrogeant uniquement l'anatomie pathologique; il y aura dans les deux conditions des ulcérations petites ou grandes, mais dans un cas on rencontrera en outre les granulations spéciales, et dans l'autre cas on ne pourra qu'en constater l'absence. Eh bien! messieurs, il n'en est rien, la situation est autre, et cela pour plusieurs raisons que je ne veux point vous celer. Alors même qu'ils sont au début entièrement indépendants de la tuberculose, les processus pneumoniques caséeux, ceux que j'appelle phthisiogènes, sont souvent compliqués, après un temps fort variable, d'une production secondaire de granulations ; à l'autopsie, on trouve alors des lésions complexes, pneumoniques et granuleuses, et l'interprétation devient difficile et contestable, pour ceux-là, du moins, qui n'ont pas encore analysé un certain nombre de faits semblables. D'une autre part, dans la tuberculose vraie, les granulations primordiales peuvent disparaître jusqu'à la dernière, sous l'influence de la nécrobiose et de l'ulcération ; sur ce fait vrai repose cette proposition qui n'est qu'un artifice d'argumentation, mais à laquelle l'anatomie ne peut opposer aucune réponse satisfaisante : il n'y a pas de granulations, c'est vrai; mais il y en a eu. Enfin, il faut compter encore avec une autre objection, dernier refuge, dernière échappatoire des partisans quand même de l'unité : il y avait des granulations, mais vous n'avez pas su les trouver. Les anatomo-pathologistes qui ont inventé cet argument écrasant, joignent, je n'en doute pas, une pratique infaillible à une science universelle, mais pourtant le silence est, selon moi, la seule manière de répondre à une semblable insinuation, qui me paraît n'avoir rien de commun avec la logique scientifique.

Mais les remarques sur lesquelles j'ai d'abord appelé votre attention ont une bien autre portée, car elles ont cette conséquence qu'un problème qui semble purement anatomique ne peut être résolu par l'anatomie pathologique seule ; la démonstration de la dualité des phthisies doit être demandée au concours de l'anatomie et de la clinique ; la première vous a montré comment la question doit être posée, la clinique seule peut enseigner comment elle doit être jugée. Les antécédents, le mode de début, les symptômes, la marche de la maladie, voilà, messieurs, ce que vous devez interroger, pour avoir les éléments d'une appréciation précise et rigoureuse.

Il résulte de là que tous les faits cliniques ne peuvent être invoqués ; par cela même que les conclusions sont encore mal assises et contestées, il n'y a d'utiles au débat que les cas entièrement probants, et ils ne peuvent l'être que s'ils ont été suivis dès le début, j'entends le début réel et non le début apparent ; ou si, à défaut, les renseignements donnés par le malade sont assez nets pour qu'on puisse en reconstituer fidèlement l'histoire complète.

Ces conditions sont pleinement réalisées, je pense, par le fait dont je vais vous entretenir.

Le 3 octobre 1871, à la première heure du jour, arrivait dans notre salle Saint-Jérôme, n° 24, un homme de trente-sept ans qui avait été pris la nuit même, deux ou

trois heures auparavant, d'un violent point de côté, et
d'un frisson des plus intenses qui avait provoqué un
c'aquement de dents et un tremblement prolongés. Cet
individu s'était couché en parfaite santé, il n'avait fait aucune imprudence qui pût expliquer l'explosion de ces
accidents. À la visite du matin, peu de moments après
son entrée, le frisson avait fait place à une chaleur fébrile très-marquée, le thermomètre dépassait 40°, le pouls
était plein, vif et fréquent, la peau chaude et sèche, la
respiration était accélérée, pénible, saccadée, la toux était
sèche et rare. L'examen de la poitrine ne révélait aucune
anomalie ni à la percussion ni à l'auscultation, ce qu'on
devait présumer, du reste, en raison de l'invasion toute
récente du mal; quant à l'existence d'une affection aiguë
de l'appareil respiratoire, on ne devait pas même en douter, en raison de la soudaineté du frisson, de la violence du
point de côté et de l'intensité de la dyspnée.

Le lendemain, 4 octobre, les signes physiques sont appréciables et significatifs : au niveau du lobe inférieur du
poumon gauche il y a quelques râles sous-crépitants fins,
et dans la même région, la percussion donne un son franchement tympanique; ce phénomène, dans ces conditions, est lié; vous le savez sans doute, à une induration
pulmonaire en voie de formation, mais encore profonde.
Dès le jour suivant, le tympanisme a fait place à de la
matité avec augmentation des vibrations thoraciques; les
râles sous-crépitants ont pris le caractère crépitant vrai,
et sont mêlés à du souffle bronchique avec bronchophonie;
l'expectoration est sanglante, visqueuse, adhérente; bref,
nous avons tous les signes d'une pneumonie fibrineuse
lobaire occupant le lobe inférieur du poumon gauche.

Le 6 octobre, la matité est plus complète encore, les râles crépitants ont disparu, le souffle et la bronchophonie sont à la fois plus étendus et d'un timbre plus retentissant ; de plus, dans les parties supérieures du même poumon, là où la sonorité est normale, on perçoit, surtout après la toux et dans les fortes inspirations, des bouffées de râles pseudo-crépitants à bulles extrêmement fines, et l'on constate, disséminés dans toute l'étendue du poumon droit, des rhonchus moins abondants et un peu plus volumineux ; de ce côté, la sonorité n'est pas altérée. Il ne n'agit donc point d'une simple pneumonie lobaire, et le diagnostic doit être formulé : pneumonie catarrhale disséminée avec hépatisation du lobe inférieur gauche. — A ce moment, le point de côté était beaucoup moins fort ; la fièvre moins vive était maintenue entre 38° et 39° ; la toux était plus fréquente et moins pénible.

Les antécédents du malade ne présentaient aucune particularité notable, mais, pour être négative, l'anamnèse n'en avait pas moins ici une importance considérable. Cet homme était d'une constitution au-dessous de la moyenne ; néanmoins, il n'était point sujet à s'enrhumer, il ne toussait pas habituellement, il n'avait jamais craché de sang, et n'avait présenté aucun accident qui pût être rapporté à la scrofulose ; de plus, il n'y avait dans sa famille ni scrofule ni maladies chroniques de l'appareil respiratoire. La pneumonie actuelle était donc primitive, indépendante de toute diathèse, et la débilité du patient, qui avait beaucoup souffert pendant le siège de Paris, était la seule circonstance qui pût assombrir le pronostic. Toutefois, il y avait aussi dans les allures de la maladie une anomalie qui éveillait en moi une certaine préoccupa-

Figure 3. Pneumonie phthisiogène (Caséuse) double. — Homme de 37 ans; Salle 5! Jérôme N.º 24.

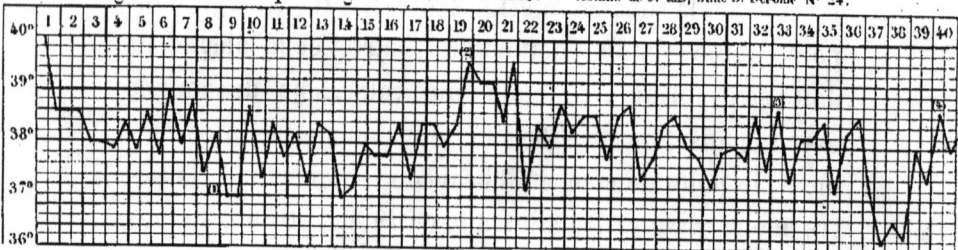

(1) Fausse défervescence. — (2) Péricardite. — (3) Endocardite. — (4) Caverne de la base gauche. —

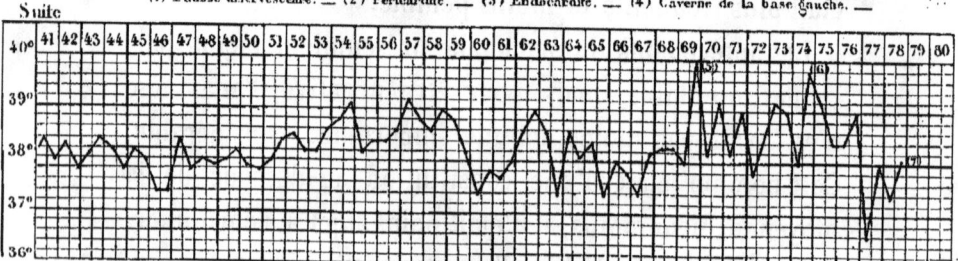

(5) Pleurésie gauche vers le péricarde. — (6) Pleurésie diaphragmatique gauche. (7) Température à 6 h. Soir; Mort à 9.

tion ; dès le second jour, la fièvre tombait à 38°,6 et cessait dès lors d'atteindre les chiffres élevés qui caractérisent
la pneumonie lobaire franche ; bien souvent, en présence
de ce fait, je suis revenu à l'examen du poumon gauche,
et chaque fois j'ai constaté dans le lobe inférieur les
signes certains d'une hépatisation parfaite ; il n'y avait pas
à en douter : avec la pneumonie catarrhale existait une
solidification fibrineuse de tout un lobe, laquelle était
même apparue la première ; mais les caractères de la fièvre
étaient ceux de la pneumonie lobulaire, et je prévoyais
dès lors que la marche générale de la maladie serait celle
du catarrhe, plutôt que celle de la pneumonie fibrineuse
commune.

Un instant j'ai cru cette prévision mal fondée. En voyant,
le huitième jour au matin, la température tomber à 37°,6,
atteindre, le soir, seulement 38°2, pour présenter, au
matin du neuvième jour, le chiffre presque sous-normal
de 37°, je pensai que nous avions, contre mon attente,
une défervescence critique légitime, et cette espérance parut plus fondée encore lorsqu'au soir de ce même jour on
observa un degré thermique égal à celui du matin (*voy. le
tracé ci-joint*, fig. 3). Mais le lendemain matin l'illusion
était dissipée ; la chaleur était remontée à 38°,6 sans
qu'on pût attribuer cette ascension à une alimentation
animale, et il était clair que nous avions eu une fausse défervescence, à la production de laquelle n'avait sans doute
pas été étranger le sulfate de quinine qui avait été administré dès le septième jour. Du reste, il ne s'était produit
aucune modification dans l'état physique du poumon ; les
râles indicateurs de la pneumonie catarrhale, la matité,

le souffle et la bronchophonie de l'induration lobaire, tout persistait comme devant.

A partir de ce moment, la fièvre a pris un caractère rémittent irrégulier, l'exaspération ayant lieu parfois le matin, et elle s'est toujours maintenue à des chiffres relativement bas, dont l'uniformité n'a été interrompue que par les complications aiguës survenues dans le cours de la maladie.

Les altérations pulmonaires sont demeurées complétement stationnaires jusqu'au quinzième jour ; alors nous avons commencé à saisir de notables modifications dans le poumon droit ; au sommet, de la submatité et de la respiration soufflante, et un peu plus tard, dans toute l'étendue de ce côté, des zones irrégulières de matité et de sonorité, et, au milieu des râles, du souffle et de la bronchophonie. A gauche, aucun changement appréciable.

Il était facile dès lors de saisir les caractères et de prévoir l'évolution de la maladie, et le diagnostic pneumonie caséeuse double fut affirmé.

C'est à ce même moment, au dix-neuvième jour, que nous avons eu une recrudescence fébrile qui ramena le chiffre 39°,6, c'est-à-dire, à quatre dixièmes près, le degré du début ; cette exacerbation momentanée, qui coïncidait avec une aggravation du malaise général et de la dyspnée, avait sa raison d'être dans une légère péricardite sèche que révélait un frottement limité, mais très-net, perceptible à la main et à l'oreille ; un peu plus tard, vers le trente-huitième jour, alors que les signes de péricardite étaient notablement atténués, est apparu à la pointe du cœur un souffle systolique de rudesse moyenne, que nous avons rapporté au développement d'une endocardite mitrale. Je vous indique ce fait par anticipation, afin de n'avoir pas à revenir sur ces complications cardiaques, qui ont été sans influence sur la marche générale de la maladie.

Dans les premiers jours de novembre, l'expectoration, qui était restée muqueuse depuis qu'elle avait cessé d'être sanglante, prit un nouveau caractère : elle devint puriforme, puis purulente, et son abondance augmentait de jour en jour. Ce phénomène a coïncidé avec les premiers changements saisissables dans l'état du poumon gauche ; le souffle bronchique dur et sonore du lobe inférieur fut, pour la première fois, mêlé de quelques râles fins, lesquels devinrent rapidement plus gros et plus nombreux ; le bloc pneumonique, si longtemps compacte et homogène, subissait enfin la dissociation par liquéfaction, mais il était impossible d'attribuer à ce phénomène une signification favorable et d'y voir l'indice d'une résolution tardive ; loin de s'améliorer, l'état du malade devint, dès cet instant, plus mauvais : la fièvre persistait avec ses oscillations irrégulières, la nouvelle phase de la lésion constituait une aggravation certaine ; il était évident que le travail de ramollissement n'était point borné à l'exsudat, et qu'il envahissait le tissu même du poumon, prenant ainsi le caractère ulcératif qui sépare, selon moi, la pneumonie phthisiogène de la phthisie conformée. Cette interprétation, que dictaient l'ensemble de la situation du malade et les caractères toujours plus accusés de l'expectoration, fut bientôt démontrée par la modification des signes stéthoscopiques ; en grossissant sans cesse, les râles arrivent au timbre cavernuleux, le souffle perd décidément le caractère tubaire pour prendre par places le caractère cavitaire, la bronchophonie dans ces points devient articulée ; la toux d'abord, puis les fortes inspirations provoquent l'explosion de gros râles étendus, un gargouillement, en un mot, qui prouve la communication anormale des cavités lobulaires, et conséquemment la destruction partielle des cloisons qui les séparent. Ce travail de nécrobiose a marché, d'ailleurs, avec une surprenante rapidité ; c'est le 1er novembre, au trentième jour de la maladie, que j'ai constaté les premiers vestiges de ramollissement, et le 11 le lobe inférieur gauche était transformé en une vaste caverne au niveau de laquelle chacun de vous a pu percevoir les signes caractéristiques de ce genre de lésion : râles caverneux, gargouillement, souffle cavitaire quasi-amphorique, pectoriloquie distincte, non-seulement quand le malade parle à voix haute, mais aussi quand il articule à voix basse ; vous savez, messieurs, que cette pectoriloquie aphonique, sur laquelle mon ami Baccelli a appelé l'attention, est, avec le gros gargouillement, le signe le plus positif des ulcérations ou excavations pulmonaires.

Durant cette quinzaine, l'état du malade a subi de profondes modifications : les forces relativement conservées jusqu'alors se sont prostrées, l'amaigrissement a fait des progrès si rapides que le patient en devenait méconnaissable ; en même temps s'est établie une diarrhée médiocre qui a persisté, et des sueurs nocturnes profuses sont venues hâter la dégradation de l'organisme, et achever le tableau de l'état de consomption. Avant le début du ramollissement, le malade était simplement un fébricitant ; à la fin de cette quinzaine, c'était un phthisique dans toute l'acception du terme. Vous pouvez con-

stater sur le tracé que dans les derniers jours du travail
d'ulcération, il y a eu, pendant trente-six heures, une
température de collapsus ; il est bon de noter que cette
hypothermie n'était point imputable à une action thérapeutique, car le malade était soumis depuis longtemps
au traitement tonique et stimulant. Il n'est pas moins
essentiel de rappeler que, du début de cette période jusqu'à la mort, l'expectoration n'a plus changé : elle est
restée purulente, elle n'a jamais présenté le caractère
sanieux qui distingue les crachats de la gangrène pulmonaire, et l'haleine du patient n'a pas été un seul instant
fétide.

A partir du 11 novembre, les choses restèrent en cet
état pendant quelques jours, puis de nouvelles et importantes modifications sont survenues dans les deux poumons. A gauche, dans la région supérieure, la sonorité
jusqu'alors conservée a fait place à de la matité, et les
râles sous-crépitants ont été remplacés en grande partie
par du souffle avec retentissement de la voix ; l'infiltration de la pneumonie lobulaire, jusqu'alors disséminée,
devenait confluente, et solidifiait par places le lobe supérieur. — A droite, le processus destructeur était plus
lent, mais non moins saisissable. La submatité du sommet se prononça davantage, et bientôt l'on put y percevoir des râles sous-crépitants (craquements humides);
comme en même temps les râles augmentaient de volume
dans la région moyenne et inférieure et y devenaient
assez nombreux pour faire disparaître dans presque tous
les points le souffle et la bronchophonie que je vous ai
précédemment signalés, il était clair que les exsudats
lobulaires du côté droit étaient aussi en voie de ramol-

lissement. Le volume des râles et l'ensemble des signes physiques montraient, en outre, que la nécrobiose atteignait le tissu des poumons; mais en raison de la disposition préalable des lésions, le travail ulcératif n'aboutit pas comme dans le lobe inférieur gauche à la formation d'une vaste caverne unique; il donna lieu à des cavernules multiples disséminées dans toute la hauteur de l'organe, mais prédominantes à la base et au sommet.

Telle fut la situation à partir du 19 novembre, c'est-à-dire au quarante-huitième jour de la maladie; en ce qui concerne l'état physique des poumons, elle peut être ainsi résumée : induration compacte du lobe supérieur gauche, vaste excavation du lobe inférieur de ce côté; à droite, ramollissement cavernuleux dans toute la hauteur. Quiconque eût alors examiné ce malade sans s'occuper de l'enchaînement et de la date des phénomènes, l'eût tenu pour affecté de tuberculose au troisième degré, et eût fait remonter à plusieurs années le début des accidents. Mais pour nous, qui étions pleinement renseignés sur les antécédents individuels et de famille du sujet, qui avions assisté à l'invasion soudaine du mal et qui en avions pu suivre jour par jour les différentes phases depuis le frisson initial, il était certain, mathématiquement certain, que la tuberculose était hors de cause, et qu'il s'agissait d'ulcérations pneumoniques résultant de la nécrobiose extensive du foyer lobaire et des dépôts lobulaires. La pneumonie, dont le caractère caséeux avait été reconnu dès la fin du second septenaire, contenait, par le fait même de sa chronicité, l'ulcération au nombre de ses terminaisons possibles; elle avait effectivement évolué dans ce sens, et dès le début du ramollissement ulcératif l'état de consomption était apparu avec l'ensemble de ses symptômes. Il y avait là un type parfait de phthisie caséeuse ou pneumonique, et le cas était d'autant plus remarquable, d'autant plus instructif, que la pneumonie phthisiogène avait éclaté avec la brusquerie et la violence de la pneumonie fibrineuse la plus franche.

Bien et dûment phthisique depuis les premiers jours de novembre, le patient présenta de plus en plus accentués les phénomènes de la consomption : la fièvre hectique, l'émaciation, l'expectoration, les sueurs, la diarrhée, tout était présent, la situation était typique ; le malade, déclinant de jour en jour, atteignit le 10 décembre sans autre phénomène notable. Ce jour-là, nouvelle recrudescence fébrile, due au développement d'une pleurésie précordiale que révèlent de nombreux frottements ; peut-être cet orage eût-il pu être apaisé, si le processus pleurétique était resté limité dans cette région. Mais cinq jours plus tard, le 16, une douleur thoracique gauche des plus violentes, une orthopnée voisine de la suffocation, l'extension des frottements pleuraux sur les côtés et en arrière jusqu'aux limites inférieures du poumon ; enfin, et surtout, l'affaiblissement relatif des contractions du diaphragme de ce côté, me font diagnostiquer une pleurésie diaphragmatique, à laquelle le patient succomba le 19 décembre au soir, le soixante-dix-huitième jour de sa maladie, étant phthisique depuis six semaines environ.

L'AUTOPSIE a confirmé le diagnostic dans toutes ses parties. Dans la *plèvre gauche*, léger épanchement de sérosité, fausses membranes récentes entre la plèvre et le péricarde, et sur la plèvre diaphragmatique.

Dans le *péricarde*, à la base, quelques gouttes de sérosité citrine ; à la partie supérieure, sur le feuillet pariétal, plaque pseudo-membraneuse de l'étendue d'une
pièce de cinq francs ; sur le prolongement aortique, on
retrouve des néomembranes villeuses de date plus récente.
Le feuillet cardiaque a un aspect terne et dépoli.

Le *cœur* a ses cavités remplies de caillots cruoriques qui
pénètrent à droite dans les premières ramifications de
l'artère pulmonaire ; l'endocardite mitrale est démontrée
par l'épaississement inégal de la valvule, qui présente en
outre, sur tout le bord libre, cet état rugueux et comme
frangé connu sous le nom d'état velvétique.

Malgré la date déjà éloignée de l'autopsie, vous pouvez
constater vous-mêmes, messieurs, l'existence et les caractères de ces lésions : les pièces que je mets sous vos yeux
ont été conservées dans un bain de glycérine, et, sauf les
couleurs devenues plus pâles, elles vous représentent
fidèlement les altérations que je viens de vous indiquer.
Elles ne sont pas moins nettes en ce qui concerne les lésions pulmonaires, sur lesquelles je vais maintenant appeler votre attention.

Le *poumon gauche* présente en bas une vaste caverne
qui occupe les deux tiers au moins du lobe inférieur ;
dans la partie immédiatement contiguë du lobe supérieur,
cavernules multiples, très-peu volumineuses, entourées
et séparées par des couches de tissu uniformément
condensé, presque sclérosé ; au-dessus, il n'y a plus
d'ulcérations ; immédiatement après les cavernules, en
remontant, on rencontre çà et là quelques points d'hépatisation, dont la teinte rouge était très-accusée au
sommet de la nécropsie ; puis, dans le reste de ce pou-

mon jusqu'au sommet, vous voyez un type de l'infiltration scrofuleuse de Baillie. Le tissu est imperméable, il est transformé en un bloc uniforme de matière caséeuse qui l'infiltre en totalité ; c'est l'infiltration jaune de Laennec. Sur quelques points, cette matière présente un commencement de ramollissement, et le processus est ainsi observé dans ses phases successives : infiltration dure, ramollissement de la matière infiltrée, extension de la nécrobiose au tissu pulmonaire, élimination des parties dégénérées, et formation d'ulcères ou cavernes.

Le *poumon droit* est tellement altéré que, si je n'avais pas sous les yeux la note rédigée, au moment de l'autopsie, par mon interne, M. Labadie-Lagrave, je croirais que la conservation de la pièce n'a pas été parfaite ; il n'en est rien pourtant, et vous pouvez voir qu'elle répond exactement aux indications contenues dans cette note, dont voici les termes : A la coupe, le poumon droit ne semble plus constitué que par un détritus puriforme circonscrit par de fines aréoles fibro-cellulaires ; ce n'est qu'à la partie moyenne que l'on peut retrouver la trace de la structure normale. Dans tout le reste de l'organe, le parenchyme est réduit à une véritable bouillie d'apparence caséeuse.

L'endopéricardite, la pleurésie cardio-diaphragmatique, la pneumomie ulcéreuse, lobaire à gauche, lobulaire à droite, le ramollissement caséeux et l'ulcération, tout est réalisé, et le diagnostic physique reçoit une confirmation aussi complète qu'on peut le souhaiter. En est-il de même du diagnostic nosologique ? En d'autres termes, ces lésions sont-elles bien purement pneumoniques, et la phthisie est-elle simplement caséeuse ? ou bien y a-t-il des granulations tuberculeuses, et la phthisie, contrairement à mon jugement, est-elle une phthisie tuberculeuse commune? Dans ce cas, le problème n'en était vraiment pas un; le début, les symptômes et la marche de la maladie démontraient par eux-mêmes le processus pneumonique pur, et l'absence de tuberculose. Néanmoins la preuve directe devait être donnée, et pour cela il fallait rechercher les granulations, non-seulement dans les poumons et dans les plèvres, mais dans le larynx, la trachée, les bronches, à la surface des séreuses et des muqueuses, et dans les viscères. L'examen à l'œil nu a démontré l'absence de granulations, et l'étude microscopique, minutieusement poursuivie par M. Lagrave, a confirmé ce résultat.

Tel est, messieurs, ce fait clinique, que je n'hésite pas à qualifier de précieux, en raison de la netteté peu ordinaire des enseignements qu'il fournit.

L'individu est en parfaite santé quand il est atteint brusquement, brutalement par sa pneumonie; il n'y a donc pas chez lui d'état antérieur qui complique cette maladie aiguë soudainement développée, et qui puisse ultérieurement obscurcir l'observation et l'interprétation des lésions; tout est ici du même âge, c'est-à-dire que tout ce qu'on trouve après la mort est le fruit de l'inflammation pulmonaire qui a éclaté le 3 octobre.

La pleurésie diaphragmatique a hâté la mort; il est certain que, si la phthisie avait tué par elle-même, la terminaison fatale eût été plus longtemps différée; eh bien! cette circonstance fortuite, qui peut ne pas se répéter une fois sur cent, a été pour beaucoup dans la précision de notre fait. Supposez que la survie eût été plus longue, il

est fort possible qu'une production de granulations secondaires eût eu lieu, et alors notre observation soulevait toutes les difficultés d'analyse et d'interprétation que
présentent les cas à lésions complexes.

La rapidité avec laquelle la pneumonie ulcérative a
parcouru ses différentes phases, le *début par un foyer
d'hépatisation lobaire* font justice de l'opinion qui ad-
mettrait ici une granulose confluente initiale, avec évolution caséeuse assez complète pour avoir fait disparaître
toute trace de granulations. Au surplus, l'absence de
granulations dans les plèvres, même dans les fausses
membranes récentes, réfute aussi cette objection, qui se
heurte d'ailleurs contre cette autre impossibilité : la
granulose aiguë a une marche toute différente de celle
qui a été observée chez notre malade. N'oubliez pas,
entre autres détails, que jusqu'à l'apparition des phénomènes stéthoscopiques à droite, c'est-à-dire jusqu'au
quatrième jour, le tableau clinique, y compris les symptômes d'invasion, a été celui de la pneumonie lobaire
légitime.

En conséquence, messieurs, ce fait fût-il unique qu'il
suffirait à prouver la dualité de la phthisie, et à établir
l'existence d'une phthisie pneumonique ou caséeuse, indépendante de toute granulose, de toute diathèse tuberculeuse, et résultant simplement de l'évolution mauvaise
(ulcérative) d'une pneumonie lobulaire ou lobaire. En
outre, cette pneumonie ulcérative ou phthisiogène peut
avoir un début aussi franc, aussi soudain que la pneumonie fibrineuse à résolution favorable. J'insiste sur
ce fait parce que plusieurs observateurs, parmi ceux-là
même qui admettent la phthisie caséeuse ont avancé que

les pneumonies qui y donnent lieu n'ont jamais le même mode de début que la pneumonie franche.

Le fait que nous venons d'étudier n'est point isolé ; sans parler des observations un peu écourtées de Graves, Addison et Turnbull, je dois mentionner les cas plus complets qu'ont rapportés Niemeyer, Lebert, Slavjansky, Aufrecht, et je puis vous signaler trois autres faits que j'ai observés moi-même dans des conditions également très-favorables, au point de vue de la netteté des conclusions. Le premier concerne un homme d'une quarantaine d'années que j'ai vu en 1869 à la Maison municipale de santé ; il m'est arrivé au troisième jour de sa maladie, et il n'a pas eu de foyer pneumonique lobaire, mais, sauf ces deux particularités, son histoire est exactement semblable à la précédente : pneumonie catarrhale généralisée, à début brusque, chez un individu bien portant et sans antécédents suspects, absence de résolution, infiltration et condensation partielles du tissu, ramollissement, formation de cavernes disséminées, mort ; à l'autopsie, constatation des ulcérations et du processus caséeux, absence complète de granulations, non-seulement dans l'appareil respiratoire, larynx compris, mais dans l'intestin et dans le péritoine. Il n'y eut pas ici de pleurésie secondaire pour précipiter la terminaison, et la mort a été amenée par les progrès mêmes de l'état de phthisie au commencement du cinquième mois.

Le second fait est celui d'un garçon de seize ans qui fut envoyé à la Maison de santé pour y être soigné d'une prétendue tuberculisation, suite de rougeole. Je ne pus constater qu'une pneumonie catarrhale à marche traînante, et l'évolution ulcéreuse de la maladie a déterminé la phthisie et la mort dans le courant du quatrième mois. Autopsie absolument négative en ce qui concerne les granulations spécifiques. Cette observation, qui vient à l'appui des précédentes pour établir la réalité et l'indépendance de la phthisie pneumonique, concourt pour sa part à démontrer que si la rougeole engendre la phthisie par l'intermédiaire de la pneumonie lobulaire, il est beaucoup moins certain qu'elle provoque la tuberculose vraie.

Mon troisième cas est celui d'un homme de vingt ans que j'ai vu ici même en 1870 ; il était affecté d'une gibbosité et d'une déformation thoraciques qui ont peut-être contribué à éterniser sa pneumonie catarrhale ; ce qui est certain, c'est que cette pneumonie l'a conduit à la phthisie et l'a tué, et que nous n'avons pas trouvé vestige de granulations.

Je dois encore fixer votre attention sur un groupe de faits qui semblent au premier abord étrangers à notre sujet, en raison de la rapidité de la mort, et qui pourtant nous apportent de précieux enseignements; j'ai en vue les pneumonies qui tuent avant de produire l'ulcération du poumon et l'état de phthisie, mais qui présentent à l'autopsie le caractère caséeux nettement accusé ; bien loin de nous être indifférents, ces faits nous intéressent au premier chef, puisqu'ils établissent et font connaître la transition entre la pneumonie et la phthisie qui en est la conséquence. Je me bornerai à vous citer un de ces cas, qui est remarquable entre tous par la rapidité de l'évolution ; il concerne un malade de la clinique de Traube, l'observation a été publiée par Fräntzel.

Un jeune homme de vingt-huit ans fut atteint soudainement de frisson, de point de côté et de fièvre intense, liés au développement d'une pneumonie catarrhale prédominante à gauche. La percussion ne donna jamais de résultat bien notable, l'auscultation ne faisait entendre que de nombreux râles à bulles assez volumineuses. Mais l'état général devint promptement très-mauvais, il y eut des hémoptysies abondantes et répétées, du délire, et au quatorzième jour le malade succomba. A l'autopsie on a trouvé dans les deux poumons des infiltrations lobulaires étendues, et de nombreux foyers broncho-pneumoniques (*sic*) qui étaient déjà en métamorphose caséeuse (1).

Ce fait démontre la période intermédiaire qui sépare la pneumonie phthisiogène de la phthisie confirmée, c'est-à-dire de l'ulcération du poumon; puisque les foyers étaient déjà caséeux au quatorzième jour, il est clair que, si le malade avait survécu, on aurait observé les phases ultimes du processus de caséification, le ramollissement et l'élimination avec perte de substance. La mort a interrompu prématurément la série des altérations, mais l'observation n'en est que plus probante pour établir la réalité d'une pneumonie caséeuse phthisiogène indépendante de la granulose; ce fait vient en outre confirmer ma proposition touchant la possibilité d'un début brusque, semblable à celui des pneumonies de bonne nature.

— Le cas de Fräntzel n'est pas moins intéressant au point de vue de l'hémoptysie, mais je laisse aujourd'hui cette

(1) Fräntzel, *Ein Fall von acut verlaufender tuberculöser. (käsiger) Pneumonie mit bald tödtlichem Ausgang; Mittheilung aus der Klinik des Geheim. R. Traube (Berliner klinische Wochenschrift*, 1867).

question de côté, me réservant de vous en. entretenir bientôt avec plus de détails.

Vous le voyez, messieurs, l'observation justifie la première partie de ma .thèse, et je puis maintenant vous présenter comme acquises les conclusions suivantes :

Il y a une pneumonie et une phthisie caséeuses indépendantes de la tuberculose ; les pneumonies phthisiogènes sont ordinairement des pneumonies lobulaires ou catarrhales, mais elles peuvent être constituées par des foyers de pneumonie lobaire.

Cela posé, quant à la réalité du fait, reste à déterminer, s'il est possible, la fréquence relative des deux espèces de phthisie. Les observations cliniques complètes du genre de celles que je vous ai exposées ne sont pas encore assez nombreuses pour fournir les éléments d'une supputation comparative, et nous sommes obligés de nous en tenir aux statistiques des anatomo-pathologistes; les résultats ainsi fournis par l'examen cadavérique seul soulèvent certaines objections que je vous ai indiquées au début de cette conférence, et qui peuvent en diminuer un peu la valeur; toutefois, les faits étudiés à ce point de vue sont tellement nombreux déjà, les conclusions des divers observateurs sont empreintes d'une telle conformité, qu'il n'est pas possible de récuser ces enseignements ; on peut, obéissant à une sage réserve, prendre les chiffres comme des indications approximatives et non pas comme des valeurs absolues, mais c'est là tout ce que peut demander la prudence la plus rigoureuse.

Les premières recherches méritant la qualification de statistiques sont celles de Colberg, qui sont consignées dans son mémoire sur l'anatomie pathologique du pou-

mon (1). Après avoir étudié le siége originel et l'évolution du tubercule vrai, l'auteur revient à la distinction
formulée par Virchow entre la tuberculose et la pneumonie scrofuleuse (on croirait lire Graves) , encore appelée
chronique, catarrhale ou caséeuse.. Colberg maintient
cette séparation, et, à cette proposition vague de Virchow
que je vous ai rapportée antérieurement : — la phthisie
a beaucoup plus à faire avec des hépatisations caséeuses
qu'avec des tubercules, — il substitue les résultats numériques de ses observations : sur cent poumons phthisiques, il a eu quatre-vingt-dix cas de pneumonie scrofuleuse et dix de tuberculose. Parmi ces derniers, quatre
seulement ont présenté la tuberculose pure ; dans les six
autres faits, celle-ci était combinée avec des processus
pneumoniques chroniques. Remarquez, je vous prie, le
principe de division de Colberg ; il n'imagine pas des tubercules là où il n'en voit pas, et il n'attribue à la tuberculose que les cas où il peut saisir la granulation caractéristique. Nous allons retrouver la même méthode de
jugement dans les recherches subséquentes, mais je tenais
à vous la signaler dès maintenant, parce que c'est la vio-
lation de ce principe si simple, et la substitution du possible au réel, qui ont été la cause de toutes les confusions
et de toutes les erreurs depuis Bayle et Laennec.

Les études de Slavjansky ont été entreprises dans le
but spécial de déterminer le rapport numérique entre la
tuberculose et les divers processus pneumoniques qui
engendrent la phthisie pulmonaire (2). Sur 139 poumons

(1) Colberg, *Zur pathologischen Anatomie der Lungen* (*Archiv für
klin. Med.*, 1866).

(2) Slavjansky, *Zur pathologischen Anatomie der Schwindsucht* (*Virchow's Archiv*, XLIV, 1868).

phthisiques, l'auteur a rencontré 123 cas de pneumonies diverses, et 16 cas de néoplasies tuberculeuses, soit en proportions centésimales : Pneumonies, 88,6 pour 100 ; — tubercules, 11,4 pour 100.

Les pneumonies tant aiguës que chroniques se sont ainsi décomposées :

Pneumonie catarrhale scrofuleuse................... 36 cas.
Pneumonie catarrhale compliquée de la forme intersti-
tielle... 61 cas.
Pneumonie ulcéreuse, compliquée de pneumonie vési-
culeuse miliaire aiguë............................. 16 cas.
Pneumonie vésiculeuse miliaire aiguë............... 10 cas.

Les seize cas de tubercules étaient répartis de la manière suivante :

Tubercules gris miliaires comme complication de processus pneumoniques chroniques préalables....... 12 cas.
Tubercules gris miliaires sans processus pneumoniques
chroniques préalables (*Tuberculosis acuta*)........ 4 cas.

Dans quatorze de ces seize cas, la tuberculose pulmonaire était compliquée de formations tuberculeuses tant aiguës que chroniques dans d'autres organes. Dans deux cas seulement, les tubercules n'existaient que dans les poumons.

S'il y a exagération dans ces chiffres, c'est au profit du tubercule, puisque Slavjansky a compté parmi les phthisies tuberculeuses les faits de granulose secondaire ; la désignation qu'il donne aux douze premiers cas de tuberculose ne laisse pas de doute sur ce point : Tubercules gris miliaires *comme complication* de processus pneumoniques chroniques préalables. Il est donc certain que

l'auteur, comme Colberg, a procédé à ses recherches
selon la règle suivante : rattacher à la tuberculose tous
les cas où l'on trouve des granulations grises, soit primitives, soit secondaires; élaguer de la tuberculose, et
rattacher à la pneumonie, tous les autres cas. J'estime
que c'est le seul principe qui doive guider aujourd'hui,
et qu'en se plaçant sur ce terrain les deux observateurs
ont donné à leurs conclusions une grande solidité. Il
ne s'agit plus, en l'état actuel des choses, d'admettre
une tuberculose virtuelle, ou hypothétiquement reconsti-
tuée par une affirmation rétrospective ; je veux le corps
du délit, et je refuse à tout anatomiste, quelle que puisse
être d'ailleurs son autorité, le droit d'affirmer une tuberculose lorsqu'il n'y a pas de granulations types, ni dans
les poumons ni ailleurs. La présence de la granulation
est le seul criterium positif, et si l'on veut éviter une
nouvelle série d'erreurs, il sera sage de le maintenir et
de le respecter.

Plus près de nous, Aufrecht a publié un travail à la
fois anatomique et clinique qui est basé sur 92 observations (1). Il ne donne pas les chiffres respectifs de la
tuberculose et des processus pneumoniques, mais la déclaration par laquelle il résume l'idée fondamentale de
son mémoire établit clairement que les cas de tuberculose vraie sont en minorité ; bien plus, l'auteur ne semble
point admettre la tuberculose primitive : les lésions,
dit-il, qui, partant du sommet ou du lobe supérieur du
poumon, produisent pendant la vie les symptômes de la
phthisie pulmonaire, ne sont pas autre chose qu'une

(1) Aufrecht, *Die käsige Bronchopneumonie (Lungenschwindsucht).*
(*Berliner klin. Wochenschrift*, 1870.)

broncho-pneumonie développée en foyers, dont l'exsudat subit la dégénérescence caséeuse ; cette broncho-pneumonie est loin de se compliquer toujours, ou plutôt elle se complique rarement d'une véritable formation tuberculeuse.

Faites la part des séries et des coïncidences, invoquez le parti pris, torturez ces chiffres comme vous le voudrez, vous n'échapperez pas à leur étreinte ; non-seulement la phthisie pneumonique ou caséeuse est une réalité, mais elle est plus fréquente que la phthisie tuberculeuse. Je ne veux pas aller au delà de cette formule un peu vague, bien que les documents précédents puissent en donner le droit. Je soumets cette conclusion à vos méditations ; elle est féconde en conséquences utiles pour la prophylaxie et le traitement de la phthisie pulmonaire, et je m'estime heureux si j'ai réussi à la graver définitivement dans votre esprit.

TREIZIÈME LEÇON

TUBERCULOSE. — PHTHISIES PULMONAIRES.

(SUITE.)

Des phthisies à début aigu. — De la valeur diagnostique de ce mode de début. — Des conditions qu'il doit remplir pour prendre une signification précise. — Importance de l'état antérieur du malade. — Observations justificatives.

Du début aigu sans signes stéthoscopiques précoces. — Rapports de ce mode d'invasion avec la tuberculose miliaire aiguë. — Raisons anatomiques de ces rapports. — Observations. — Sur un cas de granulose aiguë pris pour une fièvre typhoïde. — Granulose aiguë compliquée de bronchite pseudo-membraneuse.

Du diagnostic des deux espèces de phthisie dans les cas où les malades ne sont pas suivis dès le début. — Observations. — Éléments du jugement.

MESSIEURS,

Dans les faits du genre de ceux que nous avons étudiés dans notre dernière réunion, le diagnostic de la pneumonie phthisiogène et de la phthisie caséeuse qui en est la suite, présente une netteté, une facilité relatives dont il importe de bien saisir les causes ; elles sont au nombre de deux. La maladie est suivie dès son début, voilà un premier point dont la réalisation est purement fortuite, il n'y a rien de plus à en dire ; — le mode de début, voilà le second point ; le mal éclate avec la soudaineté et les symptômes qui caractérisent l'invasion des inflammations communes du poumon, et, durant les premiers jours, les indications thermométriques elles-mêmes sont semblables à celles qui sont observées dans ces conditions. Lorsqu'après un début de ce genre vous voyez apparaître quelque anomalie notable dans la marche de la maladie, notamment en ce qui concerne les caractères thermiques, lorsque les délais ordinaires de la résolution sont franchis sans que la réparation ait effectivement lieu, il est permis de songer à une pneumonie caséeuse, et il convient de prévoir, dès lors, la possibilité d'une phthisie consécutive.

Toutefois, pour éviter toute erreur d'appréciation, il faut préciser les limites dans lesquelles ce mode de début est vraiment significatif ; il s'agit ici, vous le pensez bien, de distinguer la pneumonie et la phthisie caséeuses des manifestations vraiment tuberculeuses ; et non point du tout de différencier les pneumonies caséeuses phthisiogènes et les pneumonies communes ; ce diagnostic-là ne peut être fourni que par le temps, c'est-à-dire par l'observation de la marche des symptômes et des lésions, une fois que l'époque ordinaire de la résolution a été dépassée, sans vestige de mutation favorable.

Cela dit et la question étant nettement posée, le début aigu par fièvre, point de côté, dyspnée et toux n'est péremptoire et démonstratif d'une pneumonie caséeuse à l'exclusion d'une manifestation tuberculeuse, que s'il obéit aux deux conditions suivantes :

1° Il faut qu'il soit observé chez un individu tout à fait

bien portant jusqu'alors et sans antécédents héréditaires suspects ;

2° Il faut que les symptômes brusques de l'invasion soient suivis dans les quarante-huit ou soixante-douze heures des signes physiques non douteux d'une maladie inflammatoire des poumons, soit pneumonie catarrhale, soit pneumonie lobaire.

Quelques développements vous feront comprendre les motifs de ces deux raisons, et vous en feront apprécier l'incontestable importance.

Lorsque le début aigu, que vous pouvez supposer d'ailleurs aussi net, aussi typique que possible, est observé chez un individu déjà souffrant de la poitrine, il perd, à vrai dire, toute valeur précise ; il n'a plus alors d'autre signification que celle d'une maladie aiguë intercurrente de l'appareil respiratoire, survenant dans le cours d'un état morbide préalable. Ce qui importe alors, pour l'appréciation générale que nous poursuivons, pour la distinction entre la tuberculose et les processus pneumoniques, ce n'est point la nature de l'épisode aigu brusquement surajouté, c'est la nature de cet état préalable ; voilà le vrai problème à examiner. Or, il n'est éclairé, en quoi que ce soit, par le fait de la complication aiguë, il ne peut être résolu que par l'étude des diverses sources de signes que je vous ai déjà énumérées, savoir : les antécédents, les symptômes et la marche.

Le malade qui est actuellement couché au n° 6 de la salle Saint-Jérôme, établit de la manière la plus instructive la nécessité de la distinction sur laquelle je viens d'appeler votre attention. Si vous ne considérez que la maladie aiguë à invasion brusque dont cet homme a été saisi sous vos yeux, puis l'évolution et les suites de cette maladie, vous n'hésiterez pas à assimiler son histoire à celle que je vous ai racontée l'autre jour avec tant de détails, et vous vous croirez parfaitement autorisés à conclure qu'il s'est agi ici aussi d'une pneumonie caséeuse pure avec ulcérations pulmonaires et phthisie consécutives. Eh bien! oui, cet homme du n° 6 a eu une pneumonie aiguë ; oui, cette pneumonie a été caséeuse et ulcérative, et pourtant il n'est point, selon moi, affecté de phthisie caséeuse simple ; il est atteint d'une phthisie tuberculeuse. Pourquoi cette conclusion tout opposée avec des prémisses semblables en apparence? Uniquement parce que le sujet de notre précédente leçon était en parfaite santé quand il fut pris de sa pneumonie, tandis que celui d'aujourd'hui était depuis un certain temps déjà sous le coup d'un état chronique, lorsqu'a éclaté, comme épisode intercurrent, sa maladie aiguë. Voici, du reste, en abrégé l'histoire de ce malade (1).

Cet homme, âgé de cinquante ans, nous est arrivé le 5 novembre 1871 ; il entrait à l'hôpital pour un rhume négligé ; vous savez la signification ordinaire de cet euphémisme. Les premiers renseignements qu'il nous donnait tendaient à faire remonter à trois mois seulement le début des accidents, mais un interrogatoire plus minutieux nous apprit ensuite que le mal datait, en réalité, d'une dizaine d'années. Dès ce temps-là, cet

---

(1) Tous les malades dont il est parlé dans cette Leçon ont succombé ; l'examen des pièces anatomiques successivement présentées au cours de mon enseignement, a justifié de tous points les diagnostics formulés, sauf pour le cas de granulose miliaire, qui fut interprété à tort comme une fièvre typhoïde.

individu était sujet à une toux habituelle, que sont
venus souvent exaspérer des rhumes remarquables par
leur intensité et leur persistance ; l'état général de la
santé restait satisfaisant, en apparence du moins, mais
dans les deux ou trois dernières années, le malade avait
acquis la conviction que ses forces allaient déclinant.
Cependant tout alla assez bien et sans phénomène nouveau jusqu'au commencement d'août 1871 ; l'un des
premiers jours de ce mois, cet homme, ayant été exposé
plusieurs heures à la pluie, se sentit saisi par le froid, et,
après deux ou trois jours de malaise, il fut pris d'un
rhume violent, et pour la première fois il cracha un peu
de sang ; il n'a pas eu alors d'état aigu qui l'ait obligé à
prendre le lit, mais la diminution de ses forces a fait des
progrès plus rapides que par le passé, il a commencé à
maigrir, et a été, dès lors, tourmenté par d'abondantes
sueurs nocturnes. A l'entrée du malade dans mon service, je constate, indépendamment des phénomènes précédents, une submatité notable aux deux sommets ; à
gauche, elle existe en avant et en arrière ; à droite, elle
occupe la région postérieure seulement ; dans tous les
points où la sonorité normale est altérée, on perçoit un
grand nombre de râles sous-crépitants à bulles moyennes
(craquements humides) ; la zone malade occupe à gauche
une hauteur de deux travers de doigt au-dessous de la
clavicule, et en arrière, elle est bornée à la fosse sus-
épineuse ; à droite, elle descend un peu plus bas d'un
travers de doigt environ. Dans tout le reste de leur étendue, les poumons sont sains, ou, pour être plus vrai,
l'examen n'y découvre aucun signe suspect. La voix est
rauque, et cette altération de timbre remonte à deux

mois environ. — Les conditions de famille de cet individu sont déplorables; de son père et de sa mère il ne
sait rien de précis, mais il a eu deux frères et une
sœur qui sont morts phthisiques avant quarante ans;
quant à lui, il a eu dans son enfance des ophthalmies
à répétition, des engorgements glandulaires sous la
mâchoire, en un mot, diverses manifestations scrofuleuses. Me fondant sur ces commémoratifs, sur l'altération de la voix, sur la limitation parfaite des lésions aux
deux sommets, sur l'absence de toute maladie antérieure
aiguë de l'appareil respiratoire, je fis le diagnostic :
tubercules en voie de ramollissement et catarrhe des
sommets, chez un individu entaché de scrofulose dans son
enfance.

Pendant trente-cinq jours, la situation reste la même,
les lésions ne s'étendent pas ; le 10 décembre, au matin,
nous trouvons cet homme en proie à une dyspnée voisine de la suffocation ; il souffre de vives douleurs dans
le larynx, la voix est éteinte, il y a un tirage inspirateur
des plus pénibles; ces phénomènes, indicateurs d'une
ulcération laryngée en voie de formation, étaient un
argument de plus en faveur de la tuberculose pulmonaire. Lors donc que, six jours plus tard, le malade
nous présenta, après un frisson violent, une température
de 40 degrés, un point de côté, et les signes stéthoscopiques d'une pneumonie catarrhale généralisée, nous
savions parfaitement que cette détermination aiguë
n'avait point la signification d'une pneumonie caséeuse
primitive, et qu'il fallait y voir un processus pneumonique secondaire venant compliquer une tuberculose
préalable. Mais, et ceci nous ramène à notre point de

départ, notre conclusion était basée non sur l'épisode aigu qui, vu les conditions de son développement, ne pouvait nous éclairer en rien, mais sur la connaissance que nous avions de l'histoire antérieure de cet homme.

Ce fait porte en lui un autre enseignement, qui est digne de toute votre attention : lorsque la pneumonie intercurrente fut entrée dans la phase relativement torpide de la caséification, vous avez pu juger de l'effroyable extension qu'elle avait apportée dans les lésions premières ; au 10 décembre, jour du début, le malade ne présentait que les craquements humides dont je vous ai indiqué les limites, et au 5 janvier nous avions les signes d'un ramollissement caverneux de tout le côté gauche, et d'une induration compacte du lobe inférieur droit. Simplement tuberculeux jusqu'au début de sa pneumonie, le patient était par elle constitué phthisique ; pendant les cinq semaines durant lesquelles il avait été soumis à notre observation avant l'explosion des accidents aigus, il avait eu constamment une température normale, mais dès le 5 janvier après une apyrexie d'une dizaine de jours, qui avait suivi la défervescence fébrile du processus pneumonique, nous avons constaté une fièvre intermittente vespérale du caractère de l'hectique, avec une température presque toujours sous-normale le matin. Il est bon de remarquer, en outre, que, malgré son évolution nocive et malgré la persistance définitive des lésions, cette pneumonie a présenté, du septième au neuvième jour, une défervescence thermique des mieux accentuées. C'est ce que vous pouvez constater sur ce tracé qui vous représente en son entier la courbe de la

Planche 4.

Pneumonie aiguë dans le cours d'une tuberculose chronique.
Homme de 50 ans; Salle St Jérôme, numéro 6.

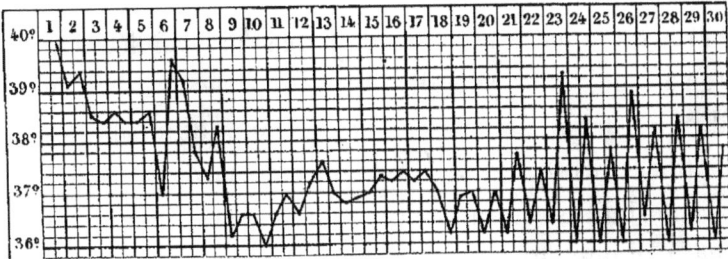

phlegmasie, l'apyrexie consécutive et le début de la fièvre hectique (voy. fig. 4).

Vous le voyez donc, messieurs, pour distinguer entre une phthisie caséeuse et une phthisie tuberculeuse, le fait d'une pneumonie aiguë à invasion soudaine et franche ne prouve rien par lui-même; il ne devient significatif que si l'individu atteint était jusqu'alors en parfaite santé, et dans ce cas il indique certainement une phthisie pneumonique. Si la survie est assez longue, il pourra se faire une éruption secondaire de granulations, mais ce phénomène dont l'importance est limitée au pronostic ne doit pas modifier la signification nosologique des accidents initiaux.

J'arrive à la seconde proposition que j'ai formulée. J'ai dit qu'au point de vue de l'indication de l'espèce de phthisie, le début aigu n'est caractéristique que lorsque les symptômes brusques de l'invasion sont suivis, dans les quarante-huit ou soixante-douze heures, des signes physiques non douteux d'une maladie inflammatoire des poumons, soit pneumonie catarrhale, soit pneumonie lobaire. S'il n'en est pas ainsi, si l'état aigu persistant, les jours se passent sans que ces signes apparaissent, ce mode de début ne dénote ni phthisie caséeuse ni phthisie tuberculeuse ; il est lié à la production rapide de granulations confluentes, à une tuberculose miliaire aiguë. La raison, la voici : c'est un simple fait d'anatomie pathologique. Quel est le siége primordial, le siége originel des granulations tuberculeuses? Ce sont, vous le savez, les corpuscules du tissu conjonctif interstitiel et la paroi des vaisseaux; et même les travaux de Colberg tendent à établir que la vraie granulation naît toujours des vaisseaux, que

le processus ne gagne que secondairement le tissu interstitiel, et que l'épithélium alvéolaire est tout à fait passif ;
il est bien atrophié finalement par les éléments de nouvelle formation, mais il ne fournit aucun élément cellu-
leux aux nodules tuberculeux. Pour ne laisser aucun
doute sur ses conclusions, Colberg formule la proposition suivante : le processus qui naît principalement des
vaisseaux est le seul qui provoque au début la formation du vrai tubercule (granulation miliaire grise) ; les
processus nés de l'épithélium ou du tissu conjonctif donnent assez souvent lieu à une phthisie pulmonaire, mais ils
doivent être séparés de la tuberculose vraie. Admettons
que l'exclusion de Colberg soit trop absolue, il n'est pas
moins établi que la genèse des granulations a lieu dans
les parois des capillaires et dans les corpuscules conjonctifs
interstitiels. Eh bien ! je vous le demande, qu'y a-t-il dans
cette formation qui puisse au début produire des bruits
anormaux perceptibles par l'auscultation ? Plus tard,
quand le catarrhe que provoque toujours ce processus
sera développé, vous aurez les signes physiques ordinaires de cette altération, mais jusque-là vous ne devez
attendre rien, absolument rien de l'auscultation. Tout au
plus pourrez-vous saisir, au préalable, quelques modifications de la sonorité à la percussion, dans le cas où sur un
point d'une certaine étendue les granulations seraient
tout à fait confluentes. Conséquemment, je le répète,
lorsque avec les symptômes caractéristiques d'une affection aiguë des poumons, vous voyez se passer plus de
trois ou quatre jours sans découvrir les signes physiques
d'une pneumonie lobulaire ou lobaire, vous devez rejeter
l'idée d'une maladie phthisiogène (dans le sens clinique du

mot phthisie), et admettre une granulose ou tuberculose
miliaire aiguë. Il y a plus ; dans bon nombre de cas, les
granulations ne sont jamais assez confluentes pour produire de la submatité, et il se peut aussi que le catarrhe
broncho-pulmonaire soit très-faiblement accusé ou très-
tardif ; or, dans ces conditions qui n'ont rien d'hypothétique, le malade peut être tué par la tuberculose, sans
avoir présenté à l'examen le plus minutieux aucun phénomène notable d'auscultation.

Ces principes de diagnostic, déduits du siége primordial
des granulations et de ce fait trop méconnu, qu'elles ne
peuvent donner lieu à aucun bruit anormal tant qu'elles
existent seules, ces principes, dis-je, sont parfaitement
justifiés par l'observation clinique, et je vais vous signaler
à ce sujet quelques cas d'autant plus significatifs, qu'ils
ont été étudiés à un tout autre point de vue. Cotton a publié en 1869 l'histoire d'un menuisier de quarante-deux
ans, qui entra à l'hôpital après avoir éprouvé pendant
trois semaines un peu de toux et une certaine gêne respiratoire, de la fièvre et un affaiblissement constant.
L'attention avait été appelée par ces symptômes sur l'appareil pulmonaire, mais on n'avait pu y découvrir aucune
altération, aucun phénomène stéthoscopique. Du reste, si
les symptômes vraiment aigus dataient de trois semaines,
il n'en était pas de même du trouble initial de la santé :
les renseignements obtenus apprenaient qu'avant cette
période de trois semaines, cet homme toussait un peu
depuis trois mois, et s'était plaint dès lors d'avoir la poitrine comme serrée, et de sentir des douleurs assez vives
dans l'hypochondre droit. Dans ce temps déjà la poitrine
avait été plusieurs fois examinée sans nul résultat. Lors

de l'entrée de cet homme à l'hôpital, le 28 septembre, on constatait simplement une prostration très-marquée, une chaleur et une sécheresse notables de la peau, et quelques troubles cérébraux ; un peu plus tard, il y eut de la surdité, mais même alors, l'auscultation la plus attentive ne révélait qu'un peu de rudesse du bruit respiratoire sous la clavicule droite. L'état demeura le même, notamment en ce qui concerne les phénomènes fébriles et adynamiques, jusqu'au 9 octobre, c'est-à-dire pendant douze jours pleins à compter de l'arrivée du malade à l'hôpital ; ce jour-là pour la première fois on réussit à entendre dans la région sous-claviculaire droite des râles à bulles fines et de la respiration bronchique ; dans les points correspondants du côté gauche, on trouvait à peine quelques bulles de râles ; il n'y avait pas, il n'y eut jamais de matité. Quatre jours plus tard, le 13, survient une diarrhée profuse, et le 14 le malade succombe aux progrès de l'adynamie. — A l'autopsie on a constaté une tuberculose miliaire aiguë des deux poumons, *sans infiltration pneumonique*; le sommet droit présentait une ou deux nodosités caséeuses anciennes ; il y avait quelques granulations dans le foie et dans les reins (1).

Dans ce fait, les granulations sont restées isolées sans pneumonie, sans catarrhe, jusqu'aux quatre derniers jours de la vie, et par suite l'auscultation a été silencieuse ; on ne saurait trouver une meilleure justification de la règle diagnostique que j'ai formulée.

Cette observation est encore fort instructive à un autre

---

(1) Cotton, *Acute pulmonary tuberculosis simulating typhoid fever* (*The Lancet*, 1869).

point de vue, en nous montrant une granulose aiguë chez un individu âgé de quarante-deux ans; cette condition d'âge est tout à fait exceptionnelle.

L'an dernier, nous avons eu au numéro 34 de la salle Saint-Jérôme un jeune homme de dix-neuf ans, dont l'histoire présente avec l'observation précédente de nombreuses analogies. Ce garçon nous est arrivé avec les symptômes non douteux d'une maladie aiguë grave des poumons, fièvre intense, douleurs thoraciques diffuses, dyspnée; ces phénomènes, qui n'avaient que quelques jours de date, s'étaient développés subitement dans un parfait état de santé. En raison même des difficultés du diagnostic dans tous les cas de ce genre, nous avons jour par jour examiné la poitrine avec le plus grand soin : recherche inutile; et quinze jours, à dater de l'entrée, se sont passés de la sorte : l'état général allait s'aggravant sans cesse, les signes d'auscultation et de percussion faisaient invariablement défaut; dès le début, en me fondant précisément sur l'absence des signes physiques, j'avais diagnostiqué une tuberculose miliaire aiguë, et la persistance de ce phénomène négatif était pour moi une confirmation de jour en jour plus certaine de mon jugement. Ce n'est que le seizième jour que nous avons saisi quelques râles indicateurs du catarrhe lié à la granulose; peu après, ces râles ont été mêlés de souffle disséminé avec retentissement vocal et submatité dans les points soufflants, signes qui annonçaient des infiltrations lobulaires diffuses; puis sont apparus des accidents graves du côté de l'abdomen, diarrhée incoercible et ascite; et le malade a succombé après deux mois de séjour dans notre service. — L'autopsie a montré une granulose miliaire généralisée dans les deux

poumons, avec noyaux de pneumonie catarrhale en voie
de caséification; en outre, une éruption abondante de
granulations dans le péritoine (sans péritonite) et à la
surface de la muqueuse intestinale. Il n'y avait pas de
lésions dans l'encéphale.

Ici, comme chez le malade de Cotton, les signes physiques sont survenus très-tardivement, et l'autopsie a clairement prouvé que ces signes ont été produits par les
lésions secondaires de la granulose, et non point du tout
par les granulations elles-mêmes. Tandis que dans le cas
précédent l'absence des phénomènes stéthoscopiques a
fait croire à une fièvre typhoïde, dans le mien, elle m'a
confirmé dans le diagnostic granulose aiguë, parce que
l'ensemble des symptômes et le mode de leur invasion ne
permettaient pas de douter d'une maladie aiguë de l'appareil respiratoire.

Le fait dont je vais maintenant vous entretenir a donné
lieu à une erreur d'interprétation , mais il n'en est pas
moins démonstratif, eu égard à la valeur du nouveau
principe de diagnostic que je vous ai indiqué. Le 27 septembre 1870, entrait dans cette même salle Saint-Jérôme,
au n° 9, un garçon de vingt et un ans, qui nous donnait sur
le début de sa maladie des renseignements assez précis
pour que nous pussions la considérer comme étant parvenue au cinquième jour. Quatre jours avant, ce jeune
homme, récemment arrivé à Paris, avait été pris soudainement, le matin au réveil, d'un saignement de nez et
d'un état fébrile qui, dès le second jour, s'était accompagné de diarrhée. A son entrée, nous lui trouvons de la
prostration, le ventre un peu ballonné, une légère dyspnée,
une toux peu fréquente, une fièvre oscillant entre 38° et

39° ; la diarrhée persiste, l'examen de la poitrine ne révèle rien, pas le moindre rhonchus. Vous pressentez mon diagnostic ; j'admets une fièvre typhoïde. Un peu plus tard, vers le huitième ou le neuvième jour de la maladie, je me trouvais moins satisfait de ce jugement ; la température n'était pas conforme au type du typhus abdominal grave ; non-seulement elle n'était pas assez élevée le soir, mais, du sixième au huitième jour, elle n'avait pas présenté de rémission le matin ; en revanche, je voyais, au matin du neuvième jour, une chute momentanée qui amenait le chiffre normal 37°,5 (voy. fig. 5). Malgré la persistance du météorisme et de la diarrhée, malgré la constatation d'une tumeur notable de la rate, je me serais décidé à revenir sur mon premier diagnostic si, le dixième jour, je n'avais observé, pour la première fois, des taches rosées lenticulaires éparses sur l'abdomen et la poitrine, en assez grand nombre pour représenter une éruption typhique de moyenne intensité ; le soir de ce même jour, éclatait un délire violent qui ne devait plus cesser. Chaque matin, j'examinais attentivement l'appareil respiratoire, et, le quatorzième jour seulement, j'entendis les râles secs et humides caractéristiques du catarrhe bronchique.

Le jour suivant, à ma grande surprise, je trouve le malade en opisthotonos avec trismus des plus accusés ; la température qui, ce matin-là, s'était abaissée à un chiffre voisin de celui du neuvième jour, remonte, le soir, au maximum observé depuis le début du mal ; le lendemain, dix-huitième jour, des spasmes tétaniformes généralisés sont joints au trismus, le délire subsiste avec toute sa violence, et la température, prenant dès lors une ascension continue, arrive, le vingtième jour, à cinq heu-

res du soir, au chiffre de 41°; le malade meurt à une
heure du matin.

A l'autopsie, nous constatons d'abord l'absence de
toute lésion intestinale et mésentérique ; la rate est grosse
et ramollie, il y a une tuberculisation granuleuse généralisée des deux poumons, avec catarrhe peu étendu des
extrémités bronchiques, mais sans infiltration pneumonique. Voilà donc encore un cas de granulose aiguë, qui,
avec un début soudain et éclatant, marche pendant
quinze jours sans produire aucun phénomène stéthoscopique, parce que les granulations évoluent sans catarrhe
initial, sans lésions pneumoniques. — Les phénomènes
convulsifs, en raison de l'élévation considérable de température dont ils avaient été accompagnés, avaient été
attribués à une méningite ; elle existait, en effet, limitée
à la région cérébelleuse et cérébrale postérieure, mais
elle était due à une lésion qui n'avait aucun rapport avec
la maladie granuleuse ; il y avait à la face inférieure de la
tente du cervelet, du côté gauche, un fongus de la dure-
mère, ayant le volume d'une grosse aveline ; cette tumeur s'était creusé une loge dans la face supérieure du
lobe cérébelleux.

Bien que je m'occupe ici du diagnostic de la granulose
aiguë seulement dans ses rapports avec les pneumonies
phthisiogènes, je ne veux pas omettre d'appeler votre
attention sur l'éruption rosée type que nous avons observée
chez ce malade ; le fait est rare, mais il ne l'est pas assez
pour trancher le problème diagnostique ; cet exemple est
le quatrième que je vois, d'autres ont été signalés ; de là
résulte que, dans les cas douteux, c'est encore l'étude de
la température qui est le plus sûr moyen de jugement.

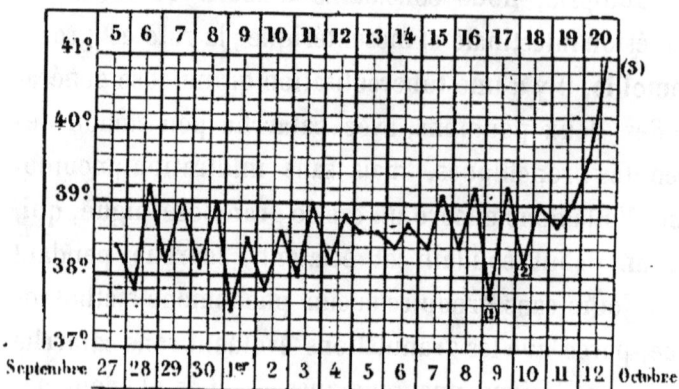

Figure 5.

Granulose pulmonaire aiguë.

Homme de 21 ans; Salle St Jérôme N° 9.

(1) Trismus. — (2) Spasmes tétaniformes généralisés.—
(3) Mort à une heure du matin.

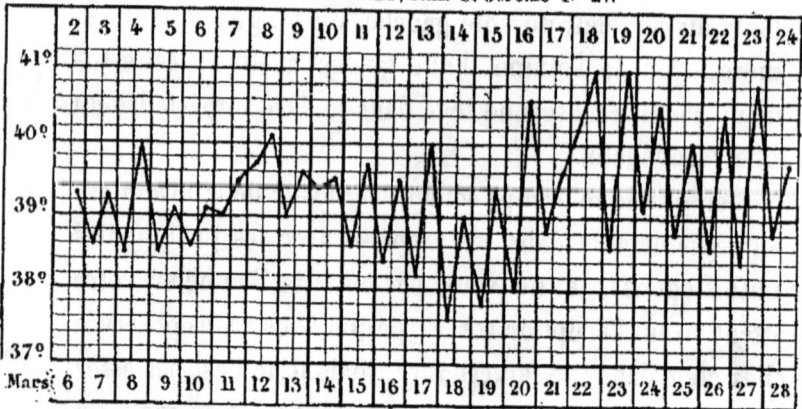

Figure 6.

Granulose pulmonaire aiguë
avec bronchite pseudo-membraneuse.

Homme de 27 ans; Salle St Jérôme N° 27.

Du 6 au 28 Mars 1872, époque de la mort, à 8 heures du soir.

Ici, il n'y en avait pas d'autre, puisque nous constations le météorisme, la diarrhée, la tumeur splénique, l'exanthème, tous ces phénomènes en un mot qui donnent à la granulose miliaire la signification d'une maladie infectieuse. J'ai eu le tort d'attacher trop d'importance à l'arrivée récente du malade à Paris, à l'épistaxis et à la précocité de la diarrhée.

Je suis tellement désireux, en raison de son importance, de vous convaincre de ce fait: que la tuberculose aiguë ne donne lieu par elle-même à aucun signe stéthoscopique, que je vous demande la permission de vous rappeler une autre observation, dont l'intérêt, d'ailleurs, est considérable à divers points de vue.

Un homme de vingt-sept ans, remarquablement robuste, entre dans mon service (salle Saint-Jérôme, n° 27), il y a quelques semaines; atteint d'une fièvre intense, de douleurs thoraciques bilatérales, il était en proie à une dyspnée considérable, et je m'attendais à constater le jour même ou le lendemain les signes d'une pneumonie; il n'en est rien : les choses restent en cet état avec aggravation de la dyspnée, pas un râle n'est saisissable dans la poitrine. Le septième et le huitième jour, la fièvre augmente; le soir, on perçoit enfin quelques râles sibilants aigus, la gêne respiratoire atteint le degré de l'orthopnée; le lendemain matin, il y a un mieux relatif, et le crachoir contient des fausses membranes ténues et ramifiées, dont l'origine bronchique est certaine au premier coup d'œil; cette expectoration continue sans interruption durant plusieurs jours avec une abondance variable, et vous vous souvenez sans doute que je vous ai, à plusieurs reprises, montré ces produits caractéristiques de

la bronchite pseudo-membraneuse, si rare chez l'adulte,
en dehors de la laryngite de même nature. Après une
expulsion plus copieuse qui a lieu le treizième jour, une
amélioration notable se produit, la fièvre tombe au point
que, le quatorzième et le quinzième jour au matin, la
température est à peine supérieure à la normale; mais
ce n'est là qu'un répit momentané : le seizième jour ramène des chiffres thermiques excessifs (voy. fig. 6), en
même temps la dyspnée reparaît ; jusqu'au dix-neuvième
jour, elle peut encore être imputée à une nouvelle formation de fausses membranes, car ces produits ont reparu
dans l'expectoration muqueuse, devenue d'ailleurs plus
abondante; mais, à dater de ce moment, on n'en trouve
plus de traces; les signes de bronchite généralisée tendent à s'effacer ; le vingtième jour au matin, nous perce-
vons, en revanche, les phénomènes d'une induration du
lobe inférieur droit; la dyspnée persiste avec une telle
violence que le nombre des respirations oscille depuis le
seizième jour entre 68 et 80, et le vingt-quatrième jour,
à huit heures du soir, le patient succombe après une
horrible agonie.

Les premiers signes stéthoscopiques appréciables ont
été contemporains de la première expulsion de fausses
membranes ; il est donc certain qu'ils doivent être im-
putés à la bronchite membraneuse. Or, que dit l'autopsie ?
Elle nous montre cette bronchite, ou plutôt quelques reliquats de cette bronchite, elle nous montre l'infiltration pneumonique compacte du lobe inférieur droit, mais
elle nous révèle aussi une granulose miliaire au maximum
de généralisation. Or, comme bon nombre de ces granulations sont déjà opaques et jaunâtres, il est bien évident

que la poussée granuleuse a été le processus initial, qu'elle a existé seule pendant les sept ou huit premiers jours de la maladie, et qu'elle est restée silencieuse aussi longtemps qu'elle a été isolée. — Vous noterez, comme un fait bien remarquable, la complication de la granulose aiguë par une bronchite pseudo-membraneuse étendue et persistante, chez un individu qui n'a été affecté ni d'angine ni de laryngite. La constitution vigoureuse du malade, sa bonne santé habituelle, l'absence de tout antécédent suspect sont encore des particularités qui doivent fixer votre attention.

Tels sont, messieurs, les principes et les faits que j'avais à vous exposer relativement au diagnostic différentiel des pneumonies phthisiogènes et de la tuberculose aiguës, et aux indications générales que peut fournir le début aigu, soit par lui-même, soit par les conditions dans lesquelles il est observé. Je dois envisager maintenant une autre face de la question.

Nous n'avons examiné jusqu'ici que les cas remplissant les deux conditions suivantes : 1° le malade est observé dès le commencement ; 2° le début du mal est aigu. Ces faits, relativement rares à l'hôpital, le sont infiniment moins dans la pratique privée ; la situation est précisément inverse pour les cas du second groupe : le malade n'est vu qu'à une période plus ou moins avancée d'un état chronique ; quand il est observé il est déjà phthisique, ou bien près de l'être. La phthisie imminente ou confirmée est-elle tuberculeuse ou caséeuse ? Voilà comment la question se présente ; elle ne le cède point en intérêt à celle qui nous a précédemment occupés. L'appréciation diagnostique est, sans contredit, plus difficile, mais elle n'est

pas impossible, si vous en recherchez les éléments là où
vous avez vraiment quelque chance de les rencontrer.
Eh bien, ce n'est pas l'état du poumon que vous devez
interroger dans ce but ; vous comprenez sans peine que
vous y trouverez, dans l'un et l'autre cas, les signes du
catarrhe, du ramollissement ou de l'ulcération, et que ces
signes, traduisant des conditions physiques toujours semblables, seront eux-mêmes parfaitement identiques. Ils
ne vous apprendront rien autre chose que ceci, à savoir :
que le poumon, dans une étendue plus ou moins considérable, est pénétré d'un exsudat, qu'il est ramolli lui-
même, et qu'il est creusé déjà de cavernules ou de cavernes.
Cette constatation vous démontre, par la voie anatomique,
que l'état de phthisie est bien réellement constitué ; elle
ne vous dit rien, elle ne peut rien vous dire de la nature
de cette phthisie. On a prétendu que les vastes cavernes,
les grands délabrements du poumon appartiennent à la
pneumonie ulcérative plutôt qu'à la tuberculose ; il y a
quelque chose de vrai dans cette assertion, mais ce ne
peut être qu'une présomption et non pas un signe ; d'ailleurs le phénomène indiqué est tellement tardif, qu'il
convient peu de l'attendre pour formuler un jugement.
Mais si la similitude des signes physiques est complète,
il n'en est pas de même, messieurs, des autres symptômes ; vous pourrez trouver là des caractères différentiels
dont la valeur devient considérable, lorsqu'il vous est
possible d'y joindre les notions anamnestiques.

Au numéro 9 de la salle Sainte-Claire vous avez une
femme de trente-neuf ans, qui nous est arrivée le 17 janvier dernier. Depuis six mois elle est malade d'un rhume ;
mais, jusqu'au moment où les accidents ont débuté, elle a

toujours joui d'une santé excellente : elle n'a pas d'antécédents de famille fâcheux ; son père et sa mère sont
morts de vieillesse ; elle a une sœur plus âgée qui est
parfaitement portante ; elle n'a pas d'enfants. Il y a six
mois, c'est à la suite d'un refroidissement qu'elle a commencé à tousser ; elle n'a pas été obligée de s'aliter, la
marche des phénomènes a été tout à fait graduelle, il n'y
a pas eu de fièvre, pas de point de côté au début, jamais
d'hémoptysie ; pourtant ce rhume a eu la plus fâcheuse
influence sur l'état des forces, il a résisté à tous les traitements, et, en six mois, cette femme a été réduite à l'état
que vous voyez aujourd'hui, lequel peut être ainsi résumé :
cavernes aux deux sommets, ramollissement cavernuleux
du poumon gauche dans sa plus grande partie, emphysème compensateur dans la moitié inférieure du poumon
droit. Avec cela une expectoration purulente, de la fièvre
le soir, de l'amaigrissement malgré la conservation de
l'appétit, des sueurs nocturnes ; la malade est bien et
dûment phthisique ; de plus, elle a depuis quelques jours
de l'œdème du visage et de l'albumine dans l'urine.

Dans ce cas, j'ai repoussé l'idée d'une phthisie tuberculeuse, et j'ai fait le diagnostic phthisie pneumonique ou
caséeuse, en me fondant sur l'absence de tout antécédent
suspect, sur l'absence de troubles digestifs, enfin sur le
défaut d'accidents laryngés et intestinaux ; en un mot,
j'ai basé mon jugement sur ce fait : que la maladie, quoique
bien avancée déjà au point de vue pronostique, est bornée
aux désordres pulmonaires. Il est vrai qu'il y a eu, dès le
mois de septembre 1871, un arrêt définitif de la menstruation ; mais ce phénomène ne saurait ébranler ma
conclusion, l'observation m'ayant appris qu'il est commun

aux deux espèces. En résumé, j'ai eu égard pour le diagnostic à l'absence de certains symptômes, de certaines
conditions propres à la tuberculose, et à la localisation
rigoureuse du mal dans l'appareil respiratoire.

Quelques lits plus loin, au numéro 16 de cette même
salle Sainte-Claire, est couchée une jeune femme de vingt-
trois ans qui est entrée dans notre service le même jour
que sa voisine dont je viens de vous parler ; certes, il y a
de bien nombreuses, de bien frappantes analogies entre
ces deux malades, et pourtant ma conclusion pour cette
fois est toute différente. L'âge de la maladie est à peu
près le même, sept mois ; il n'y a pas d'antécédents mauvais ; le début a été graduel, il n'y a pas eu d'hémoptysies,
et aujourd'hui le poumon droit présente de haut en bas
des signes de ramollissement, tandis qu'à gauche nous trouvons sous la clavicule le gargouillement et la pectoriloquie aphonique liés à l'existence d'une caverne, et un peu
plus bas des râles caverneux de volume variable. Les
raisons multiples qui me font admettre ici une tuberculose ulcéreuse, une phthisie tuberculeuse sont les suivantes : apparition de la fièvre, le soir à quatre heures,
pendant le premier mois de la maladie ; amaigrissement et
dyspepsie presque immédiats ; sueurs nocturnes et diarrhée
dès le second mois, et dans le cours du troisième, altération persistante du timbre de la voix. Ce n'est pas tout :
depuis son arrivée ici, cette femme présente un phénomène notable qui, bien interprété, fournit, selon moi,
de vives lumières au diagnostic. Le jour même de son entrée, 17 janvier, nous avons constaté chez elle une fièvre
continue quant à la durée, avec exaspération vespérale ;
cette fièvre se maintient dans les degrés élevés, entre

39° et 40°; aujourd'hui, 27 janvier, c'est-à-dire après onze jours, elle persiste avec les mêmes caractères, et pourtant je ne puis saisir aucune modification dans les signes physiques, et je suis obligé de conclure que l'état du poumon, en tant qu'appréciable par l'auscultation et la percussion, est exactement le même que le jour de mon premier examen. Il est impossible en cette situation, vous le concevez, de rapporter le mouvement fébrile à un processus pneumonique actuel ; d'une autre part, en raison de sa continuité, cette fièvre ne peut être considérée comme une hectique pure, et je suis ainsi conduit à y voir l'expression d'une poussée granuleuse. Pour ces motifs, tirés et de la présence de certains symptômes qui manquent chez l'autre malade, et du défaut de parallélisme entre les caractères de la fièvre et les lésions saisissables du poumon, je conclus à une phthisie tuberculeuse, dont la terminaison est notablement hâtée par la granulose aiguë qui est actuellement en évolution.

La femme de vingt-quatre ans qui occupe le lit n° 14 de la même salle depuis le 26 octobre 1871, est arrivée au terme d'une phthisie qui a évolué jusqu'ici sans aucun épisode aigu, et qui offre par sa marche un type parfait de la forme commune ; malgré l'absence d'antécédents héréditaires, malgré le bon état de la santé jusqu'à l'apparition des premiers accidents, je crois pouvoir admettre encore ici une phthisie tuberculeuse en me fondant sur la précocité d'une diarrhée incoercible, sur la rapidité de l'affaiblissement et de l'émaciation, sur l'altération de la voix qui, après avoir présenté pendant longtemps la raucité bitonale, est aujourd'hui complétement éteinte, sur la marche de la maladie, qui n'est jamais sortie un

instant des allures torpides qu'elle a eues dès le début.
Je ne dis rien du développement d'une thrombose cru-
rale, parce que j'ai observé ce phénomène dans les deux
espèces de phthisie; il n'a donc aucune valeur comme
signe différentiel.

Dans certaines circonstances, c'est un symptôme d'un
tout autre ordre qui vient éclairer le diagnostic : je vous
le signale d'autant plus volontiers qu'il peut à lui seul
fixer le jugement et dissiper les incertitudes.

Étudiez le jeune homme de vingt-quatre ans qui est
actuellement au n° 22 de la salle Saint-Jérôme; il est
phthisique, ce premier point est bientôt acquis, soit que
vous examiniez l'état général, soit que vous teniez compte
des ulcérations du poumon ; il n'a aucun antécédent de
famille fâcheux ; il n'a pas, il n'a jamais eu d'accidents
gastro-intestinaux; sa voix ne présente pas la moindre altération, et en se reportant aux cas précédents, il semble
qu'on doive admettre ici une phthisie caséeuse. Pourtant
j'affirme une phthisie tuberculeuse, et de ce diagnostic je
suis plus sûr encore que de tous ceux que je vous ai exposés jusqu'ici; ma raison, c'est que ce malade souffre de
douleurs assez vives dans les deux hypochondres ; ce
symptôme n'est ni accidentel ni temporaire; il y a plusieurs mois que ces douleurs se sont manifestées, elles ne
sont pas continuelles, mais même lorsqu'elles semblent
absentes, elles sont aussitôt réveillées par la pression sur
la région de la rate et du foie, et par les grands mouvements respiratoires. Existe-t-il des granulations sur les séreuses, ou bien s'agit-il simplement d'une phlegmasie
lente et circonscrite? Je n'oserais me prononcer sur ce
point, mais ce que je puis affirmer, c'est que jusqu'ici je

n'ai observé ces phénomènes que dans la phthisie tuberculeuse.

· Il peut arriver que ces douleurs des hypochondres
coïncident avec un autre symptôme qui parle dans le
même sens, savoir : avec l'existence de frottements pleuraux à la base de la poitrine, soit d'un seul côté, soit des
deux à la fois. Lorsque ce phénomène est transitoire et
rapidement remplacé par les signes d'un épanchement liquide, il n'a pas de signification précise, parce que ces
pleurésies secondaires appartiennent aux deux espèces de
phthisie ; mais lorsque les frottements persistent sans
épanchement, ou avec une effusion liquide si peu abondante qu'elle n'empêche pas la perception des bruits
secs, alors ils révèlent presqu'à coup sûr une granulose pleurale, et ce fait constitue une forte présomption en faveur de la phthisie tuberculeuse. Cette conclusion devient même certaine si la maladie a suivi dès
son début une évolution torpide, sans aucune période
d'acuité.

Chez le jeune homme du n° 22 dont je vous ai parlé en
dernier lieu, le diagnostic de la tuberculose chronique
tire une preuve additionnelle d'une autre circonstance
qu'il faut toujours rechercher avec soin : vous trouvez
chez lui l'un des épididymes notablement tuméfié et douloureux à la pression, et comme d'après ses renseignements il n'a jamais eu de blennorrhagie ni aucune maladie de l'appareil testiculaire, vous êtes autorisés à
rattacher ce gonflement chronique et persistant de l'épididyme à un dépôt tuberculeux. Chez les femmes phthisiques, la même signification peut être attribuée à la pelvi-
péritonite à marche lente ; ici cependant les causes d'erreur

sont plus nombreuses, et la conclusion par suite est moins nettement assise.

Tels sont, dissociés par l'analyse qui est la conséquence d'une étude purement clinique, les éléments de diagnostic entre les deux espèces de phthisie. Il y aura, je pense, une réelle utilité à les grouper maintenant dans un résumé dogmatique; nous courrons ainsi le risque de quelques redites, mais l'importance du sujet me paraît en fournir une justification suffisante.

QUATORZIÉME LEÇON

TUBERCULOSE. — PHTHISIES PULMONAIRES.

(SUITE.)

MESSIEURS,

Ainsi que je vous l'ai annoncé, je veux vous présenter aujourd'hui, sous la forme d'un résumé plus dogmatique, les conclusions qui me paraissent se dégager de l'examen des faits que j'ai analysés avec vous dans notre dernière réunion. Les éléments de diagnostic que je crois pouvoir signaler à votre attention sont peu nombreux, mais il

importe néanmoins, pour la clarté du sujet et la facilité
de l'application pratique, de les diviser en les rattachant
à un certain nombre de chefs distincts. Pour établir le
diagnostic différentiel de la phthisie tuberculeuse et de
la phthisie caséeuse, il faut dans tous les cas interroger
successivement : 1° les antécédents; — 2° le mode de
début; — 3° la marche de la maladie.

Ces diverses sources de signes, nous allons le voir, ne
sont pas également fécondes; les antécédents, entre
autres, sont loin d'avoir la signification précise qui leur
a été longtemps attribuée.

Lorsqu'un malade souffrant de la poitrine annonce
qu'il y a eu des cas de phthisie dans sa famille, soit chez
ses ascendants directs, soit chez ses frères et sœurs, il y
a dans ce fait, messieurs, une présomption grave pour
l'existence de la tuberculose. Mais, remarquez-le bien,
je dis une présomption, non pas une certitude ; c'est
qu'en effet, toutes les données concernant la transmission
héréditaire de la tuberculose doivent être soumises à
une méticuleuse révision ; et cette question qui, depuis
Laennec et Louis, semblait définitivement résolue, est
retombée, sous l'ébranlement des progrès contemporains,
dans le domaine de la discussion et de l'incertitude. Ce
qui reste acquis, c'est que la phthisie, ou plutôt la prédisposition à la phthisie, est dans un certain nombre de cas
transmise par hérédité; sous l'empire de la doctrine unitaire de Laennec, cette proposition ne soulevait aucune
équivoque ; mais il n'en est plus de même aujourd'hui,
et l'on doit se demander si la transmissibilité héréditaire appartient exclusivement à la tuberculose et à la
phthisie tuberculeuse, ou bien si elle s'étend aux pneu-

monies phthisiogènes et à la phthisie pneumonique.
Cette nouvelle position de la question, la seule vraie
actuellement, diminue de beaucoup la valeur diagnostique des renseignements qui concernent la santé des
parents; voilà un individu phthisique, vous le savez
issu de parents tuberculeux, mais vous n'êtes point pour
cela en droit d'affirmer qu'il est affecté d'une phthisie
tuberculeuse, la chose est probable, et rien de plus.
Comme, d'un autre côté, un sujet qui ne présente aucun
antécédent héréditaire suspect peut être atteint de phthisie tuberculeuse, il est parfaitement évident que les
notions de cet ordre n'ont pas une portée absolue; elles
conservent toute leur valeur, dans les cas douteux, pour
établir la nature phthisique d'une maladie des poumons,
c'est-à-dire pour le diagnostic générique de la phthisie,
mais elles n'apportent que des probabilités très-restreintes
à la détermination *spécifique* de la phthisie.

Les antécédents personnels du malade ne sont guère
plus utiles, parce qu'ils n'ont pas non plus une signification univoque. Je m'explique. Il y a un fait certain,
c'est la relation qui existe entre la scrofule et le processus de caséification en général; à ne considérer que ce
fait, il semblerait donc que, lorsqu'un phthisique a été
antérieurement affecté de la maladie scrofuleuse, on
peut, on doit admettre chez lui une phthisie caséeuse;
pourtant il n'en est rien, et cette conclusion *à priori* ne
sera juste que dans un certain nombre, je crois même
pouvoir dire dans le plus petit nombre des cas. Le
rapport de la scrofule et de la caséification est un rapport anatomique qui concerne les lésions directement
engendrées par la scrofulose en évolution; mais à côté

de ce fait révélé par l'anatomie pathologique, l'observation démontre l'éclosion fréquente de la tuberculose
vraie, à plus ou moins longue échéance, chez les individus qui ont été scrofuleux; plusieurs médecins, entre
autres Buhl et Lebert, regardent même la présence
de foyers caséeux dans l'organisme comme une condition favorable au développement de la granulose, qui
serait alors la conséquence d'une véritable auto-infec-
tion. Certes, je n'entends point, comme ces auteurs,
ériger cette possibilité en loi, mais il y a là tout au
moins une notion nouvelle dont il faut tenir compte. Si
vous envisagez ainsi la question sous toutes ses faces,
vous verrez se renverser la conclusion que dictait tout
d'abord l'analogie anatomique : pour moi, l'existence
d'une scrofule antérieure chez un phthisique ou chez
un sujet menacé de le devenir, n'est point la preuve
d'une phthisie caséeuse, c'est au contraire une puissante
présomption en faveur de la tuberculose. C'est dans
ce sens seulement que ce renseignement peut concourir
au diagnostic différentiel des deux espèces de phthisie.

La situation est beaucoup plus nette en présence de
quelques autres antécédents pathologiques. Les phthisies
qui prennent naissance, après un court intervalle, à la
suite de la rougeole, de la fièvre typhoïde, en un mot,
à la suite des pyrexies à détermination pulmonaire, celles
qui se développent après la coqueluche, dans le cours du
diabète sucré, sont presque toujours des phthisies pneumoniques caséeuses. Cette proposition est précisément
l'inverse de celle qui a été enseignée jusqu'en ces derniers temps; néanmoins c'est la plus solide, la moins aléa-
toire de toutes les conclusions que j'ai à vous présenter.

L'âge des malades n'indique rien de précis ; on a dit que c'est surtout après trente ou trente-cinq ans qu'on observe la phthisie pneumonique, tandis que la tuberculose appartient aux années antérieures ; il y a du vrai dans cette assertion, cependant elle ne doit pas être appliquée aux phthisies secondaires dont il vient d'être question, puisque pour le plus grand nombre d'entre elles, les maladies génératrices sont des affections de l'enfance et de la jeunesse.

Vous le voyez, messieurs, la doctrine nouvelle de la phthisie a grandement modifié la valeur des antécédents envisagés comme éléments de diagnostic ; la considération de l'hérédité et de l'âge est devenue stérile à force d'incertitudes ; en revanche, la signification des maladies antérieures est devenue plus précise, la scrofule étant le plus souvent liée à la tuberculose, les pyrexies et le diabète, au contraire, indiquant presque à coup sûr une phthisie caséeuse.

Le mode de début que nous allons maintenant étudier est une des bases les plus solides du diagnostic ; pour bien vous en faire saisir l'importance et le mode d'appréciation, je vous demande la permission d'ajouter aux expressions début aigu et début chronique quelques mots d'explication, qui préciseront nettement le sens que j'entends leur attribuer. Au point de vue de leurs commencements, tous les cas de phthisie peuvent être rangés en deux groupes : dans l'un, l'invasion n'est pas seulement soudaine, mais elle est assez violente pour contraindre l'individu à s'aliter durant un temps plus ou moins long, de sorte que d'un jour à l'autre, il passe de l'état de santé à l'état de maladie aiguë, exactement comme s'il était

pris d'un rhumatisme articulaire, d'une fièvre éruptive
ou d'une pneumonie franche. C'est là ce que je veux
signifier par l'expression abréviative de début aigu. —
Dans le second groupe de cas, qui est le plus nombreux,
les choses se passent tout autrement : l'invasion peut bien
être soudaine, mais qu'elle soit brusque ou non, ce qui
est caractéristique, c'est le fait que l'individu n'est point
obligé de s'aliter : il n'est pas pris de ces phénomènes
fébriles éclatants qui révèlent le développement d'une
maladie aiguë ; sa santé est lentement, sourdement altérée, et il peut arriver à une dégradation organique profonde avant d'être constitué malade au lit. Bien souvent,
il arrivera que cet état de maladie, relativement latente,
soit interrompu par des manifestations aiguës temporaires, mais par cela même qu'elles sont tardives, elles
ne changent point la signification des allures initiales du
mal. C'est ce commencement insidieux que je désigne
par l'appellation de début chronique.

La question étant ainsi portée sur le véritable terrain
de la pratique, voyons ce que la considération attentive du
mode de début peut fournir de lumières au diagnostic
différentiel, dont nous recherchons les moyens.

Au point de vue restreint que nous envisageons, diagnostic spécifique de la phthisie, le début aigu n'appartient
qu'aux processus pneumoniques et à la tuberculose miliaire
aiguë. Les analogies sont assurément fort étroites, pas assez pourtant pour constituer une identité, et à côté du
trait commun fondamental, l'acuité initiale, nous pour-
rons saisir des nuances qui ont toute la valeur d'éléments
distinctifs. Et d'abord, il est vraiment exceptionnel, s'il
s'agit d'une granulose miliaire, que l'invasion ait la brus-

querie réelle, absolue, qu'elle présente dans les pneumonies ; l'apparition du frisson et de la fièvre peut bien être soudaine, mais cette explosion qui confine le malade au lit est précédée pendant un temps plus ou moins long de phénomènes prodromiques, symptômes vagues et mal définis par eux-mêmes, qui suffisent cependant pour révéler l'imminence d'une altération profonde de la santé.

Puis, lorsque l'état aigu éclate, et que le malade prend le lit, les caractères de la fièvre ne sont pas les mêmes dans les deux cas, et c'est justement durant la période initiale que les dissemblances sont le plus accusées. Pour la pneumonie lobaire avec son cycle si démonstratif, il n'est pas besoin d'insister ; mais cette pneumonie est la plus rare des pneumonies caséeuses, et le vrai débat clinique s'élève entre la pneumonie lobulaire, le processus phthisiogène par excellence, et la granulose miliaire. Eh bien, les caractères de la fièvre ne sont point semblables dans ces deux conditions. Le fait dominant, dans la pneumonie catarrhale, c'est la rémittence du matin qui peut ramener des chiffres très-voisins du degré normal ; de plus, les maxima de la température vespérale sont presque toujours limités entre 39° et 39°,5 ; enfin, le cycle fébrile dans son ensemble est irrégulier, en ce sens que d'un jour à l'autre le thermomètre présente des oscillations notables en plus ou en moins, oscillations spontanées dont aucune action thérapeutique ne peut rendre compte.

Dans la granulose les choses vont tout autrement : l'ascension thermique est à la fois plus précoce et plus accentuée ; elle arrive d'emblée à 40 degrés ou même au

delà ; il y a bien chaque matin une rémission, mais elle ne
dépasse pas quelques dixièmes de degré, et par suite elle
n'a rien de commun avec la chute profonde des phlegmasies catarrhales. Les différences sont telles, que l'examen
d'un tracé comprenant seulement les quatre ou cinq
premiers jours de la maladie suffit pour révéler le diagnostic.

C'est aussi à la période d'invasion qu'appartient le
signe différentiel sur lequel j'ai si longuement insisté dans
notre précédente réunion, savoir : la date de la première
apparition des phénomènes stéthoscopiques. Lorsqu'il
s'agit d'un processus pneumonique, soit lobaire, soit lobulaire, l'examen de la poitrine révèle l'existence de ces
signes physiques quarante-huit heures, soixante-douze
heures au plus tard après le développement de la fièvre ;
dans la granulose, au contraire, ces symptômes sont perçus beaucoup plus tardivement. Je vous ai donné les raisons de ce fait, et je vous ai cité avec autopsies à l'appui
des observations qui ne laissent pas le moindre doute sur
la vérité de cette proposition et sur son utilité pratique ;
vous vous rappelez, je pense, que parmi les cas que je
vous ai exposés, il en est quelques-uns dans lesquels les
phénomènes d'auscultation n'ont été perceptibles que peu
de jours avant la mort.

Vous le voyez, lorsqu'on sait en recueillir les enseignements, la période de début, dans les cas à invasion aiguë,
donne à elle seule des signes caractéristiques, lesquels sont
bientôt corroborés par la marche même des accidents. Dans
les pneumonies, quelque nocive, quelque précipitée que
soit leur évolution vers la phthisie constituée, la maladie
garde les caractères d'une affection localisée dans

l'appareil respiratoire ; dans la granulose, le mal revêt
dès les premiers jours les traits cliniques d'une fièvre
grave, avec détermination sur les poumons ; c'est précisément pour cela que le diagnostic de la tuberculose
aiguë et de la fièvre typhoïde présente tant de difficultés,
et, disons-le, tant d'erreurs. A côté de cette présomption
tirée de la physionomie générale de la maladie, la marche
étudiée en elle-même fournit des signes différentiels véritablement caractéristiques ; je vous prie de redoubler
d'attention.

Les processus pneumoniques phthisiogènes, sous
quelque forme anatomique qu'ils se présentent au début,
suivent toujours l'une des deux marches que voici : 1° la
pneumonie évolue sans arrêt, sans interruption du
mouvement fébrile et de l'état aigu, pour aboutir à l'ulcération du poumon et à la phthisie ; — 2° après une
période initiale aiguë, la fièvre cesse d'être continue :
une détente a lieu, l'état général devient meilleur, à ce
point que l'on ose espérer une guérison complète ; mais
il n'y a pas d'amélioration parallèle dans l'état local, le
processus est devenu simplement chronique, et après un
temps plus ou moins long, qui ne peut être précisé, il
amène lui aussi le ramollissement ulcératif et la phthisie.
Ces deux modes sont également démonstratifs : le second
appartient exclusivement et sans réserve aux pneumonies phthisiogènes, la granulose primitive à invasion
aiguë gardant jusqu'à la mort une imperturbable acuité.
Le premier mode d'évolution, par la persistance non
interrompue de l'état aigu, semble commun aux deux
espèces morbides ; mais il est nettement rattaché aux
pneumonies par les signes du ramollissement et de

l'ulcération du poumon; la granulose tue par suffocation, par asphyxie lente, par adynamie (forme typhoïde),
sans produire les lésions ulcéreuses qui sont la base
de l'état de consomption; elle tue sans cavernes et sans
phthisie.

Il ne sera pas hors de propos de nous arrêter ici quelques instants sur une question de terminologie qui a
donné lieu à d'interminables et stériles discussions, lesquelles n'avaient pas même le mérite de l'opportunité.

Lorsque après Laennec on étudia les formes de la phthisie pulmonaire, on se soumit, je crois vous l'avoir dit
maintes fois, à la synonymie fautive que cet illustre
médecin avait établie entre les termes phthisie et tuberculose; de là vint tout le mal. On savait que certaines phthisies tuent rapidement, au lieu d'embrasser, par une évolution chronique, une période de plusieurs années; puis on
constatait à l'autopsie que ces phthisies à marche rapide
ne présentent pas toujours les mêmes lésions; on trouvait dans certains cas de simples granulations plus ou
moins confluentes infiltrées dans le parenchyme; on ren-
contrait dans d'autres des foyers de ramollissement et des
cavernes, ni plus ni moins que dans les formes les plus
prolongées. Alors surgit le débat auquel j'ai fait allusion :
ces phthisies furent appelées, les unes aiguës, les autres
galopantes, et l'on discuta sans s'entendre pour déterminer l'attribution respective de ces deux épithètes aux deux
groupes de phthisies rapides; les uns voulant qualifier
d'aiguës celles que les autres prétendaient appeler galopantes. On peut s'étonner aujourd'hui que tant de travaux aient été consacrés à l'examen de ces subtilités, car
la question n'en était pas une, elle était née d'une erreur.

Oubliez la synonymie étrange de Laennec, conservez au mot phthisie son sens traditionnel et clinique, et vous voyez s'effacer ces apparentes difficultés. L'une des maladies dont l'appellation est en litige produit, en un temps plus court que d'ordinaire, les lésions et les symptômes de l'état de phthisie ; dénommez-la indifféremment phthisie aiguë ou phthisie galopante, vous êtes certains d'être dans le vrai, car vous conformez les mots à la réalité des faits; l'autre maladie tue rapidement aussi, mais elle ne détermine ni les désordres matériels, ni les phénomènes cliniques de la phthisie ; pourquoi, je vous le demande, la dénommerait-on phthisie ? Cette conclusion vraiment choque le sens commun : il y a ici une tuberculose, ou une granulose aiguë, comme vous voudrez, mais il n'y a pas de phthisie. En conséquence, messieurs, la seule forme morbide qui doive être appelée aujourd'hui phthisie aiguë ou phthisie galopante, c'est la pneumonie phthisiogène à début aigu, qui aboutit par une acuité non interrompue à l'excavation du poumon et à la phthisie. En d'autres termes, la seule phthisie aiguë ou galopante est la phthisie pneumonique à marche aiguë; quant à la tuberculose aiguë (phthisie granuleuse de Bayle), elle ne donne pas lieu à la phthisie et partant elle ne doit pas en porter le nom. Il y a des années que j'ai signalé cette erreur, et je l'ai plus d'une fois combattue, mais je ne cesserai de m'élever contre elle, tant que je la verrai subsister, consacrée par un langage irréfléchi.

Dans bon nombre de cas, la marche de la tuberculose aiguë apporte encore au diagnostic d'autres éléments de jugement. Bien souvent, surtout chez les sujets jeunes, la détermination granuleuse sur l'appareil respiratoire est accompagnée d'une altération semblable dans l'intestin, dans le péritoine ou dans l'encéphale ; de là des groupes symptomatiques additionnels qui témoignent de la généralisation du processus, et qui sont totalement étrangers à l'évolution des pneumonies phthisiogènes. Tels sont les divers ordres de signes qui concourent au diagnostic de la phthisie caséeuse à début aigu ; ils sont à la fois nombreux et précis, et la situation, je dois vous le dire, est beaucoup moins nette pour les formes à début chronique. La question n'est plus limitée ici entre la phthisie pneumonique aiguë et la tuberculose aiguë, c'est-à-dire entre une maladie à phthisie et une maladie non phthisiogène ; la question se pose entre les deux espèces de phthisie chronique, la caséeuse et la tuberculeuse.

Le début chronique ou torpide, sans alitement, ne se montre pas toujours dans les mêmes conditions, et l'on peut à cet égard distinguer deux groupes de cas ; je ne prétends pas qu'ils épuisent à eux deux les éventualités infiniment changeantes et mobiles de la clinique, mais ils contiennent sans contredit le plus grand nombre des faits, et ceux-là qui se présentent le plus communément à l'observation. Je range dans une première classe les cas dans lesquels le début de l'affection pulmonaire, tout en étant apyrétique, est bruyamment accusé par le développement d'une bronchite plus ou moins intense. Je réunis dans la seconde classe les faits dans lesquels le début, moins précis au point de vue de la date, est simplement caractérisé par quelque modification locale insignifiante de l'appareil respiratoire, et par une altération lente mais continue de l'état général.

Le début net par une bronchite offrant tous les sym-

ptômes de la bronchite commune n'est pas absolument
démonstratif, cependant il constitue une présomption en
faveur de la phthisie caséeuse ; cette présomption est
presque une certitude, si la bronchite a été bien positivement provoquée par un refroidissement ; il s'agit alors
d'une de ces bronchites nocives à extension plus ou moins
rapide, que Graves avait signalées sous le nom de bronchites scrofuleuses, et qu'il déclarait déjà indépendantes
de la tuberculose. La situation est bien moins nette si la
bronchite initiale, apparue spontanément, n'est point
imputable à l'influence accidentelle du froid ; en effet, il
n'y a pas de relation démontrée entre le refroidissement
et le début de la tuberculose vraie, tandis qu'il est parfaitement établi que la formation granuleuse lente peut déterminer, avant toute autre manifestation, un catarrhe
bronchique plus ou moins étendu. Si je m'en rapportais
uniquement à mes observations, j'irais jusqu'à dire que
le début par bronchite sans cause occasionnelle appréciable indique, chez les sujets au-dessous de trente ans, l'existence de la tuberculose et de la phthisie tuberculeuse ;
mais les faits que j'ai étudiés ne sont pas assez nombreux
pour autoriser une proposition aussi absolue. Il convient
donc de rester encore sur le terrain des probabilités.

La conclusion est analogue pour les cas à début silencieux. Lorsque l'invasion du mal est sourde et insidieuse,
lorsqu'on ne peut lui assigner ni une date fixe, ni un
phénomène révélateur éclatant, lorsqu'il n'y a pas eu soudainement chez le malade, à un jour donné, un état plus
mauvais, lorsqu'enfin on ne peut saisir qu'une altération
lente et graduelle de la santé, avec des accidents locaux
peu ou point appréciables ; alors il est fort à craindre qu'il

ne s'agisse vraiment de la tuberculose chronique, et la
chose est quasi certaine, si cet état est observé chez un
sujet débile qui n'a pas atteint l'âge adulte, et qui a
présenté dans son enfance des manifestations scrofuleuses.
Dans bien des cas, vous retrouvez chez ces individus un
habitus extérieur caractéristique que j'ai décrit comme un
des *signes présomptifs* de la tuberculose : « La taille est
élancée, le thorax et le cou allongés et grêles ; les muscles, particulièrement cervico-thoraciques, sont peu développés; en revanche, les cheveux et les cils présentent
une croissance remarquable, et les dents sont souvent
fort belles; les yeux sont vifs, brillants et animés; la
peau, fine et rosée, laisse apercevoir par transparence
un réseau veineux azuré; mais les extrémités des doigts
sont fréquemment déformées, elles sont aplaties, se terminent carrément, ou par un renflement en massue
(doigts hippocratiques). Les sujets ainsi constitués sont
impressionnables, leur caractère est mobile, facilement
irritable. En outre, ils s'enrhument à tout propos; il se
peut que ces rhumes guérissent aisément, mais souvent
aussi ils traînent un peu en longueur et fatiguent les malades plus que de raison ; d'autres individus sont prompts
à s'essouffler, le séjour dans un endroit trop chaud, une
conversation un peu animée, rendent leur respiration
courte et difficile, ou bien altèrent le timbre de leur voix.
Lorsque cet état constitutionnel coïncide avec des antécédents de famille suspects, lorsque l'enfance du malade
a été entachée de quelque accident scrofuleux, alors l'habitus extérieur prend réellement toute la valeur d'un signe
présomptif. La granulose chronique est proche, et l'aver-
tissement ne doit pas être perdu ; il faut tenter de con-

jurer le péril par un traitement prophylactique sagement conduit (1). »

Quant aux phénomènes pathologiques qui signalent cette période initiale, ils ne sont pas toujours les mêmes ; souvent c'est un affaiblissement graduel sans cause saisissable, ou bien un amaigrissement notable qui frappe d'autant plus qu'il coïncide avec la persistance de l'appétit, et l'intégrité apparente des fonctions digestives ; dans d'autres cas, au contraire, ce sont des symptômes dyspeptiques dont ne peut triompher aucune médication, une susceptibilité intestinale qui se traduit par une tendance continuelle à la diarrhée, ou bien des désordres graves de la menstruation. Parfois on observe des modifications d'un ordre plus élevé : les dispositions morales et affectives changent peu à peu, le caractère devient irritable, fantasque, ou bien il est morose et taciturne, et chez un jeune sujet ce changement contre nature est plus propre encore à éveiller la sollicitude.

Lorsque, dans cette situation pleine d'incertitudes, vous voyez survenir quelque symptôme léger mais persistant vers le larynx ou la poitrine, le jugement est plus certain encore : il s'agit d'une tuberculose à évolution lente, et non pas de processus pneumoniques. Les premiers phénomènes directs qui concentrent l'attention sur l'appareil respiratoire sont extrêmement peu prononcés ; c'est l'altération de la voix propre au catarrhe laryngé subaigu ou chronique, et, dans les poumons, ce sont de simples modifications de la sonorité, si peu marquées parfois que, lorsqu'elles sont bilatérales, on

(1) Jaccoud, *Traité de pathologie interne.*

reste forcément dans le doute ; dans le cas contraire,
la possibilité d'un examen comparatif facilite l'appréciation ; ces signes de percussion doivent être recherchés
avant tout dans les régions sus-claviculaires et dans les
fosses sus-épineuses, ou bien, selon mon éminent collègue Gueneau de Mussy, dans le sillon pectoro-deltoï-
dien. Ce symptôme est bien léger, et pourtant il peut être
fort tardif ; il manque en effet tant que les tubercules
restent isolés et entourés d'un tissu perméable à l'air ; la
sonorité normale, je vous l'ai dit déjà, ne peut être altérée qu'autant que les granulations sont conglomérées, ou
compliquées d'infiltration pneumonique. Dès que la percussion fournit quelque signe positif, l'auscultation fait
percevoir une altération du rhythme ou du timbre du
bruit respiratoire : l'expiration est longue, l'inspiration est
saccadée, phénomène sur lequel mon savant et digne ami,
le professeur Bourgade (de Clermont-Ferrand), a le mérite
d'avoir appelé l'attention ; puis la respiration, dans son
ensemble, devient rude et élevée, et il peut y avoir un retentissement exagéré de la voix. Remarquez, messieurs,
que ces signes stéthoscopiques ne sont, en définitive, que
ceux d'un catarrhe bronchique à la période de siccité ;
ils ne sont point l'expression immédiate de la granulose ;
par eux-mêmes ils n'indiquent rien de plus que l'existence
d'un état catarrhal persistant de la muqueuse bronchique,
et ils ne deviennent un signe indirect de la tuberculose
que dans les cas où ce catarrhe réalise certaines autres
conditions : il faut qu'il ait pris naissance, sans cause
occasionnelle saisissable, dans le cours de l'état maladif
insidieux que nous venons d'étudier ; il faut qu'il reste
pendant un certain temps limité au sommet ; il faut qu'il-

ne soit pas compliqué, dès son apparition, de foyers pneumoniques ; il faut que, malgré l'exiguïté, l'insigni-fiance du processus local, l'état général de l'organisme soit visiblement altéré, ce contraste est un des meil-leurs signes de la tuberculose commençante ; enfin, si le catarrhe suspect est d'emblée bilatéral, c'est une raison de plus et une raison puissante de le rattacher à la gra-nulose. L'absence de ces conditions enlève au catarrhe limité des sommets toute signification positive, et le diagnostic entre le tubercule et la caséification simple doit être demandé à d'autres considérations.

Les signes précédents permettent par leur réunion une appréciation d'une précision satisfaisante, mais il faut reconnaître, pour ne pas perdre de vue la réalité pratique, que le médecin ne dispose pas toujours de ces éléments de jugement ; il s'agit ici, non de symptômes grossiers, mais de nuances délicates qui ne peuvent être saisies que par une observation soucieuse et prolongée, et par consé-quent, si l'on n'a pas assisté à l'évolution initiale des acci-dents, il y a peu à compter, en général du moins, sur les renseignements donnés par le malade ; ils peuvent avoir une utilité réelle, mais ils ne sauraient suppléer à l'étude directe des phénomènes.

En tout état de cause, la marche de la maladie vient révéler un signe différentiel de majeure importance : l'extension des lésions au delà de l'appareil respiratoire est la règle pour la phthisie tuberculeuse ; la circonscrip-tion des désordres dans les poumons est la règle pour la phthisie pneumonique. Lors donc que vous observez chez un phthisique les symptômes des ulcérations laryngées ou intestinales, des signes de péritonites partielles, tels

que les douleurs dans les hypochondres dont je vous ai
parlé précédemment, ou bien des phénomènes encéphaliques imputables à la méningite ou à l'hydrocéphalie,
vous pouvez attribuer à la tuberculose l'ensemble du
processus, et affirmer la nature tuberculeuse de la
phthisie. Il faut toujours tenir grand compte aussi de
l'état des organes génitaux ; je vous ai signalé déjà l'importance que présentent à ce point de vue les indurations
de l'épididyme chez l'homme, les pelvi-péritonites chroniques chez la femme ; on peut ajouter à ce groupe
de symptômes l'hypertrophie de la prostate qui, chez des
hommes jeunes, a une signification des plus précises, et
les pertes séminales involontaires qui sont souvent le seul
signe de la tuberculose des vésicules.

Dans quelques cas tout à fait exceptionnels, des troubles visuels conduisent à pratiquer l'examen ophthalmos-
copique, qui révèle l'existence de granulations choroï-
diennes.

En résumé, déterminations diffuses dans la phthisie
tuberculeuse, lésions bornées à l'appareil broncho-pulmonaire dans la phthisie pneumonique ; voilà l'un des caractères différentiels les plus positifs ; si vous y joignez ce
fait que dans la tuberculose la détérioration générale
de l'organisme est souvent hors de proportion avec l'exiguïté des altérations locales, tandis que dans la phthisie
caséeuse il y a toujours un parallélisme parfait entre la
gravité de l'état général et l'étendue des désordres pulmonaires, vous aurez les plus importants des signes diagnostiques fournis par la marche de la maladie.

Je ne puis accepter l'opinion de Grossmann, qui
affirme que dans la pneumonie caséeuse il n'y a jamais

qu'un seul poumon de pris, et que c'est principalement
le droit. Les deux parties de la proposition sont démen-
ties par mes observations ; mais je saisis cette occasion
pour vous signaler l'œuvre trop peu connue de Grossmann : c'est faire acte de justice ; les éléments du diagnostic sont incomplets, ils sont loin de la précision des
signes que je vous ai fait connaître, mais il faut savoir
que Grossmann a eu l'incontestable mérite de traiter le
premier *in extenso* le diagnostic différentiel des deux
phthisies (1).

Il est un autre signe dont la valeur selon moi n'est pas
contestable, mais malheureusement il est inconstant, et
il ne permet qu'un jugement très-tardif. La tuberculose,
je parle de celle qui est chronique et conduit à la phthisie, a toujours un début lent ; j'ai insisté sur ce fait, mais
ce n'est pas tout : elle conserve dans certains cas ces allures torpides jusqu'à une période très-avancée ; elle est
alors longtemps apyrétique, et quand enfin elle devient
fébrile, elle ne provoque pas une fièvre continue ou rémittente, elle ne donne lieu qu'à l'intermittente quotidienne vespérale qui est le type de la fièvre hectique.
Lorsque les choses se passent ainsi, la question est jugée ;
il s'agit d'une phthisie tuberculeuse ; cette marche est
étrangère à la phthisie caséeuse. Il peut bien se faire que
les processus pneumoniques phthisiogènes s'établissent
et gagnent peu à peu sans fièvre notable ; mais bientôt la
fièvre s'allume infailliblement, et elle présente des caractères qui n'ont rien de commun avec l'hectique pure ;

---

(1) Grossmann, *Miliartuberkulose und käsiges, pneumonisches Exsudat*. Mainz, 1863.

elle procède par épisodes d'une durée variable, pendant
lesquels elle est toujours rémittente ; les maxima du soir
peuvent très-bien ne pas dépasser ceux qu'on observe
dans l'autre forme, mais la rémission du matin n'amène
pas une température normale : il y a de la fièvre le matin
comme il y en a le soir, le mouvement fébrile est continu,
et vous y retrouvez les traits de la fièvre symptomatique des inflammations viscérales. — En lui-même, ce
signe est excellent ; ce qui lui enlève de sa valeur pratique, c'est que la phthisie tuberculeuse est bien loin de
suivre toujours une marche torpide jusqu'à la fièvre hectique, et que bien souvent elle présente, elle aussi, des
manifestations aiguës à fièvre continue, c'est-à-dire simplement rémittente.

Les poussées aiguës intercurrentes qui viennent trancher sur l'état chronique de phthisie et substituent une
fièvre continue à l'intermittente vespérale, lorsque cette
dernière est déjà établie, sont plus fréquentes dans la
phthisie caséeuse que dans la tuberculeuse, mais c'est là
tout ce qu'on en peut dire au point de vue des caractères
distinctifs ; dans les deux phthisies elles sont dues aux
mêmes processus, et ces processus sont de deux sortes :
d'une part la formation de foyers pneumoniques, d'autre
part l'éruption de granulations. Ces altérations secondaires, ne l'oubliez pas, ne sont point caractéristiques par
elles-mêmes : elles appartiennent aux deux espèces de
phthisie, c'est là un fait sur lequel je ne saurais trop
insister ; elles n'ont donc pas de valeur pour le diagnostic
spécifique de la maladie. Néanmoins il n'est pas sans intérêt d'envisager la question suivante : En présence d'un
phthisique qui est sous le coup d'une poussée aiguë, est-

il possible de reconnaître s'il s'agit d'un processus pneumonique ou d'une éruption granuleuse? Je crois pouvoir répondre par l'affirmative, et voici quels sont alors les éléments de mon diagnostic : lorsque la fièvre épisodique dure depuis quelques jours déjà, et que l'examen de la poitrine démontre cependant que les lésions pulmonaires ne se sont point aggravées ni étendues, je rattache la manifestation intercurrente à une éruption granuleuse, et l'autopsie jusqu'ici m'a toujours donné raison. Vous comprenez, en effet, que si la poussée aiguë est due à la formation de foyers pneumoniques nouveaux, ou à l'extension de foyers anciens, nous devons constater dans les signes physiques des modifications proportionnelles aux changements subis par les poumons ; lorsqu'il n'en est pas ainsi, il faut admettre que le processus qui allume la fièvre ne modifie pas les résultats de la percussion non plus que ceux de l'auscultation, et dans l'espèce une semblable altération ne peut être qu'une granulose secondaire plus ou moins circonscrite.

Une dernière particularité doit être signalée qui a une grande importance pratique, bien qu'elle ne puisse être dite un caractère différentiel.

La phthisie caséeuse, ou pour mieux dire les processus pneumoniques qui conduisent à la phthisie caséeuse, présentent de bien plus grandes chances de curabilité que la tuberculose chronique qui conduit à la phthisie tuberculeuse. Quand nous étudierons spécialement cette question capitale de la guérison de la phthisie, je vous rapporterai des faits qui ne laissent pas le moindre doute sur la curabilité des pneumonies phthisiogènes déjà parvenues à la période d'ulcération et de phthisie, mais je ne pourrais

vous citer un seul cas incontestable qui établisse la guérison d'une tuberculose ulcéreuse. Les observations qui
ont été rapportées comme exemples démonstratifs appartiennent à une époque où l'on ne savait rien de la distinction des deux phthisies, et conséquemment elles ne peuvent avoir aujourd'hui aucune portée définie.

Je viens de vous exposer sous une forme didactique les
divers éléments de diagnostic auxquels mon observation
me permet d'attribuer une valeur réelle ; ces éléments
sont déduits, nous l'avons vu, de l'analyse clinique et
non pas de présomptions théoriques ; beaucoup d'entre
eux, j'ai eu soin de vous le dire, sont des signes probables et non pas des signes certains ; néanmoins, je suis
convaincu que si vous voulez prendre la peine d'étudier
en détail chaque fait particulier, et de suivre rigoureusement les règles que je vous ai tracées, vous pourrez, dans
le plus grand nombre des cas, arriver avec une probabilité suffisante au diagnostic spécifique de la phthisie pulmonaire. C'est là un progrès immense dont la vulgarisa-
tion peut atténuer dans une certaine mesure le pronostic
de cette affreuse maladie. La théorie de Laennec avait
pour conséquence forcée le nihilisme thérapeutique ; la
doctrine de la dualité établit une forme moins inexorable, elle apprend à la reconnaître, et par cela même
elle engendre une thérapeutique réelle, qui sauvegarde à
la fois les intérêts de l'humanité et la dignité du médecin.

Je désire soumettre à votre examen des pièces anatomiques qui proviennent de deux malades dont je vous ai
parlé dans notre précédente conférence ; ces pièces sont

intéressantes en ce qu'elles confirment le diagnostic
porté ; mais, en outre, elles vous présentent deux
exemples très-nets d'une lésion cardiaque, dont je me
propose de vous entretenir bientôt avec de plus amples
développements.

Les poumons que je mets sous vos yeux sont ceux de
la jeune femme du numéro 14 de Sainte-Claire, chez
laquelle, en raison d'accidents laryngés intenses, et de
symptômes intestinaux très-tenaces, j'avais admis une
phthisie tuberculeuse, quoique rien dans les antécédents
individuels et de famille ne pût appuyer une semblable
conclusion. Dans le poumon droit vous constaterez d'abord
le reliquat d'une ancienne pleurésie interlobaire ; le lobe
inférieur est uni et fusionné avec le lobe moyen par
une fausse membrane épaisse et dure, d'une consistance
et d'un aspect vraiment cartilagineux ; je n'ai pas besoin
de vous dire, je pense, que c'est là une pure apparence, et
que l'examen microscopique ne trouverait dans ce tissu
conjonctif induré aucun des éléments du cartilage. Le lobe
supérieur est criblé de cavernules de capacité variable ; il y
en a également dans le lobe inférieur, mais elles sont plus
petites et coïncident avec des foyers lobulaires de pneumonie caséeuse. Vous pouvez voir, en outre, disséminées
dans toute la hauteur de l'organe, des granulations isolées ; mais vous n'en trouverez aucune qui présente la
transparence et la coloration grise ; toutes, sans exception, sont jaunes, opaques, friables, diffluentes même, en
un mot, toutes sont caséeuses. Voilà donc un de ces cas
auxquels j'ai fait plusieurs fois allusion ; vous avez le poumon devant vous, et pourtant si vous n'aviez que lui, vous
ne pourriez pas faire un diagnostic absolument certain,

il faudrait vous en tenir à une conclusion probable. Nous
avons des granulations, ou mieux encore des nodosités
jaunes ; c'est vrai ; mais on peut nous dire qu'elles n'ont
jamais été grises, que ce ne sont pas des granulations
tuberculeuses, mais bien des pseudo-granulations dues à
cette forme de pneumonie que Colberg a appelée pneumonie
miliaire ; et l'on peut même invoquer, à l'appui de cette
opinion, la présence des nombreux foyers de pneumonie
lobulaire. A cela, nous n'aurions rien à répondre, et le
microscope non plus, puisque les granulations totalement
caséifiées n'ont rien qui les distingue d'un bloc de substance caséeuse quelconque. Le poumon gauche ne nous
apprendra rien de plus, car, à quelques nuances près, il
nous présente les mêmes lésions multiples que l'autre. Je
le répète, supposez l'examen anatomique borné aux poumons, et vous restez dans le doute ; mais nous allons
trouver, dans d'autres organes, les altérations caractéristiques de la tuberculose. Sur la muqueuse de l'intestin
grêle, il y a de nombreuses ulcérations de profondeur
variable, mais plusieurs d'entre elles sont déjà très-
voisines du revêtement séreux ; de plus vous avez dans
toute la cavité abdominale des traces de péritonite chronique ; il n'y a nulle part d'épanchement liquide, mais
vous trouvez en plusieurs points des adhérences solides
déjà fibreuses, qui correspondent pour la plupart aux
ulcérations de la muqueuse. En outre, dans le tissu sous-
séreux et dans le mésentère, vous pouvez constater de
nombreuses granulations bien plus récentes que celles
du poumon, et qui sont tout à fait significatives, parce
que quelques-unes ont encore la teinte et la transparence
caractéristiques. — Enfin le larynx est ulcéré en plu-

sieurs points ; une ulcération, à surface inégale et déchi-
quetée, occupe le point de convergence des cordes
vocales inférieures, et a détruit ces replis dans une partie
de leur longueur. — Le diagnostic était donc juste, mais
vous voyez que la généralisation des lésions est le plus
solide appui de l'appréciation anatomique, comme en
clinique la diffusion des symptômes avait été un puissant
argument en faveur de la tuberculose.

Le cœur de cette femme présente deux lésions, qui
sont dignes toutes deux de fixer votre attention ; c'est
d'abord une endocardite mitrale toute récente, caractérisée
par un épaississement du bord libre de la valvule, sur
laquelle vous pouvez voir de très-petites végétations ; c'est
ensuite une dilatation de l'orifice auriculo-ventriculaire
droit, dilatation assez considérable pour constituer une
véritable insuffisance de la tricuspide ; le pourtour de
l'orifice étalé mesure, en effet, 117 millimètres, c'est-
à-dire 10 à 12 millimètres de plus que la moyenne
normale chez la femme.

Voici maintenant les pièces de la malade du numéro 9
de Saint-Claire, chez laquelle j'ai fait le diagnostic phthisie caséeuse. L'absence totale de granulations et d'ulcérations dans le péritoine, l'intestin et le larynx donne déjà à
mon jugement une grande probabilité, que l'état des poumons transforme en certitude. Examinez ces organes avec
le soin le plus minutieux, vous ne trouverez nulle part, ni
dans l'épaisseur, ni aux sommets, ni sous les plèvres, ni
sur le diaphragme, rien qui, de près ou de loin, puisse
éveiller l'idée d'une granulation. Le poumon gauche
n'existe pour ainsi dire plus, il est creusé de cavernes
profondes, dont l'une, remarquablement anfractueuse,

occupe la totalité du lobe supérieur; les parois des cavités sont partout irrégulières, on n'y trouve plus de tissu normal, mais seulement des masses caséeuses plus ou moins dissociées, qui étaient évidemment en voie d'élimination. Le poumon droit vous montre un exemple remarquable d'une forme rare et encore contestée de pneumonie caséeuse ; celle-ci est toujours décrite comme une lésion lobulaire, or j'ai soutenu et je soutiens qu'elle peut être lobaire, et le cas présent est un fait de plus à l'appui de mon affirmation : le lobe supérieur tout entier est transformé en une masse caséeuse, dure, uniforme, lisse à la coupe, parfaitement homogène, laquelle, chose notable, présente dans son centre un commencement d'excavation. Il y a là un type de pneumonie caséeuse devenant ulcéreuse, et il est bien évident à l'examen des diverses régions du lobe que le processus est partout de même âge, et qu'il a eu d'emblée le caractère lobaire. Le lobe inférieur contient disséminés quelques foyers caséeux lobulaires non encore ramollis.

J'ai examiné l'orifice tricuspide, comme je le fais chez tous les phthisiques, pour des raisons que je vous ferai connaître, et je lui ai trouvé une circonférence de 122 millimètres ; l'insuffisance par dilatation est donc plus marquée encore que dans le cas précédent. Je me borne en ce moment à signaler ces faits, je vous dirai bientôt l'intéressante signification que j'ai été conduit à leur attribuer.

QUINZIÈME LEÇON

TUBERCULOSE. — PHTHISIES PULMONAIRES.

(SUITE.)

MESSIEURS,

Vous avez été surpris peut-être de ne pas voir figurer l'hémoptysie au nombre des signes différentiels qui distinguent les deux phthisies; et si quelques-uns d'entre vous en sont encore sur ce point aux assertions de Laennec, ils ont dû trouver au moins étrange une omission qui, à leurs yeux, enlève au diagnostic son moyen le plus facile et le

plus certain. Cette omission ne mérite point un semblable
étonnement ; elle est imposée par les progrès de l'observation ; si je n'ai pas mentionné l'hémoptysie, ou plus
exactement l'hémorrhagie broncho-pulmonaire parmi les
caractères diagnostiques de la phthisie tuberculeuse, c'est
que cette hémorrhagie appartient à toutes les phthisies,
à tous les processus phthisiogènes, et que partant elle
ne peut servir à en spécifier un à l'exclusion des
autres.

Bien différent était l'enseignement de Laennec, lequel
a trouvé malheureusement dans l'appui de Louis et d'Andral la condition d'une longévité à laquelle il n'avait
aucun droit par lui-même. Sur ce point encore, Laennec
s'est séparé violemment de la doctrine traditionnelle dont
Hoffmann et Morton étaient alors, comme aujourd'hui, les
représentants les plus autorisés ; mais ici, comme pour
l'unité de la phthisie, sa réforme n'a été que la substitution d'une erreur à la vérité. Vous savez sa théorie :
l'hémoptysie est liée à la tuberculose, premier point ; elle
dénote l'existence d'une tuberculisation déjà commencée.
En d'autres termes, quand le crachement de sang a lieu,
il n'indique pas une tuberculose imminente ou prochaine,
il dénonce la présence réelle de tubercules dans le poumon. Opinion qui était souvent exprimée aussi par cette
formule abréviative : l'hémoptysie est l'effet, et non pas la
cause de la tuberculose ou de la phthisie ; pour Laennec
et ses adhérents, c'était tout un. Il est bien singulier que
l'illustre observateur fît aux anciens le reproche de manquer de logique, et de conclure *post hoc ergo propter
hoc*, alors que lui-même étayait sa conclusion sur une
hypothèse arbitraire, qui consistait à affirmer la préexis-

tence des tubercules, dans les cas mêmes où l'hémoptysie précède tous les autres symptômes, la toux comprise.

La doctrine antérieure à Laennec était sur tous les
points l'antithèse de la sienne : elle n'impliquait pas de
relation nécessaire entre l'hémoptysie et la phthisie, elle
affirmait, suivant le précepte hippocratique, que le crachement de sang est souvent la cause de la phthisie.
Quelques médecins, notamment Morton, dont la *phthisis
ab hœmoptoe* est bien connue, et Hoffmann, cherchaient
même à expliquer comment l'hémoptysie peut devenir une
cause de phthisie ; les raisons alléguées par ce dernier
sont vraiment remarquables, car il invoque le même mécanisme pathogénique qui est admis aujourd'hui, et si
l'on veut bien, en le lisant, faire la part de son époque,
on verra, comme moi, que cet observateur, tout en indiquant que l'hémoptysie peut être une cause de tuberculisation, admet aussi qu'elle peut amener la destruction et
l'excavation du poumon ; ce qui, traduit dans le langage
actuel, signifie que l'hémoptysie peut donner lieu à la
phthisie pneumonique ou à la phthisie tuberculeuse. Le
passage suivant, sur lequel Niemeyer a déjà appelé l'attention, est sans contredit le plus intéressant : « Verum
adhuc sunt alia phthiseos *initia*, *maximeque hœmoptysis*,
ubi incaute a medentibus tractatur, aut si paulo major
cruoris portio est quæ eadem amissa fuit. Tum enim facile
sanguis ex pulmonum vasculis intra vesiculas aëreas extra-
vasatur et stasi concepta putrescit, *partes vicinas corrodit*
ac demum *sinuositates efformat*, *vel* in nodos et tuber-
cula coït. » Après quoi l'auteur ajoute que près de la
moitié des phthisiques traités par lui ont dû leur maladie

à une semblable hémoptysie. Ces idées trouvèrent dans
Cullen un nouvel appui, mais elles furent bientôt frappées
d'une condamnation qui semblait définitive, par la doctrine univoque de Laennec, Louis et Andral.

On attribue généralement aux travaux de Niemeyer le
réveil de l'opinion ancienne ; c'est une erreur de même
ordre que celle qui a été commise à'propos de la phthisie
sans tubercules : l'abandon de l'idée traditionnelle n'a pas
été absolument complet, et de Cullen à Niemeyer la filiation n'a point été interrompue. Bien avant l'auteur allemand, Graves avait défendu, lui aussi, la manière de voir
d'Hoffmann et de Morton, et il affirmait la subordination
possible de la phthisie à l'*hémoptysie comme cause*, en
des déclarations explicites, qui ne renferment aucune
ambiguïté ; permettez que je vous les rappelle :

« On a dit que les individus dont le poumon est soli-
difié (par du sang) dans une certaine portion de son étendue sont exposés à la phthisie. Cette condition peut hâter
la suppuration des tubercules, lorsque la scrofule existe
déjà, mais si la constitution n'est pas contaminée, la consomption qui succède à la solidification du poumon n'est
certainement pas de nature tuberculeuse. J'ai donné des
soins, il y a quelque temps à un jeune homme qui,
après une hémorrhagie pulmonaire, a présenté tous les
symptômes de la phthisie à l'exception de la diarrhée. J'ai
suivi ce malade jour par jour. Lorsque après sa mort
j'examinai ses poumons, il me fut impossible d'y découvrir un seul tubercule ; le tissu cellulaire était le siége
d'une infiltration purulente généralisée ; je voyaisl à cette
lésion à laquelle on a donné le nom de pneumonie suppurative.

« En résumé, messieurs, après une hémorrhagie pulmonaire, le malade vit pendant un long espace de temps,
avec une portion de poumon complétement solidifiée ; ou
bien il est atteint d'une *pneumonie* qui aboutit à une suppuration interstitielle, et *qui donne lieu à tous les symptômes de la consomption tuberculeuse*; ou bien enfin,
s'il est scrofuleux, *il est exposé* à une véritable tuberculisation du poumon. »

Voilà pour le fait que l'hémorrhagie broncho-pulmonaire est une cause possible de phthisie ; de plus, vous
retrouvez ici la distinction d'Hoffmann : l'hémorrhagie
engendre, selon les cas, tantôt la tuberculisation, tantôt
une consomption tuberculeuse. Mais Graves est un observateur trop exact pour être absolu en pareille matière, et
un peu plus loin il ajoute que l'hémoptysie n'est pas la
cause nécessaire de la phthisie, et que dans bon nombre
de cas cet accident est l'effet et non la cause du développement des tubercules. Il propose donc une doctrine
mixte, comme Hoffmann, qui évaluait à près de la moitié du nombre total les cas de phthisie *ab hæmoptoe*.

Sur le second point, l'inconstance de la relation entre
l'hémoptysie et les tubercules, Graves n'est pas moins
net ; et à tous ces points de vue il peut vraiment être dit
le précurseur de Niemeyer, car il établit, précisément
comme ce dernier l'a fait plus tard, un rapprochement
entre certaines épistaxis et certaines hémoptysies, et il
proclame bien haut l'innocuité de ces dernières. Je veux
vous citer le texte même, afin de rectifier une bonne fois
cette faute historique.

« Étudions maintenant quelques-unes des dispositions
constitutionnelles qui exposent au crachement de sang.

On a souvent remarqué que les individus qui en sont
affectés ont eu pendant l'enfance ou l'adolescence des
épitaxis fréquentes ; et chez ces personnes l'hémoptysie
survient sans cause appréciable, elle n'est accompagnée
d'aucune réaction fébrile.

« Les malades présentent les signes d'un molimen hémorrhagique ; ils éprouvent un sentiment de constriction
thoracique ; ils ont de l'anxiété, de la dyspnée, de la toux,
puis ils rendent, par l'expectoration, un sang rutilant et
écumeux. La quantité de sang est plus ou moins abondante, mais aussitôt que l'expectoration commence elle
soulage. La toux qui précède ou qui suit cette hémoptysie n'est pas très-fréquente. Tels sont les symptômes
caractéristiques de cette maladie. Sachez bien, messieurs,
que malgré les assertions contraires de Louis, elle ne
prouve nullement l'existence des tubercules, ni un engorgement dans le système des artères pulmonaires : en fait,
cette hémorrhagie n'a guère plus de rapport que l'épistaxis, avec une affection des poumons. »

Niemeyer n'a pas mieux dit quelque vingt ans plus
tard, mais il a modernisé, si je puis ainsi dire, les idées
d'Hoffmann, en montrant que le sang non expectoré
d'une hémorrhagie broncho-pulmonaire peut devenir pour
le tissu qui en est le réceptacle une cause d'irritation, et
provoquer ainsi un ou plusieurs foyers de pneumonie lobulaire, lesquels aboutissent tantôt à la résolution, auquel
cas l'hémoptysie n'a aucune suite notable ; tantôt à la
nécrobiose ulcéreuse, auquel cas l'hémoptysie est la cause
d'une phthisie caséeuse. De plus, il a établi que les deux
éventualités signalées par Hoffmann ne sont pas également fréquentes, et que l'hémoptysie est bien plus souvent

liée à un processus pneumonique qu'à la tuberculose.
Pour rester dans le vrai, il aurait dû spécifier bien clairement que cette proposition n'est applicable qu'à l'hémoptysie précoce.

D'un autre côté, il a compromis peut-être par une certaine exagération la cause qu'il voulait défendre ; selon
lui, dans les cas d'hémoptysie suivie de consomption, c'est
la règle, et la règle presque absolue, que l'hémorrhagie
précède le processus pneumonique comme la cause précède son effet, et il regarde comme *extraordinairement
rares* les faits analogues à ceux de Traube, dans lesquels
l'hémoptysie n'est que le symptôme d'un processus pneumonique déjà établi (1).

Il y a là une exagération évidente, ainsi que je vous le
montrerai par des faits ; mais, cette réserve exprimée, il
est bien certain que les conclusions de Laennec ne peuvent plus être acceptées, et qu'elles doivent s'effacer devant l'idée ancienne, tout comme sa théorie de l'unité de
la phthisie a dû disparaître devant la doctrine de la
dualité.

L'hémoptysie, je parle, bien entendu, de celle qui est
indépendante des lésions cardio-vasculaires et de toute
cause pathologique ou accidentelle, l'hémoptysie n'est
point nécessairement l'indice d'une tuberculose déjà
commencée ; — elle n'est point nécessairement liée à une
phthisie ultérieure ; — lorsque cette liaison existe, l'hémorrhagie est, dans bon nombre de cas, la cause de la
phthisie ; c'est alors une phthisie pneumonique qui est

(1) Niemeyer (F.), *Einige Bemerkungen über das Verhältniss der
Hæmoptoe zur Lungenschwindsucht (Berliner klin. Wochen.*, 1869).

produite, et le processus phthisiogène est provoqué et par
l'irritation qu'exerce sur le tissu pulmonaire le sang qui
n'a pas été éliminé, et par la fluxion même qui a causé
l'hémorrhagie ; — cette modalité chronologique n'est
point constante, et il est aussi des cas dans lesquels l'hémoptysie est consécutive au processus pneumonique. Ce
sont ces cas-là qui font échec à la théorie absolue de
Niemeyer. — Voilà les faits acquis et la base des études
ultérieures.

Les rapports de l'hémoptysie avec la tuberculose
vraie sont moins bien élucidés, surtout en ce qui concerne cette question : l'hémorrhagie broncho-pulmonaire peut-elle être la cause de la tuberculose ? Graves
répond par l'affirmative en disant : « Il est bien évident
que si un individu scrofuleux est frappé d'hémorrhagie
pulmonaire et se trouve menacé, par cela même, d'une
inflammation du poumon, vous verrez se produire chez
lui le travail de la tuberculisation au lieu du travail inflammatoire légitime. » J'ai moi-même, dans une anno-
tation à ce passage, fait remarquer que la tuberculisation
du sang est encore à démontrer, mais que le mouvement
fluxionnaire qui détermine l'hémorrhagie peut jouer le
rôle de cause occasionnelle, chez un sujet prédisposé et
non encore tuberculeux. Mais ce ne sont là, en définitive, que des présomptions, et la question demeure indé-
cise ; les acquisitions positives ont donc trait à ces deux
points : l'innocuité possible de l'hémoptysie, — et la
relation de cause à effet qui l'unit souvent à la phthisie
pneumonique. Même ainsi restreint, le progrès est des
plus considérables.

Les observations qui démontrent l'influence causale de

l'hémorrhagie broncho-pulmonaire sur la pneumonie
phthisiogène, présentent les traits généraux que voici :
un individu en bonne santé, à poitrine intacte, est atteint
d'hémoptysie ; quand l'hémorrhagie cesse, ou bien lorsqu'elle est terminée depuis un jour ou deux, la température s'élève, la fièvre s'allume, et le malade est pris
d'une pneumonie ulcérative dont la marche est plus ou
moins rapide, mais qui présente le plus souvent une
acuité non interrompue, de manière à constituer une
phthisie aiguë ou galopante (phthisis florida) ; parfois,
cependant, le processus perd son acuité, et la maladie
prend les allures lentes de la phthisie caséeuse chronique. A l'autopsie, on ne trouve que des altérations pneumoniques. — Dans d'autres cas, les choses se passent un
peu différemment, mais l'évolution est plus caractéristique encore ; un individu, dans les conditions indiquées,
a une hémoptysie, elle cesse, après comme avant,
l'examen révèle l'intégrité des poumons, et il n'y a pas
d'autre accident qu'un état de faiblesse proportionné à
la quantité de sang qui a été perdue. On observe ainsi, à
des intervalles variables et souvent assez longs, deux,
trois hémoptysies tout à fait innocentes ; puis une autre
survient, de tous points semblable aux précédentes ;
mais, à la fin de celle-là, ou peu après, la fièvre apparaît,
signal d'un processus pneumonique qui guérit à la manière des pneumonies lobulaires simples, ou qui aboutit
à la phthisie. L'influence causale de l'hémorrhagie est ici
d'une entière évidence ; car, si l'on a étudié soigneusement les hémoptysies du malade, on a pu constater, au
moyen de signes dont je vous parlerai bientôt, que, dans
les premières hémorrhagies à évolution favorable, le

sang a été totalement éliminé par l'expectoration, tandis
que, dans la dernière, une portion est restée dans l'appareil respiratoire.

Les faits qui réalisent ces conditions cliniques et démontrent la phthisie *ab hæmoptoe*, sont déjà nombreux ; sans parler des cas anciens, vous en trouverez
quelques-uns dans l'ouvrage de Graves ; Niemeyer, comme
vous le savez, a rapporté plusieurs observations nettement démonstratives, et, depuis l'impulsion nouvelle que
ses travaux ont imprimée à ces recherches, d'autres
exemples non moins concluants ont été produits par divers
médecins. Baümler a publié avec de minutieux détails
trois cas d'hémoptysie survenue chez des individus bien
portants ; chez tous trois il a vu se développer, après
l'hémorrhagie, des lésions inflammatoires dans les poumons, et il déclare qu'après l'enseignement de ces faits,
il ne peut que confirmer l'opinion de Niemeyer touchant
le rapport de l'hémoptysie aux processus pneumoniques
et à la phthisie. Il faut remarquer que les altérations provoquées par l'hémorrhagie sont diverses ; c'est tantôt une
bronchite plus ou moins étendue des petites bronches,
tantôt une inflammation du parenchyme pulmonaire lui-
même ; toutes ces lésions secondaires peuvent prendre
une évolution favorable et se terminer par résolution,
mais elles peuvent aussi avoir pour conséquences une infiltration et une induration persistantes du tissu, avec
toutes leurs suites (1). — En se fondant sur ces faits et
sur les résultats de son observation, Burder-Sanderson

---

(1) Bäumler, *Cases of hœmoptysis followed by inflammatory Changes
in the Lungs (Clinical Soc. Transact.,* 1869).

s'est rangé également à cette doctrine pathogénique, sans toutefois la généraliser au même degré que Niemeyer (1).

Dans le même temps, Weber a fait connaître trois cas de ce genre ; ils ont présenté ces particularités notables qu'après la première hémorrhagie on ne put saisir aucune trace d'une modification quelconque dans les poumons, et lorsque survinrent les hémoptysies vraiment nocives, ce n'est que quelques jours après qu'on put constater le développement d'un processus inflammatoire.

L'auteur ajoute qu'il a observé d'autre part plusieurs cas d'hémoptysie sans suite fâcheuse, sans fièvre, sans inflammation consécutives, et il confirme par là une autre proposition de la doctrine contemporaine (2).

J'ai vu moi-même un fait qui, malgré l'absence d'autopsie, ne peut me laisser le moindre doute sur la réalité de la phthisie, suite d'hémorrhagie bronchique ; j'ai observé le cas du début à la fin, et l'enchaînement des phénomènes a présenté une telle netteté, que je ne vois aucune objection qui puisse prévaloir contre ma conclusion. Voici le fait :

Au commencement du mois d'août 1870, mon éminent confrère, le docteur Louvel, me faisait l'honneur de m'ap-

---

(1) Burder-Sanderson, *Phthisis ab hœmoptysi* (*The Lancet*, 1869).

(2) Weber (H.), *On hœmoptysis as a cause of inflammatory processes and phthisis with remarks on Treatment* (*Clinical Soc. Transact.*, 1869).

Voyez aussi :

Johnson (G.), *A lecture on hœmoptysis ; its causes, results and treatment* (*British med. Journal,* 1870).

peler à Saint-Denis, auprès d'une jeune fille de dix-huit
ans, qui avait été prise, deux jours auparavant, d'une
hémoptysie plus inquiétante par sa durée que par son
abondance réelle. Cette personne qui, depuis sa naissance, avait reçu les soins éclairés du docteur Louvel, ne
présentait aucun antécédent fâcheux ; ses conditions de
famille étaient aussi satisfaisantes que possible : elle n'était
point sujette à s'enrhumer plus que de raison, elle n'a-
vait jamais eu de bronchite suspecte, la menstruation
s'était établie sans orage vers l'âge de dix-sept ans, et
avait toujours montré une régularité précise. Cependant
cette jeune fille-était de constitution frêle, sa taille était
élancée, sa poitrine étroite, son cou grêle et allongé, la
peau fine et brillante laissait entrevoir par transparence
l'azur du réseau veineux superficiel ; toutes particularités
que je n'aime point à voir dans les conditions indiquées,
parce qu'elles constituent par leur réunion un type organique qui révèle une disposition non douteuse aux fluxions
hémorrhagipares. La signification de cet habitus extérieur
était accentuée encore par une excitabilité nerveuse des
plus vives, et par des palpitations à retours assez fréquents,
sans altération cardiaque appréciable. L'hémoptysie était
survenue sans bronchite, sans toux préalable ; mais dans
la journée qui avait précédé, cette jeune fille avait été
incommodée par une sensation insolite de chaleur dans
la poitrine, par des battements de cœur plus violents que
d'habitude, par une oppression assez marquée, phénomènes qui avaient déterminé une agitation des plus
pénibles.

  La sollicitude maternelle s'était aussitôt éveillée, et
M. Louvel avait pu constater que cet état d'excitation

était tout à fait apyrétique; trente-quatre à trente-six
heures après le début de ces symptômes, le crachement
de sang avait commencé. Il était terminé quand j'arrivai,
mais je pus m'éclairer sur un point auquel j'attachais une
grande importance : le sang des dernières expectorations
avait été rouge, rutilant et spumeux, comme celui qui
avait été rendu au commencement. Du reste, il n'y avait
pas de fièvre, l'oppression était diminuée, et sauf la
fatigue résultant de l'impression morale et de l'hémorrhagie, la malade se trouvait dans un état meilleur que
pendant la journée qui avait précédé l'hémoptysie.
L'examen de la poitrine ne révélait aucune anomalie,
pas d'altération dans la sonorité, pas le moindre râle; la
seule chose à noter était la persistance d'un certain
degré d'éréthisme cardiaque. Il n'y eut pas un instant de
fièvre, et après quelques jours de repos au lit, que nous
eûmes beaucoup de peine à obtenir, cette jeune fille était
en aussi bonne santé qu'auparavant; l'anxiété même de
la mère ne pouvait trouver un vestige de l'orage qui
l'avait si fort et si justement effrayée.

Cinq semaines se passent ainsi dans un calme complet;
vers la deuxième semaine de septembre une nouvelle
hémoptysie survient, de tous points semblable à la précédente par le mode de début et les phénomènes initiaux. Mais bientôt surgissent de notables différences: la
terminaison de l'expectoration sanglante n'est pas nette ;
quand l'hémorrhagie proprement dite a cessé, la malade continue à rendre par petites portions du sang noir,
semi-coagulé, auquel se joignent bientôt des crachats muqueux; la toux continue, et le jour même où les crachats
deviennent exsangues, la fièvre s'allume; elle ne devait

plus s'éteindre. Avec ces symptômes aigus apparaissent
les signes stéthoscopiques d'une broncho-pneumonie
limitée aux deux sommets ; quelques jours se passent sans
que rien vienne modifier cette situation, dont la fièvre
continue dénonçait toute la gravité ; puis, sous la pression des événements qui se précipitent, la famille vient
chercher un refuge à Paris. J'ai continué à suivre la
malade, et j'ai vu se dérouler sous mes yeux avec une
marche imperturbable toute la série de phénomènes que
je vous ai si longuement retracés à propos de notre malade de Saint-Jérôme. La fièvre, toujours maintenue entre
39 et 40 degrés, ne cesse pas un instant ; les altérations
du poumon s'étendent sans répit ; à la pneumonie catarrhale des sommets succède un processus généralisé ; puis
arrive la période de ramollissement et d'ulcération : des
cavernes se creusent çà et là dans les deux poumons ;
même alors les allures du mal ne présentent pas un instant
de torpidité ; les excavations grandissent sans cesse par la
fonte de nouveaux foyers, et au commencement de novembre la malade, arrivée au dernier terme de la consomption, succombe, sans avoir présenté aucun symptôme
abdominal ni laryngé.

Si vous voulez bien tenir compte de l'ensemble des
conditions dans lesquelles ont eu lieu les hémoptysies,
vous verrez comme moi qu'il est hors de doute que la
seconde hémorrhagie a été la cause d'un processus
pneumonique, lequel empruntant à la constitution de la
patiente une nocuité particulière, s'est généralisé rapidement pour aboutir en peu de temps à l'ulcération du
poumon et à la phthisie. La marche des symptômes généraux et des phénomènes stéthoscopiques ne permet

pas, d'ailleurs, de songer un seul instant à une tuberculose miliaire aiguë. Il y a eu là phthisie pneumonique pure par hémoptysie ; si l'autopsie avait été faite,
elle n'aurait montré, j'en suis certain, que des cavernes
caséeuses comme dans les poumons que je vous ai présentés, sans vestige de granulations. Je suis d'autant
plus affirmatif, et j'ai d'autant plus le droit de l'être,
que j'ai vu deux autres cas de même ordre concernant
des jeunes gens de dix-neuf ans et vingt-trois ans ; l'évolution a été tout à fait la même, mais un peu moins rapide, et chez l'un des deux sujets, c'est la première
hémoptysie qui a été suivie d'inflammation pulmonaire,
tandis que l'autre en était à son troisième crachement de
sang. A l'autopsie, faite avec le plus grand soin, j'ai
trouvé des cavernes, des foyers caséeux ramollis, d'autres
encore compactes, mais pas un tubercule (1).

Les faits dont je vais vous entretenir ont une portée
différente : ils justifient l'autre partie de la doctrine que
je défends, en montrant, d'une part, que l'hémoptysie
même très-grave peut être indépendante de la tuberculose et de la phthisie ; d'autre part, que l'hémorrhagie
broncho-pulmonaire, chez un individu à poitrine saine,
peut constituer un simple accident sans suite fâcheuse,
sans autre trace que le souvenir.

Dans mon service de l'hôpital de Lourcine, alors que
cet établissement était consacré aux maladies aiguës, je
reçus un jour une fille de vingt et un ans, qui avait été
prise la veille, au milieu d'une santé parfaite, d'une hé-

---

(1) Ces deux cas sont ceux auxquels j'ai fait allusion dans mon *Traité
de pathologie*, au chapitre des Hémorrhagies broncho-pulmonaires.

moptysie très-abondante. De constitution moyenne, plutôt faible que robuste, cette fille n'avait jamais souffert de la poitrine, ni du cœur ; elle n'avait dans ses antécédents aucune maladie notable, mais étant enfant elle saignait assez souvent du nez, et elle avait remarqué bien des fois que le moindre coup, la moindre contusion produisait chez elle de grandes taches noires ou violettes, des ecchymoses, en un mot, hors de proportion avec la violence subie ; cependant elle n'avait jamais eu d'hémorrhagie inquiétante. A mon grand étonnement, les moyens ordinairement employés pour combattre l'hémoptysie restèrent sans effet ; l'expectoration continuait, rouge, rutilante, spumeuse, composée de sang pur ; au bout de quelques jours, alors que la situation devenait alarmante, j'eus un moment d'espoir : soit sous l'influence du traitement, soit spontanément, l'hémorrhagie n'eut plus lieu pendant le jour ; elle commençait dans la soirée, continuait toute la nuit, et cessait au matin ; quand j'arrivais dans la salle, je trouvais au chevet du lit une cuvette plus ou moins remplie par le sang qui avait été rendu depuis la veille. Heureux de cette lueur d'indication, je m'empresse de la saisir, et je donne le sulfate de quinine à hautes doses ; inutile, l'hémoptysie reprend bientôt sa continuité. Il va sans dire que les opiacés, les nauséeux, les styptiques, les stimulants, les révulsifs, la glace intus et extra avaient été successivement mis en œuvre ; vains efforts ; un peu plus, un peu moins abondante, l'hémorrhagie persistait invariable ; j'en viens aux grandes ventouses de Junod, que j'applique avec la prudence commandée par la faiblesse de la malade ; même insuccès ; enfin le dix-huitième jour, cette pauvre fille succombe épuisée, exsangue, sans avoir eu un moment de fièvre, sans avoir présenté aucun autre phénomène.

: A l'autopsie j'ai trouvé le cœur et les gros vaisseaux intacts; le foie et les viscères abdominaux sans altération; quant aux poumons ils étaient, sauf l'anémie, dans un état d'intégrité parfaite : aucune granulation, aucun noyau inflammatoire, pas de foyer hémorrhagique dans le parenchyme; dans les bronches, un peu de sang dont la mort avait prévenu l'élimination. L'hémorrhagie était sans doute due à cette fragilité anormale des capillaires qui est la condition anatomique de l'hémophilie ; mais ce qui est bien certain, c'est qu'elle était indépendante de la tuberculose et de toute lésion préalable des poumons.

: J'avais ainsi la confirmation d'une proposition de Graves qui m'avait fort étonné à l'époque où j'étais moi-même soumis à la doctrine de Laennec : « J'ai vu plus d'un ma-
» lade succomber à une première attaque d'hémorrha-
» gie pulmonaire, sans avoir un seul tubercule dans les
» poumons. »

Reportez-vous maintenant au malade couché au n° 21 de la salle Saint-Jérôme. C'est un homme robuste, encore pâle aujourd'hui, en raison de la quantité de sang qu'il a perdue, mais en somme d'une constitution vigoureuse. Cet individu, âgé de trente-neuf ans, employé comme lampiste au chemin de fer du Nord, a toujours été très-bien portant jusqu'au 10 janvier de cette année; à ce moment, sans qu'il puisse rapporter cet accident à aucune cause à lui connue, sans qu'il ait fait d'effort extraordinaire, il a été pris d'un crachement de sang extrêmement abondant, par suite duquel il aurait perdu dans l'espace de six jours

sept à huit litres de sang. Faisons la part de l'exagération, il reste certain que l'hémoptysie a été remarquablement violente, à ce point que, malgré les renseignements
donnés par le malade sur la couleur et les qualités du
sang, j'hésiterais entre l'hémorrhagie bronchique et la gastrique, si je n'avais pu observer moi-même l'expectoration. Lorsque cet individu a vu, au bout de six jours,
qu'il continuait à perdre du sang, il est venu à l'hôpital,
où l'hémoptysie avec ses caractères les plus nets a continué encore pendant deux jours, dans l'énorme proportion de 7 à 900 grammes en vingt-quatre heures. Le
troisième jour, 18 janvier, le crachement de sang s'arrête, et cela brusquement, sans présenter cette phase transitoire si fréquente durant laquelle le sang rouge et
spumeux est remplacé par des crachats de sang noir plus
ou moins altéré. L'examen organique, mainte fois répété,
démontre l'intégrité absolue de l'appareil circulatoire et
respiratoire ; vous pouvez constater encore aujourd'hui
l'absence de tout bruit anormal dans la poitrine, et il
en est ainsi depuis près d'un mois ; le malade ne tousse
pas, il n'a pas eu un moment de fièvre ; sauf un peu de
faiblesse, il est aussi bien portant que par le passé, et au
total cette hémoptysie énorme, qui reproduit, au point de
vue de la quantité, les maxima signalés par Frank, n'a pas
eu pour cet homme plus d'importance qu'une épistaxis de
même abondance. Il y a bien des jours déjà qu'il veut
quitter l'hôpital, je l'y ai retenu pour m'assurer de la
guérison, qui est aujourd'hui bien dûment établie. Voilà
donc une hémoptysie indépendante de toute altération
préalable des poumons, et qui ne laisse à sa suite aucun
processus inquiétant, aucune modification saisissable. Si

cet individu est ultérieurement affecté d'une nouvelle hémorrhagie, les choses tourneront-elles aussi favorablement? Je n'oserais l'affirmer, vous le pensez bien, mais j'incline à le croire, en raison de la vigueur de sa constitution. Cela m'amène à vous dire quelques mots des conditions qui favorisent le développement des processus dangereux après l'hémoptysie.

Depuis Hoffmann, qui a nettement formulé cette idée, la persistance d'un peu de sang dans les extrémités bronchiques et les alvéoles, a été considérée comme la cause unique des inflammations consécutives à l'hémoptysie; c'est l'interprétation que vous retrouverez chez tous les écrivains qui ont suivi, c'est celle qui a été magistralement exposée et défendue par Niemeyer en termes qui ne permettent aucune équivoque; après avoir rappelé que l'hémorrhagie nasale n'entraîne d'autre danger que celui qui peut résulter de son abondance même, il fait remarquer qu'il en est tout autrement des hémorrhagies bronchiques, pour la raison qu'il est très-facile que le sang versé dans les bronches ne soit pas expectoré en totalité, et qu'une partie s'écoule dans les alvéoles ou plutôt soit aspirée dans les alvéoles, où elle agit comme irritant inflammatoire (1). Je vous déclare, messieurs, que cette théorie pathogénique est trop absolue; d'après la manière dont elle est formulée, il semblerait que toutes les fois que l'hémoptysie laisse un reliquat sanguin dans les poumons, on doit observer une inflammation consécutive; or, il n'en est rien, tenez-le pour certain. Dans les cas où les phé-

(1) Niemeyer, *Einige Bemerkungen über das Verhältniss der Hæmoptoe zur Lungenschwindsucht* (*Berlin. klin. Wochenschrift*, 1869).

nomènes cliniques démontrent clairement que le sang
n'a pas été d'emblée totalement éliminé, le processus
pneumonique secondaire manque aussi souvent au moins
qu'il se développe; c'est là du moins ce que j'ai observé;
aussi tout en attribuant au reliquat sangüin une importance considérable; je suis amené à restreindre son influence à celle d'une cause occasionnelle, qui ne devient
efficace qu'autant qu'elle rencontre une opportunité
morbide préalable, je veux dire la prédisposition. Je
n'oserais même pas dire que cette cause occasionnelle est
la seule qui puisse transformer la prédisposition en acte;
je n'ai pas encore vu, il est vrai, un seul exemple de
pneumonie secondaire, là où le sang avait été totalement
expectoré; mais les notions de pathogénie générale m'enseignent à l'avance que la fluxion hémorrhagique, surtout si elle est intense et répétée, peut être par elle-même
et indépendamment de tout reliquat sanguin, une cause
d'inflammation consécutive. Il est si vrai que la théorie
de Niemeyer est trop étroite, et que l'action locale du sang
parvenu dans les alvéoles n'est pas une condition univoque
et suffisante de pneumonie, que l'expérimentation n'a pu
réussir jusqu'ici à reproduire ce processus. Les recherches
de Perl et Lippmann, qui ont agi sur vingt-cinq lapins et
quatre chiens, sont fort instructives; ouvrant à la fois une
veine jugulaire et la trachée, ils font arriver le sang dans
le canal aérien où il est aspiré; quand la mort est immédiate ou très-rapide, ils trouvent du sang coagulé dans
toute l'étendue de l'arbre bronchique jusqu'aux plus petites ramifications; quand la survie est seulement de douze
heures, il n'y a plus de sang, mais la muqueuse bronchique présente une vascularisation accrue. Dans les pe-

tites bronches et les alvéoles on constate pendant assez
longtemps la présence du sang; il forme des foyers qui
prennent peu à peu une coloration d'un brun rougeâtre,
et qui se détachent avec une netteté croissante sur le tissu
sain. Puis ces foyers disparaissent graduellement par la
destruction des globules sanguins, et dans la quatrième
semaine ils ne sont plus appréciables; ils n'ont jamais été
le point de départ d'un travail inflammatoire (1). — Je
n'ai pas besoin de vous faire remarquer, je pense, que
dans ces expériences restées négatives c'est précisément
la cause que j'invoque qui fait défaut; le sang est versé
artificiellement sur une muqueuse bronchique saine, la
fluxion hémorrhagipare, qui change par elle-même les
conditions du tissu, manque absolument, et le contact du
sang ne produit autre chose qu'une hyperémie, sans trace
de processus inflammatoire.

En résumé, la fluxion active qui précède l'hémorrhagie,
et l'action irritante du reliquat sanguin, sont les deux conditions pathogéniques des inflammations consécutives à
l'hémoptysie; de ces deux conditions quelle est la plus
importante? Je ne puis le dire encore; si l'on s'en rapportait aux expériences citées, on serait tenté d'accorder
à la fluxion l'influence prépondérante, mais vous savez
quelles réserves exige l'application à l'homme malade des
expériences faites sur l'animal sain, et le plus sage sans
contredit est de ne pas conclure. Une chose en revanche
est bien certaine, c'est que la fluxion et l'irritation locales sont stériles en dehors de la prédisposition.

(1) Perl und Lippmann, *Experimenteller Beitrag zur Lehre von der
Lungenblutung* (*Virchow's Archiv,*, LI, 1870).

Si la modalité pathogénique des processus inflammatoires consécutifs à l'hémorrhagie bronchique prête encore à la discussion, le fait lui-même est définitivement
acquis, et après bien des années la proposition d'Hoff-
mann-Morton reprend force de loi ; oui, l'hémoptysie, ou
pour parler plus correctement, l'hémorrhagie broncho-
pulmonaire peut être une cause de phthisie par l'intermédiaire de processus pneumoniques à évolution caséeuse. Les observations que je vous ai rapportées ne
peuvent laisser aucun doute sur la vérité de cette affirmation. — Mais je veux vous mettre en garde contre une
singulière confusion faite par les auteurs qui ont combattu cette opinion. Je prends le plus autorisé de tous,
Skoda, dont le mémoire en outre est très-récent (1) ; partout je vois la tuberculose substituée à la phthisie ; là où
Graves, Niemeyer et moi, nous disons pneumonie et
phthisie par pneumonie, Skoda dit uniformément tuberculose ; peut-être bien donne-t-il à ce mot un sens tout à
fait général, en vertu duquel il l'applique et aux phthisies
caséeuses et aux phthisies tuberculeuses, mais rien ne le
prouve ; et d'ailleurs ce n'est pas une bonne méthode
pour combattre une conclusion que d'en changer les
termes ; or il ne s'agit point des rapports de l'hémoptysie
à la tuberculose, il s'agit des rapports de l'hémoptysie à
la phthisie pneumonique. Au surplus, les arguments de
Skoda sont en eux-mêmes peu probants, et ne sauraient
prévaloir contre les faits que nous avons étudiés ensemble.

(1) Skoda, *Das Verhältniss von Hæmoptoe zur Lungentuberculose. Klinischer Vortrag* (*Wiener med. Presse*, 1870).

Ce qui a compromis, ce qui compromet encore la doctrine de la phthisie par hémoptysie, c'est la faute par excès
qu'a commise Niemeyer, en prétendant que, dans la
grande majorité des cas, l'hémoptysie est le phénomène
primordial, et en qualifiant d'exceptions rares les faits
dans lesquels le rapport chronologique est renversé.
C'est là, messieurs, une erreur positive ; bien souvent
l'hémorrhagie est consécutive à des lésions pulmonaires
préalables, soit pneumoniques, soit tuberculeuses, et je
n'aurais pas plus de peine à vous citer des exemples de
cette seconde éventualité, que je n'en ai eu pour vous démontrer la réalité de la première ; ce n'est même pas
assez dire, car le fait contesté par Niemeyer ou du moins
taxé par lui d'exceptionnel, est certainement le plus commun. Laissez de côté les assertions dogmatiques, étudiez
les observations elles-mêmes, celles de Louis, d'Andral,
de Watson, de tous les phthisiologues, et vous arriverez
bientôt à cette conclusion que, dans bon nombre de cas,
l'hémoptysie apparaît dans le cours de lésions pulmonaires
bien et dûment constatées ; quelle est, pour ces lésions
préalables, la fréquence relative de la tuberculose et des
foyers pneumoniques ? C'est une question subsidiaire qui
ne peut être aujourd'hui résolue, mais le fait même de
l'hémorrhagie secondaire est absolument incontestable.
Voyez la femme de vingt-six ans qui est actuellement au
n° 25 de notre salle Sainte-Claire ; elle nous est arrivée au
milieu de décembre 1871 pour se faire soigner de ce qu'elle
appelle, comme tous les malades de ce genre, un rhume
négligé ; à l'époque de son entrée, elle n'avait jamais eu
de crachement de sang, et nous constations, avec une induration étendue du sommet droit, des signes non dou-

teux de ramollissement dans le lobe supérieur gauche ;
en étudiant l'histoire de cette femme, selon les principes
que je vous ai exposés, nous arrivions à conclure qu'il
s'agissait chez elle non pas d'une tuberculose vraie, mais
d'infiltrations pneumoniques chroniques. Quinze jours
plus tard, cette malade fut prise d'une hémoptysie peu
abondante, qui dura quatre jours. Si nous avions vu
cette femme pour la première fois à ce moment-là, nous
aurions pu hésiter sur la véritable signification de cette
hémorrhagie ; mais, dans les conditions où elle se présentait à nous, il n'y avait place pour aucun doute : elle était
bien évidemment secondaire, puisque, dans la quinzaine
qui avait précédé, nous avions pu constater tout à notre
aise l'existence de lésions notables des deux poumons.
Ce fait a été fort instructif aussi à un autre point de
vue, en ce qu'il nous a permis de vous démontrer jour
par jour l'influence pathogénique de l'hémorrhagie sur
les processus pneumoniques ; chez cette malade, l'hémoptysie ne s'est pas arrêtée franchement, comme dans quelques-uns des cas que nous avons précédemment étudiés ;
après l'expectoration rouge et rutilante, il y a eu des crachats de sang noir, qui ont été bientôt mêlés de mucosités visqueuses ; la fièvre s'est allumée, puis l'auscultation a révélé dans le sommet gauche une solidification à
laquelle a succédé un ramollissement de tout le lobe supérieur, et, moins de quatre semaines après la cessation de
l'hémoptysie, nous avions les signes d'une ulcération caverneuse, dont vous pouvez aujourd'hui constater la présence. Le processus aigu provoqué par l'hémoptysie s'est
alors éteint, et la phthisie a repris les allures torpides
qu'elle présentait avant cet incident ; mais elle lui a dû

une aggravation prématurée et remarquablement rapide.

Aufrecht a sans doute observé bien des faits de ce genre, car, dans le travail dont je vous ai déjà parlé, et qui est basé sur 92 cas, il s'élève sans réserve contre l'opinion de Niemeyer, ce qui est par parenthèse une erreur par excès en sens opposé ; pour lui, toute hémoptysie indépendante du cœur, des gros vaisseaux, ayant sa cause en un mot dans l'appareil respiratoire, est liée à un foyer inflammatoire préalable dans le poumon. Je le répète, c'est encore là une exagération ; mais c'est aussi une preuve de la fréquence des hémoptysies consécutives dans la série de faits étudiés par Aufrecht (1).

Dans les cas même où la pneumonie caséeuse est d'emblée aiguë, et marche avec une telle violence que le malade est tué avant la période d'ulcération et de phthisie, l'hémoptysie peut encore être secondaire. L'observation empruntée par Fräntzel à la clinique de Traube le prouve sans réplique ; vous vous rappelez qu'il s'agit ici d'un jeune homme de vingt-huit ans, tué en quatorze jours par une pneumonie lobulaire ; la percussion et l'auscultation n'avaient pas fourni de signes bien caractéristiques ; la présence de nombreux râles à grosses bulles prédominants à gauche, avait été le phénomène le plus saillant, et, à l'autopsie, on trouva dans les deux poumons des infiltrations lobulaires étendues, et de nombreux foyers broncho-pneumoniques qui étaient en métamorphose caséeuse. Or, entre autres symptômes graves présentés

(1) Aufrecht, *Die käsige Bronchopneumonie (Lungenschwindsucht)*; (*Berliner klin. Wochens.*, 1870).

par le malade, je trouve signalées des hémorrhagies fréquentes et profuses (1).

Vous voyez, messieurs, la conclusion qu'imposent les
faits ; entre les deux théories contradictoirement absolues
de Laennec et de Niemeyer, il faut maintenir une doctrine
intermédiaire, qui, conformant son, enseignement à la
réalité des choses, admette un double rapport chronologique entre l'hémoptysie et les altérations phthisiogènes, et affirme l'existence d'une hémoptysie primitive,
cause de l'altération du poumon, et d'une hémoptysie secondaire, effet de lésions préalables. Il faut aussi, pour
ne rien préjuger d'une question non encore résolue, reconnaître que, d'après les faits actuellement en notre
possession, l'hémoptysie, qui cause la phthisie, n'agit
que par l'intermédiaire de processus pneumoniques, et
engendre, en conséquence, une phthisie caséeuse.

(1) Fräntzel, *Ein Fall von acut verlaufender tuberculöser (käsiger)
Pneumonie mit bald tödtlichem Ausgang* (*Berlin. klin. Wochens.,*
1867).

SEIZIÈME LEÇON

TUBERCULOSE. — PHTHISIES PULMONAIRES.

(SUITE.)

De l'hémoptysie. — Du pronostic de l'*hémoptysie primitive*. — Influence de la doctrine nouvelle. — Pronostic immédiat. — Pronostic éloigné. — Éléments de jugement. — Signes tirés des causes. — De l'hémopyuis supplémentaire. — Signes pronostiques tirés de la marche. — Indications fournies par le mode de terminaison de l'hémoptysie. — Des *hémoptysies secondaires*. — Leur pathogénie. — Des lésions qui préparent l'hémorrhagie. — Des conditions qui la déterminent. — Des circonstances qui la préviennent.

De l'INSUFFISANCE TRICUSPIDE chez les phthisiques et de son influence.

MESSIEURS,

Les notions nouvelles sur l'hémoptysie doivent grandement modifier le pronostic du phénomène ; depuis Laennec, vous le savez, l'hémoptysie précoce avait pris une signification absolument fâcheuse, et cela était logique, puisqu'elle était considérée, en tout cas, comme le symptôme révélateur d'une tuberculose déjà effectuée. Une semblable appréciation ne peut être maintenue, et, en cela, le pronostic a perdu de son implacable rigueur ; mais il faut convenir qu'à d'autres points de vue, il doit être modifié en un sens défavorable ; de sorte que la réforme introduite dans la prognose par les progrès de la question est vraiment double et de caractère opposé. Je m'explique.

Le changement favorable est facile à concevoir : l'hémoptysie n'est plus nécessairement liée à l'existence préalable de la tuberculose, elle n'est même pas l'indice certain d'une tuberculose ou d'une phthisie future, et ces deux faits, qui ne doivent jamais être perdus de vue dans l'estimation des cas particuliers, sont bien de nature à atténuer la sévérité du pronostic général, puisqu'à un arrêt unique et constant, ils substituent un jugement variable selon les conditions individuelles de chaque hémoptysie.

Le changement fâcheux n'est pas moins évident, et quoiqu'il ne détruise pas le bénéfice du précédent, il y a lieu d'en tenir compte, et j'appelle sur ce point votre plus sérieuse attention. Dans la doctrine de Laennec, de Louis, le pronostic mauvais n'était appliqué qu'à une seule espèce d'hémoptysie, savoir : à celle qui survient sous l'influence d'une fluxion active, avec toute l'apparence de la spontanéité, et qui n'est imputable ni à une irritation mécanique, ni à quelque effort accidentel, ni à une lésion cardio-vasculaire, ni à la suppression d'une autre hémorrhagie. C'est cette hémoptysie toute spontanée, et celle-là seulement, qui était mise en rapport avec une tuberculose déjà commencée, mais encore latente ; c'est sur elle seule que portait l'arrêt inexorable qui faisait un tuberculeux de chaque hémoptoïque. Or, sur ce terrain, la situation est bien modifiée ; du moment, en effet, que le processus hémorrhagique peut être par lui-même, soit en raison de la fluxion antécédente, soit en raison du re-

liquat sanguin, une cause d'irritation efficace, et provoquer des pneumonies à évolution caséeuse, il est bien
clair qu'au point de vue de l'avenir, ce n'est plus seulement une certaine espèce déterminée d'hémoptysie qui
doit inspirer des inquiétudes, ce sont toutes les hémoptysies, quelle qu'en soit l'origine ; il n'y a plus ici qu'une
différence de probabilités. Conséquemment, le *pronostic
immédiat* est atténué, parce que l'hémoptysie ne dénote
pas toujours une formation tuberculeuse en évolution ;
mais le *pronostic éloigné* est aggravé, en ce sens que les
chances mauvaises ne sont pas restreintes à une seule
variété d'hémorrhagie.

Pour asseoir ce jugement de l'avenir, dont l'importance
pratique est si considérable, c'est surtout à la notion de
cause que vous devez vous adresser ; car c'est à la cause
de l'hémoptysie que sont principalement subordonnées
les probabilités d'un processus inflammatoire secondaire.
L'hémorrhagie que j'ai appelée irritative, et qui survient
dans le cours d'une fluxion de l'appareil respiratoire, a
une signification particulièrement fâcheuse ; alors, en
effet, il y a à coup sûr une congestion active du tissu, laquelle est bien voisine de l'hyperémie phlegmasique, et si
dans un cas de ce genre le sang pénètre dans les alvéoles,
et y séjourne, vous avez, réunies, deux des conditions qui
favorisent le développement des accidents consécutifs ;
que la prédisposition existe en même temps, et vous êtes
certains de voir survenir une broncho-pneumonie secondaire, qui peut exposer le malade à tous les dangers de la
phthisie. Cette hémoptysie acquiert sa plus grande gravité
lorsqu'elle arrive pendant la jeunesse et la première
période de l'âge adulte, chez des individus de constitution

moyenne ou délicate, qui ont la poitrine étroite et élancée, et qui doivent à un tempérament nerveux exagéré
une excitabilité presque morbide et un éréthisme cardiaque à peu près permanent. Dans bon nombre de cas,
ces hémorrhagies apparaissent sans cause déterminante
appréciable ; mais, souvent aussi, elles sont provoquées
par une cause occasionnelle très-nette, notamment par
les changements brusques de température, surtout par la
transition du froid au chaud, par les fatigues de l'appareil vocal ou respirateur, celles, par exemple, qui résultent de l'exercice du chant, ou du jeu des instruments à
vent, enfin par des efforts prolongés. Lorsque cette hémoptysie est spontanée, elle est précédée pendant quelques
heures ou même quelques jours, des phénomènes caractéristiques de la congestion pulmonaire active ; il y a de
la gêne, de la chaleur, de l'oppression dans la poitrine,
souvent une toux sèche, un peu de dyspnée et des palpitations violentes ; le pouls est accéléré, fort, vibrant, mais
il n'y a pas d'élévation de température. Vous vous rappelez
sans doute que la jeune fille de Saint-Denis a réalisé, lors
de ses deux hémoptysies, l'ensemble de ces caractères. —
Dans cette première espèce d'hémorrhagie bronchique,
qui, d'une manière générale, est la plus grave de toutes,
il y a déjà cependant une nuance à établir : l'hémorrhagie
spontanée expose plus aux processus phthisiogènes que
celle qui est provoquée par une cause occasionnelle saisissable. Cette différence, qui est incontestable, peut
étonner d'abord, puisqu'au point de vue pathogénique
toutes ces hémorrhagies ont le même point de départ,
qui est une fluxion active des bronches ; mais quelle distance, en réalité, entre ces deux congestions hémorrhagi-

pares : l'une naît d'un acte vital de l'organisme, ou d'un
état anatomique particulier de l'appareil vasculaire bronchique : elle est donc, en tout cas, un acte morbide ;
l'autre naît artificiellement, pour ainsi dire, par le fait
d'une influence extérieure assimilable à celle que met en
jeu l'expérimentateur ; elle n'est plus un acte pathologique, c'est un simple accident, qui n'implique ni prédisposition définie, ni altération préalable du tissu vivant ;
cet accident peut bien avoir, lui aussi, des suites fâcheuses,
mais elles sont moins fréquentes en raison de l'intégrité
antérieure des éléments organiques, et elles sont avant
tout subordonnées à la violence et à la répétition de l'attaque. C'est cette dernière condition qui fait le danger
des hémoptysies dépendantes d'une irritation mécanique ;
ici aussi, c'est une influence extrinsèque accidentelle qui
est en jeu, mais cette influence agit sans relâche ; et à la
modification quasi expérimentale que subit d'abord la
surface broncho-pulmonaire, succède bientôt, en raison
de la persistance de la cause, une altération vraiment pathologique. Aussi l'hémoptysie provoquée par l'inhalation
de vapeurs ou de poussières irritantes, détermine-t-elle
bien souvent des foyers pneumoniques secondaires, et
une phthisie à laquelle son origine a fait donner le
nom de phthisie professionnelle ; vous savez que cette
phthisie, qui est surtout observée chez les mineurs, les
cardeurs de matelas, les rémouleurs, est étrangère à la
tuberculose : c'est une caséeuse pure.

Si vous jetez un coup d'œil d'ensemble sur les diverses
hémoptysies que nous venons d'examiner, vous leur trouverez un trait commun, le caractère d'activité ; c'est vraiment là, messieurs, la meilleure base du pronostic,

puisque nous pouvons formuler, sans crainte d'erreur, la proposition suivante : les pneumonies secondaires ne sont à craindre qu'à la suite des bronchorrhagies actives, spontanées, irritatives ou mécaniques : c'est l'acuité du processus qui crée le danger. Toutes les fois que l'hémoptysie peut être rattachée à la fluxion, il y a lieu de songer au développement possible d'inflammations broncho-pulmonaires, dont l'évolution, favorable ou mauvaise, ne peut être présumée ; cela est si vrai, que l'*hémoptysie supplémentaire*, qui n'est autre chose en somme qu'une fluxion hétérotopique, peut conduire, elle aussi, à la pneumonie et à la phthisie. Je n'ai vu qu'un exemple de ce fait, mais il est démonstratif. Chez une fille de vingt-deux ans, dont la menstruation avait toujours été difficile mais régulière, les règles se suppriment sans autre cause appréciable qu'une forte émotion morale. A l'époque suivante, la suppression persiste ; le mois d'après, il n'y a pas non plus d'hémorrhagie utérine, mais il survient une hémoptysie qui dure deux jours et demi à trois jours. Cette personne n'avait jamais eu de crachement de sang, et, bien qu'elle fût de constitution débile, elle n'avait pas souffert de la poitrine ; du reste, il était facile de constater l'intégrité parfaite des poumons, une fois l'hémoptysie terminée. Les choses vont ainsi pendant sept mois, l'hémorrhagie bronchique remplaçant avec précision l'écoulement menstruel, et la santé restant parfaite dans l'intervalle, à l'exception d'une certaine fatigue qui allait croissant de mois en mois, bien que la quantité de sang perdue chaque fois par les bronches fût loin d'égaler celle que soustrait une menstruation normale. Mais il convient de noter que chaque hémorrhagie était précédée

pendant un jour ou deux des symptômes caractéristiques
de la fluxion. Au huitième mois, l'hémoptysie, sans être
plus abondante, ne s'arrête pas aussi franchement que les
précédentes, et quelques jours plus tard, il faut bien reconnaître qu'elle a laissé à sa suite un catarrhe des sommets. Il n'y eut plus d'autre hémorrhagie ni par l'utérus,
ni par les bronches ; en quelques mois, la broncho-pneumonie a creusé les deux poumons de cavernes, et a tué
cette malheureuse fille. J'ai su, dès lors, ce qu'il fallait
penser de l'innocuité absolue qui est généralement attribuée à l'hémoptysie supplémentaire.

Au rapport de Niemeyer, l'*hémorrhagie traumatique*
du poumon est fréquemment suivie de phthisie, mais
pour l'*hémoptysie par stase,* pour celle entre autres qu'on
observe dans le cours des maladies du cœur, je ne connais pas un fait qui démontre son influence sur la production de la phthisie. C'est là une nouvelle preuve de ma
proposition touchant l'importance pronostique particulière des hémoptysies actives ; il est à remarquer, en
outre, que, dans les hémorrhagies par stase, les conditions pathologiques sont tout à fait semblables, par un
point, aux expérimentations de Perl et Lippmann, dont
je vous ai entretenus précédemment ; ce point, c'est l'absence de fluxion hémorrhagipare ; ici, comme là, le
tissu est pour ainsi dire hors de cause, il reçoit passive-
ment le sang que déverse l'effraction des vaisseaux.

Puisque j'ai été amené à vous parler de l'hémoptysie
supplémentaire, je veux, avant de passer outre, vous soumettre encore quelques observations sur ce sujet. Le cas
que je vous ai rapporté est de nature à modifier le pro-

nostic absolument favorable que les auteurs les plus recommandables ont formulé sur l'hémorrhagie bronchique, succédanée de la menstruation ; c'est encore là
une conséquence des notions que nous possédons aujour-
d'hui sur les relations de cause à effet, qui unissent cette
hémorrhagie à la pneumonie caséeuse. Un autre fait que
j'ai observé ici même en 1871, montre avec quelle réserve
doivent être acceptés les exemples d'hémoptysie men-
struelle. Une femme de quarante ans, qui occupait le
numéro 28 de la salle Sainte-Claire, avait eu ses règles
supprimées brusquement depuis plus d'une année, et à
partir de ce moment elle avait été sujette à des hémoptysies qui revenaient tous les mois ; nous les avons observées nous-mêmes deux fois, et nous avons pu constater,
en outre, que la santé générale n'était point altérée. Il
y avait donc là toutes les apparences d'une hémoptysie
supplémentaire des plus nettes ; et c'est en effet le diagnostic auquel je m'arrêtai d'abord. Au troisième mois,
l'hémoptysie manque, c'est une hématurie qui a lieu ;
cette nouvelle déviation du flux menstruel commence à
m'inspirer quelques doutes, que justifie bientôt la répétition irrégulière des hématuries. Après cela tout phénomène hémorrhagique cesse, mais des symptômes abdominaux mal définis surgissent, dont la signification ne
tarde pas à être éclairée par le développement d'une
circulation veineuse collatérale, qui occupe la totalité de
l'abdomen et s'étend ensuite à la moitié droite du thorax,
par l'apparition d'une ascite légère et d'un œdème persistant des membres inférieurs. L'organisme de la malade se détériore rapidement, elle succombe au mois de
novembre, et nous trouvons à l'autopsie une sclérose

générale du foie, et la veine cave inférieure enserrée
par un anneau fibreux inextensible qui la rétrécit sans
l'oblitérer. — Je ne prétends pas que ce fait frappe de
nullité les deux observations classiques de Brieude et de
Pinel, mais il indique une nouvelle cause d'erreur, et
donne la mesure de la défiance avec laquelle doivent
être accueillies les apparences de l'hémoptysie supplémentaire, surtout chez les femmes qui ont été normalement réglées jusqu'à un âge relativement avancé. C'est
par cette particularité, du reste, que l'observation précédente diffère des deux cas que je vous ai rappelés;
celui de Brieude concerne une femme dont les règles
n'avaient suivi qu'une seule fois la voie ordinaire, après
quoi une hémoptysie périodique les avait remplacées
jusqu'à la ménopause. Quant à la femme dont Pinel nous
a laissé l'histoire, la suppression avait été très-précoce,
elle avait eu lieu à seize ans, lors de la première menstruation, et l'hémoptysie succédanée se montra pendant
quarante-deux ans.

Je reviens aux rapports de l'hémoptysie primitive avec
la phthisie.

La bronchorrhagie qui survient chez un individu *dont
la poitrine est intacte* n'a pas toujours les mêmes conséquences, nous l'avons vu, et les faits conduisent à reconnaître que trois éventualités sont possibles : 1° l'hémoptysie n'est suivie d'aucun accident, et elle reste unique ;
— 2° elle n'a pas d'accident consécutif, mais après un
intervalle variable une nouvelle hémorrhagie a lieu ; —
3° l'hémoptysie est suivie immédiatement, ou après un
délai de quelques jours, d'une inflammation broncho-

pulmonaire qui peut conduire à la phthisie. Au point de
vue qui nous occupe, ces possibilités peuvent être réduites
à deux par la fusion des deux premières ; ce qui importe
dans l'espèce, ce n'est pas de savoir si une hémoptysie
demeurée bénigne restera unique ou sera suivie d'une
autre hémorrhagie, c'est de savoir si la bronchorrhagie
sera, oui ou non, le point de départ d'un processus pneumonique:

Cela étant, une question surgit, vous la pressentez :
Peut-on, par l'observation clinique, prévoir celle de ces
deux éventualités qui sera réalisée dans un cas donné?
Eh bien! je le pense, je crois la chose possible, au
moins dans une certaine mesure, et voici les phénomènes
auxquels je demande les raisons de mon appréciation.

Si la température ne s'élève ni durant l'hémoptysie, ni
pendant les huit jours qui la suivent; si la toux ne persiste pas après la fin de l'hémorrhagie ; si, après la disparition des quelques signes physiques qui sont le fait de
la présence du sang dans les bronches, l'examen réitéré
de la poitrine démontre sans réserve l'intégrité des poumons, alors on peut porter un pronostic favorable ; il n'y
aura pas d'inflammation secondaire. Le signe tiré de l'absence de la fièvre est d'une extrême importance, mais si vous
ne voulez pas être exposés à de graves erreurs, vous ne
devez vous prononcer que d'après les indications du
thermomètre ; cette méthode n'est pas seulement ici une
précaution utile, c'est une nécessité absolue. Si l'on prétendait juger la question d'après la fréquence du pouls,
on se tromperait incessamment ; car il n'est pas une
hémoptysie un peu abondante qui, en raison de l'éréthisme cardiaque et de l'agitation morale, ne donne lieu

à une accélération notable des battements artériels; on serait conduit de la sorte à tenir pour fébrile une hémorrhagie qui est parfaitement apyrétique, et à commettre de regrettables fautes de pronostic.

Aux phénomènes précédents, qui sont la base la plus solide du jugement, je crois pouvoir ajouter des indices d'un autre ordre; je les tire du mode de terminaison de l'hémoptysie. Dans les observations que je vous ai présentées, je vous ai toujours soigneusement signalé cette particularité; je veux maintenant vous faire connaître les motifs de cette sollicitude.

Ce qui donne à la terminaison de l'hémoptysie une signification particulière, c'est le caractère du sang pendant les dernières heures de l'expectoration rouge; il y a là, selon moi, une source féconde d'indications précises, et je suis vraiment surpris que ce groupe de phénomènes n'ait pas été encore étudié au point de vue du pronostic. Je rapporte à trois types le mode de terminaison de l'hémoptysie : 1° les crachats sanglants deviennent de moins en moins abondants, puis ils cessent, en conservant jusqu'au dernier la rougeur franche et la rutilance du début de l'hémorrhagie; — 2° durant plusieurs heures, ou même un jour ou deux avant la terminaison définitive de l'expectoration colorée, les crachats perdent la rougeur et la rutilance; ils sont noirs au moment de l'émission, et de plus le sang qui les constitue est tellement modifié qu'il ne peut plus reprendre au contact de l'air les caractères du sang artériel; il est rendu noir, en pelotons isolés, et il reste noir quoi que vous fassiez; mais jusqu'à la fin, il est rendu seul, ou mêlé seulement de liquide salivaire; — 3° les choses se passent d'abord comme dans le cas précédent,

puis les crachats noirs ne sont plus éliminés seuls, ils
sont mêlés de mucosités visqueuses, et cette dernière
expectoration survit à la disparition de toute coloration
suspecte. Voilà les faits que révèle une observation attentive ; quelle en est la signification ? Lorsque l'hémoptysie
conserve jusqu'à la fin la rougeur du début, le sang est
éliminé aussitôt qu'il est versé à la surface des bronches ;
il ne pénètre pas dans les canalicules respirateurs qui y
font suite ni dans les alvéoles, ou s'il y parvient, il n'y
séjourne pas ; la conclusion est de toute évidence puisque
le liquide garde jusqu'à la fin ses caractères primitifs. —
Les crachats noirs qui terminent la seconde variété d'hémoptysie démontrent que le sang a pénétré dans les canalicules et les alvéoles, et qu'il y a séjourné assez longtemps
pour n'être plus apte à s'artérialiser au conflit de l'air
extérieur. La situation est moins bonne que dans le cas
précédent, car il y a quelque chance pour que le contact
prolongé du sang sur des tissus fluxionnés détermine un
processus irritatif secondaire. — Lorsqu'enfin des mucosités visqueuses sont mêlées aux crachats noirs, ce travail
irritatif n'est plus à supposer, vous en avez la preuve
visible.

Ces indications tirées des caractères des crachats à la
fin de l'hémoptysie doivent toujours être complétées par
la considération des phénomènes subjectifs et physiques
dont je vous ai exposé plus haut la valeur sémiologique,
mais il y a là néanmoins une nouvelle série de signes, qui
concourt utilement à la solution de la question que soulève toute hémoptysie. Niemeyer a pu dire, en se plaçant
au point de vue de la phthisie caséeuse, que le plus grand
danger qui menace les phthisiques, c'est de devenir tu-

berculeux ; on peut dire avec non moins de raison que le plus grand danger qui menace les hémoptoïques, c'est la conservation d'un reliquat sanguin dans les parties profondes de l'appareil respiratoire. On ne doit donc négliger aucun des signes cliniques qui peuvent éclairer sur la présence ou l'absence de cette complication.

J'ai à cœur, avant de passer outre, de vous mettre en garde contre une exagération regrettable ; alors même que l'hémoptysie est accompagnée et suivie d'un processus broncho-pneumonique fébrile, il n'est point certain pour cela que ces accidents soient le début d'une altération phthisiogène ; la maladie peut aboutir à une résolution parfaite, et ces cas, dont il faut tenir grand compte dans le pronostic, sont ceux qui démontrent le mieux la réalité de l'hémoptysie primitive, son influence sur le processus pneumonique, et son indépendance relativement à la tuberculose. Je puis vous rapporter un exemple très-instructif de ce mode d'évolution. Un homme de vingt-huit ans, de constitution moyenne, plutôt faible que robuste, sans antécédents notables ni chez lui ni dans sa famille, entre dans le service salle Saint-Jérôme, n° 11, au quatrième jour d'une hémoptysie dont il a été atteint subitement, sans accident précurseur, pendant qu'il prenait son repas. Le jour de l'entrée, le crachement de sang tirait à sa fin ; déjà il présentait les crachats noirs et non aérés qui indiquent un reliquat sanguin dans la partie profonde de l'appareil respiratoire, et le lendemain ces caractères étaient plus accusés, car les crachats noirs étaient fort diminués, et mêlés d'une quantité notable de mucosités visqueuses ; le soir de ce

jour, qui était le cinquième, l'expectoration ne présentait
plus trace d'hémoptysie. A quel moment la fièvre s'était-
elle allumée? je ne sais; mais elle était vive, à 39°,2 le
soir du quatrième jour, et le lendemain elle présentait
un plateau à 39°,7; le lendemain matin, il y a une chute
momentanée à 38°,5, mais dès le soir la température
remonte à 39°,6, et le soir du jour suivant elle arrive
à 40°,2, pour osciller dès lors entre 39 et 40 degrés
jusqu'au soir du dixième jour (*voy. fig.* 7). Dès le début,
et surtout à partir du moment où l'hémorrhagie a cessé,
nous avons constaté dans le lobe supérieur gauche, et
accessoirement à la base du même côté, les signes physiques d'une fluxion catarrhale : diminution de sonorité,
râles sous-crépitants fins, pas de souffle, pas de bronchophonie. Rappelez-vous dans quelles conditions de santé
cet homme a été pris de son hémoptysie, et vous conviendrez avec moi qu'il est impossible d'avoir un exemple
plus péremptoire d'un processus pneumonique engendré
par l'hémorrhagie bronchique. Le poumon droit n'a
jamais présenté aucun phénomène anormal. On pouvait
craindre de voir cette phlegmasie s'éterniser et prendre
les allures d'une lésion phthisiogène; et certes, la plus
vulgaire prudence commandait de suspendre le pronostic. Eh bien ! tout s'est passé au mieux; du dixième
au onzième jour, nous avons eu une belle et complète
défervescence, puis, après quelques oscillations propres
au début des convalescences, le malade est revenu définitivement à une température normale, et la résolution
locale, suivant de près la chute de la fièvre, a abouti à
une réparation *ad integrum.* Il est rare de rencontrer
un fait aussi net, je le signale tout particulièrement à votre

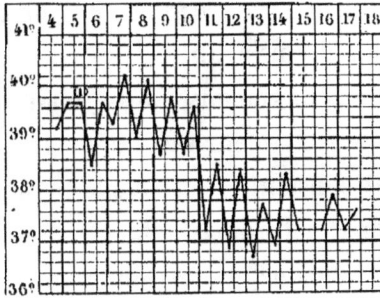

Figure 7.

Hémoptysie suivie de processus pneumonique à résolution parfaite.
Homme de 28 ans ; Salle St. Jérôme N° 11.

(1) Cessation complète de l'hémoptysie.

attention, en raison des enseignements pratiques qu'il
contient.

Je consacrerai la fin de cette conférence aux hémoptysies secondaires, c'est-à-dire à celles qui surviennent
chez les individus déjà phthisiques ; je pense que sur ce
point aussi je pourrai vous communiquer des faits nouveaux et intéressants.

L'hémoptysie secondaire ou tardive est plus rare que
la primitive, elle est souvent beaucoup plus dangereuse
au point de vue de la gravité immédiate qui résulte de
l'abondance de l'hémorrhagie ; mais elle ne dit rien touchant l'espèce de phthisie qui est en cause ; elle a lieu
dans la phthisie tuberculeuse aussi bien que dans la
caséeuse, elle est sans valeur pour le diagnostic différentiel ; le seul fait constant, c'est qu'elle est liée à l'ulcération des poumons, cette phase étant comprise dans son
acception la plus étendue, c'est-à-dire depuis le début du
ramollissement nécrobiotique jusqu'aux grandes formations caverneuses. La rareté relative de cette hémoptysie
est attribuée à l'oblitération successive des branches vasculaires au niveau des parties ulcérées ; cette oblitération
est plus précoce et plus constante dans la tuberculose vraie,
parce qu'elle est en rapport avec la genèse même des granulations ; on pourrait donc inférer de là que l'hémorrhagie secondaire est plus fréquente dans la phthisie caséeuse
que dans l'autre, mais cette assertion est une pure présomption, qui ne peut être pour le moment ni confirmée
ni démentie.

Quoi qu'il en soit, le mode de production de ces hémorrhagies est resté longtemps obscur ; à vrai dire, il l'est

encore pour un grand nombre de médecins. On s'est
contenté, pour expliquer le fait, d'une interprétation
hypothétique qui n'avait pour elle qu'une certaine vraisemblance ; on a dit qu'au moment de la fonte du tissu
quelques branches vasculaires demeurent par exception
perméables, et que le travail ulcératif gagne par son
extension graduelle les parois de ces vaisseaux non oblitérés. Eh bien! non, messieurs ; ce n'est point ainsi que
les choses se passent : ce n'est pas le progrès de l'ulcération qui vient atteindre et perforer un rameau vasculaire, le processus hémorrhagipare est de tous points
différent.

Déjà Rokitansky avait fait connaître la source ordinaire de cette hémorrhagie, qui est l'artère pulmonaire,
et il avait signalé nettement les deux étapes successives
qui conduisent à la rupture : d'abord la dénudation du
vaisseau compris dans la paroi de la caverne, puis la saillie
anévrysmatique du vaisseau mis à nu. Procédant ici avec
sa concision ordinaire, il n'insiste pas davantage, et se
borne à faire remarquer qu'en raison même du mode
de production, les hémorrhagies sont d'autant plus
abondantes, d'autant plus redoutables qu'elles sont plus
tardives, parce qu'alors elles coïncident avec des délabrements pulmonaires plus étendus, qui peuvent compromettre des branches artérielles plus nombreuses et plus
volumineuses. De plus, il décrit très-exactement les lésions
que l'on observe après les hémorrhagies mortelles : « Sur
l'ouverture du vaisseau qui a fourni le sang, est un coa-
gulum fibrineux qui est parfois assez volumineux pour
remplir totalement la caverne. Dans le vaisseau, ce coa-
gulum se prolonge dans la direction périphérique, formant

tantôt un simple cordon adhérent à la paroi vasculaire qui correspond à l'ouverture, tantôt un thrombus qui oblitère la lumière du vaisseau. »

La brièveté de cette description, qui est rejetée à la fin du chapitre consacré aux tubercules du poumon, est sans doute la cause de l'oubli dans lequel elle a été abandonnée. En Allemagne, cependant, la génèse de ces hémorrhagies était définitivement établie sur les faits indiqués par Rokitansky, et, en 1868, un médecin danois, Valdemar Rasmussen, faisait, dans un travail spécial, une étude complète des altérations vasculaires qui préparent l'hémorrhagie secondaire de la phthisie. Je crois opportun de vous présenter, avec quelques détails, les faits consignés dans ce mémoire qui est basé sur neuf cas, dans lesquels l'hémoptysie a été la cause immédiate de la mort (1).

Dans tous les cas, l'hémorrhagie provenait des branches de l'artère pulmonaire, mais les lésions vasculaires n'ont pas été semblables, et il y a lieu de diviser les faits en deux groupes. Dans le premier, composé de quatre cas, il y avait un *anévrysme sacciforme* sur des rameaux artériels occupant les parois des cavernes ; dans les cinq autres faits, les vaisseaux présentaient simplement une dilatation légère, une *ectasie simple*. L'auteur donne de ces lésions une description minutieuse dont je ne vous expose que les principales particularités. — Les *anévrysmes* ont

(1) Rokitansky, *Lehrbuch der pathologischen Anatomie* (3° édition). Wien, 1861.

Rasmussen Valdemar, *Von der Hœmoptyse, namentlich der letalen, in anatomischer und klinischer Beziehung* (*Hospital's Tidende*, 1868).

Reisz (de Copenhague) a donné une excellente analyse de ce travail dans le *Virchow's Jahresbericht pour* 1868. C'est de cette analyse que je me suis servi pour mon exposé.

une grosseur qui varie depuis celle d'une amande jusqu'à celle d'un pois, et moins encore ; ils sont formés par
la dilatation d'un vaisseau compris dans la paroi d'une
caverne, de telle manière qu'une partie du cylindre vasculaire soit contenue dans le tissu pariétal, et que l'autre
partie fasse une saillie libre dans la cavité ; en conséquence, la disposition de l'anévrysme est sacciforme ; il
n'y a pas de collet proprement dit. La surface en est
unie ; dans un seul cas où l'anévrysme était volumineux,
elle présentait une petite saillie secondaire ; la cavité
renferme ordinairement du sang fraîchement coagulé,
une fois seulement il y avait des caillots solides, adhérents
et décolorés. Sur les anévrysmes qui ne sont pas rompus,
la paroi est épaissie ; elle est amincie, au contraire, dans
ceux qui sont ouverts, surtout au voisinage de la perforation ; dans quelques cas, elle présente une dégénération graisseuse sous forme de points jaunes circonscrits.
La rupture occupe toujours le point le plus saillant du
sac ; elle est irrégulière, en forme de fissure, dont la longueur ne dépasse pas deux à trois millimètres. Le diamètre des vaisseaux qui portent les anévrysmes varie de
un à trois millimètres. A ce niveau, il y a des caillots ordinairement noirs et mous ; les bords de la fente sont
amincis et atteints d'une dégénération graisseuse qui
porte surtout sur la couche musculeuse. Le nombre des
anévrysmes varie ; il y en a eu un seul dans deux cas, une
fois deux et une fois quatre, dont deux occupaient en des
points très-rapprochés le même rameau artériel ; ce dernier cas est celui dont l'autopsie a été faite par Reisz, de
Copenhague.

Les *ectasies* sont de plus petites dilatations anévrysmales

que l'on trouve également sur les vaisseaux qui rampent
dans les parois des cavernes ; il y en a deux formes. L'une
est constituée par des cordons cylindroïdes plus ou moins
longs qui occupent la face interne de la cavité, et qui
présentent de ce côté un léger élargissement de la lumière du vaisseau avec épaississement proportionnel
de la paroi ; cette forme est la plus rare, mais Rasmussen
l'a observée dans des cas où il n'y avait pas eu d'hémoptysie, de sorte que la rareté de la lésion en elle-même pourrait bien n'être qu'apparenté ; il serait en tout cas plus
exact de dire que cette forme d'ectasie donne rarement
lieu à une hémorrhagie. — L'autre variété est plus commune et plus dangereuse ; ici le vaisseau n'est en contact
avec la paroi de la caverne que sur un point circonscrit ,
au niveau duquel se forme une petite saillie ovalaire, due
en partie à l'agrandissement de la lumière, en partie à
l'épaississement de la paroi. La perforation a lieu par une
fente en forme de V, d'où résulte une espèce de soupape
en valvule, dont la pointe est toujours dirigée dans le
sens du cours du sang ; l'ouverture se fait sur le point de
limite du vaisseau et de la paroi cavitaire. Contrairement
à ce qu'on observe sur la perforation des anévrysmes proprement dits, la soupape est parfois épaissie ; en général,
cependant, elle est amincie.

On ne peut attribuer les lésions précédentes à l'athé-
rome ou à une autre altération des parois vasculaires,
puisqu'on ne constate rien de semblable à l'autopsie, et la
formation des anévrysmes et des ectasies est en rapport
direct avec les cavernes, ainsi que Rokitansky l'avait indiqué. L'éminent anatomiste de Vienne admet ici deux
conditions pathogéniques, savoir : la destruction du tissu

qui normalement entoure et soutient le vaisseau, et une
modification de ce dernier par ramollissement, lésion
qu'il appelle *emollitio*. Mais Rasmussen n'ayant jamais observé ce ramollissement, ayant constaté, au contraire, une
dégénération graisseuse sans *emollitio*, accorde l'influence
principale, sinon unique, à la dénudation de l'artère, et il
considère l'épaississement de la paroi comme une hypertrophie compensatrice qui contrebalance, pour un temps,
l'absence du soutien naturel du vaisseau ; cette hypertrophie porte surtout sur la tunique musculeuse, et n'est point
constituée par une formation de tissu conjonctif. Il résulte
de là que les divers processus d'ulcération ou de réparation
qui ont lieu dans les parois des cavernes n'ont aucune action directe sur la formation et l'évolution des anévrysmes
et des ectasies ; il n'y a pas non plus de rapport entre la
grandeur des cavernes et les lésions vasculaires. La dénudation de l'artère est ici d'autant plus importante, au
point de vue de sa fragilité, que la partie du rameau qui est
en aval de l'anévrysme est toujours très-petite et se perd
bientôt dans un tissu condensé, circonstance qui produit
dans le vaisseau malade un accroissement de pression.

Tels sont, en abrégé, les faits pleins d'intérêt contenus
dans le remarquable travail de Rasmussen. En raison
même de leur mode de production, ces altérations de
l'artère pulmonaire existent vraisemblablement dans tous
les poumons à cavernes : il n'y a ici en jeu que les effets
mécaniques de la destruction du tissu péri-vasculaire, et
il n'y a pas de raison pour que ces effets manquent là où
leur cause est présente ; du reste, Rasmussen lui-même
incliné vers cette manière de voir, et il signale des cas
dans lesquels il a trouvé des ectasies bien qu'il n'y eût pas

eu d'hémorrhagie ; on ne serait donc pas autorisé à conclure de l'absence d'hémoptysie à l'absence des déformations vasculaires. Quoi qu'il en soit de la constance de ces lésions, elles ne suffisent pas par elles-mêmes, lorsqu'elles existent, pour donner lieu à l'hémorrhagie ; les vaisseaux, dans les points altérés, sont en état de rupture imminente, soit ; mais quelle est la condition additionnelle qui va déterminer cette rupture? Voilà la question qui veut être examinée. Je vous la soumets d'autant plus volontiers qu'elle m'a conduit à la constatation d'un fait nouveau, qui me paraît offrir un réel intérêt.

La cause immédiate de l'hémorrhagie dans les conditions que nous examinons, est une influence toute mécanique ; c'est l'augmentation continuelle de la pression intravasculaire, par suite de l'oblitération d'un certain nombre des branches de l'artère pulmonaire ; cette oblitération est constante, vous le savez, dans les poumons à cavernes, et elle est d'autant plus étendue que la destruction du tissu pulmonaire est plus considérable ; qu'en résulte-t-il? C'est que les canaux restés perméables ont à supporter la pression totale, qui était antérieurement divisée entre des voies beaucoup plus nombreuses ; le champ périphérique de l'artère pulmonaire était, supposons, égal à 10, il tombe à 5 ; il est clair que si l'ondée lancée dans l'artère à chaque systole cardiaque reste la même qu'auparavant, la tension est doublée dans les canaux d'écoulement demeurés libres. Fussent-ils simplement dénudés et privés de leur soutien naturel, il y aurait déjà de grandes chances pour que les vaisseaux se rompent sous le poids de cette charge additionnelle ; à plus forte raison

en sera-t-il ainsi lorsque certaines branches seront
atteintes d'ectasie ou d'anévrysmes.

L'augmentation de pression résultant de l'oblitération
partielle des artères pulmonaires, laquelle marche de pair
avec la destruction du poumon, telle est en somme la
cause déterminante immédiate de l'hémorrhagie secondaire ; si les vaisseaux présentent les altérations décrites
par Rasmussen, l'efficacité de cette cause mécanique est à
la fois plus certaine et plus prompte ; mais dans les grands
délabrements pulmonaires qui impliquent une obstruction considérable des artères et un accroissement énorme
de tension dans les voies libres, la simple dénudation des
vaisseaux au niveau des cavernes est certainement une
condition suffisante de rupture. L'effraction est favorisée
en outre par toutes les circonstances qui peuvent momentanément ajouter à la pression anormale ; de là, chez
les phthisiques, le danger particulier des vomissements et
des quintes violentes de toux. '

D'après l'origine mécanique des hémorrhagies secondaires, on s'attendrait à les voir plus fréquentes, ou même
constantes, chez les malades dont les poumons sont creusés
de cavernes multiples et profondes ; tout est réalisé pour
déterminer quelque rupture vasculaire, et pourtant, il faut
le reconnaître, les hémoptysies manquent bien souvent
chez les phthisiques, qui présentent réunies les conditions
les plus favorables à leur production. C'est là un fait qui
m'a beaucoup frappé à l'époque où le travail de Rasmussen a rappelé mon attention sur ce sujet ; en présence de
certaines pièces anatomiques semblables à celles que j'ai
mises précédemment sous vos yeux, et qui me montraient
des destructions quasi totales du parenchyme pulmonaire,

je ne pouvais comprendre l'absence d'hémoptysies secondaires chez les malades, et j'arrivais à me demander si
vraiment les conditions pathogéniques de ces hémorrhagies sont aussi exclusivement mécaniques que l'enseignent
Rokitansky et Rasmussen. J'étais sous le coup de ces incertitudes lorsque je songeai à la possibilité d'une condition compensatrice de l'oblitération de l'artère pulmonaire;
supposez que au fur et à mesure que le champ total de ce
vaisseau se réduit par la disparition d'un certain nombre
de ses branches, l'ondée lancée dans l'artère à chaque
systole cardiaque diminue elle-même, il est bien certain
que l'oblitération partielle n'aura plus le même effet sur
la tension intra-vasculaire, elle ne l'augmentera plus au
même degré, elle sera compensée. Eh bien ! existe-t-il un
phénomène capable de produire ce résultat? oui, sans
doute, c'est l'insuffisance de la valvule tricuspide. Dans
cette condition particulière du ventricule droit, l'ondée
qui devrait prendre en totalité la voie de l'artère pulmonaire, est divisée en deux parties, dont l'une suit la route
régulière, tandis que l'autre reflue dans l'oreillette par
l'orifice auriculo-ventriculaire incomplétement fermé ;
l'insuffisance triglochine ouvre au sang de l'artère pulmonaire un canal d'échappement ou de dérivation, de là
un abaissement de pression proportionnel à l'hiatus même
de l'insuffisance. Guidé par ces réflexions, j'ai examiné
dès lors le cœur de tous les phthisiques dont j'ai fait l'autopsie, et toutes les fois que j'ai rencontré avec l'absence
d'hémoptysies tardives des ulcérations pulmonaires considérables, j'ai constaté une dilatation plus ou moins large
de l'orifice tricuspide; mais l'ectasie était toujours de plusieurs millimètres au delà du maximum physiologique

afférent au sexe du sujet. Mes observations, poursuivies depuis 'la fin de 1868 dépassent aujourd'hui plus de cinquante, et je n'ai pas encore trouvé un cas réfractaire, de sorte que je n'hésite pas à formuler ce principe : toutes les fois qu'un phthisique affecté de cavernes multiples ou étendues échappe aux hémoptysies tardives, il y a chez lui une dilatation de l'orifice tricuspide et partant une insuffisance de la valvule. Le chiffre minimum a été de 111 millimètres, ce qui est déjà une dilatation positive chez la femme ; ·le maximum a été 130 millimètres chez un homme ; tous les autres faits sont compris entre ces deux extrêmes. — Au point de vue clinique, mes observations forment trois groupes ; dans un certain nombre de cas l'insuffisance tricuspide n'a pas été reconnue pendant la vie ; dans une autre série, la plus nombreuse, la lésion n'a donné lieu qu'à un souffle systolique xiphoïdien ; dans quelques cas enfin elle a déterminé et le souffle et le reflux veineux cervical.

Je vous rappelle à cette occasion que ce reflux ou pouls veineux n'est point, comme on l'a dit, un symptôme nécessaire de l'insuffisance tricuspide ; il ne dépend pas directement de cette lésion ; il est ·lié à l'état des valvules jugulaires ; si elles sont suffisantes, il n'y a pas de reflux cervical, il n'y a que de la stase ; si au contraire elles ne sont plus adéquates à leur orifice, elles laissent passer l'ondée rétrograde, le pouls veineux apparaît.

De ces recherches nouvelles peuvent être dégagées les propositions suivantes : l'insuffisance tricuspide est fréquente chez les phthisiques ; — le développement de cette altération est subordonné à l'étendue de la destruction du

tissu pulmonaire ; — l'insuffisance tricuspide paraît
constante dans les phthisies à grand délabrement qui ne
sont pas accompagnées d'hémorrhagies ; — cette insuffisance compensant l'accroissement de pression dans l'artère pulmonaire, prévient la rupture des vaisseaux, et
constitue dans l'espèce un phénomène salutaire. — Quant
au mode de production de cette insuffisance secondaire,
il se comprend aisément : l'imperméabilité de l'artère pulmonaire croissant avec l'étendue des ulcérations, amène
la surcharge du ventricule droit, et l'orifice de communication avec l'oreillette est forcé mécaniquement par le
sang, qui ne trouve plus libres les voies régulières de son
écoulement (1).

Dans le même temps où paraissait le travail de Rasmussen, Cotton en Angleterre rapportait trois exemples
d'hémoptysie mortelle dans le cours de la phthisie pulmonaire ; dans les trois cas, on put constater la rupture
d'une dilatation anévrysmatique d'un rameau de l'artère
pulmonaire au niveau d'une caverne. Dans le premier de
ces faits la durée totale de la maladie n'a pas dépassé
quatre mois, dans le second elle a été d'une année, dans
le troisième elle est arrivée à deux ans. — Un peu plus
tard, un journal de Londres le *Medical Times and Gazette*,
donnait l'histoire d'un phthisique qui avait été tué en dix
minutes par une hémorrhagie abondante. A l'autopsie on

(1) Depuis que cette Leçon a été faite, j'ai rencontré trois nouveaux
cas de dilatation tricuspide dans les conditions indiquées ; les dimensions
de l'orifice étaient de 117, 119 et 121 millimètres. Ces cas-là étaient
d'autant plus significatifs que le cœur, ratatiné et réduit de volume, présentait un type de l'atrophie, qui est si fréquente dans les phthisies de
longue durée.

trouva plusieurs cavernes dans le poumon gauche, et dans
la paroi de l'une d'elles un anévrysme rompu de l'artère
pulmonaire (1).

Parmi les faits antérieurs aux précédents, l'un des plus
remarquables est celui que Rokitansky a consigné dans
son *Traité d'anatomie pathologique*. Chez une femme
phthisique de trente-deux ans qui fut tuée par une
hémoptysie secondaire, on trouva dans le lobe supérieur
du poumon droit une caverne monstrueuse (*sic*) qui
pénétrait jusque dans le lobe moyen, et qui était pourvue
d'un grand nombre d'orifices bronchiques ; la paroi de
cette caverne renfermait un gros rameau de l'artère pulmonaire qui était dénudé dans une portion de sa longueur ; la partie dénudée était dilatée de manière à faire
saillie dans la cavité, et le point culminant de la saillie
était rompu. L'ouverture est ainsi constituée : un fragment de la grosseur de la moitié d'un pois est détaché
de la paroi du vaisseau, à laquelle il tient encore par un
petit pédicule, de sorte qu'il ressemble à une valvule
concave-convexe appliquée sur l'orifice de perforation.
La pièce anatomique figure dans la collection de l'Institut
pathologique de Vienne. C'est là un type parfait de l'ouverture en V ou en soupape, qu'a signalée plus tard
Rasmussen comme le mode général de rupture des ectasies pulmonaires. — Dans l'atlas relativement ancien de

---

(1) Cotton, *On aneurysm of the pulmonary artery as a source of
hœmoptysis* (*British med. Journal*, 1868).

Déjà, en 1866, le même auteur avait publié un fait semblable dans le
Medical Times and Gazette.

X..., *Phthisis ; death from rupture of an aneurysm of the pulmonary
artery* (*Med. Times and Gaz.*, 1870).

Carswell, vous trouverez une planche qui représente la perforation d'une grosse branche de l'artère pulmonaire au voisinage d'une caverne.

L'hémorrhagie tardive de la phthisie n'est pas toujours mortelle, comme elle l'a été dans les faits de Rasmussen et Cotton; elle peut cesser et ne pas se reproduire, ou bien elle se répète, et ne tue qu'après des arrêts de durée variable; cette marche n'implique point l'absence des lésions vasculaires que nous venons d'étudier; les effets immédiats de la rupture peuvent être arrêtés par la for-mation de caillots, et la distribution de la dégénération graisseuse par points isolés sur la paroi de l'anévrysme explique la possibilité de plusieurs ruptures successives. Ces assertions ne sont pas de simples vues théoriques; dans un travail complémentaire que Rasmussen a publié une année après le mémoire dont je vous ai donné l'ana-lyse, vous trouverez deux observations qui démontrent la réalité et le rôle des coagulations hémostatiques. A en juger d'après ces faits, les conditions qui favorisent ce processus salutaire sont les suivantes : l'anévrysme est petit, il occupe un vaisseau de très-petit calibre, lequel siége dans la paroi d'une caverne très-peu étendue ; dans l'un de ces deux cas, la caverne était unique (1).

Si dans l'immense majorité des cas l'hémoptysie secon-daire de la phthisie provient de l'artère pulmonaire, ce vaisseau n'en est pourtant pas la source unique. Watson a parlé dans une de ses leçons cliniques d'un cas, dans lequel la perforation portait sur une veine

(1) Rasmussen Valdemar, *Fortgesetzte Beobachtungen über die Hæ-moptyse (Hospital's Tidende*, 1869).

pulmonaire, et Rokitansky mentionne un fait dans lequel
l'aorte était ouverte immédiatement après sa crosse, de
manière à déverser le sang dans une caverne occupant le
sommet du poumon gauche. — Il faut connaître ces
faits, mais il faut aussi se souvenir qu'ils sont absolument
exceptionnels.

DIX-SEPTIÈME LEÇON

TUBERCULOSE. — PHTHISIES PULMONAIRES.

(SUITE.)

De la curabilité. — Conséquences de la doctrine unitaire et de la doctrine dualiste.

Division du sujet. — Examen des faits relatifs à la tuberculose miliaire aiguë.

De la curabilité des processus pneumoniques phthisiogènes. — Distinction des phases de ramollissement et d'excavation. — La guérison est possible dans les deux périodes. — Observations. — Des conditions les meilleures pour la guérison.

De la curabilité de la phthisie tuberculeuse. — Insuffisance des faits. — La question ne peut être résolue. — Raisons de cette incertitude.

Domaine respectif de la phthisie pneumonique et de la tuberculose. — De la direction nouvelle à donner aux recherches statistiques.

MESSIEURS,

C'est de la curabilité de la phthisie pulmonaire que je me propose de vous entretenir aujourd'hui, et je vous supplie de ne pas accueillir cette expression avec la défiance et le scepticisme préconçus qu'elle soulève trop souvent parmi nous, avant tout examen sérieux. Une semblable fin de non-recevoir n'est plus soutenable aujourd'hui, et si elle trouvait encore quelques partisans, elle témoignerait tout simplement de leur légèreté ou de

leur ignorance. Qu'on ait pu affirmer au préalable et une
fois pour toutes l'incurabilité de la phthisie alors qu'on
la rapportait invariablement à une néoplasie diathésique,
la chose se conçoit : mais aujourd'hui la situation est
autre ; il n'y a plus dans la nature, dans la lésion même
de la maladie, une raison suffisante d'évolution fatale,
et du jour où il est prouvé que la phthisie est due le
plus souvent à un simple processus pneumonique, l'arrêt
anticipé dicté par la doctrine de Laennec doit être cassé,
et c'est là sans contredit le fruit le plus précieux de la
réforme phthisiologique. L'idée de guérison appliquée
à la phthisie n'est plus l'équivalent d'une impossibilité
nosologique ; et si nous avons encore la charge de prouver par des faits la réalité de cette heureuse terminaison,
nul n'est plus en droit de nous arrêter au début même
de notre démonstration, en arguant contre nous de l'évolution bien connue des produits diathésiques.

Dans cette étude, je ne veux pas envisager seulement
l'état chronique de phthisie, je veux aborder la question
dans son ensemble, c'est-à-dire au triple point de vue de
la tuberculose, des processus pneumoniques phthisiogènes et de la phthisie confirmée. Aussi je conserverai la
division que j'ai adoptée dans mes leçons sur le diagnostic
différentiel des phthisies, et j'examinerai successivement
les formes à début aigu et les formes à début chronique ;
cette division est basée sur les caractères mêmes des faits
cliniques, et c'est surtout lorsqu'il s'agit de curabilité et
de traitement qu'elle mérite d'être maintenue, car elle
est féconde en applications pratiques.

Vous savez que j'entends sous le nom de début aigu
l'invasion brusque par de la fièvre et un état général

grave qui confine le malade au lit, et vous n'avez pas oublié, je pense, que nous avons reconnu un pareil mode
de début à deux espèces morbides bien distinctes, d'une
part la granulose miliaire généralisée, seule forme de
tuberculose vraie, je vous le rappelle, qui présente un tel
commencement; d'autre part, les processus pneumoniques variés, lobulaires ou lobaires, qui aboutissent à la
phthisie après avoir eu des allures primitivement aiguës.
Où en sommes-nous en présence de ces formes au point
de vue de la curabilité ?

En ce qui concerne la tuberculose miliaire aiguë, il n'y
a pas bien longtemps encore que j'aurais été contraint
de vous en affirmer la mortalité constante ; mais on ne
saurait sans présomption formuler aujourd'hui une proposition aussi absolue. Les cas qui commandent une certaine réserve sont bien peu nombreux sans doute, peut-
être même incomplétement significatifs ; mais, tels qu'ils
sont, ils doivent être pris en considération, non pas certes
pour modifier dès à présent le pronostic de cette terrible
maladie, mais pour établir ce fait capital que la guérison
n'est point une impossibilité chimérique. Lebert rapporte que, dans quatre autopsies, il a constaté une tuberculose miliaire disséminée guérie (ce sont les expressions
dont il se sert) ; les résidus de la maladie présentaient les
caractères d'un processus complétement éteint. A côté de
ces quatre cas qui, tout en n'ayant qu'un intérêt anatomique, prouvent l'arrêt et la réparation de la tuberculose miliaire aiguë, Lebert cite deux autres faits, dans lesquels il
a observé cliniquement la guérison de la maladie, alors
que les particularités et la marche des symptômes ne
permettaient aucun doute quant à la justesse de l'appré-

ciation diagnostique (1). D'un autre côté, Sick a appelé
l'attention sur des cas de même nature (2), de sorte que
si le bilan de la curabilité est trop pauvre pour autoriser
l'espérance, ce dont je conviens, il doit pourtant faire
suspendre la conclusion absolue qui eut jusqu'ici force de
loi. — Évidemment on peut dire, à propos de ces cas de
guérison, que le diagnostic était erroné; cependant il ne
faudrait pas abuser de cette objection, car on risquerait
alors de donner la preuve, non d'une sage défiance, mais
d'un vulgaire parti pris; pour moi, lorsque des observateurs compétents et consciencieux, d'une autorité considérable, comme celle dont jouit justement Lebert, viennent me dire que dans les faits cités ils ont été sûrs du
diagnostic, je ne me reconnais pas le droit, entendez-vous,
de répondre par un grossier démenti, ou par un sourire
d'incrédulité, à leur affirmation sévère et convaincue.
Voyons les choses froidement, évitons l'excès dans l'un
ou l'autre sens, et nous conviendrons que ces observations nouvelles imposent une conclusion qui, pour être
vague, est, dans l'espèce, tout à fait favorable : cette conclusion, c'est que, pour la tuberculose miliaire aiguë, la
question de curabilité est à revoir.

Je suis heureux de vous dire qu'il n'en est pas de même
pour les pneumonies ulcératives ou phthisiogènes aiguës,
et pour celles-là, fort des résultats de mon observation,
j'en affirme la curabilité à toutes les périodes, celle d'excavation comprise. Ne me prêtez point, je vous prie, une

(1) Lebert, *Grundzüge der ärztlichen Praxis.* Tübingen, 1867.
(2) Sick, *Geheilte Miliartuberculose der Lungen (Med. Correspondenz-
blatt des Würtemberg. ärztlichen Vereins,* 1866).

opinion qui n'est pas mienne : je n'entends pas dire que ces processus pneumoniques guérissent toujours ; en d'autres termes, je n'en affirme pas la curabilité constante, j'en proclame et j'en maintiens la curabilité possible. Rappelez-vous, messieurs, que ces pneumonies caséeuses aiguës comprennent tous les faits qui ont été dénommés phthisies aiguës, phthisies galopantes, et vous serez pénétrés, j'imagine, de la valeur du fait que j'avance ; c'est une révolution véritable dans le pronostic général de la phthisie, mais le bénéfice en est subordonné, comme nous le verrons, à une réforme thérapeutique complète.

Les chances de curabilité sont d'autant plus nombreuses, cela va sans dire, que les désordres pulmonaires sont moins considérables, et il y a lieu, au point de vue de la pratique, de distinguer ici deux groupes de cas, qui ne diffèrent en somme que par la profondeur des lésions, ou, si vous aimez mieux, par l'âge de la maladie. Quelques mots d'explication vous feront parfaitement comprendre les raisons de cette distinction, et les moyens de cette appréciation clinique. Les pneumonies lobulaires ou lobaires qui, par une marche aiguë, aboutissent à la phthisie, passent toujours successivement par les deux phases que voici : Après une durée qui dépasse les délais maxima de la résolution dans les pneumonies non caséeuses, apparaissent les phénomènes physiques qui révèlent le ramollissement des exsudats ; des râles dont le volume et le nombre vont croissant, remplacent les signes de l'induration. Mais, bien loin que ce changement soit l'indice de l'élimination des produits qui encombrent le poumon, bien loin qu'il soit suivi d'une résolution véritable, il est le signal d'une période stationnaire de durée indéter-

minée, pendant laquelle on voit persister tous les signes
qui indiquent la présence d'exsudats liquides ou semi-
liquides ; le plus souvent les phénomènes fébriles persistent aussi, en présentant seulement des rémissions matinales plus accusées qu'auparavant. Dès ce moment, surtout
chez les sujets de constitution mauvaise, le caractère
phthisiogène de la pneumonie est certain ; la phthisie,
c'est-à-dire l'ulcération, est imminente. Dès ce moment,
on peut craindre que la nécrobiose ne reste pas bornée
aux produits inflammatoires eux-mêmes, et qu'elle attei-
gne les cloisons interalvéolaires, et de proche en proche
détruise le tissu du poumon. Dans les cas dont l'évolution n'est pas enrayée, on voit en effet succéder à la
période précédente une nouvelle phase, que caractérise
l'apparition, sur un ou plusieurs points, de râles cavernuleux, d'un souffle à timbre cavitaire, d'une pectoriloquie à voix haute et aphonique, d'un gargouillement
limité, qui est distingué par sa circonscription même et
par son timbre creux, des bouffées de gros râles muqueux qui font explosion dans les régions voisines non
ulcérées, à chaque secousse de la toux et pendant les
fortes inspirations. — Les signes physiques ne révèlent
que les degrés extrêmes de ces deux périodes ; entre
l'époque du ramollissement simple de l'exsudat et le moment où l'auscultation peut déceler la perte de substance,
il est bien clair qu'il y a un temps intermédiaire, durant
lequel la nécrobiose commence à atteindre le tissu même
du poumon, sans que la destruction puisse être appré-
ciée par des signes certains, en raison de sa très-petite
étendue. C'est pour tenir compte de cet état de transition,
que je vous propose de dénommer la première phase de la

pneumonie devenue caséeuse, *phase de ramollissement ulcératif*, et la seconde, *phase d'ulcération ou d'excavation*.

Cet énoncé suffit pour montrer combien la première période est plus favorable que l'autre au point de vue de la curabilité ; mais, cette réserve exprimée, j'affirme qu'à ces deux degrés le processus pneumonique phthisiogène est curable.

Le 4 février 1870, entrait, salle Saint-Claire, n° 9, une femme de trente-neuf ans, qui était au quatrième jour d'une maladie aiguë. A la suite d'un refroidissement, cette femme avait été subitement prise de frisson, de fièvre, d'un point de côté, et dès les premiers moments de cette atteinte elle avait dû se mettre au lit ; le lendemain, une toux rare et pénible était survenue : tout révélait donc l'existence d'une affection pulmonaire aiguë, et l'unité du frisson, la brusquerie franche de l'invasion, la gravité de l'état général, indiquaient que cette affection aiguë était une pneumonie. Cependant, au matin du cinquième jour, les résultats de l'examen de la poitrine n'étaient pas encore bien significatifs ; beaucoup, peut-être, les eussent considérés comme nuls ; il n'y avait d'autre anomalie qu'un son tympanique à la percussion dans toute l'étendue du lobe inférieur droit : pour moi, ce son dénotait, à n'en pas douter, un noyau de pneumonie déjà constituée, mais séparée encore de la surface par une couche de tissu sain, dans lequel l'air était plus ou moins raréfié. J'ai observé si souvent déjà ce phénomène initial, que je ne puis hésiter sur sa valeur sémiologique. Le thermomètre marquait 39°,9 le matin, et 40° le soir. — Le lendemain matin, qui était le sixième jour à compter du

frisson, le tympanisme avait fait place à de la matité, et
l'on percevait des râles crépitants vrais déjà mêlés de
souffle tubaire; la pneumonie était palpable; on pouvait même affirmer que le foyer profond était déjà hépa-
tisé, tandis que les couches superficielles correspondantes
secondairement atteintes, étaient encore à la période
d'exsudation liquide. L'inflammation était limitée au lobe
inférieur, mais, le soir même, elle s'étendait au lobe
moyen, et le lendemain, 7 février, septième jour, nous
la retrouvions stationnaire dans ces mêmes régions.
L'état général était sérieux, la respiration était haletante et incomplète; il y avait une certaine tendance à la
somnolence avec léger *subdelirium*.

A ne considérer que ces phénomènes, il n'y avait rien
d'insolite, l'état était bien celui d'une pneumonie grave qui
débute par la profondeur, et qui compromet les forces
organiques avant même de se révéler à l'examen stéthoscopique; l'expectoration complétait d'ailleurs la similitude :
les crachats étaient visqueux, transparents, adhérents et
intimement mêlés de sang. Mais l'observation du mouvement fébrile introduisait, dans cette situation si nette
en apparence, de sérieux motifs de réserve; elle révélait des anomalies qui, par elles seules, devaient inspirer
une grande défiance touchant le véritable caractère
de cette pneumonie. Du cinquième au septième jour,
la pneumonie avait gagné en étendue, atteignant successivement les couches superficielles du lobe inférieur,
puis le lobe moyen, et pourtant la fièvre allait diminuant
au point de tomber, dans cet espace de quarante-huit
heures, de 40° à 38°,5, chiffre qu'elle présentait au soir
du septième jour. Une pareille discordance était étrange

à tout le moins, et bien faite pour éveiller l'attention ;
il devenait certain que la pneumonie n'était pas franche,
et cette circonstance, jointe à la mauvaise constitution de
la malade, qui était faible et chétive, pouvait déjà faire
songer à une évolution caséeuse. Cette présomption devenait bien plus légitime le jour suivant, huitième de la maladie, car le poumon gauche se prenait à son tour ; nous
y trouvions des râles crépitants dans le lobe inférieur, des
râles plus volumineux dans les parties supérieures, et le
thermomètre n'exprimait ce nouveau processus que par
une élévation de quelques dixièmes de degré, élévation
tout à fait temporaire d'ailleurs, et qui, dès le lendemain,
faisait place à une température plus basse que celle des
jours précédents. L'état général cependant s'accusait de
plus en plus grave : les deux pommettes étaient plaquées
d'une rougeur livide, les lèvres étaient violacées, les conjonctives injectées ; la dypsnée, excessive, arrivait à l'orthopnée ; la langue était sèche, les dents fuligineuses ; la
prostration était profonde, l'action du cœur commençait
à être irrégulière.

Au neuvième jour, la pneumonie est nettement caractérisée à gauche ; en bas, les signes de l'induration lobaire ont succédé aux phénomènes de fluxion exsudative ;
en haut, les signes de l'inflammation catarrhale sont
plus accentués, et l'expectoration présente une couche
de mucosités spumeuses qui recouvrent les crachats sanglants et visqueux adhérents au fond du vase. Ce même
jour, les irrégularités du cœur se prononcent davantage,
l'impulsion est des plus faibles ; le pouls est irrégulier,
filiforme ; il n'y a pas vestige de récurrence radiale, l'a-
dynamie est aussi complète que possible. Dès le début,

vous le pensez bien, j'avais soumis cette femme à un traitement stimulant dont l'alcool et le vin étaient la base ; je
porte alors la dose d'eau-de-vie à 80 grammes, j'ajoute,
à la potion, du sirop d'éther et de l'acétate d'ammoniaque, et je fais appliquer, matin et soir, des ventouses sèches en nombre sur les membres inférieurs. Au
dixième jour, la situation n'est pas plus mauvaise ; on
peut même croire à une résolution qui mettra fin à tout
cet orage, car la température est pour la première fois
abaissée à 38° ; le soir, elle ne se relève que de deux
dixièmes, et l'apparition de râles fins dans les régions
hépatisées témoigne de la dissociation et du ramollissement de l'exsudat.—Cette espérance est bientôt déçue :
l'état général n'est amélioré que sous le rapport de la
fièvre, qui présente jusqu'au quinzième jour la régularité
d'une rémittente à accès vespéral ; mais les désordres de
l'appareil circulatoire subsistent avec les mêmes caractères, et, quant à l'état local, il est modifié, mais non
point amendé, bien au contraire. Les râles sous-crépitants
résultant de la fonte des exsudats lobaires s'ajoutent à
ceux qui existaient déjà dans les parties supérieures du
poumon gauche ; le souffle et la bronchophonie finissent
par disparaître sur tous les points, excepté à l'angle de
l'omoplate droite, et bientôt il faut reconnaître qu'au
point de vue de la perméabilité, l'état de l'appareil respiratoire est devenu plus grave ; l'encombrement par des
produits plus ou moins liquides est général, il ne manque
que dans le lobe supérieur droit ; vainement l'expectoration devient plus abondante et plus facile, cette élimination est sans effet sur le dégagement du tissu. Le quinzième jour arrive : la situation est toujours la même, mais

la fièvre augmente, les crachats sont manifestement purulents, la cyanose et l'oppression reprennent leur intensité première : à gauche, dans toute l'étendue du poumon, on entend des râles sous-crépitants à éclat métallique ; à droite, les râles sont un peu plus gros, et au niveau de l'angle inférieur de l'omoplate et dans la partie immédiatement contiguë de la région axillaire, il y a encore du souffle bronchique et de la bronchophonie. — Vous remarquerez, je vous prie, que les lésions ont toujours occupé les mêmes points, soit à droite, soit à gauche ; il ne s'agissait donc point ici d'une de ces pneumonies à foyers successifs et mobiles, qui doivent à cette répétition une prolongation insolite. Non, la pneumonie de droite occupait, au quinzième jour et plus tard encore, la même étendue qu'au début ; celle de gauche était éternisée sur place sans extension secondaire. Une fois ce point de diagnostic tranché, j'arrivais rationnellement à conclure que nous assistions à la phase de ramollissement d'une pneumonie caséeuse à marche aiguë. Malgré ma confiance, tant de fois justifiée, dans l'efficacité de l'alcool, je ne pensai pas, en raison de la détérioration organique de la malade, qu'elle pût échapper à la phase d'excavation, à moins qu'elle n'y fût soustraite par une mort plus prompte encore, due aux progrès de l'anhématosie. C'est entre ces deux éventualités que j'assis mon pronostic ; la seconde, fort heureusement ne fut point réalisée, et la première le fut si peu, que la guérison, contre toute attente, put être obtenue.

Il fallait avant tout assurer l'énergie contractile du cœur ; dans ce but, j'introduisis, le seizième jour, dans la médication, une infusion de digitale à 60 centi-

grammes : par une singulière coïncidence, il y eut, le
soir même, une recrudescence fébrile qui ramena le
thermomètre au-dessus de 39°; la dyspnée, ce jour-là,
fut à son comble, la suffocation semblait imminente, le
pouls était à peine perceptible ; dès le lendemain, il était
un peu relevé, et la fièvre avait repris ses allures torpides, dépassant de peu le chiffre 38°. Vingt-quatre
heures plus tard, la force du pouls était encore accrue,
la récurrence radiale commençait à reparaître, l'impulsion du cœur était plus sensible : il était certain que l'administration de la digitale avait été parfaitement oppor-
tune, et que le péril immédiat résultant de la parésie
cardiaque était conjuré ; les lésions pneumoniques pourraient accomplir leur évolution complète. Au dix-huitième
jour, la digitale fut supprimée : la fièvre était nulle, et elle
demeura telle jusqu'au vingt-quatrième ; les contractions
cardiaques étaient bonnes eu égard à l'adynamie de la
malade, mais l'encombrement pulmonaire persistait, et
les seules modifications notables, jusqu'au vingt-cinquième
jour, furent l'augmentation de volume des râles sur certains points, et la purulence toujours plus marquée de
l'expectoration. Depuis ce moment, ces caractères s'ac-
centuèrent de plus en plus jusqu'au trente-troisième jour,
et il y eut un retour de fièvre assez marqué ; dans les
zones où les râles muqueux avaient acquis le volume le
plus considérable, un certain nombre de cloisons alvéolaires avaient probablement disparu, de là le grossisse-
ment par fusion des bulles de rhonchus. Cette interprétation s'imposait vraiment à quiconque avait suivi la marche
des phénomènes. Du reste, elle était corroborée par l'apparition d'un souffle cavitaire avec gargouillement à l'angle

de l'omoplate droite, dans une étendue égale à celle
d'une pièce d'un franc environ. Je ne doutai pas dès lors
que le caractère ulcératif du processus ne se manifestât
sur d'autres points, et que la patiente ne fût bientôt dans
un état de phthisie confirmée. L'événement a prouvé
que ce jugement était prématuré.

Tandis que l'état local subissait les modifications que
je viens de décrire, l'état général présentait une amélioration non douteuse : la régularisation de l'action du
cœur avait dissipé la cyanose; la respiration était un peu
plus libre, et la faiblesse, bien qu'extrême encore, n'était
plus la prostration profonde des premières semaines. Au
trente-cinquième jour le changement de l'état général
était vraiment très-accusé, et il acquit à nos yeux une
signification bien positive, lorsque je vis les jours s'écouler sans que je pusse constater de nouveaux désordres
dans les poumons. A dater de ce moment, l'expectoration,
toujours purulente, devint plus efficace au point de vue de
l'élimination des produits ramollis, c'était la preuve que
le processus était enrayé; les râles commencèrent à disparaître sur quelques points, du quarante-cinquième au
cinquantième jour il n'y eut plus vestige de l'encombrement des poumons, la perméabilité en était complète-
ment restaurée. Au niveau de la petite cavité du côté
droit, des modifications non moins considérables s'étaient
produites : d'abord le gargouillement avait disparu, et le
souffle à timbre cavitaire était resté seul avec une bronchophonie articulée de même caractère; puis la zone
soufflante s'était rétrécie, la bronchophonie avait cessé,
et durant quelques jours il n'y eut plus en ce point
qu'un souffle très-restreint, quasi linéaire, sans timbre

caverneux, lequel finit par s'éteindre totalement. L'observation avec le thermomètre fut encore continuée jusqu'au cinquante-sixième jour ; puis je gardai la malade encore dix jours pour être bien certain de la persistance de sa guérison, et au bout de ce temps elle partit pour la campagne en parfaite santé. Un dernier examen des poumons, pratiqué le matin même de son départ, nous fit constater une fois de plus l'absence de tout signe stéthoscopique, de tout reliquat morbide appréciable.

Voilà donc un processus pneumonique, bien certainement caséeux et phthisiogène, qui a été curable à la période de ramollissement ulcératif. L'importance de ce fait est vraiment considérable, car les phthisies à marche aiguë sont loin d'être rares ; le succès est subordonné au mode de traitement, cela va sans dire, mais d'une manière générale, et la médication étant supposée convenable, cette forme de phthisie est plus facilement enrayée que la phthisie, également pneumonique, dont les allures sont d'emblée torpides. Mes observations m'ont convaincu, en outre, que cette forme, qui englobe, je vous le rappelle, toutes les phthisies dites aiguës, rapides ou galopantes, présente plus de chances de curabilité chez les individus qui ont dépassé l'âge de vingt ans.

Dans le fait que je viens de vous rapporter les signes d'ulcération pulmonaire se sont montrés du trentième au trente-cinquième jour, le processus a donc été tout à fait rapide ; mais cette allure précipitée n'est point insolite, sachez-le bien. Chez l'homme de Saint-Jérôme, dont je vous ai présenté les pièces anatomiques, le caractère ulcéreux de la pneumonie n'a pas été plus tardif ; et j'ai vu un autre cas à terminaison encore incertaine, dans

lequel une caverne pneumonique a été produite avant le
quarantième jour. L'ulcération a été plus rapide encore
chez la jeune fille de Saint-Denis, dont les poumons
étaient criblés de cavernes après un mois de maladie (1).

Je vous ai dit que la pneumonie caséeuse à début aigu
peut encore être guérie à la période d'excavation ; le fait
suivant vient justifier ma proposition.

L'homme de quarante-deux ans, que vous voyez aujourd'hui au n° 5 de la salle Saint-Jérôme, est entré dans
le service le 11 octobre 1871. Il n'y a chez lui aucun

(1) Tout récemment (6 juillet), j'ai été mandé à Limoges auprès d'un
jeune homme de dix-sept ans dont l'histoire est malheureusement trop
démonstrative au point de vue de la rapidité d'allures que présentent
parfois les pneumonies phthisiogènes. Ce malade, de constitution faible
et lymphatique, a été pris le 25 mai 1872 d'une pneumonie catarrhale
aiguë ; vers le 10 juin, il présenta une amélioration assez marquée pour
qu'il ait pu quitter sa chambre et reprendre pendant quelques jours sa
vie ordinaire ; le seul phénomène morbide persistant était une toux
assez fréquente et quinteuse. Peu après, vers le 20 juin, il est repris de
fièvre ; il présente dans les régions supérieures, des deux côtés les signes
stéthoscopiques d'une nouvelle broncho-pneumonie, à laquelle s'ajoute
bientôt une hépatisation de la base droite en avant et de la base gauche
en arrière. L'organisme se détériore rapidement, l'amaigrissement apparaît, rapide et continu, avec des sueurs nocturnes profuses ; et quand je
vois le malade le 7 juillet au matin, je constate, avec mes honorables
confrères le docteur Ballet (d'Ambazac) et le professeur Bardinet (de
Limoges), une excavation au centre de la partie hépatisée de droite, et
un ramollissement caverneux de la base gauche. L'évolution de cette
maladie avait été si habilement suivie par mes confrères, qu'il ne pouvait y avoir de doute sur la date et l'enchaînement des accidents, et
les désordres que nous observions ensemble étaient le résultat d'un processus phthisiogène de vingt jours de durée. Nous avons, d'un commun
accord, institué un traitement stimulant ayant l'alcool, le vin et le
quinquina pour bases. Vingt jours plus tard, j'ai été rappelé auprès de
ce malade, et j'ai eu la satisfaction de constater, dans l'état local et dans
l'état général, une amélioration qui ne permet pas de douter d'une guérison complète dans un avenir prochain.

antécédent suspect, ni héréditaire ni individuel; il jouissait habituellement d'une parfaite santé. L'hiver il s'enrhumait facilement, mais ces rhumes n'ont jamais présenté de gravité ni de durée inquiétante. La constitution de cet homme était primitivement assez robuste, mais elle a été grandement éprouvée pendant le siége de Paris et les événements qui l'ont suivi. Le père est mort à soixante-seize ans d'une affection qui n'a pu être définie; la mère a succombé vers soixante ans à une pneumonie aiguë de quelques jours de durée. Quand cet individu nous est arrivé, il était au dixième jour d'une maladie dont le début avait été des plus aigus; elle s'était affirmée subitement par un frisson violent, et par une fièvre qui avait été très-vive dès le moment de son apparition. Il n'avait pas eu de point de côté, mais dès le premier jour, était survenue, avec de la diarrhée, une hémoptysie de sang pur, qui avait été peu abondante et de courte durée, mais qui s'était répétée avec les mêmes caractères pendant six ou sept jours; durant cette période le sang avait toujours été rendu pur, il ne paraît pas qu'il y ait eu un seul crachat vraiment pneumonique. Vous trouvez dans ces hémoptysies initiales un trait de ressemblance avec l'observation de Fräntzel, que je vous ai rapportée antérieurement comme un type de pneumonie caséeuse à marche suraiguë. A partir du neuvième jour, il y avait eu une amélioration visible caractérisée par la cessation des crachements de sang et la chute de la fièvre; mais l'état apparent du malade était devenu néanmoins plus inquiétant, parce qu'il avait été pris d'un délire tranquille mais continuel, qui exigeait une surveillance non interrompue : c'est principalement en raison de ce nouveau

phénomène que cet homme avait été apporté à l'hôpital.
Quand je le vis au matin du onzième jour, l'état aigu
était complétement tombé, l'expectoration était nulle, le
subdelirium persistait. D'après son caractère et les conditions dans lesquelles il avait tardivement pris naissance, j'attribuai ce délire à l'inanition, et j'eus en effet
la satisfaction de le voir disparaître en quarante-huit
heures sous l'influence d'une alimentation légère et
du vin.

A ma grande surprise cet amendement ne fut suivi
d'aucune amélioration dans l'état général ; au contraire,
l'abattement, la prostration, allaient croissant, et cependant la diarrhée avait cessé, l'hémoptysie n'avait pas
reparu, et les résultats fournis à ce moment par l'examen
de la poitrine ne pouvaient rendre compte de cette situation. Voici, en effet, ce que nous constations. A droite,
dans une étendue correspondant à la moitié inférieure
du lobe supérieur et à la partie supérieure du lobe
moyen, nous trouvions les signes ordinaires d'une induration avec imperméabilité du tissu ; dans le reste du
lobe moyen, il y avait des râles sous-crépitants fins semblables au *crepitus redux* qui date déjà de deux ou trois
jours. Dans les parties indurées, le souffle bronchique
prenait pendant les secousses de la toux un timbre creux et
résonnant tout particulier. L'interprétation de ces phénomènes éclairée par la notion des antécédents ne présentait aucune difficulté ; nous avions là le résidu d'une
pneumonie aiguë dont le processus aigu était éteint, et
qui, entrée en résolution dans les parties inférieures, persistait à l'état d'induration dans le reste de son étendue.
— Le côté gauche n'était pas intact ; on y entendait dans

toute la hauteur des râles humides caractéristiques d'un catarrhe broncho-pulmonaire. — Il y avait bien là, vous le saisissez vous-mêmes, quelque chose d'insolite, c'était le défaut de résolution après la terminaison de l'état aigu; mais cette anomalie, qu'il convenait de noter, ne pouvait jusqu'alors inspirer de bien vives inquiétudes.

Il en fut bientôt autrement. Malgré un traitement tonique et stimulant, malgré une alimentation aussi riche que pouvait le permettre une anorexie quasi absolue, l'état général s'altérait de plus en plus; la pâleur était blafarde, l'amaigrissement faisait des progrès sensibles ; des sueurs fréquentes ajoutaient à la faiblesse, et l'expectoration prenait des caractères significatifs. Dans les premiers jours elle était muco-purulente et de médiocre abondance; puis elle était devenue tout à fait purulente, et avait graduellement augmenté de quantité, à ce point qu'à la fin d'octobre, c'est-à-dire vingt jours après l'entrée du malade, nous trouvions tous les matins auprès de lui tantôt quatre, tantôt cinq crachoirs remplis de crachats puriformes tout à fait homogènes, sans aucun mélange de liquide séreux ; *les produits expectorés ne présentaient d'ailleurs aucune odeur spéciale.* — Vers ce temps-là, du 30 octobre au 3 novembre, les modifications que nous suivions depuis quelques jours dans les phénomènes stéthoscopiques devinrent assez nettes et assez stationnaires pour permettre un jugement positif. Après un ramollissement dont nous avions observé les progrès, une portion de la zone indurée et soufflante de droite était manifestement excavée ; au niveau de l'angle du scapulum, et dans la gouttière scapulo-vertébrale à la même hauteur; existaient persistants des signes cavitaires non douteux. Il ne s'agissait pas de quelques petites cavernules contestables, mais d'une excavation unique, de l'étendue d'une grosse noix au moins, sur laquelle on percevait une respiration et une toux caverneuse types, de la pectoriloquie à voix haute et à voix basse, et cet autre signe, enfin, auquel j'attache encore plus d'importance, du gargouillement à grosses bulles dans les inspirations fortes et pendant la toux. — Le côté gauche, en revanche, s'était modifié dans un sens favorable : dans les parties supérieures et à la base, les râles avaient diminué au point que parfois on n'en entendait plus un seul ; mais à la partie moyenne était apparu un foyer d'induration limitée caractérisé par du souffle bronchique et de la bronchophonie. La comparaison des signes perçus en ce point avec ceux que fournissait l'auscultation de la caverne en faisait ressortir aussitôt les différences, et apportait au diagnostic physique une entière confirmation. La résolution de la pneumonie catarrhale dans la plus grande étendue du poumon gauche, la nécrobiose ulcéreuse du foyer de droite, rendaient un compte satisfaisant des caractères de l'expectoration. Cette évolution mauvaise n'avait du reste rien d'étrange chez un individu de constitution délabrée par les privations et la misère, et elle était bien en rapport avec la persistance de la lésion pneumonique après l'extinction du processus aigu. La pneumonie caséeuse était arrivée à la période d'excavation, l'état de phthisie était constitué dans sa forme chronique, la fièvre ne s'était pas rallumée un seul instant.

Les choses allèrent ainsi jusqu'à la fin de novembre, et pendant ce long espace de temps nous avons pu nous assurer chaque jour de la persistance et de la netteté des

phénomènes cavitaires; bien plus, mon interne d'alors,
M. Labadie-Lagrave, qui suivait cette observation avec
une sollicitude dont je ne puis assez le remercier, consi-
gnait à la date du 15 novembre la mention suivante :
« L'excavation pulmonaire du côté droit semble s'accroître. » L'état de consomption était alors voisin du
marasme, et il était bien évident que si le malade avait
pu se soutenir jusque-là, c'était uniquement grâce au
traitement alcoolique. — Dans les premiers jours de
décembre, l'expectoration, sans changer de nature, commença à diminuer : ce fut là le signal d'une amélioration
qui devait être définitive ; l'alimentation put dès lors être
un peu plus abondante, et, au milieu de ce mois, l'état
général, bien que fort grave encore, n'était plus du
moins de nature à faire craindre une mort prochaine. Un
peu plus tard il fallut bien se rendre à l'évidence, et
reconnaître que les signes de caverne n'occupaient plus
une aussi grande étendue. Ces modifications successives
sont ainsi résumées par M. Labadie-Lagrave dans l'observation que j'ai sous les yeux : « Du 20 au 26 décembre,
la caverne pulmonaire semble s'être un peu rétrécie. »
Depuis ce jour, le processus réparateur n'a cessé de
marcher de pair avec l'amélioration de l'état général ;
la caverne est devenue graduellement plus étroite, jusqu'à
ce qu'enfin, du 12 au 15 janvier de cette année, il n'a plus
été possible de retrouver aucun phénomène cavitaire.
Vous pouvez encore aujourd'hui (6 février) vous assurer
du fait, et constater que le malade ne présente plus au
niveau de la région qui a été ulcérée que des signes d'induration simple, c'est-à-dire de la respiration soufflante avec
retentissement bronchique de la voix, et cela dans une

étendue moitié moindre au moins que celle qu'occupaient primitivement les phénomènes caverneux. -- A gauche, le petit foyer d'induration persiste sans changement.

Malgré mes représentations, cet homme, qui se sent bien portant, ne veut pas prolonger son séjour à l'hôpital, et il nous quitte demain. Il est guéri, mais son état n'est point aussi parfait que celui de la femme de Sainte-Claire ; l'induration cicatricielle de la caverne ne m'inspire aucune inquiétude pour l'avenir, mais il n'en est pas de même du foyer caséeux qui subsiste dans le poumon gauche : c'est un terrain tout prêt pour la fonte nécrobiotique au cas où surviendrait une nouvelle pneumonie ; et, d'un autre côté, ce sont des foyers de ce genre qui, d'après les observations de Buhl et de Lebert, sont souvent le point de départ d'une granulose ultérieure. Quoi qu'il en soit, et pour nous en tenir au moment présent, il est certain que cet homme, à la suite d'une pneumonie à évolution mauvaise, a présenté, avec une caverne volumineuse dans le poumon droit, tous les symptômes de la phthisie torpide, et qu'il est aujourd'hui parfaitement guéri et de sa consomption et de son ulcération pulmonaire, transformée en une petite zone d'induration.

Soyez-en donc certains, messieurs, et retenez le fait comme une des acquisitions les plus précieuses pour la pratique, les processus pneumoniques phthisiogènes à début aigu sont curables, soit à la période de ramollissement ulcératif, soit à la période d'excavation, de phthisie confirmée. Je n'éprouve aucune hésitation à formuler cette proposition, parce que je l'affirme avec cette confiance absolue que donne l'expérience. Je voudrais pouvoir ajouter à cette conclusion quelques données sur la fréquence relative des cas curables, sur les conditions les plus favorables à la guérison ; mais c'est une question que je suis contraint de laisser sans réponse ; elle ne pourra même être de longtemps résolue, car il faut pour cela que l'observation des phthisies soit dirigée pendant un grand nombre d'années par les principes nouveaux qui doivent aujourd'hui l'éclairer. Tout ce que je puis dire, c'est que dans le groupe que nous venons d'étudier, les chances de curabilité sont plus nombreuses après vingt ans, plus favorables aussi lorsque le processus fébrile tombe au moment de la fausse résolution qui indique le début de la caséification et du ramollissement; en outre, les conditions sont d'autant meilleures, que les lésions sont moins étendues et les forces du malade moins compromises.

Les faits précédents se rapportent à la phthisie pneumonique à début franchement aigu ; je puis vous en présenter un autre qui établit la curabilité de cette phthisie, alors qu'elle a un début lent, et que les accidents aigus sont tardifs.

Le duc de R........, le digne chef d'une des plus illustres familles d'Espagne, vint me consulter au mois d'avril 1870 pour quelques troubles dyspeptiques sans grande importance ; il était guéri, et me faisait une de ses dernières visites lorsqu'il me dit : « Tel que vous me voyez, j'ai été guéri de phthisie pulmonaire. » Sans manifester aucune des impressions que cette déclaration éveillait en moi, je priai ce monsieur de me permettre de l'ausculter, et, procédant à cet examen avec le soin le plus minutieux, je constatai que le poumon droit était dans un état d'intégrité parfaite, et je trouvai au sommet

gauche en arrière, dans la partie interne de la fosse sus-
épineuse et la portion supérieure de la sous-épineuse,
des signes non douteux d'induration. Il y avait là une
submatité des plus nettes, la respiration y était fortement
soufflante, la voix avait le caractère bronchique ; mais on
ne percevait aucun râle, la toux n'en provoquait aucun ;
l'induration était bien certainement dense, compacte et
homogène. C'était assez pour me convaincre de l'existence antérieure d'une maladie pleuro-pulmonaire grave,
c'était peu pour me démontrer que cette maladie avait
été une phthisie ; je ne dissimulai pas mes hésitations.
« Dans le point même où vous avez appliqué si longtemps l'oreille, me dit alors mon interlocuteur, j'ai eu
une caverne. » Et il me raconte une consultation de
Chomel et de Louis, qui ne permet plus le moindre doute :
à quinze ans en arrière, ce monsieur avait été reconnu
et déclaré phthisique, et il présentait alors, entre autres
désordres, une perte de substance du côté droit. Ne pouvant douter de la phthisie antérieure, ne pouvant douter
de sa guérison, je songeai aussitôt à la probabilité d'une
phthisie pneumonique, et pour tenter de résoudre cette
question qui m'intéressait au plus haut point, je demandai
au duc de R....... de vouloir bien me raconter son histoire. Elle présente avec mes observations une certaine
analogie, mais le début n'a pas été soudain comme celui
d'une pneumonie qui éclate chez un individu bien portant. Le malade toussait depuis quelques mois, il avait eu
plusieurs hémoptysies, lorsqu'il fut pris d'une maladie
aiguë de la poitrine, vraisemblablement d'une broncho-
pneumonie, dans le cours de laquelle les crachements de
sang se répétèrent pour la dernière fois. Cet état aigu fit

place, au bout de quelques semaines, à une période
chronique durant laquelle tous les phénomènes de la
consomption se dessinèrent successivement. Sous l'empire de la théorie unitaire de Laennec, les médecins de
Paris avaient diagnostiqué une phthisie tuberculeuse et
porté le pronostic le plus fâcheux; sur quoi le malade,
renonçant à toute médication, reprit, avec un régime
tonique, l'usage du vin et des liqueurs, et s'en alla aux
eaux de Penticosa, eaux salino-azotiques voisines de
Cauterets. Dans ce climat favorable, il s'était remis peu
à peu, et, moins d'un an après l'arrêt dont l'avaient
frappé Chomel et Louis, il n'avait plus de sa maladie
de poitrine que le souvenir. On peut bien ajouter que
la guérison a été définitive, puisque, quand j'ai vu le
malade après quinze années, il ne présentait d'autre
anomalie qu'une induration dans le lobe supérieur
droit.

Les observations que nous venons d'étudier ensemble,
d'autres analogues que je pourrais vous citer, et dans
lesquelles la curabilité, sans s'affirmer par une guérison
complète, s'est révélée par un état stationnaire durable,
qui constitue dans l'espèce un bénéfice réel, tous ces
faits se rapportent à la phthisie pneumonique ou caséeuse.
Pour ce qui est de la phthisie tuberculeuse, je ne possède
aucun exemple qui m'autorise à la déclarer curable, et ce
côté de la question doit être totalement réservé. Ce n'est
pas qu'il manque de faits cités comme preuves de la
curabilité de la tuberculose, et bon nombre d'entre eux
émanent de médecins dont la compétence ne peut faire
l'objet d'un doute, ou d'anatomistes qui ont eu l'occasion
d'observer *de visu* les cicatrices démonstratives de la

guérison. Tous ces faits pourtant sont suspects en raison
de l'insuffisance du diagnostic ; ils appartiennent à un
temps où l'unité de la phthisie était universellement
admise, et il est fort possible, pour ne rien dire de plus,
que toutes ces tuberculoses guéries n'aient été en réalité
que des phthisies caséeuses. Je le répète, c'est d'aujour-
d'hui seulement que cette question peut être étudiée,
parce que c'est d'aujourd'hui seulement qu'elle est portée
sur son véritable terrain.

L'affirmation de curabilité doit donc, jusqu'à plus
ample informé, être appliquée seulement à la phthisie
pneumonique soit aiguë, soit chronique ; mais, quoique
limitée, cette conclusion est d'une immense valeur pratique : vous l'apprécierez vous-mêmes, si vous songez
que le domaine de la tuberculose vraie va toujours diminuant, et que la phthisie pneumonique comprend dès
maintenant toutes les phthisies aiguës, rapides ou galopantes, et le plus grand nombre des phthisies chroniques.
Dans une voie dont l'exploration est encore récente, on
ne peut préjuger les enseignements de l'observation ;
mais actuellement, si l'on veut s'en tenir aux faits certains
et prouvés, il faut reconnaître que la tuberculose vraie est
restreinte : 1° à la granulose aiguë, qui tue sans phthisie ;
2° à la granulose secondaire, qui vient précipiter l'évolution des lésions pneumoniques. Je crois, pour ma part,
que certaines phthisies chroniques d'emblée sont également dues à la formation tuberculeuse, et je vous ai
même exposé les caractères différentiels de cette forme,
mais je suis obligé d'avouer que ce groupe de faits ne
présente pas la certitude irrécusable des deux précédents.
Vous voyez donc que tout en restreignant la curabilité

à la phthisie caséeuse, je l'attribue par cela même à la
grande majorité des phthisies.

Je ne veux pas laisser échapper cette occasion de vous
faire remarquer que la doctrine dualiste de la phthisie
frappe de stérilité tous les travaux statistiques antérieurs
qui ont eu pour but de faire connaître la fréquence de
la tuberculose suivant les climats, et le chiffre qui lui
incombe dans la mortalité générale des différents pays.
Cette conséquence est regrettable, car plusieurs de ces
travaux sont extrêmement précieux en raison de l'étendue des recherches, du nombre et de la précision des
faits : il me suffira de vous rappeler le travail d'Ullersper-
ger sur la tuberculose pulmonaire, en Bavière; celui de
Homann sur la tuberculose, en Norvége. On peut bien
encore utiliser ces documents, mais à la condition d'appliquer les conclusions à la phthisie pulmonaire en général, et non point à la tuberculose ; cette précaution est
d'absolue nécessité, si l'on veut se mettre à l'abri de
fautes grossières. De même on ne doit point transporter
dans le domaine de la tuberculose les résultats consignés
dans les travaux qui ont été publiés sous la rubrique
phthisie pulmonaire, travaux parmi lesquels on peut
citer comme modèles les remarquables mémoires de
Lombard (de Genève) et de Marmisse (de Bordeaux); si
l'on commettait une semblable interprétation, on retom-
berait dans cette synonymie arbitraire, qui, depuis Bayle
et Laennec, a été l'origine de tant de confusions et de si
longues erreurs.

Les choses étant ainsi, c'est de l'avenir seulement que
peuvent être attendues des statistiques conformes à la

réalité des choses, c'est-à-dire embrassant en deux
groupes distincts la phthisie tuberculeuse et la phthisie
pneumonique. Nous avons bien déjà quelques relevés
basés sur cette dualité : je vous ai cité les recherches de
Colberg, Slavjansky, Aufrecht, mais ces documents sont
fondés exclusivement sur les résultats des autopsies, et
par cela même ils n'ont pas, à mes yeux du moins, une
portée très-étendue. Ce que je voudrais, ce sont des statistiques cliniques ayant pour base, d'une part le diagnostic différentiel des phthisies selon les principes que
j'ai développés, d'autre part les observations anatomo-
pathologiques : de telles statistiques, qui, dans les grands
centres, peuvent comprendre en fort peu de temps un
très-grand nombre de faits, seraient extrêmement précieuses, car, si elles étaient entreprises simultanément
dans toutes les grandes villes, et appuyées sur les mêmes
éléments de diagnostic, on arriverait rapidement à une
notion qui nous manque aujourd'hui, à savoir la proportion réelle des deux espèces de phthisie. Il est bien clair
que dans des recherches de ce genre, il est indispensable
de faire un groupe à part pour les cas à tubercules dans
lesquels la granulose est bien positivement secondaire ;
la plupart de ces faits doivent, selon moi, être attribués
à la phthisie pneumonique. Cette interprétation est contestable, je le reconnais ; mais, ce qui est bien certain,
c'est que ces cas-là ne peuvent être donnés en bloc et
sans réserves à la phthisie tuberculeuse.

J'ai entrepris une statistique de ce genre, mais elle
comprend encore trop peu de faits pour être arrêtée ;
tout ce que je puis dire, c'est que le résultat général qui
s'en dégage pour une période de quelques mois est une

prédominance très-accusée des formes caséeuses pures.
— C'est au professeur Luigi Somma (de Naples) que
revient le mérite de la première statistique dressée conformément aux principes de la nouvelle doctrine : cet
éminent confrère a publié en 1871 un travail basé sur
l'analyse de tous les cas de phthisie et de tuberculose
qu'il a observés durant l'année 1869 dans son service de
l'hôpital des Incurables. La conclusion qui ressort de ce
mémoire est entièrement conforme à la mienne, je vous
donnerai les chiffres dans un instant; mais je dois au
préalable vous signaler deux circonstances qui sont de
nature à affaiblir quelque peu la valeur de ce groupement
numérique. Autant que j'en puis juger par les détails
contenus dans sa statistique, et dans une leçon clinique
antérieurement publiée en 1868 (1), le professeur Somma
n'a utilisé pour son diagnostic différentiel que les signes
indiqués par Niemeyer; or, ces signes sont incomplets,
comme vous pouvez en juger en vous reportant à l'étude
que nous avons faite ensemble. Cette insuffisance dans
les moyens d'appréciation diagnostique a pu entraîner
quelques erreurs dans le jugement et dans le classement
des faits. D'un autre côté, le nombre des autopsies est
en infime minorité auprès du chiffre des malades, et il
y a là une cause nouvelle d'incertitude. Cela dit, il serait
injuste de ne pas reconnaître que Somma a le mérite
d'avoir résolûment abordé le premier, après Grossmann,

---

(1) Somma Luigi, *Statistica d'infermi di tisi e tubercolosi pulmonale
ricevuti nell' ospedale degl' Incurabili nell' anno 1869, con conclusioni
teorico-pratiche su tali malattie.* Napoli, 1871.

*Sulla tisi inflammatorià e sulla tubercolosi pulmonale. Lezione cli-
nica del prof.* Luigi Somma, *redatta dal Dottor* Ferdinando Massei.
Napoli, 1868.

la voie dans laquelle doivent être maintenant dirigées les recherches statistiques sur la tuberculose et la phthisie pulmonaire. Les chiffres donnés par le savant médecin de Naples sont les suivants :

Le nombre total de malades des deux sexes atteints de phthisie et de tuberculose pulmonaire a été pour 1869 de 710, savoir, 488 hommes, 222 femmes. Sur les 488 malades du sexe masculin, 433 ont été atteints de phthisie seule et simple (*sic*), et 55 de tuberculose pulmonaire. Sur les 433 cas de phthisie caséeuse, il y a eu 2 guérisons, 58 améliorations qui ont permis la sortie de l'hôpital, et 373 décès. Il est bien intéressant de noter que dans ces 433 cas, l'hémoptysie a précédé 257 fois le début de la phthisie. Les 55 faits de tuberculose se sont tous terminés par la mort, l'hémoptysie a précédé dans 29 cas.

Sur les 222 malades du sexe féminin, 210 ont présenté la phthisie simple, 12 ont été affectées de tuberculose. Sur le groupe de 210, il y a eu 70 améliorations avec sortie de l'hôpital, et pas une guérison; l'hémoptysie a précédé dans 109 cas le début de la phthisie. — Les 12 cas de tuberculose ont été mortels, l'hémoptysie antérieure n'a été notée que deux fois.

Si l'on réunit dans un groupement général les malades des deux sexes, on arrive à ce résultat : sur 710 cas de tuberculose et de phthisie observés en 1869, il y a eu 643 cas de phthisie simple ou caséeuse, et 67 cas de tuberculose. Dans 40 de ces 67 cas, la tuberculose a été aiguë, de forme typhoïde, *c'est-à-dire qu'elle a tué sans phthisie;* vous voyez combien est restreinte la part de la tuberculose dans les phthisies proprement dites.

Le remarquable travail de Somma nous fait connaître une particularité non moins intéressante, je veux parler de la fréquence des hémoptysies secondaires graves. Sur les 373 cas de phthisie non tuberculeuse mortelle chez l'homme, la mort a été 37 fois la conséquence d'une hémoptysie abondante; dans le groupe des cas du sexe féminin, le même accident a causé la mort 18 fois ; c'est un total de 55 cas sur 313. En revanche, l'hémorrhagie secondaire n'est pas signalée dans le groupe des tuberculoses.

Les résultats annoncés par Somma touchant la fréquence relative de la tuberculose et de la phthisie pneumonique pourront exciter votre défiance ; mais, avant de vous laisser aller à cette impression, je vous engage à remarquer que ces chiffres, presque exclusivement déduits de l'observation clinique, sont tout à fait en rapport avec ceux qu'a fournis l'observation anatomique entre les mains de Colberg, Lebert, Aufrecht et Slavjansky.

'DIX - HUITIÈME LEÇON

TUBERCULOSE. — PHTHISIES PULMONAIRES.

(suite.)

Du traitement. — Des principes qui doivent diriger le traitement des phthisies pulmonaires. — De la caséification en tant que processus de débilité. — Relevé de Ziemssen. — De la tuberculose en tant que processus de débilité. — Graves, Rokitansky, Bennett, Virchow. — De l'influence des irritations accidentelles. — Exclusion de certaines méthodes thérapeutiques. — Division du sujet.
Du traitement des processus phthisiogènes et des phthisies à début aigu. — Indications. — Moyens de les remplir. — Méthode et procédés du traitement. — D'une indication particulière de la digitale. — De l'emploi des vésicatoires coup sur coup. — Mode de pansement. — Du traitement de la pneumonie en général au point de vue des modifications que doit y introduire la notion de phthisie pneumonique.
Traitement des processus phthisiogènes et des phthisies à début chronique. — Indication tirée de l'influence des irritations accidentelles. — De l'emploi des cautères.

MESSIEURS,

Ayant établi la curabilité de la phthisie pulmonaire, je dois maintenant vous faire connaître les moyens auxquels j'ai recours dans le traitement de cette maladie; les diverses médications que j'ai adoptées, après un grand nombre d'études comparatives, sont celles qui, selon moi, assurent le plus efficacement le bénéfice des chances favorables. Du reste, ce n'est pas l'empirisme seul qui m'a conduit dans cette détermination thérapeutique, j'ai été dirigé par un certain nombre de principes trop méconnus, qui doivent être les guides constants du médecin dans le traitement des phthisies pulmonaires.

Ces principes sont au nombre de quatre ; en voici l'énoncé :

I. La caséification est à tout âge un processus de débilité.

II. La genèse du tubercule vrai est un processus de débilité.

III. Les irritations accidentelles communes, de quelque genre qu'elles soient, qui atteignent le larynx, les bronches ou les poumons, exercent sur la tuberculose et les lésions phthisiques une influence mauvaise, et cela à trois points de vue différents : chez les individus encore sains mais prédisposés, elles favorisent l'éclosion des tubercules ou des altérations pneumoniques phthisiogènes ; — chez les individus déjà affectés, elles provoquent des poussées nouvelles ; — elles aggravent et précipitent la marche des désordres préexistants.

IV. La fièvre est un processus de consomption.

Ces quatre principes, je le répète, dominent toute la thérapeutique des phthisies, car ils renferment les raisons d'exclusion de certaines méthodes de traitement, et en même temps ils indiquent et précisent la voie dans laquelle vous devez maintenir votre intervention.

Que la fièvre soit un processus de consomption, c'est là un fait de pathologie générale qui n'est plus à développer, depuis qu'il est établi que toute fièvre est une combustion exagérée, une autophagie, dont le degré peut être mathématiquement mesuré.

Que les· irritations communes, les plus bénignes d'apparence, soient des accidents redoutables qui aggravent les altérations déjà constituées; et déterminent la formation de lésions nouvelles, c'est un fait d'observation contre lequel ne peut prévaloir aucune conception théorique. Il suffit d'avoir suivi quelques phthisiques, d'avoir assisté au début de la maladie chez les individus en prédisposition suspecte, pour être pleinement édifié sur l'action nocive des phlegmasies les plus légères, même alors qu'elles peuvent être justement rapportées à une cause tout accidentelle, au refroidissement, par exemple. Cette influence mauvaise n'est même pas limitée aux inflammations qui portent directement sur les poumons; les irritations des bronches, du larynx, ne sont guère moins fécondes en conséquences fâcheuses. Ce rapport entre l'inflammation et les lésions de la phthisie a été nécessairement méconnu ou nié, sous l'empire de la doctrine que Laennec avait fondée sur l'épigenèse et l'hétéromorphisme, et il ne pouvait en être autrement : car, aussi longtemps qu'on regardait le tubercule comme un tissu nouveau, comme un véritable tissu vivant, possédant en lui-même les causes des changements qu'il éprouve, il était impossible, même en tenant grand .compte de la prédisposition individuelle, de concevoir la moindre corrélation entre l'existence d'une inflammation, d'une pneumonie par exemple, et le développement de ce tissu tuberculeux tout spécial. En revanche, tous les médecins qui, substituant l'observation à l'obéissance aveugle, ont secoué le joug de cette théorie désespérante, ont pro-

clamé hautement cette relation pathogénique, et en ont
montré l'importance au double point de vue de la prophylaxie et du traitement (1). Sur ce point encore, nous
trouvons Graves à la tête de la réforme, et je vous ai cité
précédemment un passage qui a pu vous convaincre de
l'énergie avec laquelle il s'élevait contre les assertions de
Laennec. Mais aujourd'hui, messieurs, l'influence attribuée aux irritations de l'appareil respiratoire doit être
bien plus grande encore, puisqu'il est établi que, dans le
plus grand nombre des cas, les lésions de la phthisie
sont des altérations inflammatoires indépendantes de la
tuberculose.

Que la genèse du tubercule soit un processus de débilité, c'est encore là un fait indéniable que démontrent
deux ordres de preuves. Les unes sont tirées des conditions constitutionnelles, innées ou acquises, des individus
chez lesquels la tuberculose prend naissance ; les autres
sont fournies par la nature même de la néoplasie tuberculeuse. L'accord des observateurs de toutes les écoles
est ici des plus remarquables, et il y a bien des années
déjà que je me suis efforcé de le mettre en lumière et
d'en déduire les conséquences. Les déclarations de Graves,
à qui il faut toujours revenir, sont des plus significatives ;
rappelez-vous seulement cette proposition : « Un des premiers effets de cette disposition constitutionnelle, c'est la
production de tissus qui ne dépassent pas un certain degré d'organisation ; au nombre de ces tissus, je place les
tubercules. » Aucun histologiste n'a mieux dit en moins
de mots. — Un peu plus tard, vers 1853, Hughes

(1) Voyez mes notes de 1862 à la *Clinique de Graves.*

Bennett, le savant clinicien d'Édimbourg, rapportait la production des tubercules à une nutrition mauvaise. La persistance de cet état anormal, dit-il, a pour conséquence nécessaire un état appauvri du sang et un accroissement imparfait des tissus. Qu'il se fasse alors une exsudation, elle ne présentera aucune tendance à une formation cellulaire parfaite ; elle ne pourra aboutir qu'à la production de corpuscules qui se forment lentement, et qui, par leur dissociation lente, amènent le ramollissement et l'ulcération. — Voyez Rokitansky, qui n'étudie le tubercule qu'au point de vue anatomique ; il le spécifie comme Graves, et dans des termes presque semblables : « Le tubercule est caractérisé par un défaut évident d'aptitude à une organisation supérieure, et par sa tendance à la dégradation avec destruction consécutive du tissu. » — Enfin, vous connaissez tous la définition de Virchow qui reproduit la précédente sous une forme plus concise : « Le tubercule est toujours une production pauvre, une néoplasie misérable dès son début (1). » On trouverait difficilement sur un autre point de la science une unanimité aussi complète, et mon affirmation de tantôt, la genèse du tubercule est un processus de débilité, est ainsi pleinement justifiée. Les applications de ce principe ne sont pas bornées au traitement, elles s'étendent à la prophylaxie de la maladie, et je vous supplie de ne jamais le perdre de vue : le tubercule est un produit misérable, aplastique, surve-

(1) Graves, loc. cit.

Hughes Bennett, Pathology and Treatment of pulmonary tuberculosis. Edinburgh, 1853. — Clinical Lectures on the principles and practice of Medicine. Edinburgh, 1859.

Rokitansky, Lehrbuch der pathologischen Anatomie. Wien, 1855.

Virchow, Pathologie cellulaire, traduction de Picard. Paris, 1861.

nant spontanément, ou sous des influence irritatives, dans un organisme incapable de répondre par une formation plus parfaite à la provocation pathogénique.

J'ai dit enfin que la caséification est un processus de débilité : et ce principe n'est pas plus contestable que les précédents, puisque l'état caséeux est l'aboutissant des inflammations aiguës ou lentes, qui ne peuvent arriver à résolution ; puisque l'effet secondaire de cet état est une dissociation nécrobiotique ; puisque la caséification est la caractéristique des altérations locales que détermine la scrofule, maladie dystrophique par excellence. — Les deux cent un cas de pneumonie fibrineuse qui ont servi de base au beau travail de Ziemssen ont été observés à Greifswald. Cette ville est située dans une position très-salubre, sur la côte de la Baltique ; elle est riche, le prolétariat y manque à peu près complétement, et la population doit à ces conditions favorables une constitution remarquablement robuste ; car, sur ces deux cent un cas de pneumonie lobaire (croupale) primitive, Ziemssen a vu trois fois seulement la caséification de l'exsudat avec formation ultérieure de cavernes, et, dans ces cas, les enfants étaient manifestement scrofuleux. C'est à cette circonstance exceptionnelle que l'auteur attribue cette terminaison fâcheuse. Sur quatre-vingt-dix-huit cas de pneumonie catarrhale, Ziemssen n'a eu que deux faits de caséification ulcéreuse, et, dans ces deux circonstances aussi, les conditions organiques des malades étaient remarquablement mauvaises (1). — Je puis vous citer une autre preuve bien péremptoire des rapports qui unissent la caséification

---

(1) Ziemssen, *Pleuritis und Pneumonie im Kindesalter*. Berlin, 1862.

aux constitutions mauvaises : en 1863, Grossmann a publié un travail spécial sur le diagnostic différentiel de la
tuberculose miliaire et de l'exsudat pneumonique caséeux ;
il a utilisé, pour ce travail, cinq cent quatre-vingt-dix
observations, et cette étude lui a si bien démontré l'influence de la constitution sur l'état caséeux, qu'il finit par
inscrire la constitution scrofuleuse au nombre des signes
diagnostiques qui distinguent la phthisie caséeuse de la
tuberculeuse (1).

Les principes que je viens de développer condamnent
par eux-mêmes un certain nombre de méthodes thérapeutiques, qui doivent être totalement et sans réserve élimi-
minées du traitement de la phthisie et des maladies qui
y conduisent : les émissions sanguines, les agents dits
contro-stimulants, notamment le tartre stibié, les débilitants, la diète, tombent sous le coup de cette proscription. Qu'il puisse surgir tel ou tel épisode dans lequel
l'un quelconque de ces moyens soit momentanément
utile, je veux bien le croire ; mais comme méthode
générale de traitement, je les repousse de toutes mes
forces.

Cela dit, je vais examiner, au point de vue de la médication, les trois éventualités entre lesquelles j'ai divisé
les cas de phthisie pulmonaire : processus phthisiogènes
à début et à marche aigus ; — processus phthisiogènes à
début torpide ; — phthisie confirmée. Après quoi, nous
étudierons la conduite à tenir à un moment où l'intervention médicale est plus puissante encore : je veux parler

(1) Grossmann, *Miliartuberkulose, und käsiges, pneumonisches Exsudat.* Mainz, 1863.

de la période de prédisposition ou période prémonitoire.
Ces quatre groupes de faits comprennent l'ensemble des
conditions diverses dans lesquelles la phthisie se présente
à la thérapeutique. — Mon intention n'est point de vous
faire un exposé didactique de toutes les médications qui
ont été préconisées contre la phthisie pulmonaire ; j'entends simplement vous indiquer les moyens qui constituent ma pratique personnelle, et que vous me voyez
employer tous les jours.

Dans les *processus phthisiogènes aigus*, qui sont toujours, vous vous le rappelez, des processus pneumoniques, ma conduite est toujours la même, soit que le
malade se présente à cette période de ramollissement qui
fait craindre la formation d'ulcérations, soit qu'il s'agisse
de cette phase plus tardive où les cavernes sont évidentes.
Tout moyen débilitant est exclu du traitement ; je ne permets pas même les tisanes dites émollientes ou adoucis-
santes, qui n'ont d'autre effet que de faire disparaître
totalement l'appétit, parce qu'elles aggravent le catarrhe
gastrique, accompagnement obligé de tout mouvement
fébrile ; je donne pour boisson de l'eau vineuse, dans laquelle le vin rouge entre pour une proportion d'un tiers
au moins. Quels que soient le degré et le type de la fièvre,
j'alimente le malade ; je le nourris plus ou moins, c'est
vrai, selon le degré de l'anorexie et l'intensité du catarrhe
stomacal, mais le moins qu'il reçoive, c'est du bouillon de
bœuf deux fois par jour, du vin de Bordeaux en quantité
variable de 10 à 20 centilitres, et dans l'intervalle de ces
espèces de repas, je donne encore par cuillerées de la gelée
de viande. Je vous recommande beaucoup cette préparation qui rend vraiment de grands services ; elle nourrit

sans fatigue, et laisse dans la bouche une impression de fraîcheur qui compense pour quelques moments l'ardeur produite par la fièvre et aussi par la médication. On peut, en ayant soin de consulter au préalable le goût du malade, aromatiser cette gelée avec du jus d'orange ou de citron, auquel cas elle est plus agréable encore. Permettez que j'ajoute un autre détail, rien n'est inutile pour la bonne direction d'un traitement : pour que ce nutriment produise les bons effets que je lui assigne, il faut qu'il soit préparé avec le plus grand soin et que la coagulation résulte de la qualité et de la coction des viandes, et non pas de l'addition de colle de poisson, ou de telle autre plus mauvaise encore. Vous ne devez donc jamais employer la gelée dite de viande, qu'on trouve chez les marchands de comestibles; vous devez la faire faire à domicile, et vous assurer par vous-mêmes qu'elle présente les conditions voulues de sapidité et de consis-tance. Comme la maladie est longue, même dans les cas heureux, il peut bien arriver que le patient prenne cette gelée en dégoût, quelque excellente qu'elle soit d'ail-leurs; vous avez alors la ressource du jus de viande pro-prement dit, dont les propriétés organoleptiques sont toutes différentes. En alternant au besoin ces deux préparations, je n'ai jamais éprouvé le moindre embarras pour pro-longer aussi longtemps qu'il le fallait ce mode d'alimen-tation.

Voilà pour la diététique. Je n'insiste pas sur les soins de propreté, sur la nécessité de changer souvent les objets de literie, sur la surveillance des fonctions intestinales, il n'y a là rien de spécial à la maladie qui nous occupe; j'arrive aux médicaments. Le plus ordinairement ils sont au nombre de deux seulement, l'alcool et le quinquina ; par exception, et pour répondre à une indication particulière que je préciserai dans un instant, j'ai recours simultanément à la digitale. Tels sont les moyens fort simples, mais aussi puissants que rationnels, auxquels j'ai dû les plus beaux succès de ma pratique : rappelez-vous la malade de Sainte-Claire, rappelez-vous l'homme de Saint-Jérôme, et vous pourrez apprécier vous-mêmes l'admirable valeur de cette médication.

Le mode d'administration des médicaments n'est pas de médiocre importance dans une circonstance où l'on sait au préalable que le traitement devra être prolongé sans changement notable pendant une longue série de semaines ; il faut songer au dégoût, à cette répugnance invincible que présentent souvent les malades, et qui apporte de regrettables entraves à l'action thérapeutique : il faut donc se préoccuper de trouver une forme qui prévienne, ou du moins retarde autant que possible le moment de la satiété. Je me suis arrêté à la méthode suivante, dont une expérience de dix années a définitivement établi la supériorité. Au lieu de donner l'alcool et le quinquina dans un julep gommeux, préparation inerte par elle-même et de digestion difficile, qui expose à une intolérance rapide, je prends pour véhicule un mélange analogue à la potion cordiale des hôpitaux de Paris, dans lequel je remplace le sirop de sucre par du sirop d'écorce d'orange. La composition est celle-ci : Vin rouge vieux, 125 gram.; — teinture de cannelle, 8 gram.; — sirop d'écorce d'orange, 30 gram. A ce véhicule déjà actif par lui-même j'ajoute l'alcool sous forme de vieux cognac, à une dose qui varie de 30 à 80 gram. selon les conditions particulières de chaque cas, c'est-à-dire suivant le sexe, l'âge, les habitudes du malade, suivant le degré du mouvement fébrile, et l'état des forces. C'est lui en définitive qui, ici comme toujours, fournit l'indication principale. Votre but, c'est la réparation des lésions pulmonaires ; mais cette réparation exige un certain temps, et la première chose à faire, c'est de mettre le patient en état de résister à l'influence consomptive de la maladie pendant le temps nécessaire à l'évolution du processus curateur. Cela est d'une évidence voisine de la banalité, et pourtant il faut bien rappeler ce principe fondamental de la thérapeutique, puisque trop souvent encore on voit l'indication fournie par l'état des forces délaissée pour les indications secondaires tirées de l'état local ; or, la poursuite de ces dernières est le plus souvent chimérique, et, au grand détriment du malade, on abandonne ainsi la proie pour l'ombre. Chez la femme dont je vous ai rapporté l'histoire, l'adynamie était si profonde, que j'ai dès les premiers jours porté la dose d'alcool à 80 grammes, et l'événement a bien justifié l'importance que j'avais attachée à cette indication à l'exclusion de toute autre.

J'ai dit que le degré de la fièvre doit être pris en considération pour la dose quotidienne de l'eau-de-vie : en effet, la tolérance pour l'alcool est d'autant plus parfaite, que la température fébrile est plus élevée. C'est là un fait que la théorie n'aurait pu faire prévoir, et dont une observation prolongée m'a démontré la réalité. Tant que la fièvre est forte, vous pouvez prodiguer l'eau-de-vie sans provoquer aucun phénomène d'ivresse ; si vous maintenez la même dose maximum après que la fièvre est terminée, vous aurez infailliblement à combattre des accidents d'ébriété. C'est donc à la fois d'après l'état des forces et d'après le degré de la fièvre, j'entends le degré bien et dûment apprécié au thermomètre, qu'il faut régler la dose de l'alcool. Mais si l'atténuation, et *à fortiori* la cessation de la fièvre, indiquent une diminution dans la quantité du remède, ce serait une faute grave que d'en suspendre brusquement l'usage ; en procédant de la sorte, vous verriez infailliblement reparaître les symptômes adynamiques, parce que l'organisme ne peut être impunément privé tout d'un coup du puissant auxiliaire auquel il a dû sa victoire : c'est par degrés, par une série de modifications quasi insensibles d'un jour à l'autre, qu'il faut arriver à supprimer l'alcool, et dans les cas qui tournent assez bien pour qu'il soit question d'une période de convalescence, le médicament doit être maintenu pendant toute sa durée à des doses successivement décroissantes.

L'influence que peut avoir sur le degré de la médication alcoolique la connaissance des habitudes du malade, vous la concevez sans peine : à une personne qui ne fait ordinairement usage ni de vin pur, ni de spiritueux, vous prescrirez des doses faibles, surtout pour commencer ; à l'individu, au contraire, qui est accoutumé à consommer journellement une certaine quantité d'alcool, sous une forme quelconque, vous donnerez d'emblée les doses maxima, car vous avez ici un double but à atteindre, d'abord maintenir l'habitude organique, et en surplus obtenir l'action thérapeutique. — Les indications tirées de l'âge apparaissent d'elles-mêmes, il est inutile d'y insister. Quant au sexe, il n'a point l'importance qu'on serait tenté de lui attribuer : s'il convient d'en tenir compte, c'est uniquement parce que dans la majorité des cas, les habitudes de l'état de santé diffèrent chez l'homme et chez la femme; aussi cette considération ne doit-elle modifier en rien l'indication posologique fondamentale tirée de l'état des forces et du degré de la fièvre. J'ai vu des demoiselles et des dames qui, en temps ordinaire, n'absorbent jamais une goutte d'eau-de-vie, tolérer admirablement pendant plusieurs semaines, et jusqu'à succès complet, une médication dans laquelle l'alcool figurait pour une dose quotidienne de 50 à 80 grammes.

A cette potion vineuse ainsi alcoolisée selon les règles que je viens de vous exposer, j'ajoute dès le début, et dans tous les cas, de l'extrait mou de quinquina à la dose de 2 à 4 grammes. Cette potion est donnée par cuillerée à bouche toutes les heures ou toutes les deux heures, selon les cas. Comme elle ne contient rien qui soit incompatible avec le travail de la digestion, il n'est pas besoin de se préoccuper des heures où le malade prend son bouillon ou sa gelée de viande, et le sommeil est la seule circonstance qui doive faire interrompre l'administration du remède. La médication joint ainsi à sa puissance une simplicité pratique qui est toujours désirable, mais qui est surtout précieuse dans les maladies de longue durée.

Le traitement étant institué de la sorte, je le continue imperturbablement jusqu'à l'issue bonne ou mauvaise de la lutte; quels que soient les épisodes pathologiques qui surviennent, je ne me laisse point détourner par eux de la voie qui, seule, présente quelques chances de succès: que la toux augmente sous l'influence de l'alcool, ce qui n'est pas rare les premiers jours, qu'il survienne une sensation d'ardeur pénible dans la bouche et dans la gorge,

peu importe, ce sont là des inconvénients secondaires qui
ne sont rien en face de la solennité du but poursuivi. Il
m'arrive bien, durant le cours de la maladie, de changer
en plus ou en moins la dose de l'alcool, de l'extrait de
quinquina ou du sirop, mais c'est là tout; et la potion
vineuse alcoolisée est invariablement maintenue jusqu'à
la fin. Du reste, l'expérience multipliée que j'ai de cette
préparation me permet de vous dire que vous ne rencontrerez jamais chez le malade aucune résistance qui
vous empêche d'en prolonger l'usage, aussi longtemps
que vous le jugez nécessaire ; non-seulement cette potion
est acceptée volontiers en raison de son goût agréable,
mais vous constaterez bien souvent comme moi qu'elle
est désirée avec avidité par les malades, qui aspirent au
moment où ils doivent la prendre, poussés qu'ils sont
·par une sorte d'appréciation instinctive du bien qu'elle
leur fait.

Si l'on n'éprouve jamais aucun embarras pour mainte·
nir la médication précédente dans ce qu'elle a de fondamental, vin, quinquina et eau-de-vie, il peut surgir cependant quelques circonstances qui obligent à modifier la
potion type ; je tiens à vous les faire connaître pour vous
indiquer en même temps les moyens fort simples à l'aide
desquels je tourne ces difficultés. Vous rencontrerez par
exception des malades qui, après quelques jours, se plai-
gnent de ne plus supporter aussi bien le traitement; ils
ont d'abord des renvois, puis une certaine répugnance, et,
si cet état de choses persiste, ils en arrivent à vomir de temps
en temps une cuillerée de leur potion. Supprimez alors la
teinture de cannelle, et vous verrez disparaître ces inconvénients; vous n'oublierez pas que cette teinture est

aussi de l'alcool, et vous augmenterez en proportion la quantité d'eau-de-vie. — Dans d'autres cas, ce n'est pas à une intolérance de ce genre que vous vous heurtez : le malade continue à trouver sa potion excellente, il veut la prendre parce qu'il reconnaît qu'elle est salutaire, mais il se plaint de la consistance épaisse que donne au liquide l'extrait de quinquina, et, quoi qu'il en ait, le dégoût survient. Il n'y a point alors à s'entêter, je supprime l'extrait; mais comme je tiens essentiellement à la présence du quinquina ou de ses principes, je substitue au vin ordinaire qui sert de véhicule une égale quantité de vin de quinquina, faisant choix, selon les goûts et les conditions du malade, du vin de quinquina au bordeaux, au malaga ou au sherry. — Lorsque la maladie dure déjà depuis un certain temps, il n'est pas rare d'observer une stomatite érythémateuse que caractérisent la chute de l'épithélium, la dénudation des papilles linguales, une rougeur vive de la cavité buccale, et une chaleur brûlante très-pénible. Cet état n'est point imputable au traitement stimulant, car je l'ai constaté chez des individus qui n'y avaient point été soumis jusqu'alors; mais il peut constituer un véritable obstacle pour l'administration de la potion alcoolique, dont chaque cuillerée augmente l'ardeur des parties irritées. Il faut donc surveiller attentivement l'état de la bouche, et dès que l'on voit apparaître les premiers indices de la stomatite, il faut prescrire des lotions répétées plusieurs fois par jour avec la décoction d'orge ou de guimauve additionnée de sirop diacode dans la proportion de 40 à 60 grammes pour 250 de liquide. Au moyen de cette simple précaution, j'ai toujours pu continuer

le traitement sans entraves et sans incommodité pour le
malade.

Je vous ai dit, messieurs, que je joignais parfois à ce
traitement fondamental l'emploi momentané de la digitale; voici dans quels cas surgit cette indication spéciale
qu'on ne peut méconnaître sans péril. Dans ces processus
phthisiogènes, qui, bien qu'aigus, ont toujours une longue
durée, l'énergie contractile du cœur est compromise par
le fait de la fièvre et de l'accroissement de chaleur,
comme dans toutes les maladies fébriles longues ; ici
comme là, l'adynamie du cœur est une des expressions
partielles de la débilité générale. Mais à ces causes communes d'affaiblissement cardiaque s'en joint une particulière à laquelle on n'a pas, que je sache, accordé une
attention suffisante, du moins dans ce groupe de cas. Les
altérations étendues et profondes des poumons gênent le
cours du sang dans l'artère pulmonaire; lorsque le travail
de nécrobiose est commencé, cet effet est encore accru par
l'oblitération de quelques-uns des rameaux de ce vaisseau, et ces conditions aboutissent à une surchage du
ventricule droit, laquelle écrase pour ainsi dire la force
déjà défaillante du cœur. En cette situation que révèlent
la faiblesse des battements et des bruits de l'organe, l'absence d'impulsion, la petitesse et le défaut de résistance
du pouls, la cyanose de la face et la stase veineuse cervicale, il n'y a pas un moment à perdre ; ce n'est plus assez
de prodiguer les stimulants qui agissent sur l'ensemble
de l'organisme, il faut, si faire se peut, exciter directement la contractilité du cœur : l'indication est formelle,
urgente, et vous avez le moyen de la remplir, c'est la
digitale.

C'est précisément ainsi que les choses se sont passées chez notre malade de Sainte-Claire. Pendant les quelques jours où elle a été sous le coup d'un danger imminent, c'est de la parésie cardiaque que venait le péril ; le pouls était presque effacé, nous ne trouvions plus la récurrence radiale ; les battements du cœur étaient à peine perceptibles, bien qu'il n'y eût aucun signe d'épanchement dans le péricarde ; les phénomènes de cyanose et de dyspnée allaient croissant : il y avait là un complexus épisodique auquel il fallait s'attaquer directement et sans retard. Je donnai la digitale selon le procédé que je vous exposerai dans un instant, et l'effet fut à la fois si rapide et si merveilleux, qu'il ne put rester aucun doute sur la justesse de l'indication que j'avais saisie, non plus que sur la valeur du moyen que j'avais employé pour y obéir. Déjà au bout de vingt-quatre heures, les battements du cœur avaient repris assez de force pour que la cyanose commençât à se dissiper ; l'amélioration sous ce rapport était plus notable encore le lendemain, et le troisième jour, je pus sans inconvénient supprimer la digitale, et continuer la médication alcoolique, qui, du reste, n'avait pas été un moment interrompue.

Dans ces conditions particulières, l'administration de la digitale exige une grande prudence ; il faut donner de très-petites doses en raison de l'état général de l'organisme, dont l'adynamie pourrait facilement substituer l'effet toxique à l'effet thérapeutique ; et pour la même raison il faut suspendre le médicament aussitôt que la contractilité du cœur est restaurée, quitte à y revenir ultérieurement si les mêmes accidents reparaissent. Je me sers de l'infusion faite avec les feuilles fraîchement pulvéri-

sées ; la dose de feuilles varie de 30 à 50 centigrammes.
On pourrait faire cette infusion dans 125 grammes d'eau,
et sucrer, de manière à obtenir une potion de digitale que
l'on administrerait alternativement avec la potion alcoolique, qui moins que jamais doit être laissée de côté. Mais
je préfère de beaucoup le procédé suivant : Je fais faire
l'infusion de digitale avec une très-petite quantité d'eau,
25 grammes par exemple ; puis ce liquide étant convenablement filtré, je le fais ajouter à la potion alcoolisée.
J'ai ainsi deux avantages : j'évite toute complication dans
le traitement, et je préviens, dans la mesure du possible,
les nausées et les vomissements, que la digitale provoque
d'autant plus facilement que l'adynamie est plus profonde.
— J'ai recours à ce procédé toutes les fois que l'indication de la digitale se présente pendant un traitement alcoolique, c'est vous dire que je l'ai employé dans la plupart des maladies aiguës graves, et je puis vous affirmer
que vous obtenez ainsi tous les effets du médicament
aussi bien que lorsque vous le donnez seul, et que la
tolérance est beaucoup plus certaine et plus prolongée.

Pour ne rien omettre, dans cet exposé, du traitement
interne que j'applique aux processus phthisiogènes aigus,
je dois encore vous signaler un détail : lorsque la faiblesse est extrême et que cet état est imputable à la consomption fébrile elle-même plutôt qu'à l'aggravation des
lésions pulmonaires ou à la parésie cardiaque, je substitue dans la potion alcoolique le sirop d'éther au sirop
d'écorce d'orange et j'ajoute 8 à 10 grammes d'acétate
d'ammoniaque. J'ai eu plusieurs fois à me louer de cette
manière de faire, notamment chez cette femme de Sainte-
Claire dont je vous ai déjà si souvent parlé.

Telle est la médication puissante au moyen de laquelle je cherche à soutenir et à restaurer les forces de l'organisme, afin qu'il puisse résister au processus morbide, le limiter par sa résistance même, et en effectuer enfin la réparation.

En même temps, et avec non moins de persistance, je m'efforce d'agir sur l'état local en prévenant des mouvements fluxionnaires qui ajouteraient à l'étendue des lésions, en restreignant la formation de nouveaux exsudats, et en activant la résorption des produits liquéfiés. Ce triple but, qui vous donne la mesure réelle de notre action directe sur les désordres pulmonaires, je l'atteins, ou, pour dire plus vrai, je le poursuis au moyen de l'application de larges vésicatoires volants ; je ne laisse pour ainsi dire pas un moment d'interruption dans l'emploi des révulsifs : dès qu'un vésicatoire est sec, ou à peu près, j'en fais placer un autre dans la région voisine, de manière à avoir constamment sur un point quelconque du thorax une zone en activité. Cette méthode peut paraître cruelle, surtout si on la met en présence de l'incertitude du résultat ; mais par cela même que la situation est douteuse, il n'y a pas à s'arrêter aux considérations accessoires de convenance ou d'agrément : la médication ne peut être utile que si elle est conforme aux règles précédentes, alors elle est réellement puissante ; et ce serait une faute que de ne pas l'appliquer avec une inexorable persévérance.

Du reste, beaucoup des inconvénients de détail inhérents à la vésication peuvent être atténués par un mode de pansement différent de celui qui est généralement usité ; je ne veux pas laisser échapper cette occasion de vous le faire connaître. En premier lieu, il va sans dire que lors de l'ablation du vésicatoire, l'ampoule doit être vidée de la sérosité au moyen d'une piqûre ou d'une petite incision dans le point le plus déclive, et que l'épiderme, laissé intact, doit retomber comme un voile protecteur sur la surface irritée sous-jacente ; cela fait, au lieu de panser avec le papier brouillard et le cérat, ce qui vous oblige à renouveler le pansement une fois, et dans la saison chaude deux fois dans les vingt-quatre heures, appliquez tout simplement un morceau de diachylon qui déborde d'un bon travers de doigt en tout sens la surface de vésication, et vous n'avez plus à vous occuper de votre pansement. Le travail de dessiccation et de réparation se fait silencieusement sous l'emplâtre protecteur ; il se fait d'autant plus vite et d'autant plus sûrement, que le contact de l'air ne vient pas de temps en temps modifier brusquement les conditions de la plaie, le malade échappe aux ennuis des pansements multiples, et quand on enlève le diachylon au bout de quatre jours, tout est fini, la cicatrisation est parfaite. Si vous avez soin d'inciser aux quatre coins le morceau d'emplâtre, il s'adapte exactement, et ne produit ni tiraillement ni incommodité d'aucun genre. Cette heureuse application de la méthode de pansement par occlusion mérite d'être vulgarisée ; aux avantages précédents elle joint encore le privilége de mettre à l'abri des inflammations secondaires, des bourgeonnements exubérants que présentent souvent les surfaces vésiquées soumises aux pansements multiples. Depuis plus de trois ans j'ai adopté le pansement unique au diachylon, et je n'ai pas observé un seul exemple de ces complications ; je ne puis admettre en bonne conscience l'influence d'une série heureuse, et il faut bien que j'attribue à l'occlusion ce résultat favorable.

Maintenant que j'ai terminé l'exposé de ma méthode de traitement dans les processus phthisiogènes aigus, je tiens, pour éviter toute interprétation vicieuse, à bien préciser l'importance que je lui attribue. Loin de moi la pensée de vous laisser croire que toute pneumonie caséi-fiante aiguë traitée de cette façon doit guérir, ce serait vous abuser étrangement; mais j'affirme, et cela sans hésitation et sans réserve, que cette méthode est la seule qui offre quelques chances d'efficacité ; c'est elle que j'ai employée chez les malades dont je vous ai parlé, et vous savez que chez eux les chances de réussite sont devenues des réalités ; c'est elle qui dans deux autres circonstances m'a procuré des succès vraiment inespérés. Or, dans une maladie comme celle qui est en question, je pense que c'est déjà un progrès considérable que de posséder une méthode thérapeutique qui permet de dresser une co-lonne pour les guérisons à côté de celle des décès; et qui substitue à un arrêt univoque, parce qu'il était toujours fatal, un pronostic double, dont l'une des faces éveille chez le médecin l'espoir et le courage. — Souvenez-vous bien, d'un autre côté, que mon traitement n'est complet que s'il embrasse la totalité des moyens que je vous ai indiqués ; le régime particulier, la médication interne tonique et stimulante, la révulsion continue, tout doit marcher de pair et sans interruption aucune : non-seu-lement la nature, mais la simultanéité des moyens, la persistance de leur application, voilà ce qui constitue ma méthode.

Je ne puis consentir à passer outre sans vous indiquer

une conséquence non encore signalée de nos connaissances actuelles sur la phthisie pneumonique. Qu'il
s'agisse d'une forme restant aiguë jusqu'à la fin, ou d'une
forme qui, après une phase d'acuité, aboutisse à l'état
chronique (comme chez l'homme du n° 5 de Saint-
Jérôme), peu importe ; une chose est bien certaine, c'est
que, dans tous les cas à début aigu, la pneumonie est la
période initiale et comme prémonitoire de la phthisie
ultérieure. Eh bien, voilà le fait qui est fécond en enseignements pratiques d'une valeur considérable. Entre le
moment où la maladie ne peut être qualifiée que de pneumonie, et celui où elle révèle bien positivement son caractère phthisiogène, il y a une phase de transition, laquelle
est constituée par la résolution imparfaite ou nulle de
l'exsudat ou des exsudats pneumoniques : je vous ai dit
et je vous ai montré, par l'exemple du malade n° 5 de
Saint-Jérôme, que cette résolution incomplète peut coïncider avec une défervescence trompeuse du mouvement
fébrile ; de là, messieurs, deux conclusions entièrement
nouvelles, dont l'une a trait au pronostic, l'autre au traitement de la pneumonie en général, tant lobaire que lobulaire. Quels qu'aient été les caractères de la maladie, tant
que cette phase transitoire mal définie, que j'appelle
période d'encombrement, persiste, le pronostic demeure,
doit demeurer suspendu. On peut trouver de précieux
éléments d'appréciation dans les conditions individuelles
du malade, dans les allures et les phénomènes de sa pneumonie ; mais on ne peut déduire de là qu'une somme
plus ou moins considérable de probabilités. Un jugement
absolu, sans réserve, n'est possible qu'après la disparition du dernier vestige de l'encombrement pulmonaire.

L'observation démontre d'ailleurs que plus cette phase d'encombrement est longue, plus elle doit être suspecte, et qu'elle présente son maximum de gravité lorsqu'elle coïncide avec la persistance du mouvement fébrile. Voilà le nouvel élément qui doit être introduit dans le pronostic général de la pneumonie.

L'enseignement thérapeutique qui en découle est plus important encore. Puisque la prolongation de l'encombrement pulmonaire constitue une situation douteuse, pleine de périls chez certains individus, nous devons faire tous nos efforts pour diminuer la durée de cette phase incertaine ; ce n'est donc pas seulement quand nous nous trouvons en présence de ce danger que nous devons nous occuper de le combattre, nous devons avant tout chercher à le prévenir dans la mesure du possible, et cette considération nouvelle doit nous diriger dès le début, c'est-à-dire dans le traitement de la pneumonie aiguë initiale. Or, l'expérience m'a appris que la résolution est plus imparfaite, plus traînante, après les pneumonies qui sont traitées par les contro-stimulants et les débilitants, et que cet effet est surtout marqué lorsque les sujets sont de constitution faible, ou qu'ils ont été saisis par la maladie dans de mauvaises conditions de résistance. Comme c'est précisément alors que la lésion pneumonique mal résolue a le plus de tendance à la caséification et à la nécrobiose, il résulte de là une indication thérapeutique des plus formelles, savoir, que, dans les cas de ce genre, tout moyen hyposthénisant doit être proscrit, et que la pneumonie doit être d'emblée traitée par les toniques et les stimulants. La médication alcoolique n'a plus seulement pour but alors de diminuer

l'autophagie fébrile et de soutenir l'organisme jusqu'à la
défervescence ; je me propose par là d'obtenir une résolution prompte et complète, et d'éviter la phase douteuse
de l'encombrement persistant, que les conditions du malade rendraient plus particulièrement dangereuse au point
de vue de l'évolution phthisiogène. Cette même indication préventive s'impose plus urgente encore dans les
pneumonies secondaires, notamment dans celles qui sont
consécutives à la coqueluche, à la rougeole, à la fièvre
typhoïde et au diabète ; ici, du reste, le danger est depuis
longtemps signalé. On a eu tort de considérer ces pneumonies comme prédisposant à la tuberculose véritable ;
mais ce qui est certain, c'est qu'elles prennent plus souvent que toutes les autres le caractère phthisiogène. —
La résolution traînante est moins grave, cela va sans dire,
chez les individus robustes et de bonne constitution, surtout si le cycle pneumonique a été parfaitement normal ;
néanmoins il convient même alors de ne pas s'endormir
dans une fausse sécurité : dans tous les cas, combattez
sans relâche l'encombrement pulmonaire qui succède aux
maladies broncho-pulmonaires aiguës, voilà le précepte
que je ne cesserai de vous répéter, parce qu'il ressort
directement des rapports qui unissent les pneumonies
à la phthisie.

Tels sont, messieurs, les principes qui dirigent ma pratique dans le traitement des processus phthisiogènes
aigus ; je viens au second groupe de faits.

Les cas qui le composent sont bien plus communs que
les précédents, ce sont ceux que l'on rencontre journellement, et ils doivent à cette fréquence même un intérêt qui
est encore accru par leur curabilité. Il s'agit ici non pas

de phthisie, c'est-à-dire d'ulcération pulmonaire confirmée, entendons-nous bien, mais de *processus phthisiogènes à début lent*, lesquels, d'après une expérience trop
souvent répétée, aboutissent tôt ou tard à la phthisie
réelle. Ce groupe de faits répond assez exactement à ce
qu'on a appelé, dans la théorie de Laennec, le premier et
le second degré de la phthisie. La torpidité d'allures, la
chronicité qui les distingue des processus du premier
groupe, ne doivent être entendues que de la période initiale.
Il se peut fort bien, et cette possibilité est fréquemment
réalisée, que le cours tranquille de la maladie soit plus
d'une fois interrompu par des manifestations aiguës ; mais
ce qui caractérise ces faits généralement englobés sous le
nom de phthisie chronique, c'est l'invasion lente et non
brusque, apyrétique et non fébrile, graduelle et non totale
d'emblée. En fait, ces cas, supposés au début, se présentent ainsi : avec ou sans cause occasionnelle saisissable, la
maladie s'accuse par un léger catarrhe bronchique avec
imperméabilité relative ou induration des sommets ; la
persistance de ces phénomènes, souvent aussi les conditions individuelles ou héréditaires du malade, obligent à
tenir cet état pour suspect, et, dans bien des cas, sa signification est encore accentuée par un catarrhe laryngé
avec altération du timbre de la voix, et par des symptômes gastro-intestinaux plus ou moins sérieux. Voilà la
caséification ou la tuberculose à début lent, voilà le processus initial qui mérite à tous égards la qualification de
phthisiogène ; car, s'il n'est pas enrayé, il ira progressivement, et faisant succéder le ramollissement à l'induration, il aboutira, après un temps variable, à l'ulcération
et à la phthisie confirmée.

Le traitement exige ici autant de circonspection que
de persévérance; si vous voulez le conduire avec méthode, je dirai presque avec logique, je vous conseille de
le baser, à mon exemple, sur les principes généraux que
j'ai formulés au début de cette conférence. La fièvre étant
hors de cause pendant l'évolution initiale de ces processus
chroniques, nous nous trouvons en présence de deux indications fondamentales : l'une est fournie par le principe
des irritations, l'autre est dictée par la notion de l'insuffisance nutritive ou hypotrophie, qui est à l'origine de toute
phthisie.

Pour obéir complétement à l'indication tirée de l'influence nuisible des irritations, vous avez deux obligations
distinctes à remplir : il faut soustraire le malade à toutes
les causes d'irritation nouvelle de l'appareil respiratoire ;
il faut combattre avec énergie le processus irritatif déjà
constitué et les lésions qu'il a provoquées. Les moyens
d'atteindre le premier de ces deux buts impliquent de la
part du patient une obéissance absolue qu'on a souvent
quelque peine à obtenir ; mais, en tout cas, le devoir du
médecin est de formuler ses conseils dans toute leur rigueur, et s'ils ne sont pas suivis, la faute ne peut alors lui
incomber. Dans les conditions que nous envisageons, une
des causes d'irritation les plus puissantes est la fatigue
du larynx ; cette cause est d'autant plus redoutable qu'elle
agit lentement, insidieusement, de sorte que ses effets
fâcheux ne sont pas d'emblée appréciables ; mais cette
influence mauvaise est démontrée par l'expérience, il
faut s'en souvenir. J'ai connu un médecin des plus distingués, qui, pris de ce catarrhe suspect, s'imposa héroï-
quement un mutisme absolu pendant plus d'une année ;

plus tard, délivré des accidents qui l'avaient inquiété, il aimait à raconter les efforts que lui avait coûtés ce sacrifice, auquel il n'hésitait pas à attribuer sa guérison. Je ne prétends pas que vous condamniez vos malades à un repos aussi pénible; mais vous devez leur faire comprendre les motifs d'une sage réserve, et cette précaution est surtout nécessaire lorsque vous avez affaire à des personnes dont la profession exige un usage immodéré de la parole. Malheureusement, c'est justement alors que vous avez le moins de chances d'être écoutés. L'exercice du chant doit être entièrement abandonné, de même que celui des instruments à vent; je ne puis apporter aucun adoucissement à cette proscription, elle est absolue. On a dit, je le sais, que, dans une mesure limitée et tout à fait au début, ces pratiques constituent une gymnastique vocale et respiratoire, dont l'action est utile au point de vue de l'expansion des poumons et de l'amplitude des excursions thoraciques. En émettant cette singulière proposition, on a méconnu la véritable portée de ces exercices; ils ne sont, en somme, que la répétition d'efforts artificiels qui ont pour but de rendre les inspirations aussi éloignées que possible, de prolonger outre mesure la durée de l'expiration, et de produire des reprises inspiratoires brèves et superficielles, peu favorables assurément à la bonne distribution de l'air dans les poumons. Je ne puis voir là, quant à moi, qu'un désordre fâcheux du mécanisme de la respiration, une cause de fatigue et d'irritation, sans compter que l'influence de ces efforts sur la production de l'hémoptysie est malheureusement trop bien établie.

Le refroidissement doit être évité comme un des dangers les plus sérieux au point de vue de la précipitation des accidents ; mais autre chose est la transition brusque du chaud au froid qui constitue le refroidissement dans le sens pathologique; autre chose, l'impression d'un air plus ou moins froid lorsque le corps n'est pas échauffé. Ce serait, à mon avis, une véritable faute d'hygiène que de confiner les malades à la chambre ou à peu près, sous le prétexte de les soustraire aux irritations *a frigore*. Qu'ils soient convenablement vêtus de flanelle, qu'ils évitent toutes les circonstances infiniment variées qui pourraient les exposer à un refroidissement par transition brusque ou par suspension soudaine de l'exercice, à la bonne heure; mais ces précautions dûment prises, les malades doivent vivre, autant que possible, en plein air, et cela dans toute saison ; les temps humides et pluvieux doivent seuls les confiner, pour le reste il suffit de choisir les heures et l'exposition. — Si le danger des refroidissements est chose bien connue, il est un fait moins vulgaire qui est celui-ci : les transitions brusques du froid au chaud, le séjour prolongé dans des milieux de haute température sont au moins aussi nuisibles; ce sont des causes puissantes de fluxion laryngo-bronchique : ce qui se passe chez les individus affectés de laryngite aiguë simple vous en donne la preuve évidente; après un séjour dans un endroit trop chaud, l'altération de la voix et l'ardeur la ryngée sont toujours beaucoup plus prononcées. Deux fois déjà j'ai vu des jeunes gens qui présentaient les signes d'une induration suspecte des sommets, être pris d'hémoptysie après une soirée passée au théâtre durant la saison chaude. En hiver, le danger ne serait pas moindre, en raison de la haute température qui est maintenue dans

ces salles, et il y aurait de plus le danger du refroidissement à la sortie ; le plus sage est d'interdire tout à fait
la fréquentation des spectacles, des bals, des concerts, etc.

L'indication tirée du principe des irritations, vous savez ce que j'entends par là et je vous demande pardon de
cette expression abréviative, oblige le médecin à défendre
aux malades les métiers à poussières, et ceux qui exposent
à l'inhalation de vapeurs irritantes ou caustiques ; il est
vrai que dans bien des cas cette interdiction ne pourra
pas être observée, mais nous n'en avons pas moins le devoir de signaler les dangers de ces professions.

C'est en suivant cette marche que vous arriverez à préserver le malade de toute cause d'irritation nouvelle ;
quant au processus irritatif déjà existant, c'est aux révulsifs
et aux dérivatifs que vous devez vous adresser pour le
combattre. Je ne veux pas nier l'utilité que peuvent avoir
alors les emplâtres de thapsia, les vésicatoires répétés,
ou bien encore les applications d'huile de croton, les
badigeonnages de teinture d'iode ; mais je ne pense pas
avoir mal interprété les résultats de mon observation, en
concluant que les cautères ont une action plus puissante
que tous les autres moyens. Toutes les fois que j'ai à
traiter un malade qui est affecté d'un processus phthisiogène chronique et non pas encore de phthisie confirmée,
je fais appliquer des cautères sous la clavicule, d'un seul
ou des deux côtés, selon le siége des lésions. Ces cautères
à la pâte de Vienne sont très-petits, de la grandeur d'une
pièce de vingt centimes au maximum ; je ne les entretiens pas, je n'y applique ni pois, ni pommade épispas-
tique ; je ne demande à chacun d'eux que la suppuration
nécessaire pour l'élimination de l'eschare. Mais dès que

la dessiccation commence, j'en fais placer d'autres de la même manière, et je continue de la sorte aussi long-temps que je constate quelque modification favorable.

Ces applications répétées de cautères ponctiformes sont constamment utiles pour diminuer la toux, pour calmer les douleurs thoraciques propres à cette période de la maladie ; mais dans bien des cas en outre elles enrayent soit définitivement, soit pour un temps notable, le proces-sus local ; non-seulement les lésions ne s'étendent pas, mais elles rétrogradent, ou tout au moins leur évolution est arrêtée, en ce sens qu'elles ne dépassent pas la période d'induration et de catarrhe ; le ramollissement ulcéreux, et l'état de phthisie confirmée qui en est la suite, sont alors prévenus.

Par l'ensemble de ces moyens je pense répondre dans la mesure la plus large à l'indication tirée de l'influence mauvaise des processus irritatifs, car je combats les alté-rations déjà effectuées, et je cherche à prévenir la forma-tion de lésions nouvelles. Mais, je me hâte de le dire, quelle que soit la valeur de cette partie de la médication, elle resterait impuissante, si l'on n'y joignait le traitement interne qu'impose le principe d'hypotrophie. L'heure est trop avancée pour que je traite aujourd'hui avec les détails pratiques qu'elle comporte cette question intéressante ; j'en remets l'étude à notre prochaine réunion.

DIX - NEUVIÈME LEÇON

TUBERCULOSE. — PHTHISIES PULMONAIRES.

(FIN.)

Du traitement. — Suite du traitement des processus phthisiogènes et des phthisies à début chronique. — De l'indication fournie par le principe d'insuffisance nutritive ou hypotrophie. — Des moyens de la remplir.

Hygiène et alimentation. — De la viande crue et des procédés d'administration. — De la médication proprement dite. — De l'huile de foie de morue et de quelques procédés d'administration. — Indication et contre-indication des ferrugineux. — De l'emploi de l'arsenic. — Traitement des épisodes aigus.

Des stations climatériques. — Des eaux minérales.

Du traitement dans la phthisie confirmée. — Moyens et résultats.

Du traitement dans la période prémonitoire, ou traitement prophylactique.

MESSIEURS,

Dans le traitement des processus phthisiogènes chroniques, la seconde indication fondamentale est fournie par le principe d'insuffisance nutritive ou hypotrophie. Pour obéir à cette indication qui, selon moi, prime toutes les autres, vous devez vous adresser simultanément au

régime, et à certaines médications dites à bon droit recon-
stituantes.

L'alimentation doit être principalement animale, voilà
le précepte général ; mais deux écueils sont à éviter. Il ne
faut pas limiter rigoureusement la forme de l'aliment,
vous arriveriez vite au dégoût, et vous créeriez ainsi de
nouvelles difficultés ; mais, dans le but d'échapper au dégoût par la variété, il ne faut pas que votre tolérance aille
jusqu'à permettre des préparations indigestes telles que les
ragoûts, les sauces grasses, ou des aliments qui, avec une
puissance nutritive des plus faibles, ont l'inconvénient de
fatiguer outre mesure les organes digestifs : je veux parler
des légumes en général et des farineux en particulier. La
viande, la volaille, le gibier, le poisson, voilà quelle doit
être la base de l'alimentation, et même en vous restreignant aux formes culinaires simples, il y a là tous les éléments d'une variété suffisante. Un vin rouge généreux
doit faire partie intégrante du régime, et sous aucun prétexte vous ne devez l'en exclure, même chez les personnes
qui n'étaient pas jusqu'alors habituées à en faire usage.
Ce précepte est capital. Aussi je ne veux pas vous celer
que vous rencontrerez souvent dans la pratique de sérieuses difficultés pour y obéir : ce sera d'abord ce préjugé
banal qui attribue au vin une action *échauffante*, propre
à augmenter l'irritation de la poitrine ; ailleurs ce sera
l'objection tirée du défaut d'habitude ; d'autres vous di-
ront que le vin les fait tousser, qu'il les prend à la gorge,
qu'il les agite au point de les empêcher de dormir. Il
n'importe, vous ne devez point vous laisser arrêter par
ces obstacles. Les préjugés erronés, il faut les combattre
avec patience ; les incommodités réelles que le vin peut

causer pendant les premiers jours, il faut les négliger, et apprendre au malade à les négliger lui-même, en raison de l'importance du but poursuivi. Deux motifs également sérieux justifient votre insistance : le vin a par lui-même une action tonique salutaire, de plus il assure la tolérance du régime animal. Si vous veniez à céder aux représentations du malade, vous constateriez bien souvent au bout de quelques jours une aggravation des phénomènes dyspeptiques, toujours prêts à surgir dans ces conditions spéciales ; et si plus tard l'indication des alcooliques proprement dits venait à se présenter, vous auriez bien plus de peine encore à les faire accepter. En résumé, vous varierez la quantité et la qualité du vin selon les circonstances individuelles, mais vous en ferez dans tous les cas l'une des bases du régime alimentaire. Du reste, les difficultés que je viens de vous signaler n'existent pas toujours, et quand vous n'avez pas à lutter contre elles, je vous conseille d'ajouter d'emblée au vin ordinaire l'usage du vin de quinquina, en consultant pour le choix du véhicule (bordeaux, malaga, sherry) les habitudes et les goûts de l'individu.

Lorsqu'on est appelé à instituer ce régime à une époque rapprochée du début, il est très-rare qu'on soit gêné dans l'application par des accidents de dyspepsie ; cependant la chose est possible, et les probabilités s'accroissent avec l'âge de la maladie. Que faire en pareille occurrence? Convient-il, sous le prétexte de dyspepsie, de tomber dans l'inaction et de renoncer à la seule alimentation qui soit en rapport avec la nature du mal? Pas le moins du monde, il faut simplement user d'artifice et arriver au but par d'autres moyens. Vous pourrez tenter d'abord de substituer aux formes ordinaires de la viande, des viandes séchés ou fumées, du jambon maigre cuit ou cru, et de remplacer le vin par la bière de malt, qui est à la fois nutritive et alcoolique. Si ces essais ne réussissent pas, ou si le malade refuse de s'y soumettre, il vous reste une ressource héroïque, c'est la pulpe de filet de bœuf crue, dûment dépouillée de toutes les parcelles fibreuses. Ce moyen présente ici une opportunité toute particulière, car il répond à une indication générale tirée du caractère hypotrophique de la maladie, et en même temps il remédie plus efficacement qu'aucun autre à l'état de dyspepsie.

· La viande crue peut être administrée de diverses manières. Trousseau, vous le savez, donnait, sous le nom de conserve de Damas, un mélange de pulpe de viande et de confiture de groseilles : cette forme peut être très-bonne chez les tout jeunes enfants, ou bien encore lorsque l'administration ne doit avoir qu'une courte durée. Mais en tout autre cas ce mélange est mauvais, il provoque très-rapidement la fatigue et le dégoût, et j'y ai totalement renoncé. Si je suis obligé de dissimuler ce genre d'alimentation, je fais prendre la viande enveloppée de pain azyme sous prétexte de bols médicamenteux. Si je puis agir ouvertement, ce à quoi il est facile d'arriver, je fais mêler la pulpe convenablement préparée avec de l'eau-de-vie, du rhum ou du whisky, de manière à obtenir une pâte demi-molle, et le malade, ajoutant ou non du sucre ou du sel selon son goût, prend cette conserve par cuillerées dans la journée.

Ce mélange, je puis vous l'assurer, est très-agréable, et il né produit pas cette intolérance rapide que j'ai si sou-

vent observée sous l'influence de la viande à la gelée de
groseilles. Dès le premier cas où j'ai employé la viande
crue alcoolisée, j'ai été éclairé sur la supériorité de cette
forme, car il s'agissait précisément d'un malade qui, après
quelques jours, ne pouvait plus prendre la moindre quantité de conserve de Damas; je tenais absolument cependant à maintenir l'administration de la pulpe de viande,
et j'eus alors l'idée de prescrire le mélange ci-dessus. Le
résultat répondit complétement à mon attente, et depuis
lors, c'est-à-dire depuis 1867, je n'ai pas employé d'autre
procédé, et je m'en suis bien trouvé. Je n'ai pas besoin
de vous faire remarquer, je pense, que cette combinaison
présente, outre l'avantage de la tolérance, une supériorité
thérapeutique incontestable, puisqu'elle contient les deux
agents alimentaires qui répondent le plus directement à
l'indication pathogénique fournie par le caractère de débilité des processus caséeux et tuberculeux. J'ai si souvent
constaté les bons effets de cette méthode, que j'ai l'habitude, ainsi que je l'ai déjà dit ailleurs (1), de faire prendre
la viande crue même aux malades qui tolèrent convenablement les aliments communs; j'en donne une quantité
moindre, 100 à 200 grammes par jour, que je répartis
dans l'intervalle des repas diminués en proportion, et
l'expérience m'a maintes fois démontré l'utilité de cette
manière de faire.

Avant de quitter ce sujet, je ne veux pas omettre de
vous parler de certains malades tout à fait réfractaires,
qui ne peuvent ou ne veulent prendre de la viande sous
aucune des formes précédentes; ils acceptent des aliments

---

(1) Jaccoud, *Traité de pathologie interne.*

d'un autre genre, mais ils prétendent à tort ou à raison que ce sont ceux-là seuls qu'ils peuvent digérer, et que la vue seule de la viande leur cause un dégoût insurmontable. Les faits de ce genre sont fort rares dans la pratique hospitalière, ils le sont moins chez les personnes des classes élevées, surtout chez les femmes. Pour tourner la difficulté dans ces cas-là, j'ai recours au vin d'Aroud, à l'extrait de viande et au quinquina ; la quantité des principes de viande y est assez considérable pour faire de ce vin un véritable nutriment, et la présence du quinquina ajoute encore à son action. Je puis vous affirmer d'ailleurs que ce produit est d'un goût agréable, et que même pendant la saison chaude il n'est point sujet à s'altérer, pourvu qu'on ait soin de le conserver dans un endroit frais. Certes, cet artifice ne vaudra jamais l'alimentation par la viande en nature, mais c'est une précieuse ressource dans les cas particuliers dont il s'agit. Vous pouvez encore l'utiliser chez les malades qui, tolérant le régime commun, répugnent à y joindre l'usage de la viande crue ; quelques cuillerées de ce vin complexe dans l'intervalle des repas suppléent dans une certaine mesure à cette lacune toujours regrettable.

Voilà quel est le régime par lequel je réponds à l'indication tirée de l'insuffisance nutritive ; quant aux médicaments, ils sont au nombre de trois : l'huile de foie de morue, l'arsenic, le fer, voilà mes moyens, je n'en emploie pas d'autres. Mon but est celui-ci : *Je cherche à obtenir une restauration de la nutrition et des forces, afin que l'accroissement de la résistance organique arrête le processus local, et substitue à l'évolution nécrobiotique un état stationnaire, ou même une évolution réparatrice.* Ce

principe résume, selon moi, toutes les indications thérapeutiques des phthisies et des processus de débilité en
général. — Je ne donne jamais simultanément les trois
médicaments précédents, mais je les administre toujours
deux à deux, c'est-à-dire suivant les cas, l'huile de foie
de morue et le fer, ou bien l'huile de foie de morue et
l'arsenic.

L'huile de morue, vous le voyez, est un élément constant de mon traitement, et je le tiens pour éminemment
utile. Après avoir soulevé un engouement aveugle, ce
remède est tombé dans un discrédit non moins injuste,
et certains nihilistes n'ont pas craint d'abriter leur déso-
lante inaction derrière cette remarque triomphante :
l'huile de poisson ne peut pas agir sur les tubercules, elle
ne peut pas les empêcher de marcher selon leurs allures
fatidiques; dès lors il ne convient pas d'imposer au malade une médication qui lui répugne, et qui fatigue les
organes digestifs.

Les médecins qui raisonnent ainsi montrent simplement qu'ils ne soupçonnent même pas les véritables
sources des indications thérapeutiques, et qu'ils ignorent
la nature des processus phthisiogènes, tuberculeux ou
autres. Moi non plus, je ne pense pas que l'huile de morue
ou telle autre substance aille agir directement sur la lésion pulmonaire, en vertu d'une sorte d'affinité élective;
mais en revanche je sais que cette huile est par elle-
même un nutriment, puisqu'une partie est absorbée; je
sais qu'elle est un agent d'épargne et de calorification; je
sais aussi que pour ces motifs, et en outre par les matières
qu'elle contient, cette huile a une action reconstituante
indéniable; et appuyé sur ces notions, je la donne tou-

jours, je la donne quand même, sachant que je m'adresse
ainsi à l'état constitutionnel, et que je réponds à l'indication morbide qui domine toutes les autres.— Plus souvent que vous ne le pensez, vous réussirez à faire prendre
l'huile de foie de morue brune ou blonde sans aucun artifice, il vous suffira de bien renseigner le malade sur l'importance du médicament; si, en dépit de sa bonne volonté
et de sa soumission, il est tourmenté par des nausées aussitôt après avoir pris l'huile, conseillez-lui de mordre à
pleine bouche dans une tranche de citron, ou bien addi-
tionnez l'huile avec du sirop d'écorce d'orange; ces moyens
sont bien simples, et ils m'ont suffi bien souvent pour assurer la tolérance. Restent-ils inefficaces, je vous recommande cet autre procédé qui m'a réussi chez les personnes
les plus rebelles, et qui a l'avantage d'aider à la digestion
de l'huile : au moment de la boire, je fais ajouter à celle-ci
de l'eau-de-vie, du rhum, du kirsch ou du whisky dans la
proportion de deux tiers d'huile et un tiers d'alcool, et
ce mélange, qui ne laisse dans la bouche que le goût de
la liqueur alcoolique, est moins fatigant pour l'estomac que
l'huile pure. Le médicament, vous le savez, doit toujours
être administré dans l'état de vacuité, et c'est toujours
une bonne précaution que de faire fermer les narines au
moment de l'ingestion, vu que l'odeur est plus désa-
gréable que le goût lui-même. Il faut commencer par de
très-petites doses, une, puis deux cuillerées à bouche par
jour; mais si vous voulez obtenir le plein effet de cet
agent, il faut arriver progressivement à des quantités
bien plus considérables, de 150 à 200 grammes chez les
jeunes gens et les adultes, en prenant en considération
non-seulement la tolérance gastrique, mais aussi la

tolérance intestinale. Dans quelques cas enfin où cette préparation s'est montrée insuffisante pour vaincre la résistance de l'estomac, j'ai eu recours avec succès au procédé conseillé par Williams, qui consiste à ajouter à chaque dose d'huile 1 milligramme ou 1 milligramme et demi de strychnine. Du reste, cet éminent confrère a la même confiance que moi-même dans l'efficacité de l'huile de foie ; et cette confiance il la base aussi sur les enseignements de sa pratique. Dans son travail publié en 1868 il a comparé à cet égard deux périodes décennales ; pendant la seconde, l'huile a été le principal agent de sa médication, et les résultats, soit au point de vue de l'arrêt définitif du mal, soit au point de vue de la prolongation de la vie, ont été infiniment plus satisfaisants (1).

Je réserve l'emploi des ferrugineux pour les cas où le malade présente des signes certains d'anémie globulaire ; ces cas sont moins fréquents qu'on ne serait tenté de le croire *a priori*, en songeant à la débilité constitutionnelle qui est la base de toute phthisie chronique. Cette débilité résulte d'un mode vicieux de la nutrition dans son ensemble, dont la cause intime nous échappe, et qui peut être parfaitement indépendant de l'hypoglobulie, telle que nous pouvons l'apprécier ; mais, lorsque celle-ci existe, elle fournit, selon moi, une indication importante qui ne doit pas être négligée, car, en y obéissant, on combat un élément, accessoire je le veux bien, mais réel, de la débilité morbigène. Dans ces conditions, j'emploie généralement l'iodure de fer, en sirop chez les très-jeunes enfants, en pilules dans les autres circonstances. Je fais prendre

(1) Williams, *On the nature and treatment of pulmonary Consumption as exemplified in private practice* (The Lancet, 1868).

ces pilules au moment du repas; le.nombre varie, selon
les individus, de quatre à huit par jour. Dans quelques
cas, j'ai eu recours au perchlorure de fer, mais je dois
dire qu'il m'a toujours paru moins bien toléré que
l'iodure, et je me suis arrêté à cette préparation, dans
laquelle la présence de l'iode ne peut être indifférente.
— Lorsque les accidents sont tout à fait au début, que le
malade, quoique bien et dûment affecté d'un processus
phthisiogène chronique, est encore à une période très-
rapprochée du moment qui a transformé la maladie
imminente (période prémonitoire) en maladie confirmée,
je conseille, si la saison le permet, une cure ferrugineuse
par les eaux naturelles, et je choisis les stations qui
joignent à leurs sources les avantages d'un climat fortement tonique ; je reviendrai sur ce point en examinant le
traitement de la période prémonitoire.

Il y a à la médication ferrugineuse une contre-indication qu'il faut toujours respecter : c'est le fait d'hémoptysies antérieures, ou bien encore cette constitution
particulière dont je vous ai esquissé les traits, et qui doit
inspirer la crainte d'hémoptysies prochaines. Ces malades sont impressionnables, ils ont la peau fine et dia-
phane, les veines délicates et apparentes ; chez eux,
l'appareil cardio-vasculaire est dans un état permanent
d'excitation qu'exagère la moindre influence, et ils sont
sujets à des fluxions sanguines subites et répétées vers la
tête : dans ce cas, le fer peut, en animant l'excitabilité
cardiaque, faciliter la fluxion bronchique et hâter l'hémorrhagie. Je m'en abstiens alors ; mais c'est là la seule
contre-indication que je reconnaisse dans les cas où les
ferrugineux sont d'ailleurs indiqués par une anémie glo-

bulaire évidente. Je n'ignore pas que d'éminents médecins, en particulier Trousseau et Blache, ont condamné l'usage du fer chez tout individu atteint ou même suspecté de phthisie, en fondant leur proscription sur le danger des hémoptysies; mais, au lieu de vous courber sans examen devant l'autorité de cette assertion, reportez-vous aux observations qui l'ont inspirée, je ne pense pas que vous en trouviez une seule qui vous satisfasse, c'est-à-dire qui établisse nettement le rapport de cause à effet entre la médication ferrugineuse et l'hémoptysie. Pour moi, je ne m'arrête que devant la contre-indication que je vous ai signalée; je donne le fer à tous les malades à hypoglobulie, et je n'ai pas encore observé un seul fait qui m'ait mis en défiance contre les résultats de cette pratique. — Je ne prolonge pas indéfiniment la médication, comme je le fais pour l'huile de morue, le régime, le vin et la viande alcoolisés; dès que les phénomènes imputables à l'anémie globulaire sont amendés, ou bien en l'absence d'amélioration après un délai de deux mois, je laisse de côté le fer, et j'en viens à la médication arsenicale que j'institue d'emblée dans les cas où l'indication spéciale du fer fait défaut, c'est-à-dire dans la grande majorité.

J'ai renoncé à toutes les préparations arsenicales liquides; elles présentent certaines difficultés, on pourrait dire certains dangers, auxquels on échappe en se servant de la forme granulée, dont l'action d'ailleurs est plus puissante et plus rapide. J'emploie exclusivement les granules d'acide arsénieux à un milligramme, mais j'exige toujours que ces granules proviennent d'une pharmacie à produits irréprochables : la manipulation en est délicate, et si elle n'est pas faite avec tous les soins et tout le temps qu'elle exige, on risque d'avoir un dosage irrégulier, et alors, à côté de granules parfaitement inertes, vous en aurez d'autres qui contiendront le double, si ce n'est plus, de la quantité normale. Je règle cette médication de la manière suivante : Les granules sont toujours pris au commencement de chacun des deux principaux repas. Je commence avec deux par jour, et tous les huit jours j'augmente de deux jusqu'à ce que je sois arrivé à huit ou dix, selon les cas ; quand cette dose maximum est atteinte, je la maintiens indéfiniment, à moins qu'il ne survienne quelque phénomène d'intolérance, crampes d'estomac, inflammations oculaires, éruptions cutanées, vomissements, diarrhée ; alors je ne supprime point le médicament, je me borne à en diminuer momentanément la dose, et je reviens, aussitôt que possible, au maximum toléré. D'après les effets de l'acide arsénieux à doses massives, on pourrait croire que les vomissements et la diarrhée doivent être les plus fréquents et les plus précoces des symptômes d'intolérance, il n'en est rien : le plus souvent c'est la constipation qu'on observe ; les vomissements sont un peu moins rares que la diarrhée, mais c'est en somme la gastralgie qui oblige le plus ordinairement à restreindre la dose de la médication.

Ces réserves faites, il n'y a dans la maladie elle-même aucune circonstance qui doive faire interrompre l'administration de l'arsenic : il améliore puissamment le processus nutritif, et répond ainsi à l'indication morbide fondamentale ; il calme l'hyperkinésie vasculaire et l'excitation nerveuse, et remplit ainsi deux indications symptomatiques importantes ; enfin, il a une action antifébrile assez marquée pour combattre efficacement la fièvre in-

termittente vespérale, c'est-à-dire celle qui n'est pas liée
à une poussée pneumonique ou granuleuse aiguë : par
cette propriété, il obéit, dans une certaine mesure, à
l'indication fournie par le caractère consomptif de tout
mouvement fébrile. Aussi longtemps donc que le processus
phthisiogène garde les allures torpides qui en ont marqué
le début, aussi longtemps qu'il n'y a pas d'épisodes aigus
à fièvre pseudo-continue, la médication arsenicale doit
être maintenue au maximum toléré; et il en est exactement de même, le fer excepté, des moyens précédents.
Conséquemment, je peux résumer cet exposé en vous
disant que, dans les processus phthisiogènes chroniques,
mon traitement invariable et constant comprend le régime
spécial, la viande alcoolisée, le quinquina, l'huile de foie
de morue, l'arsenic, et accessoirement le fer ; à cette
médication interne j'ajoute, ne l'oubliez pas, les cautères
successifs dans les régions sous-claviculaires.

Lorsque la maladie évolue sans incident aigu, je n'apporte que des modifications de détail dans ma thérapeutique; mais, dans le cours des manifestations aiguës, ma
conduite est autre, et le traitement se rapproche de celui
que je vous ai fait connaître pour les processus phthisiogènes aigus. Je diminue l'alimentation au point de la
restreindre, si besoin est, aux bouillons et à la gelée de
viande; je supprime l'arsenic, le plus souvent aussi l'huile
de poisson, à moins que, par exception, elle ne soit bien
tolérée, et je donne la potion alcoolisée au quinquina,
selon les procédés que je vous ai précédemment exposés;
en même temps je poursuis le désordre local au moyen
de vésicatoires successifs, et, grâce à cette médication
stimulante et révulsive, je limite au minimum l'influence

toujours nuisible de ces poussées aiguës sur la marche
générale de la maladie. L'action de l'alcool suffit le plus
ordinairement pour maintenir la température à des chiffres moyens; parfois, cependant, il n'en est pas ainsi, et,
en raison du caractère consomptif de la fièvre, que vous
n'oublierez jamais, je l'espère, après l'insistance avec
laquelle j'y suis revenu, il convient d'introduire dans le
traitement un médicament antifébrile. Je donne la préférence à la digitale incorporée à la potion alcoolique,
ainsi que je vous l'ai précédemment expliqué : la dose
quotidienne varie de 50 centigrammes à un gramme;
mais elle doit être diminuée très-rapidement, et l'action du remède exige une surveillance attentive en
raison des conditions préalables du malade, lesquelles
sont de nature à faciliter et à hâter le collapsus spécial,
que détermine la digitale à doses immodérées ou trop
prolongées. Malgré la précaution du mélange alcoolique,
vous vous heurterez parfois à une intolérance absolue de
l'estomac; et la potion vineuse, qui était parfaitement
conservée, provoque des vomissements dès qu'elle est
additionnée de digitale. Il ne faut point alors s'obstiner;
dans ce cas, d'ailleurs très-rare, j'ai recours au sulfate de
quinine pour remplir l'indication tirée de l'intensité du
mouvement fébrile. — Lorsque la poussée aiguë est terminée, je rétablis peu à peu le régime qui était auparavant
suivi, je cesse les antifébriles, et je reviens à l'arsenic.
Mais si cette manifestation intercurrente a eu pour effet
d'aggraver d'une manière persistante les lésions pulmonaires; si, surtout, elle a provoqué le travail ulcératif de
manière à substituer à la phthisie imminente une phthisie effective, je ne me contente point de revenir aux

moyens primitifs, je fais continuer l'administration de l'alcool; ainsi que je vous l'indiquerai bientôt à propos du traitement de la phthisie confirmée.

C'est pour les sujets du groupe que nous étudions en ce moment que surgit la question des stations climatériques et des eaux minérales; cette question est d'autant plus intéressante au point de vue thérapeutique, que le malade est encore plus près du début du processus chronique qui annonce la phthisie. C'est alors vraiment que ces ressources, venant en aide à la médication, peuvent être d'une réelle utilité, à condition pourtant qu'elles soient appliquées avec discernement et opportunité. Or, sur ce terrain, bien des erreurs sont commises, faute de notions suffisantes sur les localités et sur les eaux, faute aussi de principes solides qui puissent guider sûrement la détermination d'après les indications fondamentales. C'est pour ce motif que je crois utile de vous entretenir un instant de ce sujet; je n'entends point le traiter *in extenso*, je veux simplement vous faire connaître rapidement ma pratique personnelle et vous exposer les principes qui la dirigent. Avant tout, ne perdez pas de vue la catégorie de malades dont il s'agit : ces individus n'ont point encore les désordres graves de la phthisie confirmée, mais ils présentent déjà des lésions appréciables dans les poumons ; ces lésions ont évolué sourdement, lentement, avec un début torpide d'emblée ; elles coïncident souvent avec des symptômes laryngo-abdominaux. Bref, l'état est celui qui a été longtemps décrit à tort comme le premier degré de la tuberculose ou phthisie chronique.

Les STATIONS CLIMATÉRIQUES, dans ces conditions déterminées, sont d'un choix facile en ce qui concerne la *station d'hiver.* Nous retrouvons ici notre principe des irritations accidentelles ; l'indication est évidente : il faut soustraire le malade aux influences pathogéniques issues des mauvaises conditions du climat et des oscillations brusques de la température ; mais, d'un autre côté, si l'on ne veut pas que cette précaution, salutaire en soi, devienne l'origine d'un danger réel, il faut pouvoir la concilier avec les exigences de l'hygiène générale, l'exercice et la vie en plein air. Cette double condition ne peut être réalisée en hiver que dans des contrées méridionales, distinguées non pas tant par l'élévation du chiffre thermométrique moyen, que par l'égalité de la température, par l'uniformité du mouvement de l'air et des autres circonstances météorologiques, et par une exposition qui mette à l'abri des vents violents et soudains qui soufflent du nord ou du nord-est. Cette dernière condition, qui est une des plus importantes, dépend avant tout de la configuration du terrain et des hauteurs qui l'avoisinent ; aussi, à latitude égale, et avec une différence de longitude et d'altitude quasi insignifiante, deux localités peuvent être en réalité fort dissemblables : l'une d'elles remplira de tous points l'indication première, tandis que l'autre n'y répondra que très-imparfaitement. Et que faudra-t-il pour cela ? Tout simplement que, dans cette dernière, les montagnes circonvoisines servant d'abri soient entaillées d'une gorge, qui laisse arriver, en en augmentant la force par le resserrement, les vents aigres qui s'élèvent en hiver. Ce n'est donc pas seulement la latitude et l'exposition en elle-même que vous avez à considérer dans le choix d'une station d'hiver, c'est avant tout la configuration topographique. La localité est-elle vraiment à l'abri des vents

froids, ou bien l'abri n'est-il qu'apparent? Voilà la question. Pour les stations très-éloignées de nous, qui doivent
à leur latitude un ensemble de conditions climatériques
toutes particulières, cette question n'a pas la même importance ; mais, pour les stations relativement rapprochées, pour celles de la Méditerranée par exemple, cette
considération reprend toute sa valeur, c'est elle qui doit
imposer le choix de la résidence : c'est là du moins la règle
que je suis, et que je vous conseille d'observer également.

Parmi les stations éloignées, je vous recommande à des
titres inégaux l'Algérie, la Corse; puis la Sicile, qui est
préférable; l'Égypte, qui mérite mieux encore de fixer
votre choix ; Corfou, qui est supérieur; enfin, et avant
tout, Madère. A tout malade que n'arrête aucun obstacle matériel je conseille cette dernière station, et ce
n'est qu'à son refus que je me rejette sur quelque
autre. Située par 32° 45' de latitude, sous une longitude de 12° 37' O., la ville de Funchal, capitale de l'ar-
chipel et séjour des malades, a une température moyenne
de 17°,14 centigrades pendant la saison d'hiver, et une
fixité thermométrique qui est un des caractères distinctifs
les plus remarquables du climat de Madère ; il n'y a que
6 à 7 degrés de différence entre les moyennes du mois le
plus chaud et du mois le plus froid.

Ce n'est pas tout : la ville, située sur le versant méri-
dional de la chaîne des montagnes qui traverse l'île, est
ouverte aux vents du sud venant de la mer, et efficacement protégée contre les vents du nord par des hauteurs
qui, sur quelques points, dépassent 6000 pieds. Vous
voyez là réalisées toutes les conditions d'une station d'hiver modèle; aussi les résultats obtenus sont-ils des plus

remarquables quand les malades en sont encore à la période initiale sans ramollissement, sans ulcérations. Je ne me bornerai pas à invoquer mon expérience qui ne porte que sur trois cas, dans lesquels le processus a été complétement arrêté après deux et trois séjours à Madère ; mais je vous renverrai au travail remarquable de Dührssen, dans lequel l'auteur a étudié, à un point de vue vraiment scientifique, non-seulement l'influence de la résidence à Funchal, mais le mode d'action des stations climatériques en général. Dührssen a fait également une catégorie à part des individus qui en sont encore à l'infiltration compacte du début, et sur neuf cas de ce genre, il a observé cinq cas de guérison complète, et quatre d'amélioration tellement notable, que les malades n'avaient pas voulu prolonger leur séjour. — Dans un second groupe l'auteur range les cas dans lesquels le ramollissement existe déjà, mais sans signe d'excavation ; ici encore la guérison est possible : il ne l'a vue qu'après une résidence d'un an et demi à trois ans, et elle est rare, mais l'amélioration est à peu près constante. Sur douze cas il y a eu deux guérisons, huit améliorations ; dans les deux autres faits, la maladie n'a pu être enrayée. — Je suis convaincu que si l'on joignait à l'heureuse influence du climat une thérapeutique plus réelle que celle qui est pratiquée d'ordinaire, les résultats seraient encore plus satisfaisants. — Dührssen a formé ses deux derniers groupes avec les cas à cavernes, en réservant pour le troisième ceux dans lesquels les excavations sont petites et entourées d'une zone de ramollissement peu étendue : sur dix faits de ce genre il a eu deux guérisons, trois améliorations, quatre aggravations, une mort. — Le quatrième groupe, composé de

trois cas seulement à cavernes et à délabrements pulmonaires très-considérables, contient trois décès. — L'auteur estime à deux ou trois hivers la durée nécessaire du
séjour, et il le recommande aussi pendant l'été aux individus irritables qui ont des infiltrations déjà étendues (1).
Pour ce cas particulier, je crois ce conseil acceptable,
parce que la moyenne thermique la plus élevée ne dépasse pas 24° centigrades ; mais pour les cas à lésions
commençantes, lesquels forment la majorité du groupe
que nous étudions, je ne puis me ranger à cette opinion,
pas plus pour Madère que pour les autres résidences
d'hiver : nous retrouverons cette question à propos des
stations d'été.

Les malades moins privilégiés qui ne peuvent se rendre
ni à Madère, ni à Corfou, ni dans aucune des régions
lointaines précédemment signalées, peuvent être dirigés
sur le midi de la France, l'Italie, le Portugal et l'Espagne.
Dans ces dernières contrées, l'Algarve et Malaga doivent
être particulièrement conseillés en raison de leurs conditions climatériques excellentes. En Italie, indépendamment des stations méditerranéennes sur lesquelles je vais
revenir, vous avez la ressource de Pise, dont la moitié
septentrionale, située sur la rive droite de l'Arno, est complétement exposée aux vents du midi, tandis qu'elle est
parfaitement à couvert contre les courants du nord et du
nord-ouest. Ou bien vous pouvez utiliser certaines parties
du Napolitain, Mola di Gaëta par exemple, et la rive sep-

(1) Dührsseu; *Ueber Ursachen und Heilung der Lungenschwindsucht
nach Beobachtungen auf Madeira* (*Deutsche Klinik*, 1866).

Voyez aussi l'excellent ouvrage de Gigot-Suard, *Des climats sous le
rapport hygiénique et médical*. **Paris**, 1862.

tentrionale du golfe de Naples. Quant aux stations méditerranéennes, je place au premier rang la station fran-
çaise de Menton, puis les villes italiennes de San-Remo
et Bordighera : ces localités, situées toutes trois dans la
Riviera di Ponente, présentent tous les avantages de température, d'exposition et d'abri que l'on peut trouver à
cette latitude ; mais entre les trois, Menton se distingue
encore par la réalisation plus parfaite de ces conditions
primordiales. Au second rang je place Cannes, dont l'em-
placement est déjà plus ouvert que celui des villes précédentes. Mais je ne puis consentir à faire figurer Nice
parmi les stations d'hiver recommandables aux valétudi-
naires : abri incomplet contre les vents septentrionaux,
variations brusques de la température, tels sont les inconvénients qui, selon moi, enlèvent à Nice l'importance
qu'on s'est efforcé de lui attribuer au point de vue médical. Du reste, aucune considération, aucun artifice
d'argumentation ne peut prévaloir contre les différences
frappantes que présente la végétation à Nice, d'une part,
à Menton, San-Remo et Bordighera de l'autre. Indépendamment de ces stations maritimes, le midi de la
France vous présente à Amélie-les-Bains, au Vernet, à
Pau, des résidences tout à fait appropriées, à des degrés
divers, à la classe de malades que nous étudions.

Quant aux stations climatériques d'été, je ne parle pas
des eaux minérales, auxquelles nous allons arriver ; l'indication qui doit en déterminer le choix est toute différente :
moyennant quelques précautions, il est facile dans cette
saison d'éviter les irritations accidentelles *a frigore*, et la
considération du caractère de débilité inhérent à la maladie domine à mes yeux toutes les autres. Il convient donc

de laisser de côté tous les climats qui, à un degré quelconque, méritent la qualification de débilitants; et de s'adresser exclusivement aux climats fortifiants. Cette action tonique présente plusieurs degrés qui ont été très-heureusement groupés par Lombard sous les dénominations caractéristiques que voici : climats *plus doux que toniques*; — climats *toniques et vivifiants*; — climats *toniques et très-excitants*. Cette influence, quoi qu'on ait pu dire, est principalement subordonnée à l'altitude; l'exposition, la configuration du sol, la disposition des ouvertures dans les vallées, ont une importance réelle pour le degré moyen de la température, l'état hygrométrique de l'air et la direction des courants; mais la question de hauteur domine toutes les autres, à ce point que le chiffre métrique de l'altitude est la caractéristique la plus certaine des divers groupes des climats de montagnes. Sur ce point des chiffres-limites, je m'éloigne un peu des conclusions de Lombard; jusqu'à 1100 mètres je considère le climat comme plus doux que tonique; de 1100 à 1300 mètres il est tonique et vivifiant; de 1300 à 1800 mètres il est tonique et très-excitant. C'est dans l'un de ces trois groupes que vous devez choisir les stations d'été, en vous guidant d'après l'âge et le degré des lésions, d'après l'intensité des symptômes de catarrhe, et d'après l'excitabilité du malade; le rapport est inverse entre ces circonstances et le degré de l'altitude; lorsqu'il s'agit simplement de climats plus doux que toniques, de 1000 mètres et au-dessous vous pouvez sans inconvénients vous dispenser de transition et faire succéder la station d'été à celle d'hiver; mais pour les autres groupes il est essentiel de procéder par des gradations ménagées, sinon le changement brusque de la pression barométrique pourrait donner lieu à de sérieux accidents.

Je ne puis aborder dans ses détails cette question d'itinéraire médical, dont le règlement varie d'ailleurs selon le point de départ et la destination finale, et je veux me borner à vous indiquer, d'après mon expérience, les stations types des trois groupes de climats de montagnes pour la Suisse, qui réalise avec une supériorité sans égale toutes les conditions favorables. Pour les altitudes de 500 à 1100 mètres (*premier groupe*), je vous signale en progression croissante de hauteur, Interlaken, dans le canton de Berne ; — Schœnbrunn (600 mètres), dans le canton de Zug ; — Meyringen (602 mètres) ; — Lauterbrunnen (791 mètres) dans le canton de Berne ; — Seelisberg (841 mètres) dans le canton d'Uri ; — Weissenburg (896 mètres) dans le canton de Berne ; — Gaïs (924 mètres) dans le canton d'Appenzell ; — Château-d'Oex (994 mètres) dans le canton de Vaud ; — Engelberg (1033 mètres) dans le canton d'Unterwalden. — Comme types du *second groupe*, de 1100 à 1300 mètres, vous avez les Ormonds dessous et dessus (1129, 1163 mètres) ; — les Diablerets (1170 mètres) dans le canton de Vaud ; — Grindelwald (1139 mètres) dans le canton de Berne ; bien que d'une altitude moins élevée que les deux localités précédentes, Grindelwald doit au voisinage des glaciers une température plus fraîche le matin et le soir, et, par suite, des oscillations thermiques très-accusées entre le milieu et les extrémités du jour ; cette station peut être considérée comme une transition entre le second et le troisième groupe. Il en est de même du Weissenstein (1282 mètres) dans le canton de Soleure. — Le *dernier groupe* est plus intéressant, à vrai dire, pour la période prémonitoire de la phthisie dont nous nous occuperons bientôt, que pour la phase des processus phthisiogènes constitués; cependant, quand les accidents sont tout à fait au début, quand il s'agit encore, moins d'altérations locales que de débilité constitutionnelle, les *premières* stations du groupe peuvent être utilisées avec avantage, à condition que le séjour ait été précédé d'une résidence dans quelqu'une des localités du groupe précédent. J'ai à vous indiquer ici Churwalden (1213 mètres) dans le canton des Grisons; — Rosenlaui (1350 mètres) dans le canton de Berne; — Rigikaltbad (1442 mètres) dans le canton de Lucerne; — Mühlen (1473 mètres) dans le canton des Grisons; — Zermatt (1623 mètres) dans le canton du Valais; — la Rigi-Scheideck (1648 mètres), dans le canton de Schwytz; — enfin les villages de la Haute-Engadine, notamment Samaden (1743 mètres); Sils-Maria (1798 mètres); Silvaplana (1798 mètres); Pontresina (1807 mètres); et Saint-Moritz (1855 mètres).

Les localités au-dessus de 1500 mètres ne figurent ici que pour rendre l'énumération complète, mais elles doivent être réservées exclusivement pour les individus qui sont encore à la période prodromique de la maladie, ou bien encore pour ceux qui, par des séjours successifs dans les régions moins élevées, ont obtenu l'accoutumance et une amélioration notable. Ces précautions exprimées, je m'inscris en faux contre l'assertion contenue dans quelques ouvrages de climatologie, à savoir que peu de personnes peuvent séjourner dans les climats au-dessus de 1200 mètres; l'expérience démontre qu'il n'en est rien, et c'est là une exagération fâcheuse qui peut, dans un cas donné, empêcher le médecin d'utiliser l'action vraiment révivifiante de ces stations suprêmes.

J'ai tenu, messieurs, à vous donner ces détails, fruits de mon expérience, sur la question trop négligée des stations d'été, mais j'insiste encore sur ce point, que c'est seulement pour les malades tout à fait au début que ces données trouvent leur application; pour ceux qui présentent déjà des lésions notables et persistantes, il y a mieux à faire que la simple cure climatérique, et la belle saison doit être mise à profit pour l'emploi des eaux minérales. J'appelle sur ce sujet toute votre attention ; car, je me trompe étrangement, ou bien la rénovation de la doctrine phthisiologique doit avoir pour effet de donner à cette méthode thérapeutique une direction plus rationnelle, partant plus sûre, et une importance plus considérable. Sur ce point encore, c'est uniquement de ma pratique personnelle et des principes qui la guident que je me propose de vous entretenir.

Il n'est pas une eau minérale qui exerce une action quelconque sur la granulation tuberculeuse elle-même, voilà un fait fondamental qui révèle aussitôt les véritables sources des indications; il n'y en a que deux, l'état constitutionnel — et le processus pneumonique ou catarrhal. Vous voyez par cela seul l'importance pratique énorme de la notion et du diagnostic des deux phthisies; tandis que dans la tuberculeuse le traitement thermal ne peut modifier que les lésions surajoutées à la tuberculose et provoquées par elles ; dans la pneumonique ou caséeuse, le traitement en agissant sur ces altérations, porte de fait son action sur le fond même de la maladie, et s'il est bien adapté à l'état constitutionnel qui, dans bon nombre de cas, est l'origine de ces processus phthisiogènes, il peut aussi prévenir la formation de nouveaux désordres. Telle étant la situation, les motifs de la détermination sont en réalité les mêmes que dans les catarrhes broncho-pulmonaires simples, et je divise les faits, au point de vue qui nous occupe, en deux groupes seulement : dans l'un je range les cas dans lesquels le processus pulmonaire coïncide avec une maladie constitutionnelle actuelle ou antérieure à laquelle il est rationnellement imputable ; ce sont les *phthisies secon-daires ;* — dans l'autre je réunis les cas dans lesquels le processus pulmonaire plus spontané, plus indépendant pour ainsi dire, ne peut être rattaché qu'à la débilité générale, à l'hypotrophie qui est la base commune de toutes les phthisies, ce sont les *phthisies primitives.*

Les unes et les autres peuvent être ou ne pas être tuberculeuses ; mais cette circonstance, si importante pour le pronostic, est dans l'espèce sans valeur notable, le traitement thermal agissant exclusivement, je le répète, sur les lésions pneumoniques, et non point sur la tuberculose.

Lors donc que je suis consulté sur cette question des eaux pour un individu affecté de processus phthisiogène chronique, je commence par examiner si ce malade a souffert de la scrofule, s'il présente des antécédents individuels ou héréditaires de goutte ou de rhumatisme, s'il a éprouvé quelque manifestation positive de cet état mal

défini qu'on appelle herpétisme; si les résultats de cet
examen sont entièrement négatifs, je conclus à l'existence
d'une *phthisie primitive*, d'un processus pneumonique
ou catarrhal lié tout simplement à l'insuffisance nutritive, et délivré de toute préoccupation à l'endroit des
maladies diathésiques ou constitutionnelles, je conseille
les eaux que l'expérience m'a démontrées être les plus
utiles pour atténuer les altérations locales, et amender
l'état général ; c'est vous dire que tout en recherchant les sources qui ont une action certaine sur les déterminations catarrhales, je me restreins à celles qui ne
peuvent ni par elles-mêmes ni par les conditions climatériques exercer une influence débilitante sur l'organisme.

PHTHISIES PRIMITIVES. — Le premier rang appartient ici
à la station d'*Ischl* dans le Salzkammergut, en Autriche ;
cette localité, située à une altitude de 426 mètres environ,
entourée de forêts de sapins, présente les avantages d'un
climat alpestre doux, et les eaux chlorurées sodiques que
l'on emploie généralement combinées avec du petit-lait
doivent à cet ensemble de conditions une efficacité réelle
sur le catarrhe phthisiogène simple ; j'ai eu maintes fois
l'occasion de le constater. — Chez les sujets excitables qui
ont eu des hémoptysies, ou qui présentent les conditions
organiques prédisposant à ces hémorrhagies, je préfère
les eaux de *Soden* aux environs de Francfort ; l'altitude
insignifiante de 145 mètres enlève à cette station les modifications barométriques et thermiques qui caractérisent
le climat de montagnes, et les eaux chlorurées sodiques
exercent leur action salutaire sur l'état des poumons sans
qu'on ait à craindre les fluxions hémorrhagipares, que

provoque parfois chez les individus prédisposés, l'abaisse-
sement de la pression barométrique. — Cette indication
complexe n'est pas moins bien remplie par les eaux
d'*Ems*; ces eaux, que l'on range parmi les bicarbonatées
sodiques, renferment une proportion de chlorure de sodium qui les rapproche des précédentes au point de vue
de la minéralisation, et l'altitude moins grande encore
(95 mètres) les rend parfaitement appropriées aux conditions particulières que je viens de préciser. — Les eaux de
Royat dans le Puy-de-Dôme, si voisines de celles d'Ems
par leur composition, remplissent également bien l'indication isolée tirée de l'état catarrhal, mais chez les hémoptoïques elles ne peuvent remplacer Soden ni Ems, en
raison de l'altitude de 450 mètres, et des conditions générales du climat. Cette réserve est plus impérieuse encore pour les stations de la *Bourboule* (848 mètres) et du
Mont-Dore (1046 mètres); mais cette contre-indication
une fois exprimée, je m'empresse de vous dire que ces
eaux, qui ont en commun la présence d'une quantité notable d'arsenic, répondent parfaitement à la double indication tirée des infiltrations pulmonaires et de l'altération du processus nutritif. Il est regrettable, précisément
en raison de l'efficacité des eaux, que les installations bal-
néaires de la Bourboule soient encore dans l'enfance; si
l'on veut conquérir pour les eaux de France la suprématie
dont ont joui jusqu'ici les eaux d'Allemagne, d'Autriche
ou de Suisse, il ne suffit pas, sachez-le bien, d'établir
avec la précision scientifique et l'autorité de l'expérience la
similitude de composition des eaux; il faut encore que
les appropriations matérielles des stations répondent aux
légitimes exigences des visiteurs, et cela sous le rapport

de l'agréable, aussi bien que sous le rapport de l'utile.
Tant que ce progrès indispensable ne sera pas réalisé, il
n'y aura pas lieu de s'étonner, ni de crier au parti pris, si
des médecins, soucieux du confort des malades, continuent
à les diriger vers des sources étrangères, quoiqu'ils
sachent très-bien que la France possède des eaux équiva-
lentes, sinon supérieures. Les eaux, les conditions climatériques, les installations et l'application pratique, voilà
les éléments divers que présente ce problème ; c'est en
fausser l'étude et la solution que de le réduire à l'une
de ces données.

Au groupe de faits que nous envisageons en ce moment
et que nous désignons sous le nom de *phthisies primitives*,
répondent deux autres sources thermales, dont les eaux appartiennent à un tout autre genre que les précédentes ; je
veux parler de Penticosa en Espagne, et de Weissenburg en
Suisse, dans le canton de Berne. La station de *Penticosa*
est située dans la région des hautes Pyrénées à 8500 pieds
environ au-dessus du niveau de la mer (Seco Baldor) ; ces
eaux sont classées en France parmi les sulfatées sodiques,
mais cette désignation laisse dans l'ombre le principe qui
les caractérise entre toutes, savoir une proportion énorme
d'azote ; aussi la qualification de salino-azotique usitée
en Espagne convient-elle beaucoup mieux. Par ses eaux
diluentes et sédatives, par son climat éminemment tonique,
la station de Penticosa est admirablement appropriée
aux indications : je n'ai eu jusqu'ici que trois malades
ayant fait la cure dans cette localité, et je vous affirme
qu'ils ont eu à s'en applaudir ; du reste l'expérience infiniment plus multipliée de mon savant et digne ami le
professeur Seco Baldor, de Madrid, témoigne de l'efficacité

remarquable de ces eaux, et comme moi il attribue une part égale à l'influence climatérique. Se fondant sur ses observations, ce médecin distingué pense même que l'altitude très-forte de cette station n'est point une contre-indication pour les hémoptoïques ; c'est là une question délicate que je ne puis encore trancher, et les règles que j'ai formulées il y a un instant vous montrent que sur ce point je me suis conformé aux préceptes classiques ; cependant depuis que j'ai vu des malades supporter sans accidents hémorrhagiques actuels ou ultérieurs le séjour des hautes localités alpestres, notamment de l'Engadine, ma confiance dans le précepte ordinaire est fortement ébranlée, et je me demande s'il n'y a pas eu là une conclusion basée sur l'induction plutôt que sur l'expérience. Il pourrait se faire que l'accroissement de l'amplitude des mouvements respiratoires, premier effet des climats élevés, compensât efficacement la tendance fluxionnaire provoquée par l'abaissement de la pression atmosphérique. Il convient d'attendre de nouvelles observations.

Les eaux de *Weissenburg* sont des sulfatées calciques situées dans le canton de Berne, au voisinage de Thoune à une altitude de 896 mètres ; elles ne renferment d'autre gaz que l'acide carbonique et l'affluence croissante des visiteurs de nationalité allemande et suisse témoigne de la légitimité de leur antique réputation.

PHTHISIES SECONDAIRES. *Scrofule.* — Lorsque l'examen attentif du malade démontre une subordination probable de la maladie pulmonaire à une scrofule, active ou éteinte, la situation est plus nette encore que dans le groupe précédent ; et en raison des rapports qui unissent la scrofulose aux processus caséeux de siége quelconque,

elle peut être considérée comme plus favorable au point
de vue du résultat final. Vous savez, messieurs, que deux
classes d'eaux minérales revendiquent avec raison le
traitement de la scrofule, ce sont les sulfureuses et les
chlorurées sodiques fortes que j'appelle pour plus de
clarté iodo-bromo-chlorurées. Je me détermine dans le
choix entre ces deux groupes d'après les considérations
suivantes : si la manifestation pulmonaire existe seule
sans autre accident de scrofule, 'si les phénomènes
communs de la maladie scrofuleuse ont cessé de se
montrer depuis plusieurs années déjà, je m'adresse aux
eaux sulfureuses, et les *stations pyrénéennes* vous donnent
d'abondantes et précieuses ressources pour remplir l'indication, puisqu'elles aussi joignent au bienfait de leurs
eaux les avantages des conditions climatériques. Si, au
contraire, la détermination pulmonaire n'est point isolée,
ou bien, si, à une époque peu éloignée encore, le malade a présenté quelqu'une des déterminations cutanées,
ganglionnaires, intestinales ou osseuses de la scrofule,
alors, considérant que j'ai à combattre non pas un effet
qui survit à sa cause, mais un effet produit par une
cause en activité, c'est contre cette dernière que je
dirige mes efforts, et les eaux chlorurées sodiques fortes,
auxquelles on peut ajouter selon les cas le traitement par
les eaux mères des salines présentent ici une incontestable supériorité. L'influence sur le processus pulmonaire
est moins rapide qu'avec les eaux sulfureuses, parce que
la médication est presque entièrement basée sur l'usage
externe des eaux, et qu'elle n'agit sur la détermination
viscérale que d'une manière indirecte par la modification

constitutionnelle ; mais dans les cas récents qui répondent fidèlement aux conditions que j'ai posées, le résultat, pour être plus lent, n'en est que plus solide. N'oubliez jamais qu'il y a tout à gagner à substituer le traitement des causes à celui des effets ; c'est là un précepte absolu qui est trop souvent négligé.

Vous connaissez les stations types de ce groupe d'eaux, *Salins* dans le Jura, — *Uriage* dans l'Isère, — *Lavey* en Suisse, dont les eaux sont combinées avec les eaux mères des salines de Bex, — *Kreuznach* et *Nauheim* en Prusse, voilà les principales : je vous en indiquerai une autre moins connue que vous pourrez utiliser à l'occasion dans les mêmes circonstances, c'est celle de *Montecatini ;* vous aurez soin seulement de ne pas donner à vos malades le renseignement géographique que l'on voit figurer dans quelques traités sur les eaux minérales, et qui place celles-ci en Savoie; les eaux de Montecatini sont en Toscane, non loin de Pise. C'est principalement aux iodures et aux bromures que les eaux de ce groupe doivent leur action thérapeutique ; mais c'est une erreur que d'assigner la plus grande richesse à cet égard aux eaux qui figurent en tête de cette énumération; cette supériorité revient sans contestation possible aux eaux de *Salsomaggiore* près de Parme, dont le nom ne figure même pas dans les ouvrages spéciaux sur la matière. La minéralisation de ces eaux est tellement forte qu'elles doivent être selon moi réservées pour les cas où les phénomènes de l'appareil respiratoire coïncident avec des manifestations torpides de scrofule profonde. Moins riches en iodures, les eaux de *Trescorre* dans le Bergamasque, répondent à la même indication.

Dans les cas douteux où les motifs d'une détermination exclusive entre les eaux sulfureuses et les chlorurées sodiques ne se dégagent pas avec toute la netteté désirable, je vous conseille tout particulièrement les eaux d'*Uriage* ou d'*Aix-la-Chapelle;* à la fois chlorurées sodiques et sulfureuses, elles sont tout à fait appropriées à cette situation ambiguë.

Goutte et rhumatisme. — Lorsque le catarrhe ou l'exsudat pneumonique suspect existe chez un individu qui, par lui-même ou dans sa famille, présente des antécédents positifs de goutte ou de rhumatisme, lorsque surtout le développement des accidents pulmonaires a suivi de près la disparition de manifestations arthritiques habituelles, alors vous ne pouvez faire mieux pour un traitement thermal que de choisir le *Mont-Dore,* ou bien les eaux sulfurées calciques de *Baden* en Suisse, de *Bath* en Angleterre, ou encore les sources bouillantes de *Casamicciola,* dans l'île d'Ischia. — La relation de cause à effet entre la maladie constitutionnelle et la détermination thoracique est toujours beaucoup moins certaine que dans les cas de scrofule; conséquemment, si la médication thermale ne démontre pas par une amélioration rapide la réalité de l'indication jusqu'alors seulement probable, il convient de ne pas persister dans cette voie, et de considérer comme une simple coïncidence le fait de la goutte ou du rhumatisme antécédent; malgré les apparences, la phthisie est bien et dûment primitive.

Dermatoses. — La situation est la même, sinon plus douteuse encore, dans les cas où le malade a présenté des manifestations cutanées de cet état constitutionnel auquel on a donné le nom d'*herpétisme.* Si, cependant, il y a

des raisons plausibles pour admettre une relation pathogénique entre les deux ordres de faits, il faut poursuivre
cette indication, et vous adresser pour cela, soit aux eaux
sulfureuses des Pyrénées, particulièrement à *Luchon*,
Cauterets, Baréges, soit aux eaux d'*Allevard* dans l'Isère,
de *Gréoulx* en Provence. La station de *Schinznach* en
Suisse peut être spécialement recommandée ; par la combinaison de l'eau sulfurée calcique avec la chlorurée
sodique forte de la station voisine de *Wildegg*, on obtient
des résultats vraiment remarquables. Les thermes d'*Acqui*
en Piémont peuvent aussi être signalés, et il est à peine
besoin de mentionner les eaux de *Louëche*, dont l'application, en pareil cas, est bien connue. Les eaux chlorurées sodiques que nous avons examinées à propos de la
phthisie scrofuleuse ne conviennent point ici, puisqu'il
s'agit de dermatoses qui ne sont pas liées à la scrofule ;
mais je ferai pourtant une exception pour les sources
arsenicales d'*Uriage*.

Tels sont, messieurs, les principes et les moyens de
mon traitement dans les processus phthisiogènes chroniques à début torpide. J'arrive à notre troisième classe
de faits, à la phthisie confirmée.

En l'absence d'état aigu, la période de phthisie, de ramollissement ulcératif des poumons, exige le même régime,
la même médication que la précédente, la viande crue
alcoolisée, le vin, l'huile de morue, le quinquina, l'arsenic, sont donc la base du traitement; bien des fois, j'ai
réussi de la sorte à prolonger la vie contre toute espérance, et je me rappelle entre autres une demoiselle
valaque de haute famille, qui a dû à cette méthode une
véritable transformation, grâce à laquelle elle a pu sans

danger entreprendre le lointain voyage qui devait la ramener dans son pays. Dans tous les cas, on obtient ainsi
une restauration générale des forces, qui est la condition
la plus puissante pour enrayer le progrès ultérieur des
lésions, mais souvent aussi cette génération organique a
pour effet la diminution, le rétrécissement des ulcérations
déjà effectuées, et parfois enfin la guérison complète,
lorsque la phthisie est purement caséeuse et que les ulcérations ne sont pas considérables ; vous vous souvenez
sans doute que les choses se sont passées de la sorte chez
le duc de.... et chez l'homme de Saint-Jérôme, dont je
vous ai rapporté l'histoire ; mais je vous rappelle que cet
heureux résultat est beaucoup plus rare dans les phthisies à évolution chronique que dans les phthisies à début
pneumonique aigu. — Dans les cas très-avancés, lorsque
les poumons sont creusés de cavernes multiples et étendues, l'amélioration de l'état local ne peut plus être es-
pérée ; mais même alors on peut agir sur l'état général,
assez puissamment pour prolonger la vie de plusieurs
mois. Dans ces conditions, je laisse de côté l'huile de foie
de morue, et je fais prendre quotidiennement une potion
vineuse alcoolisée de 25 à 40 grammes, selon les individus ; sous l'influence de ce traitement les forces se re-
lèvent, les fonctions digestives s'améliorent, l'expectoration diminue, les cavernes tendent à la dessiccation, les
sueurs deviennent moins profuses, et souvent aussi la
fièvre du soir finit par cesser. Les pertes organiques sont
ainsi restreintes, en même temps que la réparation nutritive est favorisée, et la maladie, dissociée pour ainsi dire,
est réduite aux désordres locaux devenus stationnaires ;
cette immunité de l'état général, qui assure la prolonga-

tion de la vie, peut durer très-longtemps s'il ne survient
pas de manifestation aiguë. Vous en avez un exemple remarquable chez la femme couchée au n° 29 de la salle
Sainte-Claire ; elle a les poumons, notamment le gauche,
ulcérés en plusieurs points ; quand elle nous est arrivée,
la détérioration générale de l'organisme n'était pas moins
profonde que les ulcérations locales, et si une thérapeutique énergique n'était intervenue, elle n'avait certainement que quelques jours à vivre. J'ai mis en œuvre les
moyens que je viens de vous indiquer, et peu à peu tous
les symptômes non pulmonaires se sont amendés, les
forces se sont relevées à ce point que, trois mois après le
début du traitement, cette femme a pu guérir d'un
pleurésie intercurrente ; depuis lors, quatre autres mois
se sont écoulés, et aujourd'hui l'état de la malade est si
satisfaisant, que je m'attends toujours à constater chez
elle une amélioration parallèle des désordres locaux. Il
n'en est rien pourtant, et je ne trouve aucune modification notable dans l'état physique du poumon. Les cavernes restent ce qu'elles étaient au début, un peu plus
sèches seulement, ce qui est important, vous le savez ;
mais, par mon traitement, j'ai mis cette femme en état
de résister efficacement à l'action destructive des lésions
dont elle est atteinte.

Ce fait, et bien d'autres analogues que j'ai déjà observés, fournissent un enseignement que je vous conjure de
ne jamais oublier : dans les cas mêmes où les désordres
des poumons sont bien évidemment irréparables, le médecin n'a pas le droit de rester dans l'inertie ; il ne peut
plus rien sur les altérations qui sont la base de la maladie,
soit ; mais il peut quelque chose encore sur l'organisme,

il peut lui donner les moyens d'une lutte plus prolongée, il peut accroître sa résistance, c'est là une indication vitale qu'il ne peut négliger sans méconnaître sa mission. — C'est pour la même raison qu'il convient de combattre sans relâche certains phénomènes purement symptomatiques qui contribuent grandement à la consomption du malade, je veux parler de la toux, de l'insomnie, des vomissements et de la diarrhée ; bien souvent vous les verrez se calmer d'eux-mêmes à mesure que, sous l'influence du traitement stimulant l'organisme reprendra ses forces ; parfois, pourtant, ils exigent une médication spéciale, et vous ne devez point omettre de l'instituer, sous le prétexte qu'elle ne répond qu'à des indications symptomatiques.

A plus forte raison en est-il ainsi pour le symptôme fièvre que vous devez attaquer résolûment et sans trêve. Ce n'est qu'un effet, je le concède, mais comme cet effet est nuisible par lui-même, il faut tout mettre en œuvre pour le faire disparaître ou l'amoindrir. On a peine vraiment à imaginer le degré qu'avait atteint le nihilisme thérapeutique sous l'empire d'une école médicale célèbre, qui a rendu tant de services à d'autres égards ; il y a peu d'années encore, j'ai entendu, moi qui vous parle, des médecins éminents professer qu'il est irrationnel et inutile de combattre la fièvre de la phthisie, puisque cette fièvre est provoquée et entretenue par un travail morbide local. Ne vous laissez point égarer, messieurs, par ces vaines subtilités, qui peuvent être séduisantes en théorie parce qu'elles ont pour elles une apparence de rigueur scientifique, mais qui conduisent à une détestable pratique, parce qu'elles transforment le médecin en un observateur désarmé. Dans le cas particulier que nous examinons, une semblable théorie ne peut être sérieusement soutenue, c'est une véritable hérésie médicale : pour moi, je ne vois ici qu'une chose, c'est que la fièvre, partout et toujours, est un processus de consomption, rappelez-vous mon quatrième principe, et qu'il y a par conséquent avantage à la restreindre, surtout dans une maladie qui, par tant d'autres phénomènes, concourt à la dégradation organique. — Bien souvent l'alcool, le quinquina et l'arsenic suffisent pour atténuer ou suspendre le mouvement fébrile ; cela se voit surtout lorsque le type est intermittent vespéral (type hectique), et que le degré thermique n'est pas très-élevé, de 38°,2 à 38°,8, par exemple. Lorsque ces moyens ne suffisent pas, j'ai recours aux antifébriles ordinaires, savoir : le sulfate de quinine et la digitale ; je m'adresse de préférence à cette dernière lorsqu'en raison des troubles de la circulation pulmonaire il y a des signes de dilatation et d'atonie cardiaques, le médicament répond alors à un double but ; dans les autres circonstances, j'emploie le sulfate de quinine à doses peu élevées, 50 à 80 centigrammes par jour, mais prolongées ; ou bien je prescris des pilules composées chacune de sulfate de quinine, 10 centigrammes, digitale, 5, et j'en donne, selon les cas, de 4 à 8 par jour. Je varie les doses, je change les procédés, mais je n'ai pas de répit jusqu'à ce que j'aie supprimé ou modéré la fièvre ; je suis soutenu dans cette voie par la certitude du bénéfice que le malade doit retirer de mes efforts.

Lorsque la phthisie, tout en étant confirmée, n'est pas très-avancée encore, vous pouvez utiliser les stations climatériques et thermales selon les mêmes principes que dans la période antécédente de la maladie ; l'altitude, contre laquelle se sont élevés pendant si longtemps des préjugés qu'on eût été fort en peine de justifier, n'est pas plus redoutable ici que dans l'autre groupe de cas, et les observations sur ce point sont aujourd'hui assez nombreuses pour qu'on puisse inscrire les climats élevés parmi les moyens de traitement de la phthisie pulmonaire imminente ou confirmée. Mais, entendons-nous bien, les déplacements ne doivent être conseillés qu'aux malades qui n'ont pas de fièvre continue, ou qui ne sont pas sous le coup d'une poussée aiguë éteinte, mais encore récente ; quand la fièvre est établie sous forme de quotidienne intermittente ou rémittente, il est infiniment plus sage de confiner le patient chez lui, ainsi qu'on le ferait pour tout individu affecté de phlegmasie aiguë.

J'ai distingué, au point de vue thérapeutique, un quatrième groupe de cas, ce sont ceux qui appartiennent à la période prémonitoire ou prodromique de la maladie. Les individus de cette classe ne présentent point encore de processus phthisiogène saisissable, mais ils doivent à des antécédents de famille fâcheux, ou à une débilité constitutionnelle innée, une condition organique suspecte qui peut faire redouter à bon droit le développement ultérieur de la phthisie. Ces individus ne sont point malades, ils sont prédisposés ; ce n'est pas de traitement qu'il s'agit pour eux, mais bien de prophylaxie, et vous pouvez juger par là de l'intérêt considérable qui se rattache à cet ordre de faits. Cette prophylaxie embrasse, à vrai dire, toute l'éducation physique ; sur ce terrain, les médecins sont partagés en deux camps : les uns

veulent arriver au but en soustrayant les enfants ou les
jeunes gens ainsi prédisposés, à toutes les influences
extérieures qui peuvent favoriser le développement du
mal; craignant à bon droit les bronchites et leurs suites,
ils se préoccupent avant tout d'en éloigner l'occasion au
moyen d'un confinement sévère, et de précautions minutieuses contre tout refroidissement; — les autres, portant plus loin et plus juste leurs vues, veulent qu'on
procède par endurcissement, et qu'on mette la constitution des individus en état de résister aux impressions
morbigènes, et de triompher facilement des indispositions
et des maladies provoquées par le froid. Cette seconde
méthode, de beaucoup supérieure à l'autre, est la seule
usitée en Angleterre et en Amérique; c'est aussi celle
que je suis moi-même, et que je vous conseille d'adopter,
si vous voulez mener à bonne fin cette entreprise aussi
délicate qu'importante.

J'ai exposé, dans mon *Traité de pathologie*, tous
les détails de ce traitement prophylactique, je ne veux
pas vous les redire ici; je me borne à vous rappeler
qu'il compte au nombre de ses moyens l'alimentation
substantielle, le vin, le quinquina, l'huile de foie de
morue et le fer. Aux individus qui peuvent se déplacer,
vous conseillerez les stations de Spa, de Pyrmont, de
Schwalbach, et, par dessus tout, les eaux puissantes
de Saint-Moritz; car, dans cette localité, l'action des
eaux, d'une richesse minérale exceptionnelle, trouve
un puissant adjuvant dans des conditions climatériques
qui sont par elles-mêmes on ne peut plus salutaires, en
ce qu'elles réalisent le type du climat tonique et excitant.
L'hydrothérapie à l'eau douce ou à l'eau de mer, l'exer-

cice journalier en plein air, l'équitation, constituent une autre série de moyens non moins puissants, non moins indispensables ; tout doit marcher de pair, il n'y a rien de superflu en présence de la gravité du but à atteindre. Vous vous garderez aussi d'une faute trop souvent commise, qui consiste à confiner le sujet à la chambre pendant la mauvaise saison, ou à l'étouffer sous des vêtements trop nombreux, sous prétexte de le préserver de tout refroidissement. Une fois l'habitude prise, elle peut difficilement être modifiée, tandis qu'on peut aisément, en agissant dès le début, aguerrir la constitution, et la mettre en état de tolérer, sans être affectée, les vicissitudes atmosphériques. Vous savez que nul mieux que Graves n'a tracé les règles à suivre à ce sujet, je vous renvoie à ses leçons avec une entière confiance.

Toutes les fois que la chose est possible vous devez prescrire la vie à la campagne en toute saison ; et si la résidence appartient aux climats débilitants de la plaine, vous ne devez pas vous en tenir là, et vous devez insister sur la nécessité d'un séjour de plusieurs mois, chaque année, dans un climat de montagnes ; il est parfaitement illogique, vous le pensez bien, d'abandonner à propos du climat l'indication fondamentale qui est d'aguerrir et de fortifier la constitution, car je ne sais pas d'agent tonique plus puissant que les climats élevés. Vous utiliserez donc les divers groupes de climats toniques que nous avons précédemment étudiés, et comme il s'agit ici non pas de maladie effective, mais de simple prédisposition, vous pouvez hardiment vous adresser d'emblée aux stations du second et du troisième groupe. Puis, si vous avez toute liberté, je vous engage à interdire la plaine et la ville, même dans la saison d'hiver, et à prescrire le séjour dans des stations moins élevées, mais appartenant aux climats de montagnes. Dans bon nombre de ces localités, on peut joindre à l'action salutaire du climat celle de l'hydrothérapie, et si vous vous conformez rigoureusement à cette méthode dans tous ses détails, vous observerez comme moi au bout de peu de temps de véritables transformations constitutionnelles ; c'est à ce point que lorsqu'il s'agit de jeunes gens et d'adultes on peut, en procédant par gradations dans cette accoutumance climatérique, arriver à leur faire passer l'hiver dans leur station d'été. C'est là ce que j'ai appelé la prophylaxie par l'acclimatement rigoureux, et ce procédé est à mes yeux le plus puissant de tous ceux qui composent la méthode générale de la prophylaxie par endurcissement.

Je termine ici mes études sur les phthisies pulmonaires ; puissé-je vous avoir convaincu de ces trois vérités : dualité de la phthisie ; — fréquence prépondérante de la phthisie pneumonique ; — curabilité de cette dernière jusqu'aux périodes les plus avancées. Si j'ai réussi dans cette tâche, j'ai la conscience de vous avoir donné un enseignement qui peut avoir l'influence la plus heureuse sur toute votre carrière médicale ; car je vous place armés, confiants et courageux en face d'une maladie devant laquelle on a trop longtemps cédé sans combattre.

VINGTIÈME LEÇON

DU CANCER DU POUMON. — DE QUELQUES CAS DE LÉSIONS CARDIAQUES.

MESSIEURS,

Le cancer du poumon se présente sous deux formes; il
est réuni en masse de manière à constituer une tumeur
dans laquelle toute trace de tissu pulmonaire a disparu,
et qui occupe la totalité d'un lobe, ou même la presque
totalité de l'organe; dans ce cas, le cancer du poumon est
une véritable tumeur intrathoracique; — ou bien il est

diffus, et alors il est déposé dans le parenchyme en noyaux disséminés et isolés, entre lesquels le tissu pulmonaire est normal ou simplement hypérémié. Cette dernière forme oppose au diagnostic de bien plus sérieuses difficultés que la précédente, je les ai signalées déjà dans une de mes leçons de la Charité, et j'ai indiqué les éléments les plus certains de l'appréciation clinique ; mais le sujet est assez intéressant pour que je ne craigne pas d'y revenir, à l'occasion du fait remarquable que nous avons eu récemment sous les yeux ; il porte avec lui quelques enseignements importants, et il démontre, en outre, la certitude de la méthode diagnostique que je suis dans tous les cas de ce genre.

Un homme âgé de cinquante ans est entré dans le service, salle Saint-Jérôme, n° 1, le 24 janvier 1872 ; il présentait de la dyspnée, de la toux, des douleurs thoraciques prédominant à droite, il accusait un affaiblissement considérable, mais il n'avait pas de fièvre ; il s'agissait donc évidemment d'une maladie apyrétique de l'appareil respiratoire. L'interrogatoire ne révélait aucun antécédent de famille suspect ; lui-même avait toujours eu une bonne santé, en ce sens qu'il n'avait jamais été obligé de s'aliter ; seulement il avait depuis plusieurs années une toux habituelle. Au mois de septembre 1871 la toux était devenue plus fréquente et plus pénible ; il s'y était joint une oppression légère mais permanente, un point de côté à droite ; et au commencement d'octobre, il y avait eu un crachement de sang peu abondant qui avait duré plusieurs jours ; le sang, toutefois, n'avait pas été rendu pur, il avait toujours été mêlé aux crachats ; depuis lors, ces phénomènes avaient persisté sans changement, mais

le malade avait constaté une diminution graduelle de ses
forces et de son embonpoint, et à la fin de décembre il
avait eu une nouvelle hémoptysie, présentant les mêmes
caractères que la première.

A son entrée à l'hôpital nous avons constaté à gauche
une sonorité normale, à droite une matité considérable
dans toute la hauteur depuis la base jusqu'à l'angle inférieur de l'omoplate; dans les régions mates les vibrations
vocales étaient diminuées sans être supprimées, et l'on
entendait à l'auscultation un souffle dur et de la bronchophonie; mais à la limite supérieure de la matité, le souffle
changeant de timbre était aigu, et la bronchophonie
prenait le caractère égophonique franc. En présence de
ces signes on ne pouvait douter de la présence d'un épanchement liquide dans la cavité pleurale droite; mais, remarquez bien ceci, tandis que la matité, le souffle dur et
la bronchophonie impliquaient un épanchement abondant,
la conservation des vibrations vocales et l'égophonie dé-
notaient sans conteste une couche mince de liquide; j'étais
amené par cette incompatibilité des phénomènes à cette
conclusion que la totalité des signes physiques n'était pas
imputable à l'épanchement, et que derrière la couche
liquide certainement peu épaisse, le tissu du poumon présentait des lésions capables de contribuer à la production
de la matité, du souffle et du retentissement vocal capables aussi d'assurer, malgré la présence du liquide, la
transmission des vibrations vocales.

Pour démontrer la justesse de cette conclusion il fallait
éliminer l'épanchement; j'y réussis au moyen des drastiques unis au calomel, et quelques jours plus tard, le
29 janvier, les modifications notables des signes physiques

ne laissent aucun doute sur la disparition du liquide et
sur l'existence de lésions pulmonaires bien autrement
importantes.

La matité est toujours générale à droite, mais on peut
aisément constater qu'elle n'est point égale partout; sur
certains points, notamment dans la région qui correspond
au hile du poumon, elle est absolument totale ; sur d'autres
elle est moins prononcée, il y a évidemment un mélange
de zones mates et de zones relativement sonores. Les
vibrations vocales existent partout, mais elles sont notablement accrues au niveau des points en matité complète.

Les phénomènes d'auscultation présentent la même
inégalité dans leur distribution : là où il y a la matité
forte et l'exagération des vibrations vocales, on perçoit un
souffle intense avec retentissement bronchique de la voix,
dans les autres régions il n'y a plus de souffle, on ne
trouve que quelques râles de volume moyen ; tout à fait à
la base il y a des frottements pleuraux. — Le côté gauche
ne présente aucune anomalie notable, on n'y entend que
quelques rhonchus disséminés. — La matité précordiale
n'est pas augmentée, les bruits du cœur sont normaux,
le premier est seulement un peu sourd. — L'expectoration, assez abondante, est composée de crachats muco-
purulents peu épais, ayant une teinte rosée des plus
évidentes.

En ce qui concerne les phénomènes stéthoscopiques,
je retrouvais ici une similitude absolue avec le malade
dont j'ai analysé l'histoire dans mes leçons de la Charité ; l'équivalent anatomique de ces phénomènes pouvait être dégagé sans difficulté aucune. Il y avait dans

le poumon droit des indurations circonscrites disséminées, et la plus volumineuse de ces indurations correspon-
dait à la région du hile; ce *diagnostic physique* pouvait être
affirmé sans réserve, il n'y avait place jusque-là pour
aucune incertitude ; la nature de ces indurations, c'est-
à-dire le *diagnostic nosologique*, restait seul à déterminer. Le siége de ces noyaux, l'absence complète de tout
phénomène de ramollissement à leur niveau, l'intégrité
du poumon gauche et des deux sommets ne permettaient
pas de songer à des indurations tuberculeuses; — la diffusion de la lésion éliminait la pneumonie chronique ; —
l'émaciation et le dépérissement d'une part, d'autre
part l'absence de tout signe de dilatation bronchique,
l'absence d'œdème aux membres inférieurs éliminaient
la sclérose pulmonaire ; — et, par cette exclusion rigoureuse j'étais conduit à affirmer, sans incertitude aucune,
l'existence d'un cancer diffus du poumon droit. Telle
est, messieurs, la marche par étapes que doit toujours
suivre le jugement de ces cas difficiles ; elle vous conduit
sùrement des signes stéthoscopiques bruts à l'état physique du poumon; après quoi la comparaison, la con-
frontation, si j'ose ainsi dire, de cet état physique avec
la marche et les caractères des autres symptômes, vous
amène non moins sùrement à la conclusion nosologique.

Notre malade a présenté un autre phénomène qui a été
longtemps regardé à tort comme un signe certain de cancer thoracique; il y avait dans le creux sous-claviculaire
droit un ganglion considérablement tuméfié, et uniformément induré, sans adhérence aux téguments; dans la
région cervicale ce ganglion était isolé, mais on en trou-

vait un semblable, quoique moins volumineux, dans le creux inguinal du côté droit.

Ce signe n'a point la signification univoque qui lui a été attribuée ; il est utile parce que dans les maladies chroniques des poumons il restreint le diagnostic entre le tubercule et le cancer, mais la conclusion pour être rigoureuse ne doit pas aller au delà ; la tumeur ganglionnaire ne devient un signe positif de cancer que lorsque vous avez pu par d'autres motifs éliminer la tuberculose. J'ai rapporté, en 1867, un fait dans lequel le diagnostic cancer avait été basé sur l'altération des ganglions cervicaux, et l'autopsie a montré une tuberculose généralisée du système ganglionnaire et des séreuses.

Dès le 1er février l'état du malade a présenté une aggravation considérable, les douleurs thoraciques extrêmement violentes ne pouvaient être atténuées pour quelques instants que par des injections sous-cutanées de morphine, la dyspnée était accrue ; le 3, au matin, on put constater la reproduction d'un épanchement peu abondant dans la plèvre droite. Le soir de ce même jour survint un assoupissement comateux que j'attribuai à de l'hydrocéphalie par trouble de la circulation encéphalique en retour, et le 5 le patient a succombé sans être sorti du coma.

L'AUTOPSIE a confirmé le diagnostic mais elle a montré des lésions bien plus étendues que nous ne l'avions supposé. — La cavité pleurale droite contenait une assez grande quantité de liquide citrin, parfaitement limpide ; quant aux lésions du poumon et des autres organes vous pouvez les constater vous-mêmes sur les pièces que je mets sous vos yeux. — Au niveau du hile du *poumon droit* est une masse volumineuse de cancer encéphaloïde, qui

pénètre profondément dans l'épaisseur du tissu ; cette
production a débuté selon toute apparence par les ganglions qui entourent les bronches ; ils sont fusionnés et
perdus dans le néoplasme, de sorte qu'il est impossible
d'en retrouver le moindre vestige ; les canaux bronchiques, les vaisseaux, traversent la masse dans laquelle
ils sont comme creusés, mais leur calibre est conservé,
leur forme est normale, ils n'ont subi aucune compression. Une section de haut en bas a été pratiquée sur toute
la longueur du poumon, et sur la surface de coupe que
je vous présente, vous pouvez voir des noyaux encépha-
loïdes disséminés dans toute la hauteur de l'organe ; leur
volume varie depuis celui d'une noisette jusqu'à celui
d'une grosse noix. La plèvre est grandement altérée ;
elle présente sur ses deux feuillets, mais principalement
sur le feuillet costal, un semis de nodosités cancéreuses,
et la lésion est à son maximum sur la plèvre diaphragmatique, où elle forme une véritable croûte continue et
bosselée. — Le *poumon gauche* est tout à fait sain, mais
sur la plèvre viscérale un examen attentif révèle la présence de quelques petites granulations à peine saillantes ;
si le malade eût vécu plus longtemps le processus eût été
certainement bilatéral.

Le *péricarde* contenait à peu près un verre de liquide
fortement sanguinolent ; comparez cet échantillon avec
la sérosité extraite de la plèvre, et vous pourrez apprécier le contraste des deux épanchements ; le feuillet cardiaque est criblé de plaques cancéreuses peu saillantes
tout à fait semblables à celles de la plèvre ; elles existent
sur tout le segment intra-péricardiaque de l'aorte, de
l'artère pulmonaire et des veines de ce nom ; ces dernières

toutefois sont un peu moins altérées. Sur l'aorte et l'artère pulmonaire, les nodosités se touchent de manière à former sur la face antérieure de ces vaisseaux une plaque continue dont l'épaisseur atteint presque 1 centimètre; sur leur face postérieure et sur les veines caves on retrouve des dépôts de même nature, mais beaucoup moins accusés. Le tissu du cœur, les orifices, les valvules, l'endocarde dans son ensemble, ne présentent aucune lésion. — Le *foie* est criblé de noyaux cancéreux de grosseur variable, mais les voies biliaires sont restées libres. Les autres organes abdominaux, l'appareil génito-urinaire, sont intacts.

Les *ventricules cérébraux* et le tissu sous-arachnoïdien renferment une quantité anormale de sérosité transparente, et l'on ne peut douter que l'hydrocéphalie n'ait été la cause immédiate de la mort ; mais en outre la *dure-mère* vous présente sur sa face externe des dépôts cancéreux en forme de champignons, qui sont disposés irrégulièrement sur la convexité de l'encéphale et dans les régions latérales voisines. Les dépôts volumineux sont au nombre de cinq; il y en a plusieurs autres très-petits qui font à peine une légère saillie. Parmi les productions volumineuses, deux surtout sont remarquables; l'une a perforé le crâne et est venue s'épanouir dans l'épaisseur du muscle temporal; l'autre est placée sur le trajet du sinus longitudinal supérieur, mais elle n'y exerçait qu'une compression insignifiante ou nulle, car il ne s'est pas fait de thrombose; la cavité est parfaitement libre.

Tel est ce fait remarquable, qui à plusieurs égards mérite encore quelques instants d'attention. J'ai fait ressortir déjà l'intérêt qu'il présente pour le diagnostic du can-

cer diffus du poumon, je ne reviens pas sur ce point ;
mais je veux vous faire remarquer que le malade, malgré
la multiplicité des lésions dont il était affecté, n'a présenté
aucun des phénomènes extérieurs de la cachexie cancéreuse ; il était amaigri comme on peut l'être dans toute
maladie longue qui entrave l'hématose, cause de vives
douleurs et entretient l'insomnie, mais il n'avait point la
teinte jaune-paille des téguments ; au contraire, la face était
légèrement violacée par suite de la gêne de la circulation
en retour ; et d'un autre côté, il n'a eu ni les coagulations
veineuses, ni les œdèmes fugaces que l'on observe si souvent dans le cours des cachexies.

Chez lui les effets mécaniques des produits morbides se
sont seuls manifestés, les effets dyscrasiques ont fait défaut ; ce fait n'est point absolument propre au cancer du
poumon, on le voit aussi par exception dans d'autres cancers viscéraux, mais en raison des connexions anatomiques et du rôle fonctionnel des poumons, c'est le cancer
de ce dernier organe qui présente le plus fréquemment
cette anomalie ; ce serait donc s'exposer à de constantes
erreurs, ne l'oubliez pas, que d'attendre la manifestation
de la cachexie pour asseoir le diagnostic ; c'est là un des
motifs de la difficulté du jugement clinique.

Ce n'est pas tout : le cancer pulmonaire de forme diffuse ne détermine pas les phénomènes de compression
qui constituent la symptomatologie si nette du cancer en
masse, et des tumeurs intra-thoraciques en général ; ces
symptômes de compression ne prennent naissance que
lorsque le cancer pulmonaire diffus coexiste avec une production isolée du médiastin, ou bien lorsqu'il présente
des prolongements qui, dépassant la limite du poumon,

s'étendent sur les divers organes, dont la compression se révèle par des désordres caractéristiques. Si ces conditions topographiques *sine qua non* ne sont pas réalisées, la morbiformation est parfaitement impuissante eu égard à la compression, quand bien même l'altération du poumon formerait au niveau du hile une protubérance extrinsèque. Les choses étaient précisément ainsi dans le cas actuel, et le malade n'a eu ni dysphagie, ni dysphonie, ni aphonie, ni accélération des battements du cœur, ni modifications des pupilles, aucun accident, en un mot, qui soit imputable à la compression; la dyspnée était l'effet direct de l'insuffisance pulmonaire résultant de la destruction du tissu, et les douleurs étaient en rapport, soit avec la lésion même du poumon, soit plutôt avec le processus pleural, — L'absence des phénomènes de compression vient donc s'ajouter à l'absence de cachexie pour obscurcir l'appréciation; aussi la forme diffuse du cancer pulmonaire, quand elle existe seule, ne peut-elle être reconnue avec quelque certitude que par les signes stéthoscopiques, ou plus précisément par la distribution et la persistance de ces signes, mises en regard de la marche générale de la maladie.

Dans quelques cas, les phénomènes de compression ne manquent pas totalement, mais ils sont incomplets, et, bien loin de reproduire le tableau clinique des tumeurs des médiastins. Ce qu'on observe le plus souvent alors, c'est la cyanose et la turgescence de la face et du cou, par suite de la gêne de la circulation dans les veines brachio-céphaliques et dans la cave supérieure; ce facies, qui est étranger aux maladies chroniques communes de l'appareil respiratoire, peut tromper, et fourvoyer le diagnostic à la recherche d'une affection du cœur imaginaire; il importe d'être prévenu du fait; chez l'individu dont je vous ai présenté les pièces, cet aspect cyanosé existait, mais à un degré fort léger; en revanche, je l'ai observé à son maximum d'intensité chez un monsieur de Lille, auprès duquel mon éminent confrère, le professeur Wannebroucq, me fit l'honneur de m'appeler au mois de février de cette année; il y avait chez ce malade un cancer diffus avec prédominance à l'un des sommets; la stase veineuse cervico-faciale avait été l'un des premiers phénomènes appréciables, et elle avait bientôt acquis un tel développement que, sans infiltration œdémateuse proprement dite, le visage était défiguré par une tuméfaction bouffie, résultant de la dilatation excessive de tout le réseau veineux; ce facies imposait l'idée d'une maladie du cœur, et cet organe était parfaitement sain; et, tandis que les canaux veineux cervico-thoraciques étaient comprimés au point de déterminer cette étrange altération, nous constations l'absence de tout autre symptôme de compression. Au mois d'avril suivant, je suis de nouveau mandé auprès du malade; la situation est la même au point de vue de la compression, les phénomènes de cachexie font complétement défaut, comme à l'époque de ma première visite, et peu de jours après le patient succombe à l'asphyxie lente, sans avoir eu un seul instant ni dysphagie ni altération vocale. Il n'y a pas eu d'autopsie, mais dans l'intervalle de mes deux visites une manifestation morbide s'était produite, qui apportait au diagnostic une confirmation absolue; la plupart des ganglions accessibles s'étaient tuméfiés et indurés, et de plus, de petites tumeurs non ganglionnaires étaient apparues sur divers points dans le tissu sous-cutané.

Chez notre malade de Saint-Jérôme, les dépôts cancéreux siégeant en dehors du poumon n'ont donné lieu à aucun phénomène symptomatique; les raisons de ce silence sont ici faciles à saisir. Les productions intra-péricardiaques n'avaient pas modifié la forme des vaisseaux, elles n'exerçaient donc pas une compression suffisante pour déterminer de l'œdème; d'une autre part, le feuillet pariétal de l'enveloppe était tout à fait sain, il avait gardé son aspect lisse et poli, il n'y avait donc pas les conditions nécessaires pour la production de bruits de frottement. Dans les derniers jours de la vie, un peu de liquide sanguinolent s'était épanché dans le péricarde, tandis qu'il se faisait dans la plèvre droite une effusion de sérosité, qui était parfaitement pure malgré l'existence de nombreuses productions cancéreuses sur cette membrane; ce détail mérite d'être noté, parce qu'il montre une fois de plus l'inconstance du rapport que l'on a voulu établir entre le cancer pleuro-pulmonaire et l'épanchement sanguinolent. — Le cancer du foie n'avait provoqué aucun symptôme parce qu'il ne s'étendait pas à l'estomac, et qu'il ne compromettait à aucun degré ni les éléments du hile ni les grands canaux sanguins et biliaires; il ne pouvait donc y avoir ni ictère ni ascite. Ce fait n'est point absolument rare; il faut bien se souvenir que certains cancers du foie par suite de leur disposition topographique ne déterminent aucun des symptômes ordinaires de la maladie, et ne peuvent être soupçonnés que par le développement d'une cachexie, dont aucune lésion saisissable ne peut rendre compte.

L'absence d'accidents cérébraux, malgré la présence de tumeurs multiples de la dure-mère, n'a rien qui puisse surprendre; vu leur situation originelle, ces tumeurs ne pouvaient exercer aucune influence sur le tissu nerveux, et, comme, dans leur développement ultérieur, elles ont marché vers la périphérie, l'immunité du cerveau a persisté jusqu'à la fin. On pourrait attribuer à ces néoplasmes une part prépondérante dans la production de l'hydrocéphalie ultime, cependant je suis peu disposé à accepter cette interprétation pathogénique; je crois plutôt que l'effusion séreuse a été causée par la gêne de la circulation dans le thorax, dont les effets ont été facilités par la fluidité anormale du sang. Je fonde cette opinion sur le siége même des tumeurs intra-crâniennes, qui n'apportaient aucun obstacle au cours du sang veineux, et sur un fait que j'ai observé à l'hôpital Saint-Antoine en 1867 : un homme d'une soixantaine d'années, profondément anémique, était atteint d'un cancer de l'*S* iliaque ; il était dans mon service depuis quelques semaines, lorsqu'il tomba dans un assoupissement comateux, et il succomba quatre jours plus tard. J'ai trouvé à l'autopsie une hydrocéphalie considérable, sans tumeur encéphalique ; la possibilité d'un épanchement séreux cérébral par le seul fait de l'altération du sang est par là démontrée ; *a fortiori* est-il admissible lorsque, à la dyscrasie se joint une gêne, même légère, de la circulation en retour ; je pense donc que c'est ainsi que les choses se sont passées chez notre malade, et que les tumeurs de la dure-mère ont été étrangères au développement de l'hydrocéphalie qui l'a tué.

Les pièces anatomiques que je vais maintenant vous présenter concernent des lésions cardiaques, et je pense que l'examen de ces faits peut fournir d'utiles déductions cliniques.

Nous avons eu pendant longtemps dans notre service, salle Saint-Jérôme n° 31, un vieillard affecté d'une hémiplégie gauche par embolie cérébrale, et d'une altération rénale qui avait donné lieu, pendant quelques jours, à de l'hématurie, sans albuminurie consécutive. L'origine de l'embolie cérébrale était une lésion organique du cœur, remarquable à la fois par l'intensité et par la netteté des signes physiques auxquels elle donnait lieu. Les phénomènes morbides étaient bornés à la pointe ; sur le foyer d'auscultation du ventricule droit dans la région xiphoïdienne, aucun bruit anormal ne pouvait être saisi ; là, comme au foyer aortique, comme sur celui de l'artère pulmonaire, les claquements étaient réguliers, et cette localisation absolue des symptômes dans la région de la pointe donnait à l'appréciation une facilité et une précision peu communes. Dans cette zone où l'on percevait à la main un frémissement cataire à maximum systolique, on entendait un bruit de souffle d'une force véritablement insolite, d'un timbre râpeux éclatant ; ce souffle, sans aucune contestation possible, était légèrement présystolique ; il débutait avant la systole, subissait un renforcement notable au moment de la contraction ventriculaire, puis il couvrait tout le petit silence et tout le second claquement, mais il ne dépassait pas la durée de ce second bruit, et n'empiétait point sur le grand silence ; celui-ci était vraiment silencieux, mais raccourci par l'apparition présystolique du souffle, à la révolution cardiaque suivante.

Le diagnostic ne pouvait être douteux : il s'agissait bien évidemment d'une double lésion de l'orifice mitral, insuffisance et sténose réunies ; le souffle si net du second temps était la conséquence du rétrécissement ; dans ce cas, en effet, le sang de l'oreillette ne se précipite plus assez librement, assez puissamment dans le ventricule pour y produire un ton, un claquement au début de la diastole ; en revanche, le sang vibre en passant sur le pourtour du détroit anormal qu'il traverse, de là un souffle à la pointe, au foyer des bruits du ventricule gauche et au second temps. Le souffle du premier temps et du petit silence était imputable à l'inocclusion de l'orifice qui laisse passer dans l'oreillette pendant toute la durée de la contraction ventriculaire une ondée rétrograde ; quant à la portion présystolique du souffle elle était, elle aussi, le fait du rétrécissement, et la pathogénie de ce souffle, qui est la même dans tous les cas de ce genre, doit être interprétée de la manière suivante : après la détente ventriculaire brusque qui marque le commencement de la diastole, c'est-à-dire au commencement du grand silence, l'oreillette ne se contracte pas, le sang tombe dans le ventricule par son propre poids ; et à ce moment là la force et la rapidité de la chute ne sont pas assez grandes pour produire des vibrations sonores dans la colonne liquide, et par suite un bruit de souffle ; mais, bientôt après, un nouvel agent intervient, c'est la contraction de l'oreillette ; à la chute quasi-passive du sang s'ajoute une propulsion active, la pression du liquide sur l'orifice rétréci augmente, les vibrations de la colonne liquide deviennent perceptibles, un souffle a lieu qui s'étend d'un moment quelconque du troisième temps ou grand silence jusqu'à la systole suivante ; c'est le souffle présystolique, qui serait mieux nommé souffle au troisième temps.

Dans le plus grand nombre des cas, le souffle présystolique et le souffle au second temps s'excluent ; l'un des deux seulement est entendu, et c'est de cette circonstance que sont nées toutes les controverses auxquelles a donné lieu le rétrécissement mitral : les uns lui attribuant exclusivement comme signe le souffle au second temps, les autres ne reconnaissant comme positif que le souffle présystolique ou au troisième temps. On sait parfaitement aujourd'hui que les deux éventualités sont également vraies, c'est-à-dire que le rétrécissement mitral détermine tantôt un souffle présystolique, tantôt un souffle au second temps ; on sait aussi que, dans d'autres circonstances, le rétrécissement peut être silencieux et ne produire aucun souffle ; toutes ces variétés tiennent à des conditions physiques que j'ai longuement analysées dans ma clinique de la Charité, et dans mon *Traité de pathologie ;* mais le fait que nous étudions en ce moment présente un intérêt tout particulier en ce qu'il montre la coexistence chez le même individu des deux souffles propres à la sténose mitrale ; il établit, par cela même, la valeur séméiologique de chacun de ces souffles ; il prouve qu'ils sont tous deux des signes de rétrécissement ; il démontre enfin que les conditions génératrices de ces souffles, qui sont généralement regardés comme exclusifs l'un de l'autre, peuvent être présentes chez un même malade. Ces déductions seraient moins nettes si nous avions chez notre homme des altérations multiples aux divers orifices, mais la limitation précise des lésions à l'ouverture mitrale, nous met à l'abri de toute erreur d'interprétation, et c'est encore là une des particularités qui rendent ce fait clinique précieux entre tous.

Il soulève en revanche une autre difficulté que je ne veux point vous dissimuler ; elle est relative aux conditions qui ont amené la réunion des deux souffles indicateurs de la sténose mitrale. Sans être absolument affirmatif je pense que c'est l'insuffisance des valvules qui est la cause de ce concours exceptionnel. Quelle est en somme la raison qui empêche si fréquemment, dans les rétrécissements bicuspidiens, la production du souffle au second temps ? C'est la faiblesse de la pression du sang qui commence à passer de l'oreillette dans le ventricule au moment de la détente brusque de ce dernier. Mais, supposez que cette pression soit notablement accrue, le liquide se précipitera dans le ventricule avec une augmentation de force proportionnelle à l'excès de pression ; cette force aura son maximum à l'instant même où commence la chute, et à ce moment précis, c'est-à-dire au second temps, la colonne sanguine entrera en vibration et produira un souffle ; cet effet du trop-plein est d'ailleurs borné au début de la chute ; une fois l'écoulement passif établi, il reste silencieux jusqu'au moment où intervient un nouvel agent de propulsion, c'est-à-dire jusqu'à la contraction de l'oreillette, jusqu'à la présystole. Dans ces conditions physiques définies, on peut parfaitement concevoir la coexistence d'un souffle au second temps et d'un souffle présystolique séparés par un grand silence amoindri. Eh bien ! messieurs, ces conditions sont parfaitement réalisées par l'insuffisance mitrale ; à chaque systole une

partie du sang qui devrait prendre la voie de l'aorte reflue dans l'oreillette, de là dans cette dernière un excès
de pression, proportionnel à la quantité de l'ondée rétrograde; puis, quand vient la détente, le liquide se précipite
dans le ventricule avec une force initiale accrue, dont
l'augmentation est en rapport avec l'accroissement de
tension, il vibre et il souffle; mais cet effet peut être momentané, parce que la chute en raison même de sa force
supprime dès son début l'excès de pression intra-auricu-
laire. Telle est, selon moi, l'explication de ces signes stéthoscopiques complexes; elle est applicable non-seulement
au fait que nous avons eu sous les yeux, mais à tous les
cas de sténose mitrale avec insuffisance, qui produisent un
souffle complet à renforcement systolique ne laissant libre
qu'une partie du grand silence.

Malgré l'insistance que nous avons apportée dans cette
recherche, nous n'avons pu saisir la cause de cette altération de l'endocarde; le malade n'avait jamais eu de
rhumatisme, il n'avait été affecté ni de pneumonie, ni de
pleurésie, il n'était point alcoolique; les palpitations et
l'oppression dont il souffrait avant son attaque d'apoplexie
étaient survenues lentement, graduellement, sans raison
saisissable; l'autopsie devait nous donner la raison de
cette étiologie négative.

En présence d'une semblable lésion du cœur, il
n'était pas difficile de déterminer l'origine de l'ictus
apoplectique et de l'hémiplégie dont cet individu avait
été atteint; une embolie s'était faite dans le cerveau,
à droite par exception, et la persistance de la paralysie, au même degré qu'au début, montrait que la
nécrobiose n'avait pas été prévenue par une circula-

tion collatérale assez rapide, et que l'infirmité était
définitive.

Les accidents qui se sont développés ultérieurement
dans l'appareil rénal, et qui ont décidé de l'entrée du
malade à l'hôpital en raison de l'abondance de l'hématurie, méritent de fixer un moment notre attention ;
ces hématuries, qui se sont répétées pendant plusieurs
jours, coïncidaient avec de vives douleurs dans les régions rénales, notamment à gauche ; elles se présentaient chez un homme qui avait dépassé la soixantaine, et qui n'avait aucun des symptômes de la lithiase
rénale ou de la pierre dans la vessie, elles devaient
forcément éveiller l'idée d'un cancer des reins ; mais, si
au lieu d'envisager ce groupe de phénomènes isolément,
on avait soin de tenir compte, et de la lésion du cœur, et de
l'embolie cérébrale qu'elle avait produite, on arrivait à
une tout autre conclusion ; en clinique, voyez-vous, ce
n'est qu'avec une extrême circonspection qu'il faut admettre des causes multiples pour les accidents divers dont
un malade est affecté ; on ne doit accueillir une semblable
conclusion que s'il est vraiment impossible de rattacher
l'ensemble des phénomènes morbides à une cause unique ;
c'est là pour moi un principe fondamental. Or, dans le
cas actuel, la lésion du cœur pouvait rendre compte des
symptômes rénaux aussi bien que de l'hémiplégie ; il y
avait donc lieu de se ranger à cette interprétation et d'attribuer les hématuries et les douleurs à des infarctus produits par l'embolisme de quelques branches des
artères rénales. La cessation des hémorrhagies qui eut
lieu quelques jours plus tard, l'absence d'albuminurie à

la suite, étaient aussi de puissants arguments en·faveur de cette manière de.voir.

Après quelques semaines de séjour dans le service, ce malade a succombé dans le marasme, sans avoir présenté d'autres phénomènes, sans avoir eu, fait notable, d'autre trouble imputable à l'altération du cœur, qu'un œdème médiocre des membres inférieurs, lequel remontait à peine jusqu'aux genoux. L'autopsie nous a donné les pièces que je mets sous vos yeux. Les reins présentent des infarctus multiples à différents degrés d'involution ; il sont moins nombreux, mais plus volumineux dans le rein gauche, au niveau duquel le malade avait accusé les plus vives douleurs. — L'hémisphère cérébral droit est creusé d'un vaste foyer de ramollissement qui intéresse non-seulement le tissu hémisphérique lui-même, mais aussi le corps strié ; la nécrobiose est totale et parvenue à l'état de bouillie laiteuse.

Le cœur est peu augmenté de volume ; il y a de l'hypertrophie avec dilatation du ventricule droit, effet constant, comme vous le savez, de l'insuffisance mitrale ; les valvules et les orifices de ce côté sont intacts, il en est de même à gauche pour l'orifice aortique, l'endocarde n'a même pas la rigidité qu'on aurait pu lui supposer d'après l'âge du sujet. L'orifice mitral présente une altération qui répond mathématiquement au diagnostic formulé, mais l'insuffisance et le rétrécissement résultent d'une lésion absolument. exceptionnelle, c'est le premier exemple que j'en vois. Il n'y a pas trace d'endocardite; de la circonférence d'attache de la lame droite de la valvule naît une excroissance de forme ovoïde, dont la grosse extrémité inférieure présente le volume de l'extrémité de

l'index; cette végétation occupe une partie de l'espace
intercepté par les deux lames de la valvule, mais elle descend de quelques millimètres plus bas qu'elles; la partie
supérieure par laquelle elle est fixée est assez mince
relativement à l'autre extrémité, pour mériter le nom
de pédicule; mais ce pédicule rétrécit d'une fraction
égale à son volume le pourtour supérieur de l'orifice, et
ce rétrécissement va croissant de haut en bas, en raison
de la forme ovoïde de cette production. Par sa face
externe, je dis externe relativement à la lumière du canal
mitral, elle adhère à la lame valvulaire; il est donc absolument certain que ce polype, car c'en est un cette fois,
et ce nom dont on a si fort abusé est pour le coup tout
à fait opportun, empêchait l'occlusion de l'orifice en
même temps qu'il le rétrécissait dans toute la longueur
des valvules.

Il suffit de jeter un coup d'œil sur la pièce que je vous
présente pour apprécier ces dispositions et les désordres
fonctionnels dont elles étaient l'origine; nous avons ici un
de ces cas dans lesquels la précision des signes observés
pendant la vie et la netteté des lésions constatées après la
mort permettent une adaptation parfaite des deux ordres
de phénomènes, de telle sorte que l'enseignement séméiologique qui en ressort est d'une valeur absolue. — Sur
la face non adhérente du pédicule vous pouvez distinguer
de petites saillies inégales et comme déchirées; c'est de là
selon toute apparence qu'ont été successivement déta-
chés les éléments des embolies, car tout le reste de la
petite tumeur présente une surface lisse et polie. Ce polype est constitué par du tissu conjonctif d'une densité
notable, et vous pouvez comprendre maintenant pourquoi

nous n'avons trouvé chez le malade aucune des causes ordinaires des lésions organiques du cœur.

Un jeune homme de vingt-deux ans, de constitution assez faible, est entré dans notre salle Saint-Jérôme, il y a un mois environ, pour se faire soigner d'un rhumatisme articulaire aigu. Cette attaque était forte à en juger par le degré de la fièvre qui dépassait 39°,5 le soir de l'entrée, et par l'intensité et la généralisation des douleurs; cette atteinte était la seconde, une autre avait eu lieu deux ans auparavant, à la suite de laquelle ce jeune homme n'avait conservé aucune incommodité appréciable; il ne devint pas sujet à des palpitations, il conserva la même aptitude au travail et au mouvement, la même agilité pour monter les escaliers; bref, une fois ses douleurs articulaires disparues, il se retrouva dans le même état de santé qu'auparavant. Le fait est notable, messieurs, je vous prie de le remarquer; car nous trouvions chez le malade le lendemain de son arrivée, c'est-à-dire au troisième jour de son attaque, un souffle systolique prolongé à la pointe du cœur, ce souffle était trop rude pour pouvoir être attribué à l'invasion d'une endocardite actuelle, il était évidemment le reliquat de la première manifestation rhumatismale, nous en avons eu la preuve quelques jours plus tard, lorsqu'une détermination endocardiaque, vraiment nouvelle, est venue modifier totalement les signes stéthoscopiques fournis par la région précordiale. Ce garçon a donc eu évidemment il y a deux ans une endocardite localisée sur la valvule mitrale; cette endocardite est restée inaperçue ou du moins elle n'a donné lieu à aucune médication spéciale, et elle a laissé sur les lames membra-

neuses quelque dépôt définitif, qui, tout en produisant le
souffle, type de.l'insuffisance bicuspide, n'a déterminé aucun désordre dans le fonctionnement du cœur, ni dans
l'équilibre circulatoire.

Ce jeune homme avait habituellement le teint peu
coloré, mais dès les premiers jours de sa maladie il devint d'une pâleur de cire, de manière à nous offrir le type
parfait de cette *febris pallida* dont les anciens ont fait à
juste titre un des caractères distinctifs de la fièvre rhumatismale. Il était depuis six jours dans le service et tout
indiquait une évolution favorable, lorsque au matin du
septième jour nous constatons une recrudescence fébrile
dont l'examen du cœur vient bientôt rendre compte : dans
toute la région de la pointe il y a des frottements perceptibles à la main et à l'oreille, et au lieu du souffle systolique limité, dont la veille encore nous avions noté la
présence, nous trouvons un souffle diffus qui empiète sur
le petit silence, et qui à la pointe, au foyer xiphoïdien, au
foyer aortique, masque entièrement le premier claquement normal ; ce premier bruit n'existe plus qu'à gauche
du sternum au niveau de la troisième articulation syn-
chondro-costale, c'est-à-dire au foyer de l'artère pulmonaire. La conclusion est évidente ; il s'agit d'une péricardite sèche circonscrite pour le moment à la région de la
pointe, et d'une endocardite généralisée qui modifie toutes
les valvules sauf celles de l'artère pulmonaire. — Le lendemain la péricardite s'est étendue, les frottements sont
beaucoup plus forts là où ils existaient la veille, et ils
peuvent être perçus dans la totalité de la région ; l'endocardite est dans le *statu quo*, mais le jour suivant il n'en
est plus de même, et, tandis qu'on entend toujours à l'ori-

.fice aortique et à l'orifice tricuspide un souffle systolique
qui laisse parfaitement saisir le second bruit normal, à la
pointe les choses ont changé : il y a un souffle dur au second temps, lequel fait suite sans interruption au souffle
du premier temps aux dépens du petit silence complète-
ment effacé. Conséquemment sur les valvules de l'aorte
les lésions de l'endocardite n'ont d'autres effets que de
rétrécir un peu l'orifice et de faire vibrer la colonne sanguine à son passage, de là le souffle au premier temps
avec intégrité du second bruit ; à l'orifice tricuspide l'altération détermine simplement une occlusion imparfaite
des valvules, une légère insuffisance qui se traduit, elle
aussi, par un souffle systolique xiphoïdien avec persistance du second bruit ; mais à l'orifice mitral les produits
inflammatoires sont plus abondants et situés vraisemblablement au pourtour même de l'ouverture ; non-seulement ils empêchent l'occlusion de la valvule, déjà compromise du reste par l'attaque d'il y a deux ans, mais
encore ils rétrécissent l'aire de l'orifice et donnent lieu,
si je puis ainsi dire, à une sténose mitrale aiguë.

La recrudescence fébrile provoquée par l'endo-péricardite a été de courte durée, et ces lésions si graves par
leur siége et leur étendue n'ont pas empêché la guérison
du rhumatisme, en tant que maladie articulaire ; du
dixième au douzième jour la fièvre est tombée pour ne
plus reparaître, les douleurs ont cessé, si bien que le malade regagna la liberté complète de ses mouvements dans
toutes les jointures ; mais l'altération du cœur a persisté,
ou pour mieux dire, est allée s'accentuant de plus en
plus ; le processus générateur aigu était éteint, ses effets
subsistaient dans la phase apyrétique et torpide, qui est la

seule qu'on observe généralement dans les altérations organiques du cœur. Les phénomènes stéthoscopiques ne se sont plus modifiés, ils ont seulement pris plus de rudesse, un timbre plus râpeux surtout à la pointe, et peu de jours après la chute de la fièvre, les souffles ne différaient en rien de ceux qu'aurait pu donner une lésion semblable remontant à plusieurs années; du reste, souffle au premier temps à l'orifice tricuspide et aortique, souffle continu du premier et du second temps à la pointe, deux bruits normaux dont le premier était difficilement perceptible à l'orifice pulmonaire, tous ces signes persistaient sans changement; les frottements péricardiaques étaient de plus en plus forts, mais au lieu d'être également entendus dans tous les points de la région comme les premiers jours, ils avaient disparu par places, de sorte qu'on trouvait disséminés sans ordre entre les points à frottements, des points silencieux qui n'avaient certainement pas existé dans le début; cette particularité qu'il était très-facile d'apprécier en se servant d'un stéthoscope d'un très-petit diamètre, jointe à ce fait que les changements de position du malade n'apportaient aucune modification ni dans les frottements eux-mêmes, ni dans les rapports respectifs des points bruyants et des points silencieux, était pour moi la preuve d'adhérences partielles entre les deux feuillets du péricarde. J'appelle votre attention sur ce signe qui est nouveau, et je vous prie de bien vous pénétrer des conditions dans lesquelles il est vraiment révélateur: Si je n'avais observé cette péricardite qu'à cette seconde période, alors qu'il y avait déjà ce mélange de zones à frottements et de zones muettes, je ne pouvais tirer de là aucune conclusion relativement à des adhérences, je devais tout simplement admettre que la péricardite n'était pas générale; mais je constate pendant plusieurs jours la présence de frottements littéralement étendus à la totalité de la région, puis je vois les bruits disparaître par places, tandis qu'ils persistent à côté avec une force égale sinon plus grande; enfin, je constate que cette disposition est définitive, elle n'est donc pas imputable à un commencement de résolution, et ma conclusion est la seule possible : des adhérences partielles ont fait disparaître les frottements sur certains points. Dans ces conditions la valeur de ce signe est absolue, et je m'applaudis d'avoir eu l'occasion de vous le faire connaître, à propos d'un cas où il a été observé avec toute la précision désirable. *L'extinction partielle disséminée des bruits de frottement dans le cours d'une péricardite qui a produit d'abord des frottements généralisés sur tous les points, est un signe d'adhérences partielles du péricarde.*

Dans cette situation si grave, l'état du malade fut pendant quelques jours assez satisfaisant; à notre grande surprise il n'avait pas de dyspnée, il toussait à peine, il conservait la même pâleur qu'au début, nulle part nous ne trouvions d'œdème, l'urine n'était pas albumineuse.

C'est en grande partie au séjour continuel au lit que j'attribue cette immunité temporaire.

Les lésions du cœur bornaient leurs effets, en apparence du moins, aux signes stéthoscopiques; les phénomènes de l'hématose insuffisante, qui est certaine en pareil cas, ne se traduisaient que par l'inertie du processus nutritif, par l'affaiblissement rapide, et par un amaigrissement qui déjà vers le vingtième jour éveillait l'idée d'un

marasme prochain. En voyant se prononcer de plus en plus
les signes physiques du rétrécissement mitral, je m'attendais à chaque instant à une hémorrhagie pulmonaire
malgré l'existence de l'insuffisance tricuspide; sur ce
point mes prévisions ont été réalisées, mais par une altération tout à fait exceptionnelle, qui ne permettait pas de
reconnaître l'hémorrhagie pendant la vie. — Un matin
on nous dit que le malade a été pris dans la nuit d'une
oppression assez considérable, je constate pour la première fois un peu d'œdème aux membres inférieurs, une
teinte légèrement cyanosée de la face et des extrémités;
l'oppression persiste et augmente dans la journée, le
lendemain le patient est dans l'assoupissement que détermine si souvent l'anoxémie à la période ultime des
maladies du cœur, et le jour suivant il meurt en cet
état; c'était le vingt-neuvième jour depuis le début de
l'attaque de rhumatisme, le vingt-deuxième depuis l'apparition des accidents cardiaques, il y avait dix-sept jours
que la fièvre et les manifestations articulaires avaient
complétement cessé.

Voici les pièces anatomiques. La péricardite s'affirme
par la présence d'un revêtement néo-membraneux à
saillies inégales qui occupe principalement, mais non
exclusivement la face antérieure du cœur et le feuillet
correspondant du péricarde; cette péricardite est sèche,
malgré la longueur de l'agonie, il y a à peine quelques
gouttes de liquide, et il ne pouvait en être autrement en
raison des adhérences multiples qui cloisonnent la cavité;
notez bien ces adhérences qui démontrent la valeur du
nouveau signe que je vous ai indiqué. — L'endocardite
est vraiment générale, car non-seulement elle occupe les

valvules en des points que nous allons préciser, mais sur
les colonnes charnues, sur les muscles papillaires, vous
pouvez voir l'endocarde épaissi et opaque, et ces modifications, surtout en raison de l'âge du sujet, dénoncent
à coup sûr un processus inflammatoire. Les valvules pulmonaires sont intactes, ainsi que nous l'avions reconnu ;
mais vous avez un exemple d'une lésion fort rare, il y a
une endocardite tricuspide ; les trois lames de la valvule
sont rigides, boursouflées, l'une d'elles présente sur sa
face intérieure près du pourtour de l'anneau des dépôts
granuleux multiples ; la perte, au moins partielle, de la
souplesse des lames explique parfaitement l'insuffisance
que nous avons diagnostiquée d'après le souffle systolique xiphoïdien. J'insiste expressément sur cette altération, d'abord en raison de la justesse du diagnostic, laquelle
démontre une fois de plus l'importance pratique de nos
quatre foyers d'auscultation du cœur ; puis, en raison de
sa rareté qui est vraiment extrême, sauf, vous le savez,
chez les nouveau-nés. — L'état du ventricule gauche est
rigoureusement conforme au diagnostic formulé ; l'endocardite des colonnes charnues, des muscles papillaires, est
plus accusée qu'à droite ; l'épreuve de l'eau démontre
que les valvules aortiques sont suffisantes, mais elles sont
rugueuses, turgescentes, indurées, de là le souffle systolique au foyer de l'aorte avec conservation du second
bruit normal. Quant aux lésions de l'orifice mitral, elles
dépassent tout ce que l'on voit d'ordinaire ; les valvules
déformées par les dépôts qui les recouvrent sont reve-
nues sur elles-mêmes et remontées vers l'anneau, elles
ont perdu tous leurs caractères de lames membraneuses,
et représentent de grosses nodosités rugueuses adhé-

rentes entre elles de manière à former une sorte d'enton-
noir à sommet inférieur; l'insuffisance est donc aussi
complète que possible ; en fait, au point de vue de la
fonction, il n'y a plus de soupape. L'orifice mitral est
tellement rétréci qu'il admet à peine l'extrémité du petit
doigt ; après incision, sa circonférence ne mesure que
41 millimètres et demi au lieu de 93 à 95 millimètres,
moyenne chez l'adulte ; eu égard au degré de la sténose,
je ne connais pas un autre exemple semblable à celui que
nous avons sous les yeux. En présence de cette altération
colossale, qui entravait au maximum la déplétion des
veines pulmonaires, on a peine à concevoir l'absence de
rupture vasculaire dans les poumons ; je ne vois à ce fait
qu'une seule explication, c'est l'insuffisance tricuspide
qui diminuait d'autant l'ondée sanguine dans l'artère
pulmonaire ; mais même en tenant compte de cette insuffisance qui, à ce point de vue, peut être dite compensatrice, l'absence d'hémorrhagie considérable reste tout à
fait insolite ; il en est de même du défaut de cyanose et
de stase cervicale. — Avec une endo-péricardite aussi
étendue, on devait supposer que le tissu du cœur était
devenu graisseux ; cette présomption a été confirmée par
l'examen microscopique qu'a bien voulu pratiquer avec
son zèle ordinaire, mon interne M. Sevestre ; il y a une
dégénérescence granulo-graisseuse des fibres musculaires
dans toute la couche superficielle sous-jacente au péricarde ; même à l'œil nu, vous pouvez voir que cette couche
contraste par sa décoloration avec les parties profondes
du myocarde.

Je vous ai dit qu'il n'y a pas eu d'hémorrhagie pulmonaire ; vous voyez, en effet, que les poumons ne pré-

sentent ni infiltration ni foyer, il n'y a donc certainement
pas eu d'hémorrhagie dans le sens ordinaire du mot ;
mais il y a eu non moins certainement des hémorrhagies
punctiformes extrêmement nombreuses, c'est la seule
interprétation possible de l'altération vraiment singulière
des poumons ; je n'ai, pour ma part, jamais rien vu de
semblable, et je ne pense pas qu'une lésion de ce genre
ait été signalée dans des conditions pareilles à celles de
notre malade. Si vous examinez à l'œil nu la surface de
ces poumons, vous la voyez piquetée dans toute son
étendue d'un semis rougeâtre ou rouge-brun qui rappelle, sauf pour l'intensité de la teinte, l'aspect des poumons pigmentés des vieillards ; les taches qui composent
ce semis sont régulièrement rondes, bien isolées les unes
des autres, en aucun point vous ne les trouverez confluentes. Le microscope démontre que ces taches sont
formées par de petits amas de granulations d'hématine
disséminés à la surface des organes. Cela est déjà fort singulier, car ce n'est pas de la sorte que se présentent les
hémorrhagies capillaires punctiformes, lorsqu'elles sont
récentes. Mais ce n'est pas tout : sur une coupe pratiquée dans l'épaisseur du poumon, vous retrouvez des
points qui ont la même apparence et la même nature que
les précédents ; puis, vous remarquez en outre, de petits
îlots d'un brun rouge, ayant tous les caractères extérieurs
des points de pneumonie miliaire au début. Or, dans ces
points-là, qui sont en minorité relativement aux précédents, le microscope montre encore des granulations
d'hématine, mais ces granulations au lieu d'être libres
sont contenues dans des cellules d'apparence épithéliale.
Cette disposition est très-facile à constater, elle est si

nette qu'elle ne permet aucun doute, et je vous prie de
l'observer vous-mêmes sur les pièces que M. Sevestre a
bien voulu préparer à cet effet. — En soi, et d'une
manière générale, la pénétration de l'hématine dans
des cellules, n'est point absolument insolite ; mais on ne
l'a vue jusqu'ici, à ma connaissance du moins, que dans
des états très-anciens. Je ne crois pas qu'elle ait été
signalée dans une altération récente comme celle dont
il s'agit ici ; d'ailleurs, l'abondance de ces dépôts d'hématine est encore tout à fait exceptionnelle, et cette
notion d'anatomie pathologique n'est pas un des enseignements les moins importants du fait que nous venons
d'étudier ensemble. En dehors de ces taches hématiques,
les poumons ne présentent aucune autre lésion qui puisse
être rapportée à l'hémorrhagie ; les branches et les
rameaux de l'artère pulmonaire minutieusement examinés aussi loin qu'on a pu les suivre sont tout à fait libres,
il n'y a pas vestige d'obstruction embolique.

Ces deux cas de sténose mitrale type ont eu, indépendamment des signes stéthoscopiques, un autre trait commun, c'est la pâleur des malades, l'absence de cyanose
et d'œdème, et je ne saurais trouver de meilleure occasion pour vous mettre en garde contre une opinion généralement accréditée ; qui peut en mainte circonstance
égarer le diagnostic. La cyanose de la face et des extrémités, l'œdème rapide des membres inférieurs, les troubles viscéraux précoces, tels que congestion du foie, œdème
pulmonaire, albuminurie, sont présentés comme les symptômes réguliers du rétrécissement mitral ; cette affirmation est déjà erronée, car ces symptômes sont fréquents, et

non constants ; mais ce n'est pas tout, on part de cette affirmation pour établir un caractère clinique différentiel entre
la sténose mitrale et l'insuffisance de l'aorte ; on attribue
à celle-ci la pâleur persistante de la face, le défaut de
troubles circulatoires périphériques, et l'on veut que ces
phénomènes extérieurs aient pour le diagnostic une
importance prépondérante, et qu'ils dominent les conclusions fournies par la localisation du souffle. Je ne vous
fais point là une histoire de fantaisie ; j'ai vu des médecins d'une irrécusable compétence, hésiter à admettre
un rétrécissement mitral, ou même en nier l'existence,
quoique le maximum du souffle diastolique fût dans la
région de la pointe, par cette seule raison que le malade
avait la pâleur et la régularité de circulation qui caractérisent dans leur manière de voir l'insuffisance aortique.
Soyez certains, messieurs, qu'il y a dans tout cela une
erreur grave par exagération ; les phénomènes de cyanose et de stase périphérique sont plus fréquents dans la
sténose mitrale que dans l'insuffisance aortique, voilà
tout ; mais il n'y a là rien d'absolu, et en aucun cas,
entendez-vous bien, cette considération ne doit affaiblir
les conclusions déduites du siége des souffles. Pour que
ces deux lésions puissent être l'objet d'un diagnostic différentiel, il faut naturellement que le rétrécissement
mitral produise un souffle au second temps ; eh bien ! si
après un examen attentif et réitéré, vous êtes parfaitement certains que ce souffle diastolique a son maximum
à la pointe, ou un peu au-dessus, en un mot, en un point
plus éloigné du foyer d'auscultation de l'aorte que du
foyer de la pointe, vous pouvez être également certains
qu'il y a une sténose mitrale, et vous pouvez affirmer

sans réserve ce diagnostic, quels que soient la coloration de la face et l'état de la circulation.

Au surplus, l'absence de cyanose et de stase œdémateuse périphérique n'a rien de bien surprenant, puisque ces symptômes ne sont que des effets indirects du rétrécissement mitral; ces phénomènes ne peuvent être produits que lorsque la sténose a forcé la dilatation des veines pulmonaires et de l'oreillette gauche, lorsqu'elle a forcé aussi le ventricule droit, puis l'oreillette droite; c'est seulement alors que les effets de la lésion peuvent se montrer dans le système des veines caves. Or, comme ces influences mécaniques éloignées peuvent être fort tardives ou même manquer tout à fait, on n'est point fondé à baser sur elles un diagnostic différentiel, dont le seul élément certain est fourni par la localisation des souffles. — Le vieillard chez lequel nous avons observé ce rétrécissement mitral par production polypeuse, était absolument pâle au moment de son entrée, et il est resté pâle jusqu'à la fin; dans les derniers jours seulement il a eu un œdème médiocre des membres inférieurs, et c'est tout. — Le jeune rhumatisant dont nous venons d'étudier le cœur, n'a pris la teinte cyanosée, et l'œdème des extrémités, que quarante-huit heures avant sa mort; jusqu'à ce moment il est resté d'une pâleur blafarde et sans aucune infiltration. — Voyez la femme de vingt-sept ans, qui est couchée au n° 20 de la salle Sainte-Claire; elle présente une insuffisance et une sténose mitrales types avec intégrité des autres orifices; vous entendez strictement à la pointe un souffle quasi-continu qui débute un peu avant la systole, couvre celle-ci en se renforçant, couvre le petit silence, et occupe encore tout le second

temps ; ailleurs, rien que l'écho de ce souffle qui n'empêche pas la perception des claquements normaux ; eh
bien ! vous chercherez vainement de l'œdème chez cette
malade, et elle est plus pâle que la chlorotique la plus
avancée. — Transportez-vous trois lits plus loin, vous
trouverez une femme non moins pâle, non moins dépourvue d'œdème, elle a pourtant un rétrécissement
mitral, que démontre nettement à mes yeux un souffle
diastolique, dont le maximum siége à deux travers de
doigt au-dessus du lieu où l'on sent battre la pointe, et
que l'on retrouve affaibli jusqu'au voisinage du foyer
aortique ; plusieurs des confrères qui me font l'honneur
de suivre ces leçons, contestent ce diagnostic, et ils
invoquent l'habitus extérieur de la malade, l'absence de
stase et d'infiltration, pour admettre une insuffisance
aortique ; ces symptômes sont à leurs yeux plus significatifs que le siége du souffle maximum, dont ils sont disposés à diminuer la valeur, parce qu'il ne répond pas
exactement à la pointe. L'argument tiré de l'habitus ne
peut me toucher, je vous en ai donné les raisons, preuves
en main ; l'argument fondé sur la localisation du souffle
maximum n'est pas plus heureux ; il ne s'agit pas dans les
cas de ce genre de savoir si le maximum correspond
point pour point à la pointe, il s'agit simplement de
savoir si ce maximum, sans contestation possible, est
plus rapproché de la pointe que du foyer aortique, situé
à la partie interne du deuxième espace intercostal droit.
Voilà comment la question doit être posée, et à cette
question la réponse est bien facile chez notre malade, il
n'y a pas même lieu d'hésiter ; j'affirme donc l'existence
de la sténose mitrale, et je la prouve par le tracé sphygmo-

graphique que je vous présente ; le pouls est petit, régulier, sans crochet, vous ne lui trouverez aucun des
caractères du pouls de Corrigan (1). — Apprenez donc,
messieurs, à donner à chaque groupe de phénomènes
l'importance relative qui lui appartient réellement, et
lorsque votre stéthoscope vous révèle avec netteté, avec
certitude, un souffle qui veut dire sténose mitrale, ne
vous laissez point détourner de ce diagnostic par la pâleur du malade ou l'absence de tel autre symptôme
périphérique dont on a fait à tort la caractéristique obligée de cette lésion.

Je vous présente avant de nous séparer un bel exemple
d'une lésion qui est assez rarement observée, et qui est
encore l'objet de plus d'une contestation, je veux parler de
l'hypertrophie cardiaque du mal de Bright ; cette altération est ici d'une remarquable netteté ; elle est bornée
strictement au ventricule gauche qui est dilaté proportionnellement à l'épaississement de ses parois ; comme
cet épaississement est considérable, le volume du ventricule est vraiment énorme, et le rapport des deux cœurs
est totalement renversé à son profit. C'est déjà là un
excellent caractère de l'hypertrophie cardiaque brightique, mais il ne suffit pas, un autre est nécessaire qui l'emporte même en importance sur le précédent, et qui est
pleinement réalisé dans le cœur que je vous montre ;
cette hypertrophie est isolée, il n'y a pas de lésion valvu-

---

(1) Cette femme a succombé quelques semaines plus tard, et l'autopsie
a montré le rétrécissement mitral qui avait été affirmé pendant la vie
uniquement d'après le siége du maximum du souffle diastolique.

laire. Vous comprenez que s'il en était autrement, nous n'aurions en aucune façon le droit d'attribuer à la maladie rénale le développement de l'hypertrophie, il faudrait y voir comme dans les cas ordinaires le résultat de l'obstacle créé par la lésion d'orifice. Ainsi donc, absence d'altération valvulaire, circonscription de l'hypertrophie au ventricule gauche, voilà les deux caractères qui distinguent l'hypertrophie cardiaque causée par le mal de Bright. Le malade a séjourné longtemps dans notre service; il était affecté d'une albuminurie persistante symptomatique, d'une néphrite parenchymateuse parvenue à la période d'atrophie; vous voyez, en effet, que les reins sont profondément altérés; ils sont granuleux à la surface, décolorés à l'intérieur, diminués de volume, nous n'avons pas trouvé une seule pyramide intacte. C'est à cette période ultime de la lésion rénale que l'hypertrophie cardiaque est le plus souvent observée, et il est difficile de ne pas admettre pour ces cas-là la théorie de Traube; l'oblitération étendue des capillaires rénaux, et la rétention d'une certaine quantité d'eau dans le système circulatoire font monter la pression dans l'arbre artériel; par suite le ventricule gauche se vide mal, il se dilate, puis l'hypertrophie survient, qui compense, par l'accroissement de l'impulsion initiale, l'obstacle que l'augmentation de la tension artérielle apporte au cours du sang.

Mais cette interprétation ne peut être acceptée pour les cas où l'hypertrophie cardiaque, devançant la période d'atrophie rénale, coïncide avec les gros reins du deuxième stade de la néphrite. Il convient alors d'attribuer l'influence pathogénique principale à l'altération du sang,

ainsi que Bright lui-même l'avait déjà indiqué. Cette
hypertrophie, qui est une circonstance favorable lorsqu'elle ne dépasse pas le degré nécessaire pour une compensation parfaite, devient dans le cas contraire une
véritable complication, dont les symptômes propres
aggravent et précipitent les phénomènes de la maladie
principale.

VINGT ET UNIÈME LEÇON

SUR L'ATROPHIE PARENCHYMATEUSE DU FOIE.

Histoire d'un malade atteint d'ictère fébrile. — Méthode et éléments du diagnostic. — Mode de début. — Caractères thermiques. — Analyse des symptômes. — Des maladies du foie à début aigu et à ictère précoce. — Hépatite calculeuse. — Hépatite primitive suppurée. — Hépatite parenchymateuse. — Pyléphlébite aiguë.
Des rapports de l'ictère avec l'endocardite mitrale simple et ulcéreuse. — Caractères de la fièvre symptomatique de l'angiocholite. — D'un nouveau signe de la suppression de la sécrétion biliaire, ou *acholie*.
Résultats de l'autopsie. — Lésions de l'endocarde et du myocarde. — Des frottements péricardiaques sans péricardite. — Altérations des voies biliaires. — Dégénérescence graisseuse aiguë du foie.

MESSIEURS,

Je veux vous raconter aujourd'hui un fait clinique qui offre un grave intérêt au point de vue du diagnostic et de l'anatomie pathologique, et qui de plus permet de juger avec une précision péremptoire une question théorique fort controversée.

Un homme de soixante-six ans, d'une constitution assez robuste, cordonnier de son état, entrait le 3 février dernier au n° 2 de la salle Saint-Jérôme ; il racontait qu'il

était malade depuis cinq jours, celui de l'entrée étant le
sixième.

Le 29 janvier, cet homme avait été pris subitement au
milieu d'une parfaite santé, d'un frisson d'une violence
très-notable, puisqu'il n'avait pas duré moins de deux
heures, et avait provoqué un tremblement général avec
claquement de dents. Il n'y avait pas eu de douleur de
côté, mais le frisson avait été remplacé par une fièvre intense, et dès ces premiers moments de maladie, cet
individu avait été contraint de prendre le lit.

Remarquez-bien ces deux points, je vous prie : la brusquerie du début et la vivacité de la fièvre ; non-seulement
l'invasion avait été soudaine, mais elle s'était affirmée par
un frisson de deux heures. Notre homme prit d'abord son
mal en patience, et il resta chez lui bien qu'il allât de mal
en pis ; la fièvre subsistait forte et continue ; le troisième
jour, 31 janvier, apparaissait une coloration jaune des
téguments ; enfin, trois jours plus tard, à bout de forces
et inquiet de la teinte qui avait envahi toute la surface de
son corps, le malade arriva dans notre service. Ce jour-là,
3 février, sixième jour de la maladie, il se présenta à nous
avec une suffusion ictérique des plus accusées, et l'état
général qui accompagne l'invasion des maladies aiguës
graves ; la température, le soir, était de 38°,4 (voy. fig. 8).
Le lendemain matin, 4 février, le thermomètre à mon
grand étonnement ne marquait que 37 degrés, bien
qu'aucune influence thérapeutique ne fût intervenue ; ce
fait n'enlevait rien de leur valeur aux notions précédentes;
il restait acquis que la fièvre avait éclaté soudainement,
avec toute la brusquerie, toute l'intensité d'une pneumonie par exemple, et il n'était pas moins certain que si

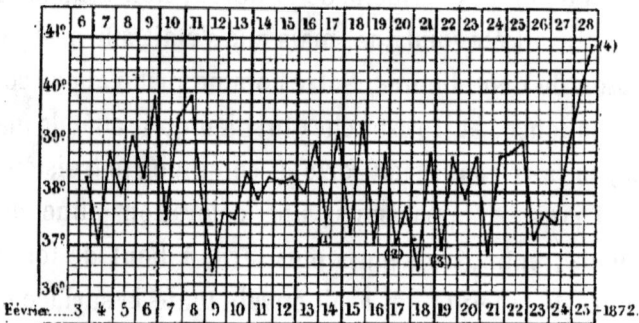

Figure 8.

Endocardite ulcéreuse et angiocholite suppurée. — Mort par hépatite diffuse.
Homme de 66 ans ; Salle St Jérôme N.° 2.

(1) Diminution de l'ictère.
(2) Cessation définitive de l'ictère.
(3) Apparition de l'albuminurie.
(4) Mort, dans la nuit, à 11 heures.

la fièvre était nulle le septième jour au matin, elle était
encore la veille au soir à 38°,4. Ces données précises
devaient être, doivent toujours être en pareil cas, la base
et le jalon principal de l'appréciation clinique. Un autre
point devait être élucidé avant toute tentative de jugement,
c'était l'origine de l'ictère précoce développé dès le troisième jour ; or, l'urine, normale d'ailleurs, était abondamment chargée de pigment biliaire, les matières fécales
en revanche étaient argileuses, complétement décolorées, il s'agissait à n'en pas douter d'un ictère par rétention.

Nous nous trouvions donc en présence d'un complexus
morbide toujours fort embarrassant, du moins au début ;
un ictère par obstacle mécanique au cours de la bile était
apparu dès le troisième jour d'une fièvre violente, qui
avait éclaté avec un frisson unique, et la soudaineté
propre aux maladies aiguës les plus franches. Dans ces conditions, le diagnostic ne peut être obtenu que par une
méthode rigoureuse sur laquelle j'appelle votre sérieuse
attention, parce qu'elle est applicable à tous les cas de ce
genre ; une fois en possession des données primordiales
sur le mode de début, sur les rapports chronologiques de
la jaunisse avec la fièvre, sur l'origine mécanique de l'ictère, la première question dont le médecin doit se préoccuper est celle-ci : l'appareil hépatique est-il seul en
cause, est-ce une maladie aiguë du foie qui a produit simultanément la fièvre et l'ictère ? ou bien l'ictère est-il
simplement un phénomène secondaire, engendré suivant
un mécanisme quelconque par une maladie extra-hépa-
tique, à laquelle sont imputables et la brusquerie de l'invasion, et le mouvement fébrile ? C'est toujours ainsi,

messieurs, ne l'oubliez pas, que la question doit être posée, c'est en procédant de la sorte, par étapes successives, que vous pourrez marcher sûrement dans la voie du diagnostic. Cette méthode, grâce à laquelle vous ne laissez derrière vous aucune éventualité non examinée, est surtout indispensable lorsque le caractère des accidents initiaux élimine d'emblée la seule maladie hépatique *commune* qui puisse déterminer à la fois de la fièvre et de l'ictère; or c'était précisément le cas chez notre malade. En raison de l'invasion soudaine en un état de santé parfait, en raison du frisson violent de deux heures, de la fièvre intense qui l'avait immédiatement suivi, je ne pouvais pas, je ne devais pas songer à une angiocholite catarrhale, soit primitive, soit secondaire; et si je voulais rapporter le processus dans son ensemble à l'appareil hépatique seul, je ne pouvais invoquer que des maladies rares, à la possibilité desquelles on aurait très-bien pu ne pas même songer, si l'on avait procédé à l'appréciation diagnostique avec une méthode plus rapide, mais moins rigoureuse. En fait, l'angiocholite catarrhale une fois éliminée, je ne pouvais envisager, dans l'hypothèse d'une affection hépatique seule, que quatre maladies, toutes rares à divers degrés, savoir : 1° une hépatite aiguë secondaire d'origine calculeuse; — 2° une hépatite aiguë primitive conduisant à la suppuration; — 3° une hépatite parenchymateuse ou atrophie jaune aiguë; — 4° une pyléphlébite aiguë.

Je le répète, toutes ces maladies sont rares; il est nécessaire de s'en préoccuper pour éviter de graves erreurs par omission, mais en raison même de leur rareté, il ne faut en admettre l'existence que si les symptômes soi-

gneusement analysés sont vraiment significatifs et déci-
sifs.

Je ne pouvais m'arrêter à l'idée d'une hépatite d'origine calculeuse ; pour être autorisé à en faire l'objet d'une
discussion sérieuse, il faut la notion d'une cholélithiase
antérieure ; or vous avez assisté à mon interrogatoire minutieux et varié, et vous avez pu, comme moi, vous convaincre que s'il y a un point sur lequel cet homme soit
affirmatif, c'est l'absence de tout accident qui puisse être
rattaché à la présence de calculs biliaires. Non-seulement
il n'a jamais eu de coliques hépatiques, particularité sur
laquelle les malades donnent toujours des renseignements
très-précis, en raison de l'acuité des douleurs qu'ils ont
subies, mais il n'a jamais éprouvé aucun de ces symptômes moins éclatants qui, indépendamment des accès
de coliques, caractérisent la lithiase biliaire ; pas de
pesanteurs, pas de douleurs dans l'hypochondre droit,
pas de fatigue insolite après les repas, jamais d'ictère ;
ajoutez à cela que le foie a son volume normal, et vous
considérerez comme moi qu'il était impossible d'accueillir
l'hypothèse d'une cholélithiase. Cette conclusion négative
a été la seule raison de mon élimination ; quant aux phénomènes éprouvés par le malade depuis six jours, ils se
conciliaient parfaitement avec l'idée d'une hépatite calculeuse ; s'il est vrai, en effet, que l'angiocholite catarrhale
aiguë s'accuse, avec de petits frissons ou sans frisson, par
une fièvre médiocre, intermittente vespérale plutôt que
continue, et par un ictère précoce, il ne faut pas oublier
que l'angiocholite calculeuse est souvent suppurative avec
extension du processus au tissu du foie, et qu'elle peut
débuter alors par un frisson unique et violent, par une

fièvre subcontinue à degrés élevés ; un seul de ses symptômes ordinaires manquait, c'était la douleur circonscrite ou diffuse de la région du foie ; vous le voyez donc, c'est uniquement parce que je ne pouvais saisir les preuves d'une cholélithiase antérieure, que j'étais amené à éliminer l'hépatite calculeuse.

Quant à l'hépatite primitive, c'est différent, l'hypothèse est rapidement jugée d'après les symptômes présentés par le malade ; le foie n'est pas douloureux, il n'est pas augmenté de volume, il n'y a pas eu de vomissements, et, au matin du septième jour, la température est normale. Il n'y a pas d'hésitation possible, et quand bien même nous avons vu quelques heures plus tard que cette chute thermique était momentanée, elle n'en conservait pas moins toute sa valeur diagnostique ; une température de 37 degrés, au matin du septième jour, dans une hépatite aiguë primitive, n'est pas chose admissible. Du reste, le frisson unique est exceptionnel tout à fait dans cette inflammation suppurative ; ce qu'on observe dans la grande majorité des cas, ce sont des frissons plus ou moins accentués qui se répètent à divers intervalles, pendant les deux ou trois premiers jours, et la fièvre, non moins généralement, procède d'abord par accès intermittents.

L'hépatite parenchymateuse, appelée aussi hépatite diffuse aiguë, atrophie jaune aiguë, présente moins souvent encore que la précédente le début d'emblée ; la chose est possible, mais elle est vraiment rare ; ordinairement le tableau clinique pendant les premiers jours est celui d'un catarrhe gastro-duodénal ; le malade perd l'appétit, il a des nausées ou des vomissements, une

céphalalgie intense, un peu de sensibilité dans l'hypochondre, une fièvre médiocre ou nulle, l'ictère est loin
d'être contemporain du début. Toutefois, dans les cas
exceptionnels, que j'ai appelés suraigus, l'évolution est
toute différente ; l'invasion et la fièvre sont soudaines et
violentes comme chez notre malade, et l'ictère n'est pas
moins précoce ; mais alors tous les autres phénomènes
s'accusent avec la même rapidité, et, à un moment très-
rapproché du début, on voit apparaître des hémorrhagies
multiples, des accidents cérébraux graves, de l'ataxo-
adynamie, et bien souvent l'urine devient albumineuse ;
enfin la fièvre s'accroît incessamment jusqu'à la fin. Jugez
vous-mêmes si, au matin du septième jour, avec une
température de 37 degrés, nous pouvions admettre chez
notre homme une hépatite parenchymateuse ; le mode
de début de sa maladie était inconciliable avec la forme
commune de cette hépatite, l'absence des symptômes
caractéristiques éliminait non moins radicalement la
forme suraiguë.

Reste une maladie plus rare et qui, bien plus encore que
les précédentes, peut être oubliée au moment de l'examen
clinique, je veux parler de l'inflammation aiguë de la veine
forte de la pyléphlébite. Dans la forme suppurative, elle
s'annonce par des phénomènes fort semblables à ceux que
nous avions sous les yeux ; mais, à peine est-elle constituée
qu'elle produit une oblitération de la veine, d'où résultent, vous le pressentez facilement, un groupe de symptômes tout à fait spéciaux ; par suite de l'oblitération,
tous les organes tributaires du vaisseau sont le siége
d'une stase sanguine qui arrive rapidement à ses deux
effets ultimes, l'effusion séreuse et l'hémorrhagie. Il y a

donc, avec une tuméfaction peu marquée du foie, un gonflement considérable de la rate, une ascite très-abondante, et des selles diarrhéiques séreuses, souvent sanguinolentes. Ce complexus morbide est accompagné d'une fièvre intense, et l'on ne trouve, pour en rendre compte, aucune inflammation viscérale commune ; pourtant la pyléphlébite suppurative est secondaire neuf fois sur dix, si ce n'est dix sur dix ; elle succède soit à des ulcérations de l'intestin, soit à une typhlite, soit à une ulcération de l'appendice vermiforme, ainsi que Moers, Malmsten, Axel Key en ont rapporté des exemples (1). — Par ces caractères tirés, les uns de l'examen des symptômes eux-mêmes, les autres des conditions dans lesquelles elle se développe, la pyléphlébite suppurative est en général facile à reconnaître, et si l'on fait souvent à son sujet des erreurs de diagnostic, ce sont des erreurs par omission, on oublie de la faire entrer en ligne de compte parmi les éventualités possibles. J'ai tenu à vous la signaler parce qu'elle est peu connue ; mais, chez notre malade, qui n'avait ni tumeur splénique, ni ascite, ni diarrhée, ni maladie intestinale antérieure, elle ne pouvait être mentionnée que pour être aussitôt laissée de côté.

Arrivé au terme de cette revue, qui ne permettait que des conclusions négatives, j'étais certain que la maladie en litige n'était pas le fait d'une affection isolée du foie, et j'étais conduit à accepter la seconde alternative de la

---

(1) Moers, *Pylephlebitis in Folge von Verschwärung des Processus vermiformis* (*Arch. f. klin. Medicin*, 1868).

Malmsten, Axel Key, *Suppurativ pyleflebit beroende pa brandig afstötning af processus vermiformis* (*Nordisk. med. Arkiv*, 1869).

question que je m'étais posée ; les phénomènes devaient être dissociés, l'ictère était un épisode pathologique secondaire, il fallait chercher ailleurs que dans l'appareil hépatique la cause du mouvement fébrile violent et soudain qui avait marqué le début du mal.

Procédant alors à un examen organique complet, je constate l'intégrité de tous les viscères, à l'exception du cœur ; là, je trouve des signes certains d'endocardite. Il y a à la pointe un souffle systolique râpeux qui se prolonge jusqu'au commencement du second bruit, si ce n'est au delà ; de la pointe ce souffle va s'atténuant progressivement vers la région de la base, et c'est à peine si, au foyer d'auscultation de l'orifice aortique, on en peut saisir un dernier écho sous forme d'un léger murmure surajouté au premier claquement de l'aorte. A l'orifice tricuspide, à l'orifice pulmonaire, les bruits sont normaux ; en présence de signes aussi nets, le siége précis de l'endocardite pouvait être affirmé, il s'agissait d'une endocardite mitrale déterminant une insuffisance de la valvule, et peut-être un léger degré de sténose. — Il y avait, en outre, au voisinage de la pointe et dans une étendue égale à celle d'une pièce de cinq francs en argent, des frottements péricardiaques très-fins, qui se sont accusés davantage au bout de deux jours, de manière à devenir parfaitement certains, mais qui ont constamment présenté une grande variabilité d'intensité et de timbre. J'admis, avec l'endocardite, une péricardite sèche limitée à la pointe.

Ce fait acquis, il fallait encore songer avant de conclure à la possibilité d'une lésion du cœur d'ancienne date, sans nulle influence sur le processus aigu du moment ;

or, le malade n'a eu ni rhumatisme articulaire, ni affection aiguë de la poitrine, il n'est pas alcoolique, il n'a
jamais souffert du cœur, il est donc hors de doute qu'il
est atteint d'une endocardite récente, au développement
de laquelle doivent être attribués les phénomènes brusques et violents de la maladie qui a éclaté il y a six jours.
— Restaient à expliquer les rapports probables de cette
endocardite avec l'ictère.

En présence d'une endocardite fébrile récente, et d'un
ictère également récent, la première idée qui doive venir
à votre esprit est celle d'une endocardite ulcéreuse;
l'observation démontre, en effet, qu'elle est accompagnée
plus souvent que toute autre forme d'accidents hépatiques, capables de produire de l'ictère; tantôt il s'agit
d'une simple angiocholite catarrhale, dont la raison d'être
en ce cas n'est pas encore élucidée; tantôt il s'agit d'une
atrophie jaune aiguë provoquée soit par l'obturation
embolique de l'artère hépatique, comme Virchow et
Oppolzer en ont rapporté des exemples, soit par des embolies capillaires disséminées dans l'épaisseur du foie. La
notion de ces faits est extrêmement importante pour l'interprétation clinique des cas du genre de celui que nous
étudions, et il convient de les retenir avec soin ; toutefois,
il ne faudrait point amplifier la portée de ces données, et
croire que l'endocardite ulcéreuse soit la seule qui puisse
déterminer de l'ictère ; trois fois déjà, j'ai observé ce dernier avec une endocardite mitrale parfaitement simple,
et en fait, il n'y a rien là qui puisse surprendre : du
moment que cette endocardite donne lieu à une insuffisance, elle peut engendrer tous les désordres circulatoires périphériques qui sont le fait de cette dernière

lésion, et parmi eux figure, au premier rang, la congestion passive du foie avec possibilité d'ictère ; d'un autre
côté, il n'y a pas de raison pour que l'angiocholite catarrhale ne puisse coïncider comme complication fortuite
avec l'endocardite mitrale non ulcéreuse. Voilà les
termes dans lesquels la pathologie commande de poser
ce problème clinique ; chez notre malade, je ne pouvais
admettre la stase mécanique du foie et l'ictère consécutif, parce qu'il n'y avait pas de tuméfaction du foie,
parce que les caractères de l'urine et des matières fécales
démontraient une rétention totale de la bile, et enfin parce
qu'il ne s'était pas écoulé un temps suffisant entre le
début de l'endocardite et l'apparition de la jaunisse ;
celle-ci, vous vous le rappelez, s'était montrée au troisième jour, et il était impossible que la lésion mitrale eût
déterminé en quarante-huit heures des accidents secondaires aussi prononcés qu'une stase hépatique poussée
jusqu'à l'ictère. — Bien certain de cette conclusion, je me
rattachai à l'idée d'une angiocholite catarrhale compli-
quant l'endocardite ; je n'ai pas besoin de vous faire
observer que les arguments péremptoires qui m'avaient fait
éliminer l'inflammation des canaux biliaires comme maladie unique, perdaient toute valeur du moment qu'une
autre phlegmasie existait, qui pouvait rendre compte de
la modalité spéciale de l'invasion et de l'intensité des phénomènes initiaux. Un seul point était encore à fixer, la
nature de l'endocardite ; j'ai déjà vu plusieurs cas d'endocardite aiguë, simple, spontanée et primitive, jamais
dans ces cas-là je n'ai eu connaissance d'un frisson
unique et violent, ni d'un début tellement brusque que
dès les premières heures les accidents fébriles sont au

maximum; d'autre part, le malade avait soixante-six ans, sa constitution était bonne, c'est vrai, mais elle avait été grandement affectée par les privations du siége, et vous savez que l'endocardite ulcéreuse, soit primitive, soit secondaire, a pour terrain de prédilection les organismes surmenés, mal nourris, cachectiques; pour ces raisons d'ordres divers, j'ai éloigné l'idée d'une endocardite simple, et j'ai formulé le diagnostic suivant : Endocardite mitrale ulcéreuse avec péricardite sèche limitée, et ictère par angiocholite catarrhale.

En prévision des effets adynamiques constants de cette maladie, je devais me préoccuper pour le traitement non-seulement du processus cardiaque, mais avant tout, de l'état des forces. Un évacuant eut raison de la constipation qui existait depuis plusieurs jours, et je donnai l'infusion de digitale à 50 centigrammes incorporée dans une potion cordiale alcoolisée à 40 grammes, ainsi que je vous l'ai précédemment expliqué; le jour suivant un large vésicatoire fut appliqué sur la région précordiale.

La rémission fébrile complète observée au matin du septième jour fut de très-courte durée; le soir même la température est remontée à 38°,8; la chute matinale du huitième jour n'a pas ramené un chiffre d'apyrexie : l'ascension du soir a dépassé de trois dixièmes celle du soir précédent, la chute du matin du neuvième jour a laissé le thermomètre de quatre dixièmes plus élevé que la veille au matin, et l'ascension vespérale de ce même jour est arrivée à 39°,8, dépassant de sept dixièmes celle du soir d'avant. La ligne thermique présente ainsi du septième au neuvième jour inclusivement un type parfait des oscillations régulièrement ascendantes qui caractérisent la première période de la fièvre typhoïde. — Le lendemain matin, dixième jour, le thermomètre tombe de nouveau à un chiffre apyrétique, 37°,5; j'étais enclin à attribuer à la digitale l'honneur de cette chute, toutefois je sais par expérience que le dixième jour n'est pas généralement un jour de bonne crise et je résolus de ne rien dire avant vingt-quatre heures; ma réserve fut bien vite justifiée. Le soir même de ce dixième jour, la température dépasse de nouveau 39 degrés, elle est à 39°,5; le matin du jour suivant, notez bien ceci, elle est de quatre dixièmes plus élevée que le soir, elle atteint 39°,9, sans que d'ailleurs on puisse saisir aucune aggravation correspondante dans la situation du malade; cette circonstance était propre à modifier la signification fâcheuse de cette température matinale plus haute que celle du soir, et, en effet, ce même jour au soir, c'était le onzième, le thermomètre reste fixé à 37°,9 par une chute de deux degrés en neuf heures, et, le matin du douzième jour, je trouve une chaleur de convalescence, 36°,5; puis, présentant jusqu'aux plus petits détails le caractère de la convalescence légitime, la température quitte, dès le soir, ces chiffres voisins du collapsus, pour monter à 37°,6, et l'exploration suivante, treizième jour au matin, nous donne 37°,5. Je supprime alors la digitale.

Examinez le tracé thermique du dixième au douzième jour, et vous verrez qu'il n'y a pas à douter de la manifestation d'une défervescence parfaite; par la chute de deux degrés en quelques heures, par le chiffre sous-normal momentanément atteint, par le retour immédiat à des chiffres réguliers de convalescence, la défervescence

est aussi complète, aussi caractéristique qu'on peut le
souhaiter ; bien plus, elle a été précédée de cette ascension non motivée qui annonce en bien des cas l'imminence de la crise, et qui est connue sous le nom de
perturbation critique. Je le répète, nous avons là un
modèle de défervescence légitime. En présence de ce
phénomène imprévu, j'avoue que je fus un peu ébranlé
dans mon jugement touchant la nature ulcéreuse de
l'endocardite, car cette maladie n'a malheureusement
rien de commun avec les crises favorables. Cependant,
malgré l'affirmation du thermomètre, il était à remarquer que si le patient accusait un peu de mieux-être,
facilement explicable par l'extinction de la chaleur fébrile,
il n'avait pas cette sensation franche de convalescence qui
est liée aux guérisons réelles ; de plus, l'ictère persistait, l'urine était toujours aussi chargée de pigment, et
les symptômes locaux cardiaques n'étaient nullement
modifiés ; loin de là, le souffle était plus râpeux, plus
retentissant, et aux signes physiques étaient venus s'a-
jouter depuis trois ou quatre jours de la dyspnée et de
la toux. Au total, il y avait une discordance choquante
entre l'état du malade et la défervescence thermique, et
comme l'endocardite n'est point une affection à cycle
fébrile régulier, je me suis laissé guider par les signes
tirés de la situation d'ensemble, et j'ai maintenu ma
première appréciation. J'ai bientôt eu lieu de m'en applaudir.

A peine avons-nous eu le temps, pour ainsi dire, de
constater au grand complet la défervescence, que le
thermomètre se met à remonter ; dès le soir du treizième
jour, il est de nouveau à 38°,4, le lendemain matin il ne

descend qu'à 38 degrés, et pendant trois jours nous avons un tracé voisin du plateau, la fièvre oscille entre 38 degrés et 38°,3 ; le soir du seizième jour, une exacerbation plus forte ramène le chiffre de 39 degrés, et depuis ce moment jusqu'au vingt-quatrième jour inclusivement, la fièvre procède par de véritables accès intermittents ; la température est normale ou sous-normale le matin, le soir elle dépasse, à une seule exception près, 38°,6; et atteint même une fois 39°,4. A quoi fallait-il rattacher cette nouvelle série de manifestations fébriles, si nettement séparées des premières par la défervescence admirable que je vous ai montrée? Au début, alors que du treizième au seizième jour la fièvre était continue, j'en attribuai le réveil à une nouvelle poussée du côté du cœur; j'y étais d'autant plus autorisé que l'impulsion était accrue, que le souffle était plus fort que jamais, et que les frottements présentaient une intensité plus grande. Mais lorsqu'à partir du seizième jour le mouvement fébrile devint franchement intermittent, à accès vespéraux, je ne pouvais plus m'en tenir à cette interprétation, car je ne connais aucune forme de phlegmasie cardiaque qui donne lieu à une fièvre de type intermittent; j'ai été ainsi conduit à admettre que l'inflammation des canaux biliaires prenant une nouvelle acuité, parlait pour son compte, et, de même que j'attribuais sans réserve la fièvre subcontinue du premier au treizième jour à l'endocardite, de même, et sans plus d'hésitation, je rattachai le second processus fébrile à l'aggravation de la phlegmasie des voies biliaires.

Bientôt je dus concevoir des craintes plus sérieuses, je vous prie de redoubler d'attention. Du jour où la fièvre

est devenue intermittente, une tendance non douteuse à
l'adynamie s'est manifestée ; dans une pareille situation,
ce phénomène, que j'avais prévu dès le début, n'avait
en soi rien d'insolite, et s'il eût été isolé, il n'eût point
autrement éveillé ma sollicitude ; mais à ce moment aussi
s'accusait dans l'ictère une modification importante, que
j'observais depuis deux jours avec une grande défiance,
et dont il était impossible de constater plus longtemps la
réalité ; la jaunisse diminuait, il n'y avait pas à en douter ; dès le quinzième jour, j'avais pensé observer un changement dans la teinte des téguments ; au dix-septième
jour, la chose était certaine, et la signification de ce
changement de couleur était révélée par une diminution
non moins notable de la quantité de pigment biliaire
contenu dans l'urine. Ces modifications s'accentuent jusqu'au vingtième jour, et ce jour-là il faut bien reconnaître que ce liquide ne renferme plus trace de matière
colorante biliaire ; vainement j'emploie, au lieu de l'acide
nitrique ordinaire, l'acide monohydraté dont j'ai si souvent montré l'exquise sensibilité, il reste inerte comme
l'autre, il ne produit pas, *même après une attente de
plusieurs heures*, la moindre altération de couleur. Tandis
que l'ictère s'efface de la sorte, le caractère adynamique
de la maladie s'accuse de plus en plus, et ce même jour
il est d'autant plus frappant que la fièvre présente un
temps d'arrêt ; le vingtième jour, au matin, la chaleur
est normale comme les matins précédents, mais l'accès
du soir manque, la température du lendemain matin
est sous-normale à 36°,5, il y a donc trente-six heures
d'apyrexie, et c'est précisément alors que l'aspect du
malade révèle une prostration incontestable ; il faut

donc conclure que la cessation de l'ictère coïncide avec
une aggravation positive, et le fait est démontré le soir
même par le retour de l'accès fébrile (38°,8).

J'aurais été bien en peine de me rendre compte de
cette situation fort irrégulière, si je n'avais eu soin de
continuer jour par jour l'examen des matières fécales ;
cette précaution me révéla bientôt un phénomène qui
fut pour moi un véritable fil conducteur ; l'ictère
diminue, il cesse, il est disparu depuis plusieurs jours,
et pourtant les matières sont décolorées ni plus ni
moins qu'au début. Que signifie cette étrange discordance ? Une seule interprétation est possible, une seule,
entendez-vous bien. La décoloration persistante des
selles démontre la persistance de l'obstacle au cours de
la bile, et comme cette décoloration est absolue, il est
certain que l'obstacle est complet ; or, l'ictère cesse, et
cette cessation est définitive, il faut donc nécessairement
que la sécrétion biliaire soit suspendue, que le foie ne
fabrique plus de bile ; la conclusion est péremptoire, et
elle doit être la même dans tous les cas semblables. Du
moment donc que j'ai été certain de la réalité et de la
persistance de ces phénomènes contradictoires, c'est-à-
dire à dater du vingt et unième jour, j'ai dû admettre le
développement de l'état d'*acholie*, je désigne ainsi l'absence de sécrétion biliaire, et j'ai annoncé l'explosion
plus ou moins rapide des accidents spéciaux qui caractérisent cette suspension fonctionnelle. Cette manière de
voir n'infirmait en rien le rapport que j'avais établi précédemment entre les accès fébriles intermittents et une
angiocholite grave, car l'état nouveau que nous constations était bien évidemment secondaire ; mais il était

certain que le processus hépatique, quelle qu'en eût
été la nature au début, entrait dans une nouvelle
phase, et arrivait à l'atrophie diffuse généralisée, seule
lésion qui puisse produire une acholie complète et durable.

Le jour suivant, vingt-deuxième de la maladie, un
nouveau symptôme, que j'avais bien souvent et inutile-
ment cherché jusqu'alors, put être constaté, et il était
pour moi un argument de plus en faveur de mon appréciation; ce jour-là, pour la première fois, l'urine fut
albumineuse; ce ne fut point d'ailleurs un phénomène
temporaire; l'albuminurie était peu abondante, mais elle
a duré jusqu'à la fin. Dans un cas complexe comme le
nôtre, endocardite ulcéreuse et affection du foie, l'albuminurie ne disait rien par elle-même ni pour ni contre
l'atrophie hépatique; elle pouvait être le résultat d'embolies rénales; je vous ai exposé dans notre dernière
conférence un fait de ce genre; mais, après examen, je
dus renoncer à cette explication, parce que je ne trouvais aucun signe d'autres accidents emboliques; la rate
n'était ni grosse ni douloureuse, les symptômes encéphaliques faisaient défaut, la diarrhée et l'hémorrhagie
intestinale qui révèlent les embolies mésentériques manquaient également. D'un autre côté, il n'y avait dans la
circulation générale aucune modification qui m'autorisât
à rapporter l'albuminurie à une simple stase rénale, suite
de la lésion mitrale, et je n'hésitai plus à rattacher ce
phénomène à l'altération du sang, produite par la suspension de la sécrétion biliaire. Dans ces conditions, ne
l'oubliez pas, l'albuminurie est un bon signe de l'acholie,
et elle mérite, dans la symptomatologie de l'hépatite

parenchymateuse, une place plus importante que celle qui lui est généralement accordée.

Les choses allèrent ainsi jusqu'au vingt-cinquième jour sans autre phénomène notable qu'une certaine disposition à l'assoupissement; mais le matin de ce jour la température, au lieu d'être normale, dépassa d'un dixième celle de la veille au soir, et au moment de l'exploration vespérale elle était encore accrue de deux dixièmes, elle était à 39 degrés. Ce changement dans les allures de la fièvre pouvait être le signal des accidents toxémiques de l'acholie; mais comme les fonctions cérébrales étaient régulières, et que nous constations une recrudescence notable dans les bruits cardiaques anormaux qui n'avaient jamais été aussi accentués, il était plus rationnel d'admettre une nouvelle poussée sur l'endocarde, et cette indication me parut si nette que je fis appliquer un nouveau vésicatoire sur la région précordiale. Le lendemain matin la fièvre était de nouveau tombée; la température était de 37°,1, et le soir elle était encore sensiblement normale à 37°,6. Cette rémission complète justifiait mon interprétation au sujet de l'exacerbation fébrile de la veille, mais ce n'était là qu'un délai, et de bien courte durée; l'urine cependant était toujours légèrement albumineuse et dépourvue de pigment biliaire.

Le jour suivant, la maladie entrait dans sa dernière phase. Ce jour-là, un samedi, vingt-septième jour, la température est au matin de 37°,5, elle monte le soir à 38°,9, la journée s'est passée sans incident particulier; mais dans la nuit suivante, du samedi au dimanche, sans que rien ait pu faire prévoir cette attaque, le malade est pris d'un délire agité et de mouvements convulsifs; ce,

n'était pas des convulsions épileptiformes, c'était des
convulsions isolées de forme clonique, affectant successivement certains muscles des membres et de la face. Au
matin du dimanche, ces phénomènes, délire et convulsions irrégulières, font place à un assoupissement comateux qui n'est pas cependant du coma complet ; car il est
interrompu de temps en temps par des secousses convulsives partielles, et parfois aussi par des gémissements
plaintifs. Dans la journée, cet état s'aggrave incessamment, le coma devient absolu, et le patient succombe vers
onze heures dans la soirée du dimanche, sans avoir présenté aucun symptôme nouveau. — Or, messieurs, comment succombe-t-il ? Interrogez la température : le samedi
matin elle est à 37°,5, le soir elle atteint 38°,9 ; le dimanche
matin, dans la période de coma interrompu par des mouvements convulsifs et des gémissements, le thermomètre
marque 40 degrés, et le soir, au moment du coma complet, cinq heures avant la mort, il s'élève à 40°,9. Ainsi
donc, à partir du samedi, jour d'invasion des accidents
ultimes, la température est représentée par une ligne
ascensionnelle verticale. Ce tracé limite aussitôt le jugement entre deux éventualités, et c'est encore un exemple,
ajouté à tant d'autres, des admirables services rendus
par la thermométrie clinique ; une terminaison mortelle
rapide, avec une ligne thermique élevée à 41 degrés par
une verticalité non interrompue, chez un malade qui était
en apyrexie, n'est imputable qu'à une méningite aiguë
ou à l'acholie, suite d'hépatite diffuse. Dans l'espèce,
j'étais fixé déjà ; la logique clinique, d'ailleurs, ne permettait pas de songer un seul instant à une méningite, la
modalité de la mort fut pour moi la confirmation mathé-

matique de mon diagnostic, et j'ai écrit sur la feuille de décès : endocardite ulcéreuse, hépatite diffuse ; mort par acholie.

L'autopsie m'a donné pleinement raison, et vous verrez combien riche en déductions instructives est la comparaison des lésions que je vais vous montrer, avec les symptômes observés pendant la vie. Et d'abord le *cœur* vous présente une endocardite mitrale à caractère ulcéreux. Le bord libre, et le pourtour adhérent des deux valves, sont le siége de dépôts, de végétations saillantes ; à ne considérer que ces lésions-là, ce serait un type d'endocardite végétante ; mais sur la face centrale de la valve la plus rapprochée de la paroi, vous pouvez observer un dépôt, interstitiel celui-là, qui est plus volumineux que les autres, et qui présente sur son point le plus saillant une ulcération à bords inégaux ; cette altération reproduit en petit l'aspect de l'ulcération des plaques de Peyer infiltrées ; à côté de ce dépôt, sur la même valve, vous pouvez en voir un autre tout à fait semblable, aux dimensions près qui sont plus petites ; là aussi vous trouvez à la surface une ulcération effectuée. A la vue de ces lésions, il est impossible de douter que le malade n'eût eu des embolies multiples, s'il avait vécu plus longtemps ; l'élimination des produits infiltrés est imminente, on la pressent, on la voit, pour ainsi dire, quand on considère les pertes de substance. — Cette altération de l'endocarde montre clairement combien est erronée l'opinion qui sépare comme deux entités morbides complétement distinctes l'endocardite végétante et l'endocardite ulcéreuse ; sans doute les deux processus sont souvent observés isolés et purs, l'endocardite est alors exclusive-

ment végétante, c'est-à-dire à produits superficiels sans
ulcération, ou bien exclusivement ulcéreuse, c'est-à-dire
à produits interstitiels avec ulcération consécutive ; mais
les deux ordres de lésions peuvent coïncider, ce cœur le
prouve clairement, et ce n'est pas le premier que je vois
avec cette altération complexe. Il est intéressant, il est
utile de rechercher dans chaque cas particulier la forme
qui est en cause, mais on ne doit point s'attendre à rencontrer toujours les processus isolés, et partant il n'y
a pas lieu de les disjoindre par une séparation nosologique absolue. Une autre raison sur laquelle j'ai déjà
appelé l'attention s'élève encore contre cette scission ; les
embolies multiples n'appartiennent point exclusivement
à l'une des formes, elles sont pour toutes deux un accident possible ; dans un cas elles sont fournies par les
dépôts végétants superficiels qui se détachent par fragments ; dans l'autre cas, elles proviennent de l'élimination des dépôts interstitiels mis à nu par l'ulcération,
voilà toute la différence. Ainsi donc, en raison de leur
coïncidence possible, en raison du danger commun
qu'elles présentent eu égard aux embolies, ces deux
variétés d'endocardite ne peuvent être séparées à l'égal
de deux espèces morbides différentes ; la seule séparation admissible est celle qu'indique la clinique pour l'endocardite typhoïde que j'ai appelée *septique ;* mais le
criterium distinctif n'est point ici donné par l'ulcération
ni par les embolies grossières, il est fourni par le caractère infectieux de la maladie qui tue à la manière des
maladies septiques, probablement par des embolies capillaires.

Je reviens à l'examen du cœur. Les valvules tricuspides présentent par placés de légers épaississements, mais rien n'indique ici une altération récente. Les sigmoïdes aortiques et pulmonaires sont absolument saines. — Sur une coupe du ventricule gauche, au voisinage de la pointe, et en avant, existe un foyer que peut couvrir l'extrémité palmaire du pouce, et qui contraste par sa décoloration et par sa dureté avec le reste du myocarde. C'est un foyer de myocardite qui, déjà à l'œil nu, présente les caractères de la variété dite *fibreuse*, variété individualisée par Klob sous le nom de *fibroma cordis diffusum*. Ici la lésion n'est point diffuse, elle est circonscrite, mais par sa couleur blanchâtre, par son aspect homogène, par sa consistance, elle rappelle de tous points le *fibroma* de Klob. Dans le cas rapporté par cet observateur, le ventricule gauche hypertrophié contenait deux foyers de la grandeur d'un œuf de pigeon; la coupe montrait que ces foyers n'étaient point circonscrits comme ils le paraissaient d'abord, et que l'altération se prolongeait par irradiations; le microscope a montré que ces nodosités étaient composées de tissu conjonctif large et ondulé; il y avait çà et là des fibres à contours pâles avec des noyaux en bâtonnets (1). — Dans la pièce que je vous présente, l'examen microscopique pratiqué par M. Sevestre a démontré en effet la forme scléreuse de la myocardite; les fibres musculaires qui sont reconnaissables ont perdu leur striation, elles pré-

---

(1) Klob, *Marasmus. Rechtsseitiges hämorrhagisches Pleuraexsudat. Myocarditische Schwielenwucherung in Form runder Knoten bei linksseitiger Herzhypertrophie. Chronische Endarteritis deformans ossificá. Chronische Nierenatrophie. Gallensteine. Leichter Hydrops* (*Wiener med. Wochen.*, 1866).

sentent des granulations graisseuses, mais elles sont séparées et comme étouffées par des travées de véritable tissu conjonctif.

Quant à la péricardite sèche de la région de la pointe, nous n'en avons pas trouvé vestige ; là comme dans le reste de son étendue, le péricarde est sain ; pourtant, s'il y a un fait certain, c'est que les frottements ont existé ; les deux premiers jours on aurait pu à la rigueur en contester la présence, mais ensuite ils se sont accentués de manière à n'être douteux pour personne, et s'ils ont eu une grande mobilité quant au rhythme et au timbre, ils ont été constants dans leur siége, et ont pu être perçus jusqu'à la fin. Je ne connais jusqu'ici qu'un seul groupe de cas dans lesquels on a constaté à l'autopsie l'absence de péricardite, bien qu'on eût entendu pendant la vie les frottements caractéristiques ; je veux parler des faits observés par Pleischl et par Mettenheimer chez les cholériques (1) ; il est probable que sous l'influence des spoliations aqueuses énormes que provoque le choléra, la siccité des séreuses arrive à un degré suffisant pour produire du frottement. J'ai, du reste, vu un cas analogue qui confirme cette explication : c'était chez un pleurétique traité par le tartre stibié à hautes doses ; il y eut des évacuations séreuses extrêmement abondantes, d'autant plus copieuses que le vomissement avait manqué ; c'est par cette soustraction d'eau que ce fait peut être rapproché de ceux de Mettenheimer ; or, dans les

----

(1) Pleischl, *Prager Vierteljahrsschrift*, XXIX, 1851.

Mettenheimer, *Ueber perikardiale Reibungsgeräusche ohne Perikarditis* (*Archiv f. wissenschaftliche Heilkunde*, II, 1866).

jours qui ont suivi cette débâcle, le malade a présenté
des frottements péricardiaques absolument certains, et
l'autopsie ne nous montra pas le moindre vestige de péricardite. — Pouvons-nous invoquer ici quelque condition
de ce genre? Assurément non ; vous vous rappelez, je
suppose, que loin d'avoir de la diarrhée, notre malade
avait une tendance marquée à la constipation. En cette
situation, certain d'ailleurs de l'existence des frottements,
je les rapporte à la myocardite de la pointe dont le siége
correspond précisément aux points qu'ont toujours occupé
les bruits de frottement ; une pareille origine rend bien
compte de la fixité de ces bruits dans la même région,
et des nombreuses variations de timbre et d'intensité
qu'ils ont présentées. Cette interprétation peut être contestée, je le reconnais moi-même ; mais, en raison de
l'intégrité du péricarde et des artères coronaires, en raison aussi de l'absence d'évacuations séreuses, je la tiens
pour la seule plausible.

L'examen du *foie* a démontré la justesse de mon diagnostic dans ses deux parties, c'est-à-dire quant à l'angiocholite et quant à l'hépatite parenchymateuse ; mais
par contre il nous a révélé, comme point de départ de ces
processus secondaires, une altération que nous avions
dès le début totalement éliminée par la bonne raison
que malgré nos interrogatoires minutieux nous n'avions
pu en retrouver la trace dans l'histoire du malade. En
fait, il y a bien une angiocholite générale, il y a bien une
hépatite atrophique non moins étendue, mais l'origine
de toutes ces lésions est une cholélithiase aussi ancienne
qu'elle est considérable. Voyez vous-mêmes : la vésicule
biliaire est remplie de calculs étroitement adaptés les

uns aux autres, et ces pierres doivent remonter à une
date déjà éloignée, car les parois de la vésicule fortement hypertrophiées sont immédiatement appliquées sur
les calculs, il n'y a plus l'ombre d'une cavité. Même disposition dans le canal cystique, dans le canal cholédoque
et dans le canal hépatique, qui sont totalement obturés
par le même mécanisme à partir du sillon transverse ;
mais il est facile de voir que cette obturation est plus
récente que celle de la vésicule.

Remarquez, messieurs, que ces premières constatations
suffisent pour justifier mon diagnostic relatif à la mort
par acholie : il y a eu une rétention absolue de la bile
produisant un ictère intense, puis l'obstacle a persisté
identique, vous en avez maintenant la preuve sous les
yeux, et cependant l'ictère a cessé ; il est clair que c'est
parce que la sécrétion biliaire a été elle-même supprimée ; pour peu qu'elle eût continué à un degré quelconque, l'ictère devait subsister, puisque pas un atome
du produit sécrété ne pouvait arriver dans les voies
biliaires extra-hépatiques — Dans l'épaisseur du foie, les
divisions du canal hépatique présentent une ectasie arbo-
rescente des plus remarquables, qui dessine jusqu'aux
plus petites ramifications macroscopiques du conduit.
Ces ectasies généralisées ont été produites à l'origine par
la distension mécanique de la bile dont les voies d'écoulement n'étaient plus libres ; aussi ces canaux contiennent
par places une plus ou moins grande quantité de ce
liquide à divers degrés d'altération ; mais plus tard un
processus inflammatoire est venu compliquer ce désordre
mécanique, une angiocholite grave a éclaté ; vous ne
pouvez la méconnaître, car sur un grand nombre de

points elle est arrivée à la suppuration, et, de fait, le contenu du plus grand nombre des canaux est constitué par du pus d'un jaune verdâtre, parfaitement lié et homogène. Au voisinage immédiat des canaux, le tissu hépatique est profondément altéré, il a été atteint lui-même par le travail inflammatoire, et sur un point, dans le lobe droit, vous pouvez constater un véritable abcès qui communique avec l'intérieur d'un conduit biliaire suppuré lui-même et ulcéré ; la cavité de cet abcès pourrait contenir une noix de grosseur moyenne.

Dans le reste de son étendue, le foie, notez bien ce dernier fait, présente une dégénérescence graisseuse généralisée, incompatible avec la moindre activité fonctionnelle ; voilà la preuve directe de l'acholie, dont la disparition de l'ictère, malgré la persistance de l'obstacle, nous avait donné une preuve indirecte non moins péremptoire. Cette dégénérescence, qui supprime les cellules hépatiques, au point de vue de la fonction, est l'aboutissant, le dernier terme d'un certain nombre de processus tant aigus que chroniques, en tête desquels figure l'hépatite parenchymateuse aiguë. M. Sevestre a eu l'obligeance de pratiquer l'examen histologique du foie, je ne puis mieux faire que de vous lire la note qu'il a bien voulu rédiger : « Le liquide jaunâtre contenu dans les conduits biliaires dilatés est remarquable par l'abondance de cellules épithéliales cylindriques et de granulations de pigment biliaire. Au niveau des points qui sont dilatés en ampoules, on trouve mélangés à ces éléments un assez grand nombre de globules de pus ; le liquide provenant de la cavité purulente creusée dans le tissu même du foie est à peu près exclusivement formé de globules de pus nageant dans du sérum. — Les cellules hépatiques sont remplies de granulations plus ou moins volumineuses, les unes assez fines, les autres ayant l'apparence de gouttes de graisse; on retrouve ces gouttes huileuses isolées entre les cellules. L'acide acétique fait disparaître la cellule hépatique sans altérer les granulations, qui persistent en formant des amas mal limités. L'acide nitrique affaibli n'attaque point ces granulations, il donne seulement à la masse cellulaire une teinte un peu jaune. Dans cette même préparation, se trouvent disposées entre les cellules quelques granulations de matière colorante rouge, ayant une apparence cristalline; il n'y en a point de semblables dans les cellules elles-mêmes. En somme, ce qui domine, c'est l'altération graisseuse des cellules hépatiques; elle est plus ou moins marquée, selon les points que l'on étudie; mais, à un degré variable, elle est générale. »

Enfin, il y avait en plusieurs points des hémorrhagies intra-musculaires, notamment dans les muscles pectoraux.

Tels sont les résultats positifs de l'autopsie; il en est de négatifs qui méritent d'être signalés d'une façon spéciale; nous n'avons trouvé nulle part d'infarctus viscéral, il n'y a pas eu d'embolies; le soin avec lequel nous les avions cherchées pendant la vie nous faisait pressentir ce fait que l'examen minutieux des organes est venu confirmer. La rate n'est pas notablement ramollie, mais elle est extrêmement petite; cette particularité est exceptionnelle dans l'hépatite diffuse, qui, entre autres effets secondaires, donne lieu généralement à une tumeur splénique assez considérable.

Enfin, messieurs, il n'y avait pas d'hydrocéphalie ; le cerveau était sec à la coupe et à la surface, les ventricules ne contenaient pas plus de liquide qu'ils n'en renferment habituellement lorsque la mort a été rapide. Ce dernier point est fort intéressant ; le cas actuel, ajouté à d'autres, semblables sous ce rapport, renverse complétement l'assertion émise par Traube en 1867 ; à propos de deux observations d'atrophie jaune aiguë publiées par Fräntzel, Traube, généralisant les résultats constatés à l'autopsie, déclare qu'après les accès cholémiques le contenu du crâne se présente comme dans l'hydrocéphalie aiguë, c'est-à-dire que les ventricules sont fortement distendus par du liquide, que les circonvolutions sont aplaties, que la pie-mère est sèche, et que cependant on ne trouve pas trace d'un travail inflammatoire ou néoplasique (1). Que cette description soit exacte pour un certain nombre de cas, cela est bien certain, mais en tant que type général, elle n'est pas acceptable ; il est bien probable que la nature des symptômes ultimes, et la longueur de l'agonie, ont ici une influence considérable ; or, précisément, les malades de Traube-Fräntzel ont eu une agonie assez prolongée eu égard à la marche ordinaire de l'intoxication, et ils ont présenté à plusieurs reprises, avant le coma final, des accidents de délire maniaque avec impulsions locomotrices ; ce sont des phénomènes qui ne sont pas ordinaires dans l'empoisonnement dit *cholémique*.

(1) Fräntzel, *Mittheilungen aus der Klinik des Geh. Rath. Traube. Zwei Fälle von acuter Leberatrophie mit sogenannten cholämischen Anfällen (Berlin. klin. Wochensch.*, 1867).

J'en ai fini avec la relation nécroscopique ; vous avez
pu apprécier comme moi la rigoureuse exactitude avec
laquelle elle a confirmé le diagnostic que nous avions
basé, non sans peine, sur l'analyse et la comparaison
minutieuses des symptômes. Ce diagnostic complexe peut
être ainsi résumé : endocardite ulcéreuse coïncidant avec
une cholélithiase qui a déterminé l'obstruction définitive des voies biliaires avec ictère par rétention, — angiocholite suppurative avec ectasie des canalicules et
formation de cavités en abcès, — enfin hépatite diffuse avec atrophie graisseuse secondaire des éléments
sécréteurs, d'où l'acholie et la mort. — De ce fait si
remarquable à tant d'égards par sa précision, par la
netteté de l'enchaînement des phases pathologiques,
peuvent être dégagés d'utiles enseignements, dont je
ferai l'objet de notre prochaine conférence ; mais, avant
de nous séparer, je veux encore une fois appeler vos
réflexions sur le caractère absolument latent de la cholélithiase ; on sait bien que les calculs qui sont exclusivement intra-hépatiques ne donnent lieu qu'à des symptômes nuls ou peu précis, et que dans ce cas-là il n'y
a vraiment pas à espérer le diagnostic ; mais une cholélithiase aussi colossale que celle que nous avons sous les
yeux, rester complétement et constamment latente, voilà
ce qui est insolite au point d'être étrange ! Que l'ictère
ait été différé jusqu'au début de la maladie aiguë qui a
amené cet homme à l'hôpital, cela se comprend, puisque
l'obturation du canal hépatique et du cholédoque est
certainement plus récente que celle du cystique et de la
vésicule ; l'anomalie véritable, c'est l'absence des symptômes douloureux paroxystiques ou non, l'absence de

pesanteur habituelle dans l'hypochondre, l'absence de
tuméfaction du foie, en un mot le défaut de tout phénomène ayant pu attirer l'attention sur l'appareil hépatique, avant l'apparition de l'ictère développé deux jours
après le début de l'endocardite.

VINGT-DEUXIÈME LEÇON

SUR L'ATROPHIE PARENCHYMATEUSE DU FOIE.

(SUITE.)

Analyse du mouvement fébrile dans l'observation précédente. — De l'état morbide appelé *ictère grave*. — Substitution de la notion d'atrophie parenchymateuse à celle d'ictère grave. — Cholémie et acholie. — Des rapports entre l'atrophie parenchymateuse et l'acholie. — Synonymie de ces deux expressions.
Conditions étiologiques et pathogéniques de l'atrophie parenchymateuse. — Hépatite destructive. — Stéatose toxique. — Stéatose spontanée. — Lésions préalables du foie. — Atrophie mécanique. — Effets variables de l'obturation persistante des grandes voies biliaires.
Des rapports entre les symptômes et la cause de l'atrophie parenchymateuse. — Diagnostic avec l'urémie.
Réfutation de la théorie de la cholémie. — Démonstration de l'état d'acholie. — Interprétation pathogénique des symptômes de l'atrophie parenchymateuse. — Conclusions.

MESSIEURS,

En vous présentant l'observation qui nous a occupés dans notre dernière réunion, je me suis attaché à faire ressortir les rapports qui ont existé entre les diverses périodes du mouvement fébrile, et les phases successives de la maladie ; c'était là, selon moi, un des côtés inté-

ressants de cette histoire. Aujourd'hui nous pouvons
juger après coup, et par conséquent avec certitude, de la
réalité de ces rapports. Examinez le tracé d'ensemble
qui représente cette fièvre d'allures si capricieuses en
apparence, vous allez au premier coup d'œil y saisir trois
périodes. La première, qui finit au douzième jour et que
nous avons pu suivre seulement depuis le sixième, représente absolument le cycle fébrile d'une de ces maladies
aiguës qui n'arrivent pas d'emblée à l'acné thermique ;
il y a même au matin du septième jour une rémission très-
profonde (37 degrés), mais temporaire, qui rappelle de
tous points celle qu'on observe au même moment dans la
fièvre typhoïde. Je ne veux point accorder à ce rapprochement une valeur qu'il me serait impossible d'affirmer,
puisque le fait est nouveau, mais je pense que cette
rémission, et la marche ultérieure de la température par
oscillations régulièrement ascendantes, semblables, elles
aussi, à celles de la période initiale du typhus abdominal,
sont imputables à la nature même de l'endocardite. Ce
processus fébrile, continu quant à la durée, se termine
du dixième au douzième jour par une défervescence
rapide des plus nettes ; elle est précédée d'une perturbation critique parfaite, et en vingt-quatre heures, du matin
du onzième jour au matin du douzième, elle amène par
une chute de trois degrés quatre dixièmes la température
sous-normale de 36°,5 ; la défervescence est donc aussi
caractéristique qu'on peut l'imaginer, la fièvre est bien
et dûment achevée, et le mode de terminaison est identique avec celui qu'on observe dans les phlegmasies
aiguës les plus franches. Ce premier mouvement fébrile,
qui, dans l'évolution générale de cette maladie complexe,

représente une phase parfaitement distincte, traduit, selon moi, l'invasion et la période aiguë de l'endo-myo-cardite.

Après cela, et comme pour bien marquer la clôture de ce processus initial, la fièvre reste nulle jusqu'au treizième jour au soir; alors apparaît, pour durer jusqu'au vingt-sixième jour, une seconde phase pendant laquelle, après quelques oscillations, quelques hésitations, si je puis ainsi dire, le mouvement fébrile prend un caractère franchement intermittent; tous les soirs il y a un accès durant lequel le thermomètre atteint ou dépasse 39 degrés, tandis que le matin la température est normale à 37 degrés, parfois même un peu au-dessous. Cette fièvre intermittente illégitime, à accès du soir, exprime l'inflammation suppurative des canaux biliaires et du tissu hépatique circonvoisin ; l'angiocholite suppurative n'a pas, en effet, de meilleur caractère clinique qu'un mouvement fébrile qui, d'abord rémittent, finit par prendre nettement le type intermittent vespéral.

J'ai dit que cette seconde période, période de l'angiocholite suppurée, s'étend jusqu'au vingt-sixième jour, il serait plus exact de la limiter au vingt-deuxième ; à partir de ce moment, le caractère intermittent cesse d'être régulier, il y a bien encore au vingt-quatrième et au vingt-sixième jour un temps d'apyrexie, mais la fièvre tend manifestement à reprendre des allures continues ; le tracé du vingt-deuxième au vingt-quatrième jour, puis du vingt-quatrième au soir au vingt-cinquième, le prouve clairement. Ce retour du mouvement fébrile à la continuité indique le développement de l'hépatite parenchymateuse généralisée ; vous pouvez voir que l'albuminurie est apparue la veille du jour où la fièvre a cessé d'être intermittente; bientôt la prédominance de cette altération secondaire s'accuse plus formellement, et c'est à elle, uniquement à elle, qu'incombe la ligne verticale qui, par une ascension non interrompue, a élevé la température jusqu'à 41 degrés moins un dixième. — Tels sont les rapports qui doivent être établis entre les diverses parties du tracé que vous avez sous les yeux et les différentes phases de la maladie.

Je vous ai annoncé, en commençant l'étude de ce fait, qu'il joint à son intérêt clinique une utilité théorique non moins grande, en ce qu'il permet de résoudre d'une manière péremptoire une question mal élucidée encore. C'est ce côté du sujet que je désire maintenant aborder; il a trait à la cause directe de la mort dans les cas analogues à celui que nous venons d'observer. Dans tout le cours de cet exposé, j'ai soigneusement évité une dénomination que je tiens pour vicieuse; mais, pour dissiper toute incertitude dans votre esprit, je vous avertis que j'entends parler ici, vous l'avez pressenti sans nul doute, des cas qui sont ordinairement groupés sous le nom d'*ictère grave*. Je n'ai pas besoin, je pense, de vous faire remarquer que, si nous voulons pour un instant adopter ce langage fautif, nous devons dire que notre malade a succombé à un ictère grave, hémorrhagique ou malin, secondairement développé dans le cours d'une angiocholite calculeuse. Je vous montrerai bientôt pourquoi ces expressions doivent être rejetées, il me suffit en ce moment d'avoir bien précisé mon sujet.

Dans tous ces cas, qui sont désignés sous le nom d'*ictère grave*, la mort est attribuée à un empoisonnement

aigu, résultant de la résorption persistante de la bile ; ce
n'est plus seulement la matière colorante qui est résorbée
comme dans l'ictère dit *simple*, c'est la bile *in toto*,
pigments, matières grasses et acides biliaires ; par suite
on désigne cet empoisonnement spécial sous le nom de
cholémie (bile dans le sang) ; de là cette formule abréviative : dans les ictères graves la mort a lieu par cholémie. Cette interprétation pathogénique est universellement admise et appliquée à tous les cas du groupe ;
l'état morbide appelé *ictère grave* est bien reconnu variable quant à ses origines, mais il est affirmé uniforme
quant à ses effets, il aboutit à la cholémie, il tue par
cholémie.

Je ne saurais, messieurs, accepter cette manière de
voir ; dans plus d'une occasion déjà, je me suis élevé
contre elle, et le fait que nous avons étudié suffirait à lui
seul pour démontrer que dans certains cas, au moins,
l'état de *cholémie* n'existe pas, et que la mort est produite par *acholie*, c'est-à-dire par la suppression totale
de la sécrétion biliaire. Vous vous rappelez, j'espère,
avec quelle force irrésistible cette conclusion s'est imposée
à nous chez notre malade ; tandis que les voies biliaires
sont obturées au point que les matières fécales sont totalement décolorées, l'ictère s'efface, le pigment spécial
disparaît de l'urine, et c'est quand l'ictère a complète-
ment cessé qu'éclatent les accidents mortels de l'empoisonnement ; dans ce remarquable concours de circonstances, l'ictère n'a pu disparaître que parce que le foie
ne produisait plus de bile ; l'intoxication ultérieure a donc
été le résultat de cette suppression de sécrétion ou acholie, et non point l'effet d'une cholémie devenue dans

l'espèce matériellement impossible. — Nous recherche-
rons bientôt, à un point de vue plus général, quelle est,
dans les ictères graves, la part respective de ces deux
intoxications ; mais je crois utile, au préalable, de vous
indiquer les conditions diverses dans lesquelles on observe cet empoisonnement spécial qu'on a appelé *cholémie*, que je caractérise, moi, par le nom d'*acholie*, et qui
est toujours lié à une atrophie généralisée des cellules
hépatiques.

Pour moi, je vous le dis à l'avance, les termes *acholie*
et *atrophie parenchymateuse* sont parfaitement synonymes : la première exprime un effet, la seconde exprime
la cause constante et unique de cet effet ; suivant donc
qu'on se placera sur le terrain clinique ou sur le terrain
anatomique, on emploiera l'une ou l'autre de ces désignations, mais au fond elles indiquent toutes deux exactement le même processus.

Au premier rang des causes de l'acholie (ou atrophie
diffuse du foie), vous devez placer l'hépatite parenchymateuse ou diffuse ; ce processus donne lieu à la production rapide d'un exsudat interstitiel et parenchymateux,
c'est-à-dire intra-cellulaire, et cette première phase est
promptement suivie de l'atrophie des cellules hépatiques.
La marche de la maladie est éminemment aiguë, elle est
accompagnée d'un mouvement fébrile qui peut être mal
accusé et sans caractères précis au début, mais qui bientôt prend la continuité ascendante que je vous ai signalée.
Cette hépatite, messieurs, peut être primitive ou secondaire, et c'est là un fait qui est trop souvent perdu de
vue ; la forme primitive est plus fréquente chez la femme
que chez l'homme ; l'âge de vingt à trente ans, l'état de

grossesse, sont des causes prédisposantes d'une grande
puissance. Les causes déterminantes établies par les faits
sont les excès vénériens, les habitudes alcooliques, les
mauvaises conditions hygiéniques issues de la débauche
ou de la misère. On a dit que des influences miasmatiques peuvent également provoquer la maladie, qui revêt
alors la forme d'une épidémie à foyer limité; aucun fait
à ma connaissance ne justifie cette assertion; elle est
basée sur une erreur qu'on retrouve dans l'histoire de
la plupart des maladies épidémiques : les conditions
hygiéniques mauvaises sont les causes les plus positives
de l'hépatite diffuse primitive; si donc une collection
d'individus subit au même moment et dans le même lieu
ces influences nocives (prisons, casernes, etc.), il n'y a
rien de surprenant à ce qu'ils soient affectés simultanément de la maladie dont ils ont ensemble ressenti les
causes, et l'intervention d'effluves miasmatiques n'est
nullement nécessaire pour rendre compte du fait, c'est
une pure hypothèse.

L'hépatite atrophique aiguë prend naissance comme
affection secondaire chez les sujets débilités, surmenés
ou alcoolisés, chez les femmes gravides, à la suite de
quelques maladies aiguës qui, dans les conditions ordinaires, ne donnent lieu qu'à une congestion passagère
du foie; les pyrexies du genre typhus, la granulose
miliaire, la pneumonie, sont les plus importantes de ces
causes pathologiques; j'ai moi-même observé à l'hôpital
Saint-Antoine l'hépatite diffuse et l'acholie dans le cours
d'une pneumonie, chez un homme d'une trentaine d'années, à constitution profondément délabrée. — Certaines
lésions préalables du foie peuvent déterminer dans leurs

périodes àvancées une hépatite parenchymateuse secondaire qui ne diffère des précédentes que par les causes particulières qui l'engendrent ; ces lésions sont, par ordre de fréquence décroissante, l'angiocholite suppurative, la cirrhose et l'échinocoque multiloculaire. Dans toutes ces conditions, la destruction des cellules hépatiques conduit à l'intoxication biliaire, de là un premier groupe de faits que je désigne, pour prévenir toute ambiguïté, sous ce nom : *atrophie parenchymateuse* et *acholie par hépatite destructive.*

La destruction des cellules du foie, qui est dans tous les cas la condition *sine qua non* de l'empoisonnement, n'est pas toujours le résultat d'un processus inflammatoire ; elle peut être amenée par une dégénérescence graisseuse simple ou stéatose, laquelle, du moment qu'elle est générale, produit, au point de vue de la fonction, les mêmes effets que l'altération phlegmasique ; le travail est torpide, apyrétique ou à peu près ; mais une fois la destruction effectuée, la situation est identiquement semblable. Le plus souvent cette dégénérescence est provoquée par certaines substances toxiques qui, après absorption, agissent directement sur l'élément sécréteur du foie et en amènent la mort graisseuse ; ces substances sont le phosphore, l'arsenic, l'antimoine et l'alcool, véritables poisons stéatogènes. Les trois premiers agissent rapidement, et la stéatose qu'ils déterminent peut être opposée comme stéatose aiguë à la forme chronique qui résulte de l'abus de l'alcool ; dans bien des cas, la stéatose alcoolique n'atteint jamais le degré et la diffusion nécessaires pour l'explosion des accidents de l'empoisonnement biliaire, et, à cet égard,

elle est moins grave de beaucoup que les précédentes ;
mais, dans d'autres circonstances, elle aboutit, elle aussi,
à cette terminaison spéciale. — Cette stéatose peut survenir spontanément, indépendante de tout poison stéatogène ; elle reconnait les mêmes causes que l'hépatite
diffuse primitive, mais elle ne présente pas le mouvement
fébrile ascensionnel qui signale cette dernière ; et, d'un
autre côté, on ne trouve à l'autopsie aucune des altérations du foie qui peuvent donner lieu, comme nous
allons le voir, à l'atrophie mécanique ; le caractère de
spontanéité est ainsi établi, et, d'un autre côté, les différences cliniques obligent à séparer ces faits des hépatites proprement dites. — De là un second groupe de cas
que je nomme *atrophie parenchymateuse* et *acholie par
stéatose*.

Dans un troisième ordre, le mode de destruction
des cellules hépatiques est encore différent ; il n'y a
pas d'inflammation parenchymateuse aiguë, il n'y a pas
non plus de dégénérescence par poison stéatogène,
le processus est purement mécanique, les cellules sont
étouffées, annihilées, détruites par compression ; si cet
effet est généralisé, l'intoxication survient ni plus ni
moins que dans les conditions précédentes. Parmi les
causes de cette destruction particulière, nous retrouvons
la sclérose que j'ai déjà signalée comme pouvant donner
lieu à l'hépatite diffuse secondaire ; en effet, le rapport
entre la sclérose et la dégradation des cellules du foie
présente une double modalité : tantôt il y a une inflammation parenchymateuse aiguë, et alors les allures torpides de la cirrhose sont brusquement interrompues par
la fièvre et l'état général qui dénotent le développe-

ment d'une complication inflammatoire ; tantôt l'hépatite manque, et l'on voit s'accentuer peu à peu les accidents de l'intoxication biliaire sans aucun processus aigu préalable. A l'autopsie, on ne trouve pas de traces d'un travail phlegmasique récent, on constate simplement, outre la prolifération envahissante du tissu conjonctif, et précisément par suite de cette exubérance, un étouffement complet des cellules hépatiques ; c'est à peine si quelques-unes çà et là sont encore intactes. — Le même mode de destruction est observé à la suite de certaines obturations persistantes des voies biliaires qui ont amené une dilatation générale des canalicules dans l'épaisseur du foie ; je vous ai indiqué tout à l'heure l'angiocholite suppurée comme une des causes de l'hépatite parenchymateuse secondaire, et notre malade a précisément réalisé cette condition étiologique ; mais il s'agit en ce moment d'effets mécaniques produits par la dilatation des canalicules biliaires, suite de l'obstruction définitive des voies d'excrétion ; en cette situation, la distension des canaux ne peut avoir lieu qu'aux dépens de cellules sécrétantes, qui sont comprimées en proportion, c'est déjà là une première cause d'atrophie ; en outre, la stase biliaire dans les cellules leur fait subir une pression excentrique dont les effets s'ajoutent à l'autre condition, et bientôt les cellules sont pour ainsi dire forcées, et la sécrétion est suspendue ; on voit alors se développer sans phénomènes inflammatoires, sans fièvre initiale, les symptômes de l'intoxication biliaire. De là un troisième groupe de faits que j'appelle *atrophie parenchymateuse* et *acholie par cause mécanique.*

La destruction mécanique des cellules du foie par

obturation et dilatation des voies biliaires est de toutes
les causes d'acholie celle qui est le plus rarement observée ; ce processus est indiqué dans l'ouvrage de Frerichs ;
plus récemment Magnin l'a signalé dans son intéressante étude sur la lithiase biliaire (1), et Pentray a rapporté un fait qui offre avec le nôtre une étroite similitude. Il s'agit d'un homme qui était affecté d'un ictère
avec état typhoïde et qui a succombé dans la stupeur et
le délire, après avoir eu des épistaxis et d'abondantes
hémorrhagies intestinales. A l'autopsie on a trouvé l'épi-
ploon et le feuillet viscéral du péritoine parsemé de
nombreuses granulations miliaires ; il n'y avait pas de
tubercules dans l'intérieur des viscères, la cavité abdominale contenait une petite quantité de liquide jaunâtre.
Les follicules isolés de l'intestin grêle, et les glandes
mésentériques étaient le siége d'une tuméfaction considérable ; dans ces dernières, il y avait des dépôts de
substance caséeuse. Un gros ganglion comprimait le canal
cholédoque : cependant, au moyen d'une forte pression
sur la vésicule, on réussissait à faire passer quelques
gouttes de bile ; au-dessus du point comprimé, tous les
canaux biliaires étaient dilatés, au point que ceux qui
parcourent l'intérieur du foie admettaient facilement
l'extrémité d'un doigt. Les ramifications du conduit
hépatique conduisaient à de petits foyers puriformes ;
toutefois, ceux-ci ne présentaient pas de communication avec les canalicules, qui étaient oblitérés précisément avant le point où ils entraient en rapport avec

(1) Magnin, *De quelques accidents de la lithiase biliaire ; anomalies de
la colique hépatique ; fièvre intermittente symptomatique ; angiocholite
calculeuse ; ictère chronique et ictère grave.* Thèse de Paris, 1869.

les foyers. Le nombre de ces derniers était très-consi-
dérable ; on en a pu compter jusqu'à 150 disséminés
dans toute l'étendue du foie, qui n'était pas augmenté
de volume ; la grandeur variait depuis celle d'une tête
d'épingle jusqu'à celle d'une amande et au delà ; c'est
seulement dans les foyers volumineux qu'on a trouvé
en abondance des globules purulents. Cet état des voies
biliaires qui, sauf le nombre des foyers hépatiques et
le défaut de communication avec les canalicules, était
exactement semblable à celui que nous avons observé
chez notre malade, avait eu pour conséquence une dégénérescence graisseuse générale des cellules hépatiques, à laquelle l'auteur rapporte avec toute raison les
manifestations ultimes de l'ictère grave (1). D'après les
caractères et la marche des phénomènes, je pense que
dans ce fait remarquable à tous égards il s'est agi d'une
atrophie mécanique plutôt que d'une hépatite parenchymateuse proprement dite ; vous avez remarqué aussi
que dans le cas de Pentray la cause de l'obstruction des
voies biliaires est toute différente de celle qui existait
chez notre homme ; cette particularité est fort intéressante, car elle montre qu'il s'agit bien ici, ainsi que je
vous l'ai dit, d'un processus purement mécanique, qu'a-
lors même que les canalicules intra-hépatiques ne renferment pas de corps étrangers, le fait seul de leur dilatation forcée et persistante suffit pour provoquer une
inflammation, une angiocholite, et que cette inflammation, bien qu'indépendante de la cholélithiase, peut être

(1) Pentray, *Considérations sur certains abcès du foie consécutifs à
l'angiocholite intra-hépatique.* Thèse de Paris, 1869.

assez intense pour amener la formation de foyers purulents dans le tissu même du foie.

Il est possible que la dilatation par obturation du cholédoque suffise par elle-même pour déterminer les accidents de l'acholie, sans intermédiaire d'angiocholite
suppurative ; cette conclusion semble se dégager des deux
faits rapportés par Merkel, dans lesquels l'agent d'obturation était un cancer duodénal ; les malades ont succombé avec de l'ictère, du délire et du coma ; mais les
observations ne me paraissent pas assez détaillées pour
qu'on puisse aller ici au delà d'une simple probabilité (1).

La destruction consécutive des cellules hépatiques, au
degré nécessaire pour déterminer les phénomènes cliniques de l'état dit *ictère grave*, ne paraît point constante
dans les conditions que nous étudions en ce moment ; il
n'en est pas question dans les faits de Paulicki et de
Kussmaul, qui présentent, quant à l'appareil excréteur de
la bile, une analogie complète avec les précédents, et,
comme je ne puis admettre qu'il y ait eu ici une omission
ou une erreur d'observation, je suis amené à conclure
que cette conséquence ultime de l'ectasie canaliculaire
généralisée peut faire défaut, alors même que les lésions
génératrices sont présentes ; les variations dans le nombre,
dans la disposition des canaux dilatés, dans le degré de la
compression extra- et intra-cellulaire, voilà sans doute
les raisons de ces différences. Au surplus, je crois utile

(1) Merkel, *Ueber zwei Fälle von tödtlichem Icterus in Folge von
Verschliessung des Ductus choledochus durch Duodenalcancroïd.* (*Wiener
med. Presse*, 1868).

de vous faire connaître par un court résumé les deux cas
auxquels je viens de faire allusion.

Dans celui de Paulicki, il s'agit d'un jeune homme de
dix-sept ans qui avait souffert à plusieurs reprises de la
fièvre intermittente :. il était pâle et blafard, il avait peu
à peu perdu complétement ses forces, il avait la rate
grosse, le foie sensible à la pression ; bref, il était cachec-
tique ; en cet état, il fut pris d'ictère, et peu de jours
après il succomba. Le canal cholédoque, immédiatement
au-dessus de l'embouchure duodénale, était plein de
pierres biliaires rugueuses de la grosseur d'un œuf de
pigeon ; la vésicule avait son volume ordinaire, le canal
cystique n'était pas dilaté. Les canaux intra-hépatiques
présentaient une ectasie considérable, les parois en étaient
çà et là purulentes ; il y avait aussi dans le parenchyme
des cavités remplies de pus et de masses biliaires (1).

L'observation de Kussmaul concerne un journalier de
vingt-huit ans qui avait éprouvé pendant plusieurs années
de fréquentes attaques ayant tous les caractères des coliques hépatiques ; en dernier lieu il fut pris des accidents qu'on rattache à l'abcès du foie, et il mourut. Au-
dessus de son ouverture dans le canal cholédoque, le
conduit hépatique renfermait un canal volumineux long
de 2,5 centimètres, large de 1,4 ; en amont de l'obstacle,
les rameaux étaient fortement dilatés ; tout le foie était
parcouru par des canalicules biliaires en ectasie, dont le
diamètre variait depuis celui d'un pois jusqu'à celui d'une
cerise ; ces canaux étaient munis de prolongements si-

(1) Paulicki, *Grosser Gallenstein im Ductus choledochus mit Ektasie
der Gallengänge* (*Deutsche Klinik*, 1868).

nueux et revêtus de membranes blanchâtres, épaisses, dures et finement villeuses. Le tissu hépatique intermédiaire était exsangue, gris jaunâtre, résistant, mais il n'y avait pas trace d'abcès (1). — Kussmaul a eu le tort de présenter ce fait comme un complexus morbide nouveau, mais son observation n'en est pas moins fort instructive, en montrant, comme celle de Paulicki, un exemple très-net d'ectasie canaliculaire intra-hépatique sans destruction consécutive des cellules d'enchyme, sans phénomènes de cholémie.

Si vous examinez d'un coup d'œil d'ensemble les catégories étiologiques que j'ai établies pour l'état d'acholie, vous verrez que cet état est en tout cas l'expression clinique d'une destruction générale des cellules du foie; cette destruction est l'effet d'un processus actif comme dans l'hépatite diffuse, ou bien d'un processus passif comme dans la stéatose spontanée et toxique, ou l'atrophie mécanique, voilà toute la différence; mais ici comme là, c'est la destruction de l'élément sécréteur du foie qui amène les phénomènes graves de l'acholie. Il est facile, après l'étude que nous venons d'en faire, de rattacher à chacune des espèces les principaux groupes étiologiques qui y sont afférents, et vous arriverez de la sorte au tableau que voici, simple résumé de l'analyse que je vous ai présentée :

_____

(1) Kussmaul, *Eitrige Blennorrhoe mit sackiger Erweiterung der Gallengänge der Leber zu zahllosen abscessähnlichen Hohlräumen, hervorgerufen durch Concremente im Ductus hepaticus (Berliner klin. Wochensch.,* 1868).

ATROPHIE PARENCHYMATEUSE. ACHOLIE.

I. Atrophie et acholie par hépatite destructive.
- Primitive.
  - Gravidité.
  - Mauvaises conditions hygiéniques.
  - Excès vénériens.
  - États cachectiques.
- Secondaire.
  - Typhus.
  - Granulose miliaire.
  - Pneumonie.
  - Angiocholite suppurée.
  - Sclérose du foie.
  - Échinocoque multiloculaire.

II. Atrophie et acholie par stéatose.
- Stéatose non toxique.
  - Sénilité.
  - Cachexies.
  - Tuberculose.
- Stéatose toxique.
  - Phosphore.
  - Arsenic.
  - Antimoine.
  - Alcool.

III. Atrophie et acholie par cause mécanique.
- Sclérose du foie.
- Obturation des voies biliaires avec dilatation générale des canaux intra-hépatiques.
- Tumeurs volumineuses et multiples du foie.

Rappelez-vous maintenant que je désigne sous le nom d'*acholie* l'état généralement appelé *ictère grave* ou *cholémie*, que par conséquent si vous voulez conserver le langage ordinaire, vous devez partout dans ce tableau remplacer le mot *acholie* par le terme *ictère grave*, et vous aurez une classification pathogénique rationnelle de cet état morbide, qui n'est jamais que l'expression dernière de maladies hépatiques, aboutissant tantôt par un processus, tantôt par un autre, à la destruction, à l'inertie fonctionnelle des éléments sécréteurs du foie. Vous verrez en même temps disparaître la confusion qui obscurcit cette étiologie : les controverses sans nombre auxquelles a donné lieu l'ictère grave n'ont en effet d'autre origine qu'un exclusivisme erroné qui prétendait rattacher ce syndrome secondaire à un processus morbide

univoque toujours le même. Il y a eu dès lors autant de
théories que de groupes étiologiques, et comme chacune
de ces théories, vraie par un de ses côtés, était nécessairement incomplète, l'obscurité et la confusion sont allées
croissant. On a voulu faire de l'hépatite parenchymateuse
la cause unique de la cholémie, aussitôt on s'est heurté
contre des faits réfractaires ; on a voulu tout réduire à la
stéatose toxique, le même obstacle a fait rétrograder
cette conclusion absolue, et il en a été ainsi de toutes les
interprétations univoques. J'espère que vous éviterez
cette faute et que ma classification pourra vous être un
guide utile dans cette question complexe.

Par cela même que l'empoisonnement biliaire n'a pas
toujours la même origine, vous concevez fort bien que les
phases pathologiques qui le précèdent sont fort dissemblables, soit quant à leurs symptômes, soit quant à leur
durée ; tandis que dans l'hépatite parenchymateuse primitive un petit nombre de jours seulement séparent le
développement de la maladie aiguë des phénomènes caractéristiques de l'acholie, tandis qu'il en est encore à peu
près ainsi dans la stéatose due au phosphore, à l'arsenic
ou à l'antimoine, vous aurez dans la stéatose alcoolique,
dans l'hépatite secondaire de la cirrhose, à compter par
mois ou par années l'intervalle qui sépare le début de la
maladie hépatique de l'apparition des accidents de cholémie ; et les symptômes préalables, j'ai à peine besoin de
le dire, ne sont pas moins dissemblables. Mais, en revanche, une fois que la dégradation des cellules est assez
avancée pour compromettre la fonction choligène (pardon
de ce néologisme qui est commode), une fois la période
d'intoxication atteinte, les phénomènes symptomatiques

présentent la plus grande analogie; la seule différence
importante est fournie par le symptôme fièvre, qui est
directement en rapport avec la nature de l'altération
cause de l'acholie, et qui peut conséquemment fournir
de précieux renseignements au diagnostic pathogénique.
S'agit-il d'une hépatite parenchymateuse soit primitive,
soit secondaire, la fièvre est subcontinue, elle est violente, et aboutit à une ascension verticale qui amène les
chiffres thermiques les plus élevés qu'on puisse observer
dans la période agonique en général. — S'agit-il, au
contraire, d'une altération torpide, d'une destruction non
inflammatoire des cellules, il n'y a point de fièvre, ou
bien le mouvement fébrile est en rapport avec la maladie
préalable ; si dans la phase vraiment toxique la température monte, elle n'atteint pourtant que des chiffres peu
élevés, de 38 degrés à 38°,5 par exemple, ainsi qu'on le
voit dans les observations de Fräntzel, qui, à en juger
par les détails, appartiennent à la dégénérescence spontanée non inflammatoire (1).

Quant aux autres phénomènes symptomatiques, ce
sont des désordres nerveux et des hémorrhagies de siége
variable. Le plus ordinairement l'irritation cérébrale qui
précède la névrolysie ou épuisement ultime, se traduit
par de la céphalalgie, du délire et des convulsions; bientôt se manifeste le coma, il est d'abord entrecoupé par
le retour des symptômes d'excitation, puis il s'accuse de
plus en plus et persiste sans interruption jusqu'à la mort.
Les convulsions sont le plus souvent partielles, comme

(1) Fräntzel, *Mittheilungen aus der Klinik des Geheim. Rath. Traube
Zwei Fälle von acuter Leberatrophie mit sogenannten cholämischen Anfällen (Berlin. klin. Wochen.*, 1867).

elles l'ont été chez notre malade ; par exception, elles
peuvent être générales, mais je n'ai pas vu jusqu'ici de
convulsions vraiment épileptiformes. Le délire est bruyant,
agité, parfois avec impulsions locomotrices, on peut
même observer de véritables accès maniaques qui se
reproduisent trois, quatre fois et plus avant le développement du coma définitif ; les choses se sont passées de la
sorte dans les cas de Fräntzel dont je vous ai déjà parlé.
Mais Traube, dans le service duquel étaient ces malades,
et qui a joint à la relation de Fräntzel d'intéressantes
remarques, me paraît avoir commis ici la même faute
qu'à propos de l'hydrocéphalie ; il a trop généralisé les
enseignements de quelques cas particuliers : se fondant
sur ce qu'il a vu, il donne l'accès maniaque comme le
symptôme constant de la cholémie, et l'indique même
comme un caractère différentiel entre l'intoxication biliaire et l'empoisonnement urémique. Cette proposition
est trop absolue ; j'ai eu un cas de cholémie à l'hôpital
Saint-Antoine, j'en ai observé un autre à la Maison municipale de santé, celui que nous avons étudié ensemble
est le deuxième que je vois à l'hôpital Lariboisière, et je
n'ai pas encore une seule fois constaté les accès maniaques ; ils ne sont donc que l'une des formes possibles du
délire cholémique, ils n'en sont point la forme unique.

Pour ce qui est du diagnostic avec l'urémie, il est certain que le délire maniaque est un très-bon signe différentiel lorsqu'il existe ; mais, en raison de son inconstance, il n'y a pas à y compter, et les meilleurs éléments
d'appréciation sont d'une part le caractère des convulsions
qui ne sont point épileptiformes dans la cholémie, et
l'élévation thermique qui manque dans la forme com-

mune de l'urémie ; je dis la forme commune, et j'entends
par là l'urémie par insuffisance rénale ; mais dans la
forme plus rare, dans l'urémie par défaut d'excrétion
ou ammoniémie, l'élévation de température est constante. Au surplus, ce n'est jamais uniquement aux phénomènes de la période d'intoxication que le diagnostic
doit être demandé ; les accidents antérieurs sont bien
autrement significatifs : dans un cas douteux, la présence de l'albumine dans l'urine n'a pas grande valeur,
car, si l'on ne peut pas la donner comme constante dans
l'atrophie hépatique, il faut du moins se souvenir qu'elle
y est extrêmement fréquente ; l'étude microscopique de
l'urine fournit en revanche des caractères différentiels de
premier ordre.

Quant aux hémorrhagies provoquées par l'état d'acholie,
elles varient beaucoup par leur nombre, leur abondance
et leur siége ; elles peuvent être bornées aux muscles,
comme chez notre malade, au tissu du cœur, ainsi que
je l'ai vu dans un autre cas, mais il est infiniment rare
qu'elles fassent complétement défaut.

On a attaché une importance extrême à la diminution
rapide et considérable du volume du foie, dont on a
voulu faire un signe quasi-pathognomonique de l'état
appelé *ictère grave;* c'est là une erreur, et cette erreur
est encore un fruit des théories exclusives dont je vous
ai signalé le danger : il en est de ce signe comme des
précédents, il est en rapport avec la nature de l'altération ; et, en fait, la grosseur de l'organe varie selon les
groupes étiologiques. Dans l'atrophie spontanée, dans l'a-
trophie par substances toxiques, la diminution de volume
est constante, et j'ajoute qu'elle est primitive ; mais dans

les hépatites parenchymateuses il n'en est déjà plus ainsi. Si le malade ne meurt pas trop vite, vous verrez bien survenir la diminution de volume, mais elle manquera tout à fait s'il en est autrement ; et comme, dans le cas supposé, elle est précédée d'une tuméfaction générale, il peut très-bien arriver, si la mort est très-rapide, que cette période initiale de turgescence soit seule observée, et c'est ce qui a précisément eu lieu dans le fait rapporté par Neuschler (1) ; enfin, dans la dégénérescence par maladie préalable du foie, le volume de l'organe est entièrement subordonné à cette lésion première : vous le trouverez toujours gros ou tout au moins normal dans l'angiocholite suppurative et l'obturation des voies biliaires ; et, dans la sclérose, vous le trouverez gros ou petit, selon que l'hépatite interstitielle aura, oui ou non, dépassé la période d'hypermégalie.

Telles sont, messieurs, les différences que peut présenter, suivant les cas, la symptomatologie de l'empoisonnement biliaire ; elles sont légères, vous le voyez. Autant, en effet, sont variables les processus qui amènent la destruction des cellules hépatiques, autant sont nombreuses les routes qui conduisent à l'état d'acholie, autant sont semblables et univoques les accidents qui le caractérisent, une fois qu'il est constitué.

Cela dit sur les causes, les lésions et les phénomènes du syndrome appelé *ictère grave*, je reviens à cette question dont j'ai déjà dit quelques mots : quelle est, dans tous les cas, la cause directe de la mort, ou, plus précisément encore, quel est le poison ? S'agit-il, comme on

(1) Neuschler, *Acute gelbe Atrophie* (Würtemberg. Correspond. Blatt, 1868).

l'enseigne, d'une *cholémie*, c'est-à-dire d'un empoisonnement produit par la résorption de la bile déjà sécrétée
et son accumulation dans le sang? Ou bien s'agit-il,
comme je le prétends, d'une *acholie*, c'est-à-dire d'un
empoisonnement produit par la suppression de la sécrétion biliaire? Laissons de côté, je vous prie, les théories
et les hypothèses, voyons les faits.

Chez le malade qui a été le sujet de cette étude, l'a-
cholie a été évidente, palpable; je vous en ai donné déjà
les raisons démonstratives, je n'y reviendrai pas.

Lorsque dans les cas d'empoisonnement biliaire consécutif à une sclérose on trouve à l'autopsie une destruction totale des cellules hépatiques, et que cependant il
n'y a pas eu d'ictère, ou que la jaunisse, si elle existait
d'abord, a été diminuant à mesure que s'aggravait la
situation du patient, il est impossible, en bonne conscience, de songer à une cholémie. Sur quoi, je vous le
demande, pourrait-on étayer une semblable hypothèse?
L'organe qui fait la bile est détruit, et il n'y a ni dans
l'urine ni à la peau les preuves de la présence de la bile
en nature. Ici donc, comme dans notre cas actuel, il est
bien certain que c'est le défaut de sécrétion qui est en
cause, et non pas la résorption d'un produit qui ne peut
plus être formé. J'ai rapporté dans ma clinique de la
Charité un fait qui appartient à cette catégorie.

Lorsqu'une hépatite diffuse tue sans ictère, pouvez-
vous admettre la cholémie? Assurément non, et si alors
on constate à l'autopsie une destruction générale des
cellules du foie, il faut bien reconnaître l'acholie, et lui
attribuer à la fois et l'empoisonnement et l'absence d'ictère. Or, c'est précisément ainsi que les choses se sont

présentées dans l'observation de Treutler. Une femme de soixante ans est affectée d'une vaste pneumonie double, qui dès le début est accompagnée de vomissements d'un liquide noirâtre, de douleurs dans le côté droit et dans l'épaule droite, d'une agitation nerveuse excessive; puis l'intelligence s'affaisse, et au septième jour la mort a lieu dans le coma. Il n'y a point eu d'ictère, mais l'urine a renfermé momentanément du pigment biliaire. L'autopsie révèle, indépendamment des foyers pneumoniques, une destruction partielle de la muqueuse de l'estomac; le reste de cette membrane est ramolli, épaissi, fortement injecté; l'estomac et l'intestin contiennent un liquide brunâtre grumeleux. Le foie pèse cinq livres trois quarts, il est hyperémié et friable, surtout dans la partie postérieure du lobe droit; l'examen microscopique démontre qu'il n'y a plus dans ce lobe de cellules normales, on n'y trouve qu'un détritus moléculaire; dans le lobe gauche on saisit çà et là quelques cellules, mais elles contiennent une masse granuleuse avec des gouttelettes de graisse (1). L'auteur fait remarquer que l'inflammation gastro-intestinale ne peut guère être considérée comme l'effet de l'altération du sang, et que les phlegmasies de l'estomac, des poumons et du foie ont été contemporaines, mais inégalement accessibles au diagnostic; puis il termine par cette réflexion, qui montre qu'il a été frappé des difficultés de ce fait eu égard à la théorie ordinaire de la cholémie : malgré une suppression totale de fonction, il n'y a point eu d'ictère. Je n'ai

(1) Treutler, *Case of acute hepatitis with double pneumonia* (*Med. Times and Gaz.*, 1868).

pas besoin de vous faire observer que c'est précisément cette suspension complète de fonction qui a été la cause de l'absence d'ictère.

Dans les faits que nous venons d'examiner, l'acholie seule peut être admise; comment y aurait-il cholémie, je vous le demande, puisqu'il n'y a pas d'ictère, pas de bile, et plus rien qui puisse en faire? De l'examen qui précède, je me borne pour le moment à tirer la conclusion suivante, qui est indéniable : dans l'empoisonnement biliaire, il y a tout au moins un groupe de cas étrangers à la cholémie, et dans lesquels l'acholie est la cause des accidents; le malade est tué non pas parce qu'il résorbe de la bile, mais parce qu'il n'en fabrique plus.

J'arrive à l'étude des cas ordinaires : l'absence d'ictère dans l'intoxication biliaire est en effet exceptionnelle, la règle c'est que les malades sont ictériques jusqu'à la fin ; et souvent même, au moment où éclatent les accidents graves, la teinte devient plus foncée, et l'on observe alors ces ictères verts ou noirâtres qui sont les précurseurs de la terminaison funeste. C'est sur ces faits-là, vous le concevez, qu'a été basée la théorie de la cholémie; elle a les apparences pour elle, elle semble tellement rationnelle au premier abord qu'elle a été accueillie sans contrôle sérieux, et pourtant elle soulevait même alors de nombreuses objections. Voyons donc les choses d'un peu plus près.

La théorie de la cholémie, théorie de la bile dans le sang, ne peut être acceptée que si les trois conditions suivantes sont remplies : 1° il faut que le foie continue à produire de la bile; — 2° il faut que les canalicules

biliaires fins, à défaut des grands canaux, soient obturés
de manière à empêcher le libre écoulement de la bile ;
— 3° il faut que la bile en nature soit toxique. — Que
révèle sur ces différents points l'observation impartiale et
rigoureuse des faits?

Pour ce qui est de la persistance de la sécrétion biliaire, je conviens que dans un certain nombre de cas on
est en droit de l'affirmer; ces cas sont ceux dans lesquels
l'autopsie montre une destruction seulement partielle
des cellules ; dans un lobe, par exemple, elles sont complétement altérées, dans l'autre elles sont encore intactes,
sinon en totalité, du moins en majorité. Mais dans des
cas absolument semblables au point de vue clinique,
notamment au point de vue de l'ictère, il en est tout
autrement : la lésion est vraiment générale, on a peine
à trouver une seule cellule normale; un pareil état est
vraiment incompatible avec la persistance de la sécrétion, à moins qu'on ne veuille admettre que l'altération
n'est devenue générale que dans les dernières heures de
la vie. Il résulte de là que les résultats des autopsies ne
sont pas favorables à l'hypothèse que la sécrétion de la
bile persiste jusqu'à la fin. — Ce n'est pas tout; le symptôme ictère auquel on attache tant de prix comme
preuve de la sécrétion ultime, est loin d'avoir une pareille signification. Et d'abord, il y a ici une cause
d'erreur; l'ictère final peut très-bien ne pas être actuel,
il peut être simplement le reliquat de l'ictère produit
au commencement par la maladie quelconque qui amène
la destruction des cellules ; dans ce cas, qui est loin
d'être rare, on constate avec la persistance de la coloration anormale des téguments une diminution croissante

des matières colorantes biliaires dans l'urine. Supposons cette erreur évitée, l'ictère continue réellement, il s'est même aggravé au moment où se sont montrés les premiers phénomènes de l'empoisonnement, ce fait prouve-t-il que la sécrétion de la bile continue? Pas le moins du monde, et j'appelle sur ce point toute votre attention. Dans ces conditions spéciales, l'ictère peut dépendre, et dépend en effet, d'une *formation* déplacée, *hétérotopique*, de pigment biliaire aux dépens des globules sanguins; les globules rouges usés qui, à l'état physiologique, sont dissous par le foie pour l'élaboration de la matière colorante de la bile, sont ici dissous dans le sang lui-même; cette dissolution est favorisée par la présence des éléments générateurs des acides biliaires, qui ne sont plus convenablement éliminés, et elle est justement démontrée par l'accroissement de l'ictère à un moment où l'atrophie du foie est déjà commencée, sinon achevée, et où par conséquent la sécrétion de la bile, supposée persistante, est réduite au minimum; je l'ai dit déjà dans une autre occasion : le pigment biliaire qui imprègne alors les tissus et les liquides en quantité croissante, est le produit de la transformation hétérotopique de l'hématoglobuline. Il ne s'agit plus alors d'un ictère mécanique par défaut d'excrétion, il s'agit d'un ictère sanguin par défaut de sécrétion. Le processus de chimie vitale qui donne lieu à ce dernier ictère n'est point instantané, et l'on conçoit fort bien que ses effets visibles manquent si la mort est très-rapide ; c'est ce qui a lieu dans les cas où l'empoisonnement biliaire coïncide avec l'absence totale d'ictère, ou avec la diminution de l'ictère mécanique qui existait auparavant. — En résumé, le

résultat des autopsies est inconciliable avec la continua-
tion de la sécrétion biliaire, et la persistance ou l'aggravation de l'ictère n'en est point une preuve convaincante ;
la première condition, qu'implique la théorie de la cholémie n'est donc point réalisée.

Je vous ai indiqué comme seconde condition l'obtura-
ration des canalicules fins ; il est bien clair, en effet, que
si l'écoulement de la bile est libre, la sécrétion aura beau
persister, elle ne pourra être suivie de résorption. Or,
abstraction faite des cas rares où l'atrophie parenchymateuse est amenée par l'obturation calculeuse où autre des
grandes voies biliaires, il est certain que dans cette maladie les conduits larges sont normalement perméables ;
c'est un point déjà établi par Frerichs. Si l'oblitération
existe, elle ne peut siéger que dans les canalicules fins,
et il est de fait que Wyss et Ebstein ont constaté dans
l'empoisonnement par le phosphore une obstruction catarrhale des canaux les plus fins qui soient encore visibles
à l'œil nu ; dans un des cas d'Ebstein, cette obstruction
coïncidait avec une perméabilité complète du canal cholédoque (1). Cette notion nouvelle est fort intéressante,
mais il convient de remarquer qu'elle n'est acquise que
pour l'empoisonnement phosphoré, et qu'on ne peut,
sans hypothèse, l'étendre à toutes les autres espèces d'a-
trophie diffuse ; cette hypothèse serait peut-être juste,
elle serait peut-être fausse, nul ne le sait actuellement,

---

(1) Wyss, *Zur Lehre vom katarrhalischen Icterus* (*Archiv der Heilk.*,
1867).

Ebstein, *Katarrh der macroskopisch sichtbaren feinen Gallengänge als
Ursache des Ikterus bei der acuten Phosphorvergiftung ; ein casuistischer
Beitrag zur Lehre vom katarrhalischen Ikterus* (*Archiv der Heilk.*, 1867).
— *Même sujet* (*Eodem loco*, 1868).

et la seconde condition de la théorie cholémique reste ainsi à l'état de simple possibilité, la certitude fait défaut.

J'arrive au troisième argument, il est de majeure importance. Pour qu'on soit en droit d'attribuer à la résorption de la bile sécrétée les accidents d'empoisonnement, il faut qu'il soit bien démontré que la bile est toxique par elle-même, et qu'elle provoque des phénomènes semblables à ceux qui caractérisent cliniquement l'état dit de *cholémie*. Eh bien ! les recherches nombreuses et précises dont cette question a été l'objet établissent précisément le contraire, elles imposent de tout autres conclusions. — Les principes colorants ou pigments de la bile peuvent être de prime abord éliminés, car leur innocuité complète est journellement démontrée depuis des siècles par l'ictère catarrhal simple. Restent les sels copulés caractéristiques, le glycocholate et le taurocholate de soude; l'ictère commun est déjà une présomption pour le défaut d'action toxique, car dans cet état morbide tout phénomène grave manque, et cependant l'analyse décèle alors dans le sang une petite quantité d'acides biliaires; mais cette quantité est minime, et l'on peut objecter que la dose n'est pas suffisante pour amener l'intoxication. Je passe donc sur ce premier témoignage, et j'interroge l'expérimentation directe.

Deux ordres de phénomènes suivent l'injection artificielle de ces sels, isolés ou réunis, dans le sang; c'est d'abord le ralentissement des battements du cœur démontré par Landois et par Röhrig. Ce dernier a successivement employé la glycine, la taurine et l'acide cholique; il a constaté que c'est cet acide qui est l'agent véritablement

efficace, et que si le glyco- et le taurocholate de soude
ont eux aussi quelque influence, ils la doivent uniquement à l'acide cholique qui entre dans leur composition.
Röhrig, pour le dire en passant, a également établi que
l'effet des sels biliaires sur le cœur persiste après la section des pneumogastriques (1). — L'autre effet de ces
sels porte sur les éléments du sang; les expériences de
von Dusch ont démontré l'influence dissolvante des sels
copulés et de l'acide cholique seul sur les globules
rouges; l'injection de ces substances dans le sang donne
lieu à des urines sanguinolentes, parfois aussi à des infiltrations pseudo-hémorrhagiques dues à la dissolution de
l'hématine. Les expériences ultérieures de Frerichs,
Kühne, Neukomm et Huppert (2) ont confirmé ces résultats, et ont appris un fait d'une grande importance, à
savoir que les effets hémorrhagiques peuvent manquer,
qu'ils sont inconstants; Huppert conclut de là, non sans
raison, que ces effets dépendent non-seulement de l'influence des sels biliaires sur le sang, mais de certaines
conditions mécaniques entre lesquelles la concentration
du liquide injecté tient le premier rang, à ce point qu'elle
prime même la question de qualité de la substance injec-

---

(1) Landois, *Ueber den Einfluss der Galle auf die Herzbewegugn*
(*Deutsche Klinik,* 1863).

Röhrig, *Ueber den Einfluss der Galle auf die Herzthätigkeit* (*Archiv
der Heilkunde* 1863).

(2) Frerichs, *Klinik der Leberkrankheiten.* Braunschweig, 1861.

Kühne, *Beiträge zur Lehre von Icterus* (*Archiv f. path. Anatomie,*
1858).

Neukomm, *Ann. der Chemie und Pharmacie,* 1860.

Huppert, *Ueber das Schicksal der Gallensäuren im Icterus* (*Arch. der
Heilkunde,* 1864).

tée. En effet, Huppert injecte chez des lapins quelques centimètres cubes de glycérine pure, et il observe les effets de la dissolution globulaire ; dans une autre série d'expériences, il injecte la même quantité de glycérine diluée avec de l'eau, il n'y a pas d'action hémorrhagipare. Voilà à quoi se réduisent les propriétés nocives de la bile en nature.

Certes, on n'a pas manqué de rechercher la reproduction expérimentale des accidents convulsifs et comateux qui caractérisent l'état dit de *cholémie* ; mais toutes les fois qu'on a agi sur des animaux comparables à l'homme (chiens, lapins), ainsi que l'ont fait les observateurs dont je vous ai cité les noms, les résultats ont été complétement négatifs ; je n'ignore pas qu'Albers, opérant sur des grenouilles, a observé des trémulations, des crampes musculaires (1) ; mais, en présence des enseignements fournis par l'expérimentation sur des animaux supérieurs, je crois pouvoir sans témérité négliger ces observations. En conséquence, la troisième condition nécessaire pour la théorie de la cholémie n'est pas mieux remplie que les deux autres ; la bile n'est point un agent toxique, et les phénomènes qui suivent l'injection des sels biliaires ne sont point semblables à ceux qu'on observe dans l'atrophie parenchymateuse du foie. Les accidents graves de cet état morbide ne tiennent donc pas à la résorption de la bile, sécrétée à la cholémie ; et dans les cas où l'ictère persiste jusqu'à la fin, comme dans les cas sans ictère, c'est la suppression de la fonction du foie, c'est l'acholie qui est en cause.

(1) Albers, *Ueber die Wirkung der Glycocholsäure auf die Muskel- und Nerventhätigkeit* (*Virchow's Archiv*, 1862).

S'il n'est pas établi que la cholémie détermine des accidents d'intoxication, il est bien certain, en revanche, que la suspension de la fonction choligène place l'organisme dans des conditions anormales tout à fait comparables à l'état d'empoisonnement. L'acholie, en effet, est le point de départ d'une série d'altérations profondes du sang qui rendent très-bien compte des phénomènes observés chez les malades. Je puis en quelques mots vous donner une idée de cette succession d'effets dyscrasiques. — Les globules rouges usés par les processus nutritifs, ne sont plus détruits dans le foie, puisque cet organe ne fonctionne plus, ils restent dans le sang, c'est là qu'ils sont dissous, et cette dissolution produit, entre autres résultats, les altérations chromatogènes qui constituent l'ictère sanguin. — Du moment que la production des sels copulés est diminuée ou suspendue, l'évolution organique des matières albuminoïdes est totalement et profondément troublée. Vous savez sans doute que ces sels, glycocholate et taurocholate de soude, ne sont point préformés dans le sang, c'est l'activité vitale des cellules hépatiques qui leur donne naissance par l'élaboration de certains éléments du sang; cette genèse présente encore plus d'une inconnue, cependant deux faits sont acquis : l'acide cholique résulte d'une transformation des matières grasses, la taurine et la glycérine proviennent des matières albuminoïdes (1). La cessation de ce travail formateur qui constitue pour le sang une dépuration non interrompue, a nécessairement pour conséquence, d'une part l'accumulation dans ce liquide des matières grasses et de la

_____

(1) Voyez, pour plus de détails sur ces questions, mon article BILE, in *Nouveau Dict. de méd. et de chir. pratiques*, V, 1866.

cholestérine, d'autre part l'accumulation des matériaux
azotés qui sont normalement consommés par ce travail ;
ainsi, destruction hétérotopique des globules rouges,
rétention de matières grasses et de cholestérine, rétention
des éléments générateurs des acides biliaires, voilà les
effets indéniables de l'acholie. Le désordre dans l'évolu-
lution générale des matières albuminoïdes n'est pas seulement une induction légitime, il est démontré par un fait·
palpable, car on voit alors apparaître et s'accumuler dans
le sang et dans l'urine, de la leucine et de la tyrosine,
substances quaternaires dues à l'élaboration vicieuse des
matières protéiques ; et en même temps on constate une
diminution considérable de la proportion d'urée dans
l'urine, et le plus souvent aussi la présence de l'albumine,
qui acquiert par le fait de la dyscrasie, la filtrabilité dont
elle est dépourvue à l'état physiologique.

Existe-t-il dans le sang ainsi altéré une substance qui
joue plus spécialement le rôle de poison ? Je ne le crois
pas ; je pense que ce sang vicié agit *in toto* à la manière
d'un poison irritant sur le système nerveux central ; cette
excitation anormale se traduit par du délire et des convulsions, ou bien elle anéantit d'emblée la puissance réac-
tionnelle des cellules nerveuses (névrolysie), et produit
de prime abord l'état comateux. Du reste, il faut bien se
garder de considérer les accidents nerveux comme la
cause unique du danger et de la mort ; ces phénomènes
ne sont qu'une des manifestations de l'anomalie profonde
de la nutrition, et l'on ne doit point concentrer sur eux
une attention exclusive. Il s'agit ici d'un désordre absolument général, puisqu'il porte avant tout sur la composition du sang ; n'oubliez pas que la fonction choligène

est une fonction de dépuration, une fonction d'hématose ; quand cette fonction est supprimée, l'état organique n'est pas moins troublé que lorsque l'*hématose pulmonaire* est entravée, et, en fait, l'expression *acholie* doit être considérée comme un terme abréviatif et commode qui exprime la cessation de l'*hématose hépatique*. En cette situation, le danger ne résulte point d'un processus local en particulier, pas plus que dans l'*asphyxie pulmonaire* la mort n'est amenée par le trouble exclusif d'un organe ; la cause du péril est dans la dyscrasie même, qui étend ses effets à l'ensemble de l'organisme ; les phénomènes morbides résultent d'un trouble d'hématose par suspension de la fonction du foie, la mort a lieu par *asphyxie hépatique*. Notez cette expression, je vous prie, elle renferme la solution la plus vraie et la plus nette de cette question pathogénique si longuement controversée.

En résumé, messieurs, l'état morbide auquel on a donné le nom d'*ictère grave*, est toujours la conséquence d'une atrophie parenchymateuse du foie ; cette atrophie n'est pas constamment liée à une hépatite proprement dite, ainsi qu'on l'a avancé ; elle est la conséquence de processus actifs ou passifs d'origines très-diverses. Une fois l'atrophie effectuée, les effets pathologiques sont les mêmes, à quelques nuances près, qui dépendent de la cause de l'atrophie ; ces phénomènes ne sont point l'expression d'une résorption biliaire ou cholémie, ils sont dus à la cessation de l'hématose du foie, à l'acholie, *ils constituent la symptomatologie spéciale de l'asphyxie hépatique*. Enfin, de toutes les dénominations qui ont été proposées pour qualifier cet état, celle d'*ictère grave*, *typhoïde*, *malin* ou *hémorrhagique*, est assurément la plus mauvaise; car, sans parler des objections qu'elle soulève au point de vue nosologique, elle vous laisse entièrement aveugles en présence des faits sans ictère, ou bien elle vous conduit à appliquer la désignation d'*ictère grave* à une maladie qui peut évoluer et tuer sans ictère.

VINGT-TROISIÈME LEÇON

SUR LES KYSTES HYDATIQUES DU FOIE.

Histoire d'une malade atteinte d'un kyste hydatique du foie. — Méthode du diagnostic. — Étiologie. — De la symptomatologie dite négative des kystes à échinocoques. — De l'ictère et de l'ascite. — Des causes de la variété dans les symptômes. — Question des adhérences. — Pronostic général.

Du **traitement** par la ponction d'emblée. — Mesures à prendre pour prévenir la péritonite consécutive. — Indications et contre-indications de cette méthode. — Ses résultats et sa supériorité. — Importance de l'évacuation complète du kyste.

Du traitement des kystes hydatiques du foie par l'électrolyse. — Méthode électrolytique. — Ses résultats. — Procédé opératoire. — Suites de l'opération.

MESSIEURS,

La malade qui est actuellement couchée au n° 7 de la salle Sainte-Claire ne présente, au point de vue du diagnostic, aucune des difficultés contre lesquelles on se heurte souvent dans des cas analogues ; mais son histoire n'en offre pas moins un réel intérêt en raison des questions de thérapeutique qui s'y rattachent.

Il s'agit d'une femme de vingt-neuf ans, originaire de Bretagne, qui vit à Paris depuis dix ans. Cette personne est de constitution moyenne, et elle présente un tempérament lymphatique très-accusé ; cependant sa santé a toujours été satisfaisante, elle n'a souffert que d'angines assez fréquentes mais sans gravité, et d'une pneumonie qui, vers l'âge de dix-sept ans, l'a retenue trois semaines au lit ; en somme, elle n'a pas eu de maladie sérieuse jusqu'à une époque qui date aujourd'hui de dix-huit mois. Alors, pour la première fois, elle s'est aperçue que ses digestions devenaient lentes, et étaient souvent accompagnées et suivies d'une douleur profonde, non pas dans la région de l'estomac, mais à droite au niveau du foie ; un peu après elle dut reconnaître qu'elle perdait de ses forces, qu'elle se fatiguait plus rapidement dans son travail de fleuriste, et qu'elle avait parfois la respiration gênée à l'occasion des mouvements, et plus courte d'une manière habituelle. Les choses étaient ainsi depuis trois ou quatre mois, et la cause de ces changements dans la santé était encore ignorée, lorsque cette femme fit la remarque qu'elle était, de jour en jour, plus serrée dans ses vêtements ordinaires ; et cette constriction croissante, coïncidant avec une exaspération des douleurs du côté droit, elle se soumit elle-même à un examen plus attentif, et constata un défaut absolu de symétrie entre les deux hypochondres ; il y avait à droite une grosseur déjà assez volumineuse pour déterminer la projection et la saillie des côtes inférieures. Les progrès de cette tumeur ont été continuels ; mais tandis qu'ils ont d'abord été assez lents, ils sont devenus, depuis trois mois, beaucoup plus rapides, de sorte que, depuis ce moment, l'augmentation de volume a été plus que double de celle qui avait eu lieu durant les dix mois précédents. Il convient de noter

que les troubles de la santé ont suivi une marche parallèle ; aujourd'hui la respiration est constamment anhélante,
les digestions sont depuis si longtemps imparfaites qu'il y
a un amaigrissement voisin du marasme ; en outre, la malade est tourmentée par des accès fréquents de toux
quinteuse et sèche, et une constipation opiniâtre, quasi
invincible, n'est pas le moindre de ses maux.

Aujourd'hui, il suffit d'un coup d'œil pour constater,
dans l'hypochondre droit, la présence d'une tumeur
énorme qui, non-seulement fait saillir les côtes en avant
et sur le côté de manière à déformer totalement la région,
mais, en outre, dépasse de toute la hauteur de la main
le rebord costal ; je puis vous donner une idée exacte du
volume de cette tumeur, en vous disant que la mensuration
donne pour la moitié droite de la circonférence abdomino-
thoracique 5 centimètres de plus que pour la moitié
gauche. Je vous engage, du reste, à examiner vous-mêmes
cette malade avec une grande attention, car vous constaterez chez elle des signes d'une précision exceptionnelle,
et tels qu'on a rarement occasion de les observer. La netteté même de ces signes dans le cas présent enlève au
diagnostic toute difficulté, et si je crois utile néanmoins
de vous ébaucher un diagnostic différentiel, c'est simplement pour vous faire connaître, d'une manière générale,
les diverses éventualités qui doivent être discutées dans
les faits de ce genre, lorsqu'ils sont d'une clarté moins
évidente.

Le premier point à examiner est celui-ci : cette tumeur
qui occupe l'hypochondre droit et en dépasse les limites,
est-elle hépatique, est-ce une tumeur du foie lui-même ?
ou bien est-elle pour ainsi dire seulement surajoutée

à cet organe, ne lui est-elle unie que par des rapports de contiguïté? Vous comprenez aisément toute l'importance de cette question qui est vraiment primordiale : car la réponse que vous y ferez limite forcément votre jugement entre un certain nombre de possibilités, et en exclut d'autres tout à fait contradictoires. Ici la réponse est catégorique. Si procédant de haut en bas, vous examinez, par la percussion, la région de l'hypochondre, il vous est impossible de saisir, en un point quelconque, un changement de son imputable à l'existence d'un intervalle entre le foie et la tumeur; il y a déjà là, dans cette continuité, dans cette homogénéité de la matité d'ailleurs absolue, une grande présomption en faveur d'une tumeur vraiment hépatique; du reste, cette homogénéité, ce n'est pas seulement sur la ligne mamelonnaire qu'elle est constatée, c'est encore sur la ligne axillaire, c'est aussi en arrière. — Ce premier fait acquis, faites placer la malade dans le décubitus dorsal, découvrez toute la région thoraco-abdominale, et faites respirer en ayant soin de faire varier la profondeur des inspirations ; vous pouvez voir aussitôt, soit par la palpation, soit par la percussion, que la limite inférieure de la masse s'abaisse à chaque mouvement inspiratoire, et que le degré de l'abaissement est exactement proportionnel à l'ampleur de l'inspiration; l'ascension expiratoire, qui ramène la tumeur à son siége primitif, et qui, dans l'espèce, est plus significative encore que la descente inspiratoire, n'est pas moins nette, pas moins instantanée. Cette participation immédiate et comme mathématique de la production morbide aux influences de respiration est un second signe, qui vient confirmer le précédent. C'est toujours à ces deux

éléments de diagnostic qu'il faut demander la solution de
la question posée : constater les rapports entre la matité
du foie et celle de la tumeur ; en second lieu, rechercher
l'influence des mouvements du diaphragme sur le déplacement de la masse, voilà les deux examens qu'il convient
de pratiquer tout d'abord. Lorsque les conclusions con-
vergent nettement dans le sens de la continuité, comme
chez notre malade, vous pouvez hardiment admettre que
la tumeur est hépatique ; si, au contraire, il n'y a pas un
accord parfait entre ces deux ordres de phénomènes, ou
bien, si les résultats de l'exploration ne se dégagent pas
avec une complète netteté, il convient de rester dans le
domaine du probable, et de déduire des autres symptômes
la réponse cherchée.

Du moment que, dans le cas actuel, nous sommes conduits à admettre qu'il s'agit d'une production hépatique,
le diagnostic, à vrai dire, est presque achevé ; cette tumeur
est un kyste, car elle présente tous les caractères des
tumeurs liquides, et elle n'est le siége d'aucun phénomène
aigu, elle n'en a jamais provoqué, donc, ce n'est pas un
abcès. Dans plus d'une circonstance, avec une tumeur
manifestement liquide, le jugement peut être beaucoup
plus malaisé ; l'abcès n'est pas, en effet, la seule tumeur
liquide qui donne lieu à des symptômes d'acuité et à de
la fièvre. Un kyste d'âge plus ou moins ancien, peut s'en-
flammer, suppurer à l'intérieur, et si vous ne voyez le
malade qu'à cette période, vous pouvez, vous devez
hésiter ; vous avez une tumeur liquide, coïncidant avec
un état aigu, de la fièvre, souvent des vomissements et
de l'ictère, et si, en cette situation, vous manquez de
renseignements circonstanciés sur l'évolution générale de

l'affection, il vous est impossible de conclure, à moins de risquer un diagnostic de hasard, à cinquante pour cent de chances. En réalité, la ponction seule peut alors éclairer, en montrant, dans le cas d'abcès, du pus avec ses caractères ordinaires, et dans le cas de kyste suppuré, du pus mélangé de débris d'hydatides. Le plus ordinairement, toutefois, le médecin peut obtenir quelques renseignements sur le passé, et dans le nombre il en est un qui, supposé bien précis, tranche la difficulté : si avant d'être pris des symptômes aigus qui ont fait de lui un malade, l'individu était déjà affecté depuis un temps plus ou moins long d'une tumeur de l'hypochondre droit, il s'agit bien certainement d'un kyste atteint d'inflammation et de suppuration secondaires. — La conclusion est la même lorsqu'une tumeur, de nature encore indéterminée, est le siége de phénomènes inflammatoires actuels, et que la terminaison de la poussée aiguë au lieu d'être suivie d'une augmentation de volume, d'une liquidité plus parfaite de la masse, coïncide avec le retrait et l'induration de la tumeur; il est certain, dans ce cas, que vous avez affaire à un kyste hydatique, dont l'inflammation a été salutaire au lieu d'être nocive ; elle n'est pas arrivée à là suppuration, elle a seulement provoqué la mort des parasites et la condensation du contenu de la poche.

Chez la femme de Sainte-Claire, je le répète, le jugement est facile; elle a une tumeur, une grosse tumeur liquide, laquelle n'a jamais donné lieu à aucun accident aigu; il s'agit donc certainement d'un kyste, et j'ajoute que toutes les probabilités sont en faveur d'un kyste à échinocoques, d'un kyste hydatique. Évidemment, à n'envisager la chose que d'un point de vue théorique, ce kyste pourrait

être un simple kyste séreux ; mais, outre que les tumeurs
de ce genre sont vraiment très-rares, elles diffèrent en
plusieurs points de celle que nous avons sous les yeux ;
d'abord elles n'arrivent guère à un semblable volume,
puis, elles aiment à se cacher pour ainsi dire ; elles se
développent dans les couches postérieures et supérieures
du foie, de sorte que, dans leurs progrès, elles gagnent du
côté du thorax en refoulant le diaphragme, donnant lieu
alors à un ensemble de signes vraiment spéciaux, sur lesquels mon savant ami, le professeur Dolbeau, a appelé
l'attention, il y a déjà bien des années, dans un remarquable travail sur les grands kystes de la surface convexe
du foie.

Ces raisons, purement topographiques, jointes à la fréquence relative des deux espèces de tumeur, me suffiraient déjà pour admettre un kyste hydatique ; mais, en
outre, je trouve dans les habitudes hygiéniques de notre
malade, une circonstance significative qui parle hautement
en faveur de cette opinion : elle constitue à elle seule une
présomption des plus puissantes, et je m'étonne vraiment
que ces données n'aient pas même figuré jusqu'ici dans
le diagnostic des kystes à échinocoques. Cette femme ne
vivait, en Bretagne, que de tourteaux faits en grande
partie avec de la farine de sarrasin, et quand elle mangeait
de la viande, c'était, presque exclusivement, de la viande
de porc crue ; depuis qu'elle est à Paris, son régime a été
meilleur sous beaucoup de rapports ; mais, soit par habitude
d'enfance, soit par goût particulier, elle a continué à
manger du porc cru deux et même trois fois par semaine ;
or, vous savez, messieurs, que le cochon, par suite de
son mode d'alimentation, est, de tous les animaux, le

plus exposé à avaler les œufs du tænia échinococcus ; conséquemment, si une cuisson complète ne détruit pas ces
germes parasitaires, ils arrivent dans les voies digestives
de l'homme avec l'activité nécessaire pour le développement, la migration et la fixation dans les viscères. Il
résulte de là que l'habitude alimentaire que je vous
signale, sans être une preuve suffisante de l'infection par
les échinocoques, la rend, à tout le moins, fort probable ;
et dans les cas où il s'agit de décider entre un kyste
simple et un kyste hydatique, cette probabilité devient
une certitude.

Je vous ai dit que le caractère liquide de la tumeur
est évident ; elle vous présente, en effet, deux phénomènes, qui sont constamment et rigoureusement signalés dans la symptomatologie didactique des kystes à
échinocoques, mais qui, en réalité, sont assez rarement observés en clinique. C'est d'abord une fluctuation des plus nettes que vous devez chercher non pas
dans les espaces intercostaux, mais au-dessous des fausses
côtes, dans la partie de la tumeur qui les déborde ; là,
vous trouvez une fluctuation type, soit que vous explo-
riez avec plusieurs doigts de la même main, soit que
vous agissiez avec les deux simultanément ; il ne s'agit
point ici de cette rénitence élastique que l'on observe
plus fréquemment dans les productions de cette nature,
il s'agit d'une fluctuation vraie, comme celle que pourrait
produire un vaste abcès. En outre, la tumeur offre très-
positivement le phénomène du flot liquide ; reportez-vous
à l'histoire de l'ascite, des kystes séreux de l'ovaire, et
vous vous rappellerez la nécessité de la distinction de ces
deux sensations, fluctuation et flot. L'observation du flot

ne présente aucune difficulté chez notre malade ; lorsqu'on la fait asseoir, et qu'on applique la main droite à plat sur la portion sous-costale antérieure de la tumeur, il suffit de pratiquer, en arrière, avec la main gauche, une percussion brusque mais pas très-forte immédiatement au-dessous de la dernière côte, pour percevoir avec la main exploratrice antérieure l'arrivée de l'ondée liquide déplacée par le choc postérieur. Pour écarter l'erreur à laquelle pourrait donner lieu l'oscillation musculaire, on peut faire placer le bord cubital de la main d'un aide longitudinalement sur la ligne axillaire, et l'on constate que le flot persiste avec la même intensité. Cette sensation est si évidente qu'elle diffère à peine de celle qu'on perçoit sur une ascite ; ce qui l'en distingue, c'est un caractère vibrant qu'on n'observe jamais dans l'épanchement péritonéal.

Sur cette tumeur qui, en raison de son volume et du degré de sa réplétion, présente, avec une netteté vraiment exceptionnelle, la fluctuation et le flot, il est impossible de saisir aucun autre phénomène par la palpation.; on ne trouve rien qui réponde au signe décrit sous le nom de frémissement hydatique ; et pourtant, si jamais un kyste a réuni toutes les conditions nécessaires pour le développement de ce phénomène, c'est assurément celui que nous avons sous les yeux ; et son absence, dans ce cas spécial, me confirme dans une opinion que je me suis formée depuis longtemps d'après l'étude des observations, à savoir que le prétendu frémissement hydatique n'est autre chose que le signe général connu sous le nom de flot, avec cette simple différence que, dans les kystes à échinocoques, la sensation de flot peut prendre un caractère vibrant particulier.

Les limites précises de la tumeur qu'il convient maintenant d'indiquer sont les suivantes : en avant, sur la ligne mamelonnaire, elle s'étend jusqu'à deux travers de doigt au-dessous de l'ombilic ; sur la ligne axillaire, elle se prolonge dans la même proportion ; en arrière, elle dépasse de trois bons travers de doigt le bord inférieur de la dernière côte ; là, on observe une matité des plus complètes, laquelle, à la limite inférieure de la tumeur, fait brusquement place à la sonorité du côlon ; cette dernière, par une circonstance rarement réalisée, est ici aussi évidente que possible. Vous pensez bien qu'une tumeur de ce volume ne s'est pas seulement développée en hauteur ; ainsi que je vous l'ai dit, il y a entre les deux hypochondres une asymétrie très-marquée ; le côté droit fait une forte saillie latérale, à ce point que lorsque, la malade étant assise, on examine la région dorsale, on serait tenté de croire, à un premier coup d'œil à une incurvation de la colonne vertébrale ; mais c'est là une pure illusion causée précisément par le défaut de symétrie. En fait, la différence entre les deux côtés est de cinq centimètres : la demi-circonférence droite mesurant quarante-six, la gauche quarante-un centimètres ; les tracés comparatifs que je vous présente, et qui ont été obtenus avec le cyrtomètre de Woillez, vous accusent très-clairement cette différence de proportions, en même temps qu'ils vous montrent une dissemblance non moins grande dans la forme des deux régions thoraco-abdominales.

Avec ces données multiples, le diagnostic physique n'est point encore achevé ; un dernier point doit être éclairci,

qui, au point de vue pratique, ne le cède en intérêt à aucun autre. La tumeur a-t-elle, oui ou non, contracté des
adhérences avec la paroi abdominale antérieure ? Voilà la
question à résoudre, et vous en concevez aisément l'importance, puisqu'il y a un rapport rigoureux entre cette
solution et le choix de la' méthode thérapeutique. Dans
bien des cas, la réponse ne peut être obtenue avec une
précision entièrement satisfaisante, et l'on est contraint
de rester dans le doute ; ici il n'en est pas de même, et
l'absence d'adhérences est pour moi un fait certain. Cette
femme est très-amaigrie, et, par suite, la paroi de l'abdomen est fort mince ; on peut ainsi constater sans aucune
hésitation que cette paroi glisse facilement et en tous sens
sur les parties profondes, voilà une première preuve ;
l'abaissement et l'ascension de la tumeur en totalité sous
l'influence des mouvements respiratoires, et cela, sans
traction, sans plissement visible de la paroi musculo-cu-
tanée, voilà une seconde preuve de l'absence d'adhérences, tout au moins d'adhérences multiples, solides et
serrées ; il peut bien exister à la rigueur une ou deux
adhérences lâches ; mais, au point de vue de la détermination pratique, cette disposition doit être tenue pour
équivalente à l'absence totale d'union entre le kyste et la
paroi.

La femme de Sainte-Claire ne réalise pas, vous avez pu
le remarquer, la symptomatologie dite négative des kystes
hydatiques du foie ; elle a eu pendant longtemps des douleurs à peu près continues ; depuis des mois ses digestions sont pénibles, par suite la nutrition même a été
compromise, et la malade, amaigrie au degré que vous
voyez aujourd'hui, a perdu ses forces, elle ne peut plus

travailler, et, d'un autre côté, la gêne respiratoire, produite par le volume de la tumeur, la condamne à un repos quasi absolu. Je ne veux pas que vous laissiez échapper cet enseignement, et je tiens à vous prémunir contre une erreur qui est trop fréquemment commise. Consultez les traités dogmatiques, ou bien même les mémoires spéciaux, et vous verrez, sans exception, qu'à propos du diagnostic différentiel, on présente la symptomatologie négative comme la meilleure caractéristique des kystes parasitaires du foie. Eh bien, je vous l'affirme, cette assertion n'est que partiellement vraie. Je veux bien que, dans un certain nombre de cas, les choses se passent ainsi, et que la tumeur ne donne lieu qu'à des signes physiques ; mais ce fait n'est point assez constant, il s'en faut, pour qu'on soit autorisé à le donner comme un des caractères essentiels des kystes hydatiques ; on le doit d'autant moins que la nature de la tumeur n'a ici aucune influence, c'est uniquement le siége qui décide de la présence ou de l'absence de certains symptômes. A ce point de vue, les kystes hydatiques du foie peuvent être divisés en deux groupes : les uns, perdus en quelque sorte dans l'épaisseur de l'organe, sont situés de façon à ne pouvoir atteindre ni les grands canaux biliaires, ni les rameaux volumineux de la veine porte ; si ces kystes n'arrivent pas à des dimensions insolites, ils produisent quelques troubles digestifs, une pesanteur incommode dans la région de l'hypochondre, un peu de gêne respiratoire peut-être, et voilà tout. A volume égal, les kystes du second groupe déterminent en outre de l'ascite, de l'ictère, du catarrhe gastro-intestinal par stase veineuse, et cela parce qu'à l'inverse des précédents, ils siégent à la face inférieure

du foie, soit devant, soit derrière le hile, ainsi que j'en ai
déjà observé deux exemples. En cette situation, il importe
fort peu qu'il s'agisse d'un kyste hydatique ou d'une autre
tumeur quelconque, les symptômes issus de la compression des vaisseaux portes et biliaires surgissent nécessairement. Il en sera de même pour la même raison si un
kyste, contenu d'abord dans l'épaisseur du foie, gagne
par son développement ultérieur la région du hile ; tout
cela, je le répète, est affaire de siége et non point affaire
de nature ; conséquemment l'absence des symptômes
ordinaires des tumeurs du foie ne doit point figurer parmi
les caractères distinctifs et constants des kystes hydatiques ; si ces derniers produisent cet ensemble symptomatique plus rarement que les autres morbiformations
hépatiques, c'est parce que leur siége le plus fréquent
est le lobe droit, dans la masse duquel ils restent circonscrits.

Une erreur de même ordre a été commise à propos des
douleurs ; on a dit, on répète que les kystes hydatiques ne
sont pas douloureux, et l'on inscrit ce caractère parmi les
signes propres à spécialiser ce genre de tumeurs. Eh bien,
il n'en est rien, et encore ici c'est le siége du produit, et non
pas sa nature, qui doit être pris en considération. Lorsque
les kystes hydatiques se développent principalement ou
exclusivement du côté de la cavité abdominale, en effet,
ils ne déterminent pas de douleurs ; car la tumeur par
elle-même ne peut en produire, et elle progresse aux
dépens d'une région dont la paroi cède avec une grande
facilité. Mais qu'un kyste de même grosseur, ou plus petit
encore, prenne son extension en haut ou en dehors, alors
il provoquera des douleurs à peu près continues ; ce ne

seront pas les douleurs aiguës du travail inflammatoire, ce seront des douleurs de compression, de distension, de dilacération, semblables à celles dont a souffert la femme de Sainte-Claire, et ces douleurs ne
cesseront que lorsque la résistance des parties, définitivement forcée, aura permis l'accoutumance, c'est-à-dire
l'adaptation passive de la région au produit exubérant
qui l'a envahie.

Tels sont, au point de vue des causes, des symptômes
et du diagnostic, les enseignements vraiment utiles qui se
dégagent de l'observation de notre malade. J'arrive à la
question thérapeutique. Je n'ai point l'intention de vous
décrire les diverses terminaisons des kystes hydatiques,
ni de discuter les nombreuses méthodes de traitement
qui ont été appliquées ; je veux simplement répondre aux
deux questions que voici : Devons-nous ne rien faire à
notre malade, ou devons-nous intervenir ?... Si nous in-
tervenons, de quelle manière devons-nous le faire pour
nous assurer le plus grand nombre de chances favorables ?

Quant au premier point, la décision n'est pas douteuse dans le cas actuel ; cette femme souffre, du fait de
sa tumeur, de nombreuses incommodités qui ont altéré
l'état général de sa santé, et pour peu qu'on tarde à lui
venir en aide, elle sera réduite à une véritable infirmité,
ou bien exposée à tous les périls qu'entraîne la rupture
spontanée des kystes. Dans ce cas donc, et dans tous
ceux qui présentent des particularités analogues, l'intervention active est pour le médecin un devoir impérieux ;
il n'y a pas d'hésitation possible. En revanche, dans les
cas, les plus nombreux peut-être, où la maladie ne donne

lieu qu'à des symptômes légers, sans gravité actuelle, on peut être bien tenté de rester dans une inaction complète, en invoquant le précepte *primum non nocere*. Si vous voulez juger sainement le pour et le contre, et arriver à une conclusion précise, au lieu de vous perdre dans des considérations hypothétiques et dans une supputation illusoire des probabilités, vous n'avez qu'un moyen, un seul, il faut connaître la réponse à la question suivante : Quelle est la durée moyenne de la survie dans les kystes hydatiques abandonnés à eux-mêmes ? Si la réponse se traduit par un nombre considérable d'années, il est clair que nous n'avons pas la main forcée, nous pouvons, nous devons rester inactifs, lorsque l'ensemble des circonstances du cas examiné nous paraît justifier cette abstention. Si, au contraire, nous savons que la survie moyenne ne comprend qu'une période relativement courte, nous n'avons plus le droit d'être de simples observateurs, nous devons agir, quand bien même les conditions sembleraient particulièrement favorables pour l'inaction. Nous ne possédons pas sur ce sujet intéressant des données d'une précision complétement satisfaisante, mais nous avons une moyenne à oscillations assez étroites, et, dans l'espèce, c'est beaucoup déjà. L'analyse des observations nous apprend que la durée moyenne de la survie dans les kystes laissés à eux-mêmes est comprise entre une et quatre années ; ne prenons, si vous le voulez, que ce dernier chiffre, il n'en est pas moins évident qu'en présence d'une lésion qui doit amener la mort après quatre ans au plus tard, l'expectation est plus qu'une faute. Sans doute vous n'êtes pas toujours tenus d'agir au moment même où vous reconnaissez la maladie ; si le kyste est peu volumineux, si les renseignements obtenus vous démontrent avec certitude qu'il est encore récent, vous avez quelque délai devant vous, et vous ferez sagement de temporiser, soit pour essayer la médication par l'iodure de potassium, dont je vous parlerai dans quelques instants ; soit pour courir la chance, favorable entre toutes, d'une guérison spontanée par résorption partielle du liquide, et transformation sébacée ou vitreuse du contenu du kyste. Mais même alors l'attente doit avoir ses limites, l'inexorable arrêt de la statistique doit être sans cesse présent à votre esprit.

Voilà pour l'opportunité de l'intervention ; quant à la méthode, voici ce que je compte faire demain chez notre malade.

Sans me préoccuper de l'absence d'adhérences, et sans rien faire pour en provoquer, je pratiquerai avec l'aspirateur de mon ami Dieulafoy une ponction, pour laquelle j'emploierai l'aiguille fine ; ce n'est point une ponction exploratrice que j'entends faire, c'est une ponction évacuante, par laquelle je me propose de vider le kyste aussi complétement que possible. Dès que cette évacuation sera effectuée, je prendrai, pour prévenir le développement d'une péritonite, l'ensemble des mesures que voici : La malade restera couchée dans le décubitus dorsal pendant trois jours ; durant le même temps, je ferai faire des applications permanentes de glace sur la région du foie et toute la partie sus-ombilicale droite de l'abdomen ; en outre, on exercera, au moyen d'un large bandage de corps, une légère compression, autant du moins qu'il sera possible de le faire sans gêner l'application de la glace, qui est ici l'agent principal, ne l'oubliez pas. Si au-

cune douleur ne survient dans les quarante-huit heures
qui suivront l'opération, je n'aurai recours à aucun autre
moyen ; si, au contraire, des douleurs apparaissent soit
dans l'abdomen, soit vers l'épaule droite, je ferai pratiquer aussitôt dans l'hypochondre des injections sous-cutanées de morphine à hautes doses. Ces moyens qui, ajoutés à la ponction capillaire évacuante, constituent une
méthode de traitement que je peux dire mienne, m'ont
admirablement réussi dans deux cas déjà, où la guérison
définitive a eu lieu après une seule ponction, sans que
j'aie observé un seul symptôme de péritonite. J'en ai
également constaté l'efficacité chez un de mes malades de
l'hôpital Saint-Antoine, à qui j'avais vidé de la sorte un
abcès du foie ; dans la soirée qui suivit l'opération, cet
homme fut pris de douleurs assez vives dans le côté droit,
en même temps et pour la première fois depuis le début de sa maladie, il accusa des douleurs dans l'épaule
droite ; les applications de glace étant rigoureusement
continuées, on fit aussitôt une forte injection de morphine,
qui fut répétée le lendemain matin, et un jour plus tard
les symptômes qui pouvaient faire redouter l'invasion
d'une péritonite, étaient complétement conjurés ; plusieurs ponctions furent pratiquées de la même manière
chez cet individu, sans qu'il ait été besoin de recourir de
nouveau à la morphine ; il n'y eut jamais vestige d'inflammation péritonéale.

Lorsque j'aurai vidé le kyste de notre malade, et que
la période de trois à quatre jours, pendant laquelle on
peut craindre le développement de la péritonite, sera
heureusement écoulée, je commencerai une médication
interne par l'iodure de potassium à hautes doses. Je n'i-

gnore pas que Frerichs et, après lui, Murchison (1) ont rapporté des faits qui semblent démontrer d'une manière absolue l'inutilité de ce remède : le but qu'on se propose en l'administrant est une action directe sur les vers contenus dans le kyste ; s'il n'a pas encore été vidé, l'iodure tuerait les parasites et provoquerait ainsi la transformation dense qui est le mode de la guérison spontanée ; si la tumeur a été évacuée, la mort des échinocoques préviendrait la reproduction du liquide et transformerait ainsi la guérison temporaire qui suit la ponction, en une guérison définitive. Pour que ces présomptions soient justes, il faut évidemment que l'iodure potassique pénètre par absorption dans l'intérieur du kyste; or, dans les cas que je viens de vous signaler, l'analyse a prouvé que le liquide kystique ne contenait pas trace de ce sel, quoique les malades en eussent absorbé pendant longtemps des doses considérables ; on a fait remarquer à ce sujet que ce résultat négatif était la conséquence naturelle du défaut de vascularisation dans les parois du kyste, et que la médication par l'iodure était par là jugée une fois pour toutes. Je ne pense pas que ces faits, fort peu nombreux d'ailleurs, aient une portée aussi générale ; que l'iodure ait manqué dans ces cas-là, cela n'est pas douteux ; mais qu'il doive toujours manquer, c'est autre chose, et cette réserve, je la fonde, moi aussi, sur l'anatomie pathologique ; voyez les descriptions complètes, étudiez les pièces que vous aurez occasion d'examiner, et vous vous convaincrez bientôt que si certains kystes ont une paroi épaisse,

_____

(1) Murchison, *Fluid removed by simple puncture from an hydatid tumour of the liver* (*Transact. of the path. Soc.*, 1868).

fibreuse et non vasculaire, qui défie l'absorption, d'autres
présentent une constitution tout à fait différente ; il en
est même dont la vascularisation est telle, qu'elle devient
une cause de danger. Chez un homme de trente-quatre
ans, qui était atteint depuis quatre années environ d'un
kyste volumineux, Gayet a ouvert la tumeur au moyen
des caustiques, employant d'abord la pâte de Vienne, puis
celle de Canquoin ; au bout de neuf jours, l'ouverture
eut lieu, et donna issue à quatre litres de liquide légèrement citrin ; vingt-quatre heures après, le malade était
tué par une hémorrhagie intra-kystique. Il est donc bien
certain que l'absence de vascularité dans les parois n'est
point un fait constant, d'où il résulte que l'argument
qu'on en a voulu tirer contre l'administration de l'iodure
de potassium n'a qu'une valeur relative, et non pas une
application générale ; c'est déjà là une raison pour ne
pas renoncer prématurément à une médication qui ne
peut d'ailleurs être nuisible ; de plus, on ne peut faire
abstraction des faits, et les observations de Hawkins et
de Heckford établissent pour quelques cas l'efficacité de
ce traitement ; moi-même j'ai vu, à la Maison municipale de santé, un homme d'une trentaine d'années guérir
de son kyste dans le cours de cette médication ; la tumeur, superficielle et siégeant dans la partie inférieure
du lobe gauche, était parfaitement accessible à la palpation et à la percussion, et nous avons pu en suivre le
retrait jour par jour jusqu'au moment où elle fut réduite
à une petite tubérosité dure, dont la solidité et le volume
démontraient une guérison complète. On pourra objecter
à ce fait comme à ceux de Hawkins et de Heckford l'hypothèse de la coïncidence ; à cela je n'ai rien à répondre,

si ce n'est que, dans tous les cas où les symptômes ne sont pas assez sérieux pour imposer une opération immédiate, je donne et je donnerai l'iodure de potassium pendant six semaines ou deux mois, avant de me décider à une intervention plus directe.

Vous savez, messieurs, que bon nombre de médecins, et des plus recommandables, ont condamné la ponction capillaire, je parle de la ponction évacuante, sans adhérences préalables ; et les dangers qu'il lui ont attribués n'ont pas été déduits de vues théoriques, il faut le reconnaître, mais de faits malheureux, dans lesquels cette opération a été suivie d'accidents très-graves et même mortels. Eh bien, je ne crains pas de l'affirmer, si la ponction dans les conditions indiquées peut être dangereuse, c'est parce qu'on ne prend pas au préalable toutes les précautions nécessaires pour conjurer le péril ; on commet ici une faute dont la fréquence a de quoi surprendre ; pour combattre les accidents graves, on attend qu'ils se soient développés, au lieu d'appliquer tous ses efforts à en prévenir l'explosion. Les mesures préventives que je vous ai fait connaître, voilà tout le secret du succès, mais elles sont toutes rigoureusement indispensables ; je suis, moi qui vous parle, un partisan décidé de la ponction évacuante d'emblée, mais je vous déclare que si, pour une raison quelconque, j'étais mis en demeure de la pratiquer sans avoir la ressource des applications de glace consécutives, j'y renoncerais aussitôt, et me préoccuperais avant tout de provoquer des adhérences. Je le répète, avec une entière conviction : faite comme je l'entends, la ponction est sans péril ; les dangers, les accidents ne naissent que de l'insuffisance des mesures préventives ; je ne prétends pas qu'on les verra se développper toutes les fois que l'on se bornera à la ponction simple ; je vous citerai dans un instant des cas où la guérison a eu lieu, bien que la ponction n'eût été suivie de l'emploi d'aucun des moyens que je vous recommande ; mais je dis et j'affirme que l'adjonction de ces mesures enlève à l'opération toutes ses chances mauvaises.

Les revers de la ponction d'emblée ont eu encore une autre cause que je regrette d'avoir à vous signaler ; cette cause, c'est un précepte contre lequel je ne saurais assez vous mettre en garde : on a recommandé de ne pas vider le kyste complétement, d'enlever seulement une portion du liquide. Or, si l'on voulait faire tout le nécessaire pour assurer le développement d'une péritonite secondaire, on ne pourrait en vérité imaginer mieux ; réfléchissez un instant, je vous prie, aux conséquences de cet étrange précepte : quelque petite, quelque capillaire que soit votre ponction, vous n'êtes point du tout certains que l'ouverture se referme aussitôt que vous avez enlevé l'aiguille ; si donc vous laissez du liquide dans le kyste, il y a toute chance pour qu'une partie pénètre par l'orifice dans la cavité péritonéale, et le développement de l'inflammation devient certain, surtout si, par surcroît, vous n'avez pris aucune précaution pour la prévenir. Pour moi, je formule un précepte précisément opposé : je recommande expressément de vider totalement la tumeur, et j'attache à cette évacuation complète une telle importance, que je ne me sers jamais pour la ponction d'aiguilles vraiment capillaires ; je prends un trocart fin, de peur que des débris d'hydatides ne viennent obstruer l'instrument, et empêcher l'écoulement du liquide.

Au surplus, le bilan de la ponction évacuante d'emblée parle hautement en faveur de cette méthode ; à côté des cas malheureux auxquels j'ai fait allusion tantôt, il ne manque pas de faits, dans lesquels la guérison définitive a eu lieu après plusieurs ponctions semblables, ou même après une seule. Déjà Récamier qui, dans certaines circonstances, employait cette méthode, lui a dû des succès, et les résultats obtenus par Hawkins, Brodie, Robert, Boinet et Murchison ne sont pas moins démonstratifs ; mais les cas qui prouvent le plus nettement la supériorité de la méthode, sont ceux dans lesquels la guérison es produite par une seule ponction ; sans avoir fait sur ce sujet des recherches complètes, je puis vous citer quelques exemples récents qui témoignent de cet heureux résultat.

Le malade traité par Duffin a dû la guérison à une simple ponction pratiquée avec le trocart explorateur, encore bien qu'on n'ait pas eu soin de vider complétement le kyste, et qu'on n'ait pris aucune autre précaution consécutive, que la compression du ventre au moyen d'une bande de flanelle, et l'administration de l'opium à l'intérieur pour assurer autant que possible l'immobilité des viscères. (sic) (1).

Le fait d'Anstie concerne une petite fille de six ans, chez laquelle l'existence d'une tumeur hydatique était reconnue depuis deux mois ; la ponction fut faite avec un

(1) Duffin, *Hydatid tumour of the liver treated by simple puncture* (*The Lancet*, 1869).

-trocart très-fin; le kyste fut vidé incomplétement, et la guérison définitive fut ainsi obtenue (1). De même que Duffin, Anstie insiste sur l'innocuité de la ponction capillaire sans adhérences préalables; mais, comme lui, il retombe dans l'erreur de l'évacuation incomplète du kyste. Du reste, cette manière de voir, que je tiens pour dangereuse, paraît assez accréditée en Angleterre; car, dans une discussion qui eut lieu, en 1870, à la Société médico-chirurgicale de Londres, Murchison a émis l'idée qu'on a tort de se préoccuper de vider entièrement la tumeur; que, selon toute vraisemblance, le liquide des kystes à échinocoques peut se répandre dans les séreuses sans déterminer d'irritation; et qu'on peut se demander s'il n'est pas préférable de laisser le liquide s'écouler peu à peu dans la cavité du péritoine (2). Tout cela est possible, mais tout cela est fort hypothétique; et, malgré l'autorité de ces éminents observateurs, je m'en tiens strictement au précepte que je vous ai donné.

Dans cette même discussion, Durham a rapporté huit cas de succès dus à la ponction simple, et, dans le nombre, quelques-uns ont été le résultat d'une ponction unique (3); on sait, du reste, que cette méthode de traitement est généralement suivie en Islande, où les kystes hydatiques du foie présentent leur maximum de fréquence. — A l'occasion des communications précédentes, Hulke a fait connaître un cas qui démontre avec une évidence rare l'efficacité de la ponction. Chez une jeune femme,

____

(1) Anstie, *Case of hydatids of the liver* (*The Lancet*, 1870).
(2) Murchison, *Proceedings of the Roy. med. chir. Society* (*British med. Journal*, 1870).
(3) Durham, *Eodem loco.*

il traita de cette manière un kyste à échinocoques, d'où
il ne put extraire qu'une très-petite quantité de liquide;
l'état de la malade fut néanmoins grandement amélioré,
et l'absence de récidive prouva la réalité de la guérison.
Trois ans plus tard, cette femme est morte en couches,
et, à l'autopsie, on a trouvé la tumeur complétement
oblitérée (1). — En rapportant un intéressant exemple
de guérison par la ponction et l'injection d'une solution
d'acide carbolique au trentième, Sympson fait connaître
qu'il a également obtenu un succès complet à la suite
d'une ponction capillaire unique (2).

A ces faits je puis ajouter les deux guérisons que j'ai
observées moi-même après une seule ponction, suivie de
l'évacuation complète du kyste ; il est bon de noter que
nous ne disposions pas alors de l'appareil de Dieulafoy,
et que les conditions de l'opération étaient de ce fait
beaucoup moins favorables.

En résumé, messieurs, je conseille et je pratique la
ponction simple avec évacuation complète, comme méthode générale de traitement des kystes hydatiques;
moyennant les précautions dont je l'entoure, je suis certain de ne pas nuire, et d'assurer au malade le maximum
des chances favorables avec le moins de risques possibles ;
je vous répète que l'absence certaine d'adhérences n'est
point à mes yeux un motif d'hésitation. En fait, je ne
reconnais à ce traitement qu'une seule contre-indication,
qui est la suivante : si le malade a éprouvé à un moment
quelconque des douleurs vives dans la tumeur, s'il a eu en

---

(1) Hulko, *Eodem loco*.
(2) Sympson, *Two cases of hydatid kysts in the liver successfully treated by puncture* (*British med. Journal*, 1870).

même temps les symptômes généraux qui dénotent l'inflammation du kyste, alors je me préoccupe de la présence des adhérences, car il est presque certain que le liquide est devenu purulent ; dans cette situation, lorsque je peux acquérir la certitude des adhérences, j'agis comme dans les cas ordinaires ; mais si je ne puis me renseigner sur ce point, je fais une large ponction et je laisse la canule ou une sonde à demeure.

Lorsque le kyste se remplit après la première ponction, je ne me hâte pas d'intervenir de nouveau, si la situation du malade est bonne ; l'observation a appris, en effet, que cette réplétion n'est pas toujours persistante, et qu'elle est, dans quelques cas, le signal d'un retrait définitif de la tumeur ; il est donc sage de laisser au patient le bénéfice de cette chance heureuse. L'intervention devient-elle nécessaire, je pratique une seconde ponction, une troisième, s'il le faut, et je ne change rien à la méthode, tant que le liquide reste limpide, tant qu'il n'y a pas eu d'accidents aigus dans l'intervalle d'une évacuation à l'autre ; lorsqu'il en est autrement, la ponction simple a fait son temps, il convient d'y substituer la ponction avec canule à demeure, ainsi que je viens de vous l'indiquer.

La méthode que j'ai adoptée a quelque analogie avec celle de Jönassen à Reykjavik en Islande ; mais je pense qu'après l'exposé que je vais vous en faire, vous n'hésiterez pas à reconnaître la supériorité de la mienne. Le travail de Jönassen, paru en 1870, est un rapport sur les opérations de kystes hydatiques qu'il a pratiquées en 1869 ; le plupart d'entre elles ont été faites dans le nouvel hôpital de Reykjavik. L'auteur repousse d'une manière générale l'ouverture par les caustiques, il ne se préoccupe point de la question d'adhérences et recourt d'emblée à la ponction; pour l'effectuer, il emploie un trocart explorateur de grand modèle, et il s'efforce de vider le kyste aussi complétement que possible; cela fait, il enlève la canule, ferme la petite plaie avec un morceau d'emplâtre adhésif, et pendant les deux jours qui suivent, il fait rester le malade au lit, en lui recommandant de garder le décubitus dorsal; après ce délai, l'immobilité peut être moins rigoureuse, et au bout de dix à douze jours, à compter de celui de la ponction, l'individu peut se lever et marcher. Vous saisissez les analogies que je vous ai annoncées: ponction d'emblée avec un trocart explorateur de gros volume, et évacuation complète du liquide; je suis heureux de me rencontrer sur ce point fondamental avec mon habile confrère d'Islande; mais, pour ce qui est du traitement consécutif à l'opération, il est clair que ses procédés sont insuffisants, et que, sauf le repos, il ne prend aucune mesure efficace pour prévenir la péritonite, seul danger de la ponction d'emblée; cette indication capitale est remplie, dans la mesure du possible, par les applications de glace et les injections de morphine qui caractérisent ma méthode; de là, selon moi, son indéniable supériorité.

Pour ce qui est des effets de l'opération au point de vue de la guérison du kyste, je suis obligé de me séparer complétement de l'opinion de Jönassen; je ne puis même pas, pour expliquer cette divergence, admettre que l'évolution de la tumeur ponctionnée n'est pas la même en Islande que dans notre pays. Je m'explique. D'après Jönassen, les choses se passent de la manière suivante : quelque

temps après la ponction évacuante, des douleurs surviennent dans la région du kyste ; celui-ci se remplit de
nouveau ; lorsque la réplétion est complète et que les
douleurs ont diminué, une nouvelle ponction est pratiquée dans un point aussi rapproché que possible de la
première ; alors le liquide est toujours purulent ; aussi
la canule est laissée à demeure durant cinq à sept jours ; -
elle est munie d'un fausset qui est enlevé deux fois par
jour pour que le contenu de la tumeur s'écoule en totalité. Après ce temps, la canule est enlevée, et au moyen
de l'introduction journalière de fragments d'éponge préparée, on agrandit l'ouverture jusqu'à ce qu'elle ait un
diamètre d'un demi-pouce ; on commence alors des injections d'eau tiède, qui sont répétées une fois chaque jour
aussi longtemps que dure la suppuration (1). — Que la
canule à demeure soit substituée à la ponction, du moment que le liquide perd sa limpidité, cela est bien, et, sur
ce point, je vous ai donné le même précepte ; mais il
semble résulter de la description de Jönassen que toujours le kyste s'enflamme un certain temps après la première ponction, et que toujours le liquide est purulent
lors de la deuxième ; je ne puis admettre ces assertions
comme l'expression d'un fait général ; les cas de guérison
par ponction unique démontrent que l'inflammation secondaire du kyste n'est point constante, et, d'un autre
côté, quand on est obligé de répéter l'opération, on peut
trouver, à une deuxième, à une troisième ponction, le
liquide aussi clair, aussi normal qu'au début ; il n'est

(1) Jönassen, *Echinokoksvulster og deren Behandling* (*Ugeskrift for*
Läger, X, 1870).

rien de plus variable que la date de la suppuration du
kyste. Les affirmations absolues du médecin de Reykjavik
m'étonnent d'autant plus que, dans les observations an-
nexées à son travail, il se trouve deux exemples de guérison après une seule ponction ; ces deux cas, chose notable,
concernent deux jeunes garçons, âgés l'un de douze ans,
l'autre de sept. Le premier de ces faits présente à mes
yeux un réel intérêt ; il est dit expressément que la
tumeur présentait un frémissement hydatique évident ;
d'un autre côté, il est dit non moins expressément que le
liquide extrait par la ponction était coagulable à l'ébulli-
tion ; il est donc à peu près certain qu'il s'est agi dans
ce cas d'un kyste simple et non point d'un kyste à échinocoques, et vous pouvez juger par là de la justesse de
mes réserves touchant le prétendu frémissement hydatique.

Malgré l'absence de mesures préventives à l'endroit de
la péritonite, la méthode de Jönassen, qui a pour bases la
ponction d'emblée et l'évacuation complète, lui a donné
de très-bons résultats : sur dix opérés, il a eu sept guérisons et trois morts ; ces chiffres sont par eux-mêmes très-
satisfaisants ; mais, si l'on veut en apprécier la valeur réelle
relativement à la méthode employée, il convient d'examiner les choses d'un peu plus près, et de rechercher
quelles ont été les causes de la mort dans les trois cas
malheureux ; cet examen montre bientôt que l'issue fatale
a été tout à fait indépendante de la ponction d'emblée.

Dans aucun des trois cas, il n'y a eu de péritonite ; le
premier, qui concerne une fille de quarante ans, n'est
vraiment imputable à aucune méthode, puisque celle
même de l'auteur pour les kystes suppurés n'a pas été

mise en usage ; chez cette malade, une ponction pratiquée deux ans auparavant, à un pouce et demi au-dessous
de l'ombilic, avait donné issue à deux ou trois mesures de
pus ; cette évacuation avait été suivie d'une amélioration
considérable. Après deux ans, des symptômes sérieux
étant survenus, et le ventre étant de nouveau très-enflé,
cette fille fut amenée à l'hôpital ; là, il se fit, au-dessous
de l'ombilic, une ouverture spontanée qui donna issue à
une grande quantité de pus mêlé de matières fécales et
de gaz ; bientôt la malade tomba dans le marasme, et elle
succomba après deux mois et demi. A l'autopsie, on a
trouvé le lobe droit transformé en un vaste sac ; il en
partait un canal de la grosseur du doigt, qui, longeant la
paroi abdominale, gagnait la perforation, laquelle présentait en outre une communication avec la partie
moyenne du côlon descendant.

Dans le second cas, il s'agit d'une femme de vingt-huit
ans, dont le kyste avait trois à quatre ans de date ; la première ponction, ponction évacuante d'emblée, réussit très-
bien et donna issue à une grande quantité de liquide limpide. Un mois plus tard, on fit une deuxième ponction ;
mais, au lieu de la pratiquer dans le même point que la
précédente, on la reporta à une certaine distance et l'on
pénétra dans le foie ; la malade mourut le jour suivant.
A l'autopsie, la tumeur fut trouvée pleine de pus ; elle
occupait la partie postéro-supérieure du foie et adhérait
au diaphragme.

Le troisième cas enfin a trait à une jeune fille de dix-
sept ans, dont le kyste remontait à plusieurs années ; la
première ponction donna déjà issue à du pus ; l'abondance
de la suppuration amena le marasme et l'œdème des ex-

trémités inférieures, et la mort eut lieu six semaines
après. L'autopsie a montré une tumeur avec débris d'é-
chinocoques dans la partie postérieure du foie ; le péritoine n'était pas enflammé (1).

Vous le voyez, messieurs, dans aucun de ces cas la
terminaison funeste n'est imputable à la ponction d'emblée, et les guérisons obtenues par Jönassen, ajoutées à
celles que je vous ai indiquées, plaident positivement en
faveur de la méthode. Dans un travail antérieur, qui date
de 1866, un médecin anglais, Harley, a exposé, d'après
l'analyse d'un assez grand nombre de cas, les résultats
comparatifs des principales méthodes de traitement des
kystes hydatiques ; je veux vous communiquer ces faits
parce qu'il est bon de connaître toutes les pièces du débat, mais les chiffres bruts donnés par l'auteur ne permettent pas de saisir pour chaque catégorie la cause réelle
de la mort, et pour ce qui concerne la ponction d'emblée, je suis certain que l'omission des mesures préventives à l'endroit de la péritonite est la cause principale,
sinon exclusive, des revers. Quant aux cas groupés sous le
chef « non guéris », ils ne prouvent ni pour ni contre la
méthode. Au point de vue des dangers qu'on lui attribue,
ce sont même plutôt des cas favorables, car la survie des
malades est une preuve de l'innocuité de l'opération, pratiquée même sans les précautions convenables ; c'est là
surtout ce dont je tiens à vous convaincre, et je ne prétends pas le moins du monde que la ponction évacuante
simple guérisse constamment et du premier coup. Ces remarques faites, voici les chiffres consignés dans l'intéressant travail de Harley.

(1) Jönassen, *loc. cit.*

Trente-quatre cas ont été traités par la ponction simple (a-t-elle été complétement ou partiellement évacuante, je ne puis vous le dire); les résultats sont : 13 non guéris; — 11 guéris; — 10 morts; soit pour les décès une proportion de 26,47 pour cent.

Treize cas ont été traités par les ponctions répétées avec ou sans injections iodées ; les résultats sont : 3 non guéris ; — 8 guéris ; — 2 morts ; soit pour les décès une proportion de 15,38 pour cent.

Trente cas ont été traités par la ponction avec canule à demeure ; les résultats sont : 23 guéris ; — 7 morts ; soit pour les décès une proportion de 23,33 pour cent.

C'est de cette méthode que Harley se déclare partisan à l'exclusion de tout autre, et le point de départ de son travail est un succès qu'il a obtenu lui-même, dans un cas de kyste extrêmement volumineux.

Dans onze cas, l'ouverture a été pratiquée par les caustiques, ou spontanée; les résultats sont : 4 non guéris ; — 3 guéris ; — 4 morts; soit pour les décès une proportion de 36,36 pour cent.

Dans treize cas enfin, l'incision avec le couteau a été la suite d'une erreur de diagnostic ; il y a eu 7 morts et 6 guérisons (1).

Je vous ai dit mes réserves sur les chiffres concernant la ponction simple ; elles sont amplement justifiées par les résultats de cette autre série que nous devons à Murchison, de Middlesex Hospital ; sur 46 cas traités par la ponction d'emblée, 36 ont guéri complétement; dans les 10 au-

(1) Harley, *On a case of hydatid disease of the liver and remarks on the treatment of similar tumours* (Med. chir. Transact., XLIX, 1866).

tres, il y a eu inflammation et suppuration secondaires,
et il a fallu en venir à l'ouverture large ; sur ces 10 cas, il
y a eu 2 morts (1). C'est donc, sur 46 cas : 36 guéris ; —
8 non guéris ; — 2 morts ; soit, pour les décès, une proportion de 4,34 pour cent. Je le maintiens, il n'est pas de
méthode, parmi celles qui sont vulgarisées, qui donne des
résultats aussi satisfaisants.

Je ne veux pas quitter ce sujet sans vous faire connaître
une nouvelle méthode de traitement qui a pris récemment naissance en Angleterre ; je n'ai pas encore eu
l'occasion ni les moyens de l'appliquer ; mais, s'il faut en
juger par les résultats qui lui sont déjà acquis, elle l'emporte en efficacité sur toutes les autres ; car elle n'offre
aucun danger, et elle paraît être suivie, plus fréquemment encore que la ponction simple, d'une guérison immédiate et définitive. Cette méthode est celle de l'électrolyse , c'est l'application du courant constant au traitement
des kystes hydatiques du foie. Les premiers cas à moi
connus sont ceux de Hilton Fagge et de Cooper Forster,
qui sont mentionnés dans le rapport de Murchison dont je
viens de vous parler ; ce sont des succès qui ne diffèrent
entre eux que par l'intervalle écoulé entre l'opération et
le retrait complet de la tumeur ; chez un enfant traité par
Hilton Fagge, la disparition n'a été achevée qu'au bout de
quelques mois ; dans le fait de Cooper Forster, elle a été
plus rapide, mais cependant elle a eu lieu graduellement.
En 1870, Fagge et Durham ont entretenu de cette méthode
la Société royale médico-chirurgicale de Londres, ils ont

(1) *Hydatid tumours of the liver* (*The Lancet*, 1868).

communiqué huit succès sur huit opérations, et ils ont exposé en détail leur procédé, qui est le suivant (1) :

Deux aiguilles dorées sont plongées dans la tumeur à une petite distance l'une de l'autre, de manière que, dans les kystes, les pointes puissent arriver au contact, et qu'on ait ainsi la certitude que les deux aiguilles ont bien pénétré toutes deux dans le liquide ; les têtes des aiguilles sont mises en commun en rapport avec le pôle négatif d'une batterie de Daniell de dix éléments ; le pôle positif, terminé par une éponge humide, est placé sur la paroi abdominale, puis on laisse passer le courant pendant dix à vingt minutes. Le plus souvent, dès que l'opération est finie, on peut constater que la tumeur est plus molle et plus flasque, et elle diminue dès lors rapidement de volume ; dans d'autres cas, comme je vous l'ai dit, la rétraction est plus lente et tout à fait graduelle. Dans quelques circonstances, on observe, au moment où passe le courant, un gonflement subit de la région, et l'on perçoit au doigt une sorte de crépitation gazeuse ; ces phénomènes sont attribués par Fagge et Durham au dégagement d'hydrogène par décomposition du liquide ; mais ils ne sont pas constants, et Cooper Forster, en particulier, n'a pu les constater. Dans la presque totalité des cas, l'électrolyse est suivie d'un léger mouvement fébrile et de douleurs plus ou moins vives ; ces symptômes ne durent que trois ou quatre jours ; chez un malade, ils ont fait complétement défaut. Après quelques jours, les opérés peuvent se lever et reprendre la vie commune. Il est bon d'ajouter

---

(1) Fagge and Durham, *On the electrolytic treatment of the hydatid tumours of the liver* (British med. Journal, 1870.)

que, dans trois cas, les kystes étaient multiples, et que chacun d'eux a été soumis avec succès au traitement électrolytique. L'introduction de deux aiguilles, au lieu d'une, dans la tumeur a un double but : s'assurer de la liquidité du contenu en faisant arriver les pointes au contact ; agrandir la surface d'action de l'électricité.

Telle est, messieurs, cette méthode ingénieuse qui, à en juger d'après son bilan actuel, l'emporte sur toutes les autres par son innocuité et son efficacité ; je n'hésiterais pas à l'appliquer chez notre malade si j'avais à ma disposition l'appareil nécessaire ; j'ai tenu tout au moins à vous la faire connaître, puisqu'elle est encore ignorée parmi nous. L'expérience ultérieure apprendra si les succès sont toujours aussi constants qu'ils l'ont été jusqu'ici, elle précisera les indications et les contre-indications ; il y a là une source d'études fécondes pour la thérapeutique.

VINGT-QUATRIÈME LEÇON

SUR LES KYSTES HYDATIQUES DU FOIE. — ENTOZOAIRES DE L'ENCÉPHALE.

Fin de l'observation de la malade affectée de kyste hydatique du foie. — Ponction. — Suites de l'opération. — Guérison complète.

Des kystes à échinocoques multiloculaires ou alvéolaires. — Variabilité des symptômes. — Difficultés du diagnostic. — Divers modes de terminaison. — Rapports des kystes multiloculaires avec l'acholie.

Des entozoaires de l'encéphale. — Cysticerques et échinocoques. — Fréquence relative. — Dispositions anatomiques. — De l'évolution favorable par mort des parasites. — Du rapport entre l'espèce parasitaire et l'âge des malades. — Étiologie. — Mécanisme de l'infection et de la pénétration dans la cavité crânienne. — Du siége respectif des deux parasites dans l'encéphale. — Conséquences pour la symptomatologie.

Symptômes et éléments de diagnostic des tumeurs à échinocoques.

Symptômes et éléments de diagnostic des cysticerques. — Groupement des faits. — Conclusions.

MESSIEURS,

Je puis compléter aujourd'hui l'histoire de la malade dont nous nous sommes entretenus dans une précédente réunion. Je vous avais annoncé que je ferais le lendemain une ponction évacuante ; mais ce jour-là précisément, cette femme avait une amygdalite qui avait provoqué pendant la nuit un léger mouvement fébrile, et la plus

vulgaire prudence commandait d'attendre, car cet incident pathologique pouvait accentuer d'une manière fâcheuse l'opportunité morbide, que crée toujours le trau-
matisme, quelque insignifiant qu'il soit. Quelques jours
plus tard cet épisode intercurrent était terminé, et j'ai
pratiqué la ponction sur le point le plus saillant de la
partie sous-costale de la tumeur, au moyen du trocart fin
de l'appareil de Dieulafoy; je réussis sans difficultés à
vider complétement le kyste qui fournit deux mille sept
cents grammes du liquide aqueux spécial, c'est-à-dire ne
se troublant ni par la chaleur, ni par l'acide nitrique; de
nombreux fragments de membranes et d'échinocoques
s'échappèrent en même temps, et nous avons ici quelques
préparations sur lesquelles vous pourrez observer avec
une admirable netteté les crochets caractéristiques. Les
suites de l'opération ont été aussi simples, aussi satisfaisantes que possible; les applications de glace ont été
commencées immédiatement après, et soigneusement renouvelées, et il n'y a pas eu la moindre douleur qui ait
obligé de recourir aux injections de morphine; le thermomètre de son côté n'a signalé aucun mouvement fébrile,
et après trois fois vingt-quatre heures j'ai fait cesser
l'usage de la glace, et appliquer un bandage contentif.
Une semaine après la ponction, la malade a quitté son lit
où j'avais eu grand'peine à la retenir jusque-là; elle se
sentait transformée, plus de poids dans le ventre, plus
de fatigue à la marche, plus de douleur, plus de troubles
digestifs, plus de gêne respiratoire; elle pouvait en effet
se tenir pour satisfaite surtout en considérant la rapidité et
la facilité avec lesquelles cet heureux résultat avait été
obtenu. L'examen de l'hypochondre démontrait bien clai-

rement que l'évacuation de la tumeur avait été totale ; les limites inférieures de la matité étaient remontées presque jusqu'à la hauteur normale, la projection latérale du thorax était affaissée, le cyrtomètre donnait pour les deux demi-circonférences des résultats sensiblement égaux.

Pendant les deux jours qui ont suivi l'opération, la malade n'a pris que du vin et du bouillon froid ; à dater du troisième jour j'ai donné un peu de viande rôtie, et à la fin de la semaine l'alimentation était arrivée par une progression graduelle au régime commun. C'est alors que j'ai commencé l'administration de l'iodure de potassium à la dose de deux grammes par jour ; je me proposais d'ajouter un gramme tous les cinq jours, de manière à atteindre une dose quotidienne de cinq ou six grammes ; mais j'avais compté sans l'impatience irrésistible de cette femme, qui cultivait avec acharnement les bals de barrière et les divers ébats qui s'y rattachent ; à la fin de la seconde semaine, se sentant en parfaite santé, elle exigea sa sortie, il me fut impossible de la retenir. Mais je savais le genre de vie qui l'appelait au dehors, et je lui prédis qu'avant peu elle serait contrainte d'avoir de nouveau recours à notre hospitalité.

L'événement vint bientôt justifier mes prévisions ; trois semaines ne s'étaient pas écoulées que cette femme nous revint ; dans quel état, vous allez en juger : elle souffrait de violentes douleurs dans l'épaule droite et dans le côté droit, avec irradiations dans le reste du ventre ; elle était en proie à une fièvre intense qui faisait monter le thermomètre au delà de 40 degrés ; elle avait des nausées continuelles, parfois des vomissements, et un ictère développé depuis cinq jours complétait cet état, qui justifiait le plus sombre pronostic. Nous apprenions en même temps des personnes qui accompagnaient la malade que c'était seulement depuis l'apparition de la jaunisse qu'elle avait cessé de se livrer au dévergondage échevelé, qui avait été sa vie de tous les jours depuis sa sortie de l'hôpital. La gravité de ces symptômes ne permettait pas de les attribuer à une simple inflammation du kyste; d'ailleurs l'exploration du foie donnait les mêmes résultats qu'après la ponction : nous n'y trouvions pas la tuméfaction qui signale constamment la réplétion secondaire de la tumeur ; il s'agissait bien évidemment d'une péritonite péri-hépatique qui tendait déjà à se généraliser à toute la séreuse; l'ictère s'expliquait naturellement par le catarrhe gastro-duodénal qu'avaient dû provoquer les excès de table commis par cette femme ; et, pour comble de danger, l'examen de la poitrine révélait avec une certitude absolue l'existence d'une endo-péricardite. Nous avons tous considéré la malade comme perdue, mais je n'en ai agi que plus rigoureusement pour tenter de la tirer d'affaire : applications permanentes de glace sur toute l'étendue de l'abdomen, large vésicatoire sur la région précordiale, à l'intérieur glace, vin glacé, potion cordiale alcolisée à quarante grammes, bouillon froid, tels sont les moyens que j'ai employés. Le lendemain la dose d'eau-de-vie fut portée à soixante grammes ; l'issue de la lutte demeura douteuse pendant quatre à cinq jours encore ; puis survint un amendement notable, d'abord dans les phénomènes de péritonite et dans l'ictère, et peu après dans l'état du cœur. Au bout de trois semaines cette femme était en pleine convalescence ; et rendue plus docile par la

triste expérience qu'elle venait de faire, elle consentit à rester encore quinze jours dans mon service; il y avait alors
plus de deux mois que la ponction du kyste avait été pratiquée, et il n'y avait aucun signe de récidive. Ce fait prend
une signification des plus positives en raison de la maladie grave survenue dans l'intervalle, et je n'hésite pas
à vous donner ce cas comme un nouvel exemple de guérison complète par une seule ponction (1). J'espère qu'il
sera pour vous un puissant encouragement à adopter, à
défaut de l'électrolyse, cette méthode si simple, ainsi que
les précautions particulières par lesquelles j'en assure
l'innocuité.

Les échinocoques du foie ne sont pas toujours ren-
fermés dans une poche unique; à côté de cette disposition de beaucoup la plus commune, on observe une autre
forme : dans laquelle les parasites sont contenus dans
une poche à cavités multiples, remplies d'un liquide
puriforme : ce sont les kystes hydatiques multiloculaires
ou alvéolaires. Ces tumeurs, qui étaient inconnues en
France lorsque je les ai signalées dans ma clinique de
la Charité, d'après les travaux de Buhl, Zeller, Virchow,
Luschka, Erismann et Friedreich, ont été depuis lors
l'objet d'intéressantes études, et, pour l'histoire complète
de ces produits, je vous renvoie avec entière confiance
à la thèse de Carrière et à l'excellente description de mon

---

(1) Cette femme a été revue cinq mois plus tard ; elle avait pris de
l'embonpoint et jouissait d'une santé parfaite ; rien de suspect n'était
survenu du côté du foie ; la guérison est bien réellement définitive.

collègue et ami Simon (1). En revenant aujourd'hui sur ce sujet, je me propose simplement de vous faire part de quelques données nouvelles concernant la symptomatologie et la terminaison de ces tumeurs, qui, comme les kystes hydatiques ordinaires, résultent de la pénétration dans le foie des embryons du tænia échinococcus, lequel habite l'intestin du chien.

D'après les observations connues en 1866, entre autres d'après celles de Friedreich, la symptomatologie des kystes multiloculaires paraissait avoir une certaine régularité, une certaine uniformité qui, sans enlever au diagnostic toutes ses difficultés, permettait tout au moins de le tenter avec une grande somme de probabilités ; les plus frappants de ces phénomènes étaient un ictère intense et persistant, une tuméfaction de la rate proportionnelle à la tumeur du foie, l'absence totale de fièvre, et souvent une ascite considérable. Si l'on joint à ces symptômes l'absence de tout signe de lithiase biliaire et

---

(1) Buhl, *Münchener illustrirte med. Zeitung*, 1852. — *Zeitschr. für ration. Medicin*, 1854.

Zeller, *Alveolarcolloïd der Leber*, Tübingen, 1854.

Virchow, *Verhandlungen der phys. med. Gesellschaft in Würzburg*, 1856.

Luschka, *Zur Lehre von der Echinokokkenkrankheit der menschlichen Leber* (*Virchow's Archiv*, 1856).

Erismann, *Beiträge zur Casuistik der Leberkrankheiten*. Zürich, 1864.

Friedreich, *Beiträge zur Pathologie der Leber und Milz* (*Virchow's Archiv*, 1865).

Carrière, *De la tumeur hydatique alvéolaire*. Thèse de Paris, 1868.

Simon (J.), art. FOIE, in *Nouv. Dict. de méd. et chir. pratiques*. Paris.

Voyez aussi :

Griesinger, *Vielfächrige Echinococcus Geschwulst der Leber* (*Archiv der Heilkunde*, 1860).

d'angiocholite, l'absence de la cachexie cancéreuse, on
arrive à un complexus pathologique assez caractéristique, et en fait Huber a pu, sur ces bases, faire un
diagnostic dont la justesse a été ultérieurement démontrée (1). Malheureusement les faits en se mulipliant sont
venus prouver que ces conclusions étaient prématurées,
et que la symptomatologie des kystes alvéolaires est loin
de présenter la constance qui lui avait été attribuée; il
est donc urgent de redresser les notions vulgarisées sur
ce sujet.

Ce sont précisément les phénomènes les plus significatifs qui manquent le plus souvent, à savoir l'ictère et
la tumeur de la rate : ils faisaient défaut dans le cas remarquable de mon collègue Féréol, le premier qui ait
été observé en France (2); ils ont manqué également
dans plusieurs des faits qui ont servi de base au travail
de Ott; de même, dans l'un des deux cas rapportés par
Kappeler, le malade a succombé sans avoir jamais présenté ni ictère, ni épanchement péritonéal (3). Une autre
erreur a été commise à l'égard de l'ascite : on savait
bien qu'elle pouvait manquer, mais on lui assignait, au
lieu de l'épanchement séreux de l'ascite commune, un
épanchement puriforme ou sanieux; or, cette proposition n'exprime elle aussi qu'une possibilité, et non point
une particularité constante; dans le cas de Féréol l'ascite
plusieurs fois ponctionnée était formée par le liquide

. (1) Huber, *Deutsches Archiv f. klinische Medicin*, 1866.
   (2) Féréol, *Acéphalocyste du foie et des poumons* (Soc. méd. des hôp.
et *Gaz. hôp.*, 1867).
   (3) Kappeler, *Zur Casuistik des multiloculären Echinococcusgeschwulst
der Leber* (*Archiv der Heilkunde*, 1869).

ordinaire, et il en a été de même dans l'un des faits de
Kappeler.

Vous voyez, messieurs, le démembrement que l'observation a introduit dans la symptomatologie de ces tumeurs;
aujourd'hui la situation est en réalité celle-ci : il est des
kystes multiloculaires qui produisent l'ensemble des symptômes signalés dans les premières observations, et ceux-
là sont accessibles au diagnostic, au même titre que les
diverses maladies hépatiques qui se caractérisent par un
ictère définitif; mais il en est d'autres qui manquent de ces
phénomènes distinctifs, et pour ceux-là tout peut être
borné à des douleurs, et à la présence d'une tumeur
plus ou moins volumineuse, laquelle, si elle est accessible
à la palpation, offre des bosselures d'une dureté notable.
Vous concevez quelles sont alors les difficultés du diagnostic, particulièrement en ce qui concerne le cancer du
foie, qui, lui aussi, évolue souvent sans ictère, et donne
lieu comme les kystes à de l'amaigrissement, à de l'œdème
des membres inférieurs, parfois aussi à du purpura et
à des épistaxis. Dans le travail dont je vous ai parlé, et
qui est fondé sur dix observations, Ott, après s'être attaché
à montrer l'inconstance de tous les symptômes réputés
caractéristiques, en signale un autre qu'il a constaté dans
ses dix cas, et qu'il donne à son tour comme constant (1);
ce symptôme est un œdème cutané, non pas limité aux
membres inférieurs, mais diffus sur divers points des
téguments, et mobile dans son siége; il est bon de tenir
compte de ce nouveau signe, et de le rechercher avec soin,

_____

(1) Ott, *Beiträge zur Lehre vom multiloculären Leberechinococcus*
(*Berlin. klin. Wochen.*, 1867).

sans cependant lui attribuer dès maintenant une valeur positive, que d'autres observations pourraient démontrer être prématurée.

Le diagnostic différentiel du cancer et des kystes multiloculaires peut tirer quelque secours des considérations suivantes : les troubles digestifs, les vomissements surtout sont plus marqués et plus précoces dans le cancer ; de plus la durée de ce dernier est infiniment plus courte, elle se prolonge rarement au delà de six à neuf mois, tandis qu'à une ou deux exceptions près, le kyste alvéolaire n'a tué qu'après un intervalle compris entre une et plusieurs années. Une donnée étiologique peut encore venir en aide à l'appréciation de ces cas difficiles ; les kystes multiloculaires sont le plus souvent, pour ne pas dire toujours, observés dans le sud de l'Allemagne, notamment dans le Würtemberg et la Bavière, ou chez des sujets originaires de ces pays et qui y ont vécu de longues années ; le malade de Féréol a été observé en France, mais il était Bavarois. Cette singulière localisation de la maladie tient évidemment à l'abus qu'on fait dans ces pays, de la viande de porc crue ou insuffisamment cuite ; je vous ai dit déjà que le cochon est, de tous les animaux, celui qui est le plus exposé à s'infecter par l'absorption des germes parasitaires contenus dans les excréments du chien. — Les autres notions étiologiques sont fort incomplètes et ne peuvent rien fournir au diagnostic ; les kystes alvéolaires sont plus fréquents chez l'homme que chez la femme ; sur les dix cas de Ott, sept appartiennent au sexe masculin ; c'est dans la période moyenne et avancée de la vie qu'ils sont observés sans qu'on en puisse rien dire de plus ; examinés à ce point de vue, les faits de Ott se répartissent ainsi : six entre trente-huit et quarante-huit ans; quatre entre trente-deux et soixante-neuf ans.

Parmi les symptômes variables de ces tumeurs, il en est un dont l'inconstance peut surprendre à bon droit, c'est l'ictère; comment expliquer une semblable variabilité dans la production d'un symptôme d'origine mécanique, alors que les kystes paraissent à tous égards similaires? Je pense qu'il faut chercher la raison de ces différences dans le siége originel des parasites, lequel est loin d'être le même dans tous les cas; Virchow le place dans les lymphatiques, Friedreich dans les canaux biliaires, Heschl dans les acini, Leuckart dans les vaisseaux sanguins (1); il est bien évident que tous ces savants ont exactement observé pour leur compte, et que ce siége est variable; il y a là un premier motif pour l'inconstance de l'ictère; après quoi il faut encore prendre en considération les rapports également variables de la tumeur avec les grandes voies de la bile.

L'apyrexie, qui a été donnée comme caractéristique des kystes alvéolaires, n'est pas plus constante que les symptômes précédents; elle ne doit être entendue que des premières périodes de la maladie; lorsque arrive le travail de suppuration, il donne lieu à une fièvre hectique à accès vespéraux, qui dès lors dure sans interruption notable jusqu'à la mort; c'est donc encore là un moyen

---

(1) Virchow, Friedreich, *loc. cit.*

Heschl, *Ueber Virchow's multiloculäre Échinococcengeschwulst* (*Prager Vierteljahrs.*, 1856).

Leuckart, *Die menschlichen Parasiten und die von ihnen herrührenden Krankheiten.* Leipzig, 1863-1867.

de diagnostic, qui échappe ou qui du moins n'a qu'une valeur temporaire.

La terminaison de cette affection est toujours mortelle ; mais ce serait une erreur de croire qu'elle est toujours le résultat de la détérioration organique provoquée par la tumeur parasitaire ; il en est souvent ainsi, cela est vrai, et c'est précisément alors que la durée de la maladie atteint son maximum ; mais dans d'autres cas, également nombreux, la mort est amenée soit par une phlegmasie au développement de laquelle la lésion hépatique prend une part directe, par une péritonite par exemple, ou par une pleurésie droite ; soit par une complication qui est liée à la cachexie plutôt qu'à l'altération du foie, par une péricardite hémorrhagique ou par une pachyméningite, ainsi que le montrent les observations de Virchow et de Friedreich. Dans un troisième groupe de faits, la terminaison funeste est sans rapport aucun avec la maladie du foie ; celle-ci prend naissance chez un individu affecté déjà d'une lésion organique grave, et cette dernière, suivant son évolution propre, tue avant que le kyste ait déterminé les symptômes fâcheux qui lui appartiennent ; c'est ainsi que les choses se sont passées chez l'un des malades dont Kappeler a rapporté l'histoire. Il s'agit d'un homme de soixante-deux ans, chez lequel on trouva une tumeur à échinocoques multiloculaires dans le lobe droit du foie ; cette tumeur présentait deux cavités purulentes distinctes ; la plus grande communiquait avec l'intestin par la branche gauche du canal hépatique ; la mort a été le résultat d'une sténose aortique. Il n'y a eu ni ictère, ni ascite.

Il est enfin un quatrième mode de terminaison, sur

lequel j'appelle d'autant plus volontiers votre attention qu'il n'a pas été signalé jusqu'ici d'une manière expresse ; il se rattache à un principe général de la pathologie du foie, dont je vous ai entretenus précédemment avec tous les développements que comporte un fait nouveau. Comme toutes les tumeurs volumineuses, le kyste alvéolaire peut amener par compression l'atrophie des cellules hépatiques, et causer la mort par ce complexus symptomatique que l'on rapporte à tort à la cholémie, et que je vous ai prouvé être l'effet de l'acholie ; pour employer le langage fautif qui a cours, le kyste à échinocoques multiloculaires est une des causes de l'ictère grave ; ce mode de terminaison mérite d'être connu, car le malade peut être ainsi tué brusquement, à une époque où, si l'on ne considérait que l'âge de la tumeur, on pourrait le croire à l'abri de tout danger immédiat. C'est encore une observation de Kappeler que je vous citerai comme type de cette évolution : un homme de cinquante-quatre ans avait depuis huit mois de l'ictère et de l'ascite ; il fut tué rapidement par des accidents cholémiques. L'autopsie a montré un kyste multiloculaire dans le lobe droit, la cavité centrale était suppurée et en putridité, elle communiquait avec la vésicule biliaire (1).

Le traitement de cette maladie est nul, car il est exclusivement symptomatique.

Chez les individus affectés de kystes hydatiques du foie ou de cysticerques musculaires, on observe parfois des

(1) Kappeler, *Zur Casuistik der multiloculären Echinococcusgeschwulst der Leber* (*Archiv der Heilkunde*, 1869).

accidents cérébraux graves, dont l'interprétation toujours difficile devient tout à fait impossible si l'on n'est pas parfaitement éclairé sur un point de pathologie dont on s'occupe à peine, je ne sais vraiment pourquoi : je veux parler des entozoaires de l'encéphale. Je crois utile de consacrer la fin de notre conférence à l'étude de cette question, afin de vous familiariser quelque peu avec un sujet trop négligé, dont l'importance clinique est pourtant indéniable.

Les parasites animaux observés dans l'encéphale sont au nombre de deux, le *Cysticercus cellulosœ* qui est la forme embryonnaire du *Tœnia solium*, et l'échinocoque, embryon du *Tœnia echinococcus*. La fréquence relative de ces deux sortes de tumeurs est bien loin d'être la même : le cysticerque est de beaucoup le plus commun, et les observations qui le concernent ne laissent place à aucun doute ; l'échinocoque est en soi plus rare, et, de plus, bon nombre de cas qualifiés de ce nom manquent de la précision nécessaire ; les uns sont certainement des exemples de cysticerque, les autres sont de simples kystes. Du reste, un relevé de Davaine peut vous donner une idée de la rareté de ce parasite dans le cerveau : sur deux cents cas d'échinocoques observés chez l'homme, vingt seulement concernent la cavité crânienne (1) ; pour le cysticerque la situation est bien différente, car, d'après Leuckart, le cerveau et la pie-mère sont, après les muscles, les organes qui sont le plus fréquemment atteints (2).

Le cysticerque se présente sous la forme d'une vessie

(1) Davaine, *Traité des entozoaires.* Paris, 1860.
(2) Leuckart, *Die thierischen Parasiten und die von ihnen herrühren-den Krankheiten.* Leipzig und Heidelberg, 1863.

dont la grosseur fort variable peut être comprise entre celle d'un pois et le volume d'un petit œuf de poule ; l'animal est renfermé dans une poche pleine d'eau, ordinairement ronde, dont la paroi est extrêmement mince ; il a le cou et la couronne de crochets rentrés en dedans, et apparaît à l'œil nu comme un petit point saillant et blanchâtre ; l'examen au microscope montre les crochets caractéristiques. En général, le tissu nerveux qui entoure la tumeur est intact ; rarement il est ramolli ou parsemé de points sanguins ; par exception on peut observer une capsule enveloppante de consistance fibreuse, qui peut acquérir jusqu'à une demi-ligne d'épaisseur. Lorsqu'une poche à cysticerques occupe un des ventricules du cerveau, comme dans le cas de Förster où la tumeur siégeait dans le quatrième (1), alors la cavité peut être agrandie, l'épendyme est épaissi, les parois sont aplaties, et les autres ventricules sont remplis d'une quantité considérable de sérosité. Ces tumeurs sont, comme les cysticerques des muscles, susceptibles d'une guérison spontanée, dont le mécanisme est toujours le même : l'animal périt, la poche s'affaisse et perd sa transparence, le contenu est transformé en une masse graisseuse qui ressemble à de la bouillie ou à du mortier, et finalement des sels calcaires peuvent y être déposés. — Dans un excellent ouvrage sur les maladies du système nerveux, Hasse fait remarquer avec toute raison qu'après cette transformation, la tumeur ressemble à s'y méprendre aux résidus des productions syphilitiques et tuberculeuses, et que le diagnostic devient impossible, si l'on ne retrouve pas les cro-

(1) Förster, *Würzburger med. Zeitschrift*, 1862.

chets, qui du reste demeurent très-longtemps reconnaissables. L'absence d'adhérences méningées au niveau du
cysticerque est encore une circonstance qui peut aider à
le différencier des autres morbiformations (1). — L'observation de Klob a fait connaître une disposition anatomique qui n'avait pas encore été signalée : la poche à
cysticerques avait subi la transformation calcaire, et tout
autour, l'enveloppant à une assez grande distance, s'était
développé un grand kyste séreux (2). Je n'ai pas besoin
de vous faire remarquer, je pense, que cette évolution ré-
gressive de la tumeur qui dans les muscles et les autres
viscères donne au malade le bénéfice d'une guérison
réelle, n'a plus du tout la même conséquence dans l'encéphale ; le produit pathologique est transformé de manière à ne pouvoir plus augmenter de volume, peut-être
même qu'en cette nouvelle condition il est moins apte à
exercer une action irritative sur les régions cérébrales
voisines, mais il n'en reste pas moins une tumeur de l'encéphale, et le patient est exposé à tous les dangers de
cette situation ; la tumeur a perdu le caractère parasitaire, elle persiste comme tumeur sous une autre
forme.

Si nous considérons maintenant, à ce même point de
vue anatomique, les kystes à échinocoques, nous trouverons de notables différences, qui tiennent à la structure
générale de ces produits ; le kyste est formé à l'extérieur
d'une membrane limitante qui le sépare du tissu voisin ;

---

(1) Hasse, *Krankheiten der Nervensystems*, 2ᵉ édit. Erlangen, 1869.
(2) Klob, *Cysticercus cellulosæ im Gehirn* (*Wiener med. Wochens.*,
1867).

cette membrane, de texture fibreuse, est plus ou moins richement vascularisée; à l'intérieur, et lui adhérant lâchement, est la vésicule vraiment parasitaire; cette deuxième membrane, membrane de chitine, est amorphe, sans structure déterminée; elle est friable, et présente une transparence analogue à celle de la corne; la surface interne en est parsemée de nodosités blanchâtres qui atteignent à peine la grosseur de la tête d'une épingle, et qui sont disposées par groupes; chacune de ces nodosités est un embryon d'échinocoque muni de la couronne de crochets caractéristique. L'espace intérieur de ce kyste est rempli d'un liquide clair et limpide, ou bien d'un liquide troublé par des détritus, ou bien enfin il contient des vésicules filles à différents degrés de développement. Au voisinage, le tissu nerveux est atrophié par compression; il présente bien plus rarement que dans le cas de cysticerques des traces de ramollissement inflammatoire; en revanche les altérations passives de l'encéphale sont bien plus étendues et plus accentuées : les cavités sont distendues par de l'hydrocéphalie, les hémisphères sont anémiés, les circonvolutions sont aplaties, et chez les enfants, les os eux-mêmes peuvent être amincis et raréfiés. Dans le cerveau comme dans le foie, le kyste peut subir, après la mort des parasites, la transformation sébacée. Les différences que présentent, eu égard aux altérations secondaires de l'encéphale, les cysticerques et les échinocoques, tiennent au volume plus considérable de ces derniers, qui exercent sur la circulation et sur la nutrition du tissu qu'ils envahissent la même influence perturbatrice que les grosses tumeurs intra-crâniennes, de quelque nature qu'elles soient.

Le nombre des tumeurs est loin d'être le même pour les deux espèces d'entozoaires ; le plus souvent le kyste à échinocoques est unique ; quand il est multiple, il est fort rare qu'il y en ait plus de deux ou trois. Il en est bien autrement pour le cysticerque ; la multiplicité est ici la règle, et elle atteint souvent des proportions vraiment surprenantes ; on peut trouver cinquante, soixante de ces poches et plus ; on en a compté deux cents dans un même cerveau, et dans le fait de Gemelli, relaté dans un travail à tous égards remarquable qu'a publié Visconti, chaque hémisphère cérébral en contenait de 150 à 200 ; le sujet de cette observation était absolument infecté : outre ces innombrables cysticerques de l'encéphale, il en avait dans le cœur et dans tous les muscles (1).

Un autre caractère différentiel bien intéressant des deux espèces de parasites est fourni par l'âge des malades atteints ; d'une manière générale on peut dire que les cysticerques sont observés chez les adultes, et les échinocoques chez les enfants et les jeunes gens ; pour les premiers, Küchenmeister avance que les trois quarts du nombre total des cas sont compris entre vingt et soixante ans (2) ; quant aux échinocoques, la majorité des faits concerne des individus âgés de moins de vingt et un ans, et les cas relativement récents, qui présentent toutes les garanties d'exactitude, apportent à cette distribution respective des tumeurs selon l'âge, une confirmation de plus.

(1) Visconti (Achille), *Storia clinica ed anatomica di un caso di Cisti-cerchi di Cervella* (*Annali univ. di medicina*, 1862).

(2) Küchenmeister, *Die thierischen Parasiten*. Leipzig. — *Oesterreich. Zeitschr. f. prakt. Heilkunde*, 1866.

Le malade de Hasse était un garçon de neuf ans (1) ; le
fait de Politzer concerne une petite fille de cinq ans (2) ;
le malade de Yates, chez lequel on trouva dans l'hémisphère gauche un kyste à échinocoques de la grosseur
d'un œuf d'autruche, était un homme de vingt et un
ans (3). Mais, messieurs, cette répartition des deux parasites ne doit point être considérée comme une règle absolue, elle est vraie le plus souvent et voilà tout ; une
autre conclusion ne peut être dictée que par une connaissance incomplète des faits particuliers ; il m'est facile de
vous le prouver. A côté des observations de Davaine, de
Küchenmeister, de Westphal, de Klob (4), qui montrent
le cysticerque chez des individus âgés de plus de trente
ans, conformément à la règle ordinaire, il en est d'autres
non moins positives qui établissent l'existence de cet entozoaire chez des sujets âgés de moins de vingt ans, c'est-
à-dire dans la période même où l'on rencontre communément l'échinocoque. Le mémoire de Griesinger renferme quelques faits de ce genre (5), il y en a d'autres
dans le relevé de Ferber concernant l'hôpital de Ham-
bourg (6) ; l'observation de Damaschino touchant un

---

(1) Hasse, loc. cit.
(2) Politzer, *Jahrbücher für Kinderheilkunde*. Wien, 1863.
(3) Yates, *Case of enormous hydatid cyst in the left ventricle of the
brain* (Med. Times and Gaz., 1870).
(4) Davaine, Küchenmeister, loc. cit.
Westphal, *Berliner klinische Wochenschr.*, 1865.
Klob, *Cysticercus cellulosæ im Gehirn* (Wiener med. Wochenschr.,
1867).
(5) Griesinger, *Cysticerken des Hirns und ihre Diagnose* (Archiv der
Heilkunde, 1862).
(6) Ferber, *Zur Casuistik der Cysticerken im menschlichen Hirn*
(Eodem loco, 1862).

cysticerque du quatrième ventricule a pour sujet une petite fille âgée de moins de quinze ans (1) ; le cas de cysticerque du cervelet, publié en commun par les deux
Merkel, concerne un garçon de treize ans (2) ; le fait de
G. Merkel, qui montre un cysticerque libre dans l'entrée
de l'infundibulum, se rapporte à un garçon de dix ans et
demi (3). Il résulte de là, je le répète, que l'attribution
des deux entozoaires à deux périodes différentes de la vie
exprime simplement une prépondérance relative, et non
pas un fait constant; l'analyse des observations permet
d'ajouter que les exceptions à la règle ordinaire sont
plus nombreuses pour les cysticerques que pour les échinocoques.

La distribution géographique des parasites de l'encéphale est fort inégale ; on les observe à peine en France,
ils sont relativement communs dans les régions méridionales de l'Allemagne et de l'Autriche ; en revanche ils
sont inconnus dans la Suisse septentrionale; ainsi pendant
une période de plusieurs années, Hasse et Lebert n'ont pas
observé à Zurich un seul cas de cysticerque ni d'échinocoque chez les indigènes. Ces différences ne peuvent être
rapportées qu'au mode d'alimentation, et à l'extension
très-variable de l'infection porcine. Ce qui est certain
c'est que ces tumeurs ne sont guère observées que chez
les individus misérables habitués à vivre dans la saleté ;

---

(1) Damaschino, *Cas d'un kyste du cerveau et d'un cysticerque du quatrième ventricule (Union médicale*, 1865).
(2) Merkel (W.) und (G.), *Ein Fall von Cysticercus im Kleinhirn
(Deutsches Archiv f. klin. Medicin*, 1867).
(3) Merkel (G.), *Freier Cysticercus im Aditus ad Infundibulum (eodem
loco*, 1867).

elles sont, dans les deux formes, plus fréquentes chez l'homme que chez la femme; sur quatre-vingt-cinq cas de cysticerque réunis par Küchenmeister, il y en a cinquante et un dans le sexe masculin, et trente-quatre dans le féminin.

Le mécanisme de l'infection est fort obscur ; comme il n'y a pas d'effet sans cause, nous avons une première donnée qui est bien certaine : les germes des parasites pénètrent dans l'intestin de l'homme. Mais entre les œufs du *tænia solium* qui proviennent du porc, ceux du tænia échinocoque, qui proviennent du chien, et l'intestin de l'homme, quels sont les intermédiaires, voilà ce que nous ignorons, surtout pour le tænia du chien. Les bergers dont les troupeaux sont escortés de chiens et qui ont l'habitude de mettre leurs aliments par terre, peuvent à la rigueur s'infecter ainsi, mais ce n'est là qu'un cas particulier; le plus souvent le rapport nous échappe. S'il est déjà fort difficile de se rendre compte de la pénétration des semences parasitaires dans l'intestin, à plus forte raison est-il impossible d'interpréter la migration qui les conduit du tube digestif à l'encéphale; on ne peut faire sur ce sujet que de pures hypothèses. Voici les deux qui ont été présentées : dans l'une, qui est la plus généralement acceptée, et qui n'est autre chose en somme qu'un postulatum physiologique, on admet que les parasites pénètrent dans les vaisseaux et sont emportés avec le sang dans les différents organes; c'est là une hypothèse de nécessité, car il n'y a pas en réalité d'explication plus rationnelle. La seconde interprétation est celle de Hasse qui pense qu'on pourrait admettre une migration plus directe, plus active en quelque sorte, par les couches lâches du tissu conjonctif ; s'avançant peu à peu par cette voie, les animaux finiraient par arriver dans la cavité crânienne. Que les choses se passent ainsi pour les déplacements de voisinage, entre l'intestin et le foie, ou bien encore entre le foie et le poumon, cela est à la rigueur admissible ; mais de l'intestin, du foie ou des muscles au cerveau, j'avoue que le trajet me paraît un peu compliqué, et l'hypothèse du transport par le sang me semble à tous égards plus satisfaisante.

Les deux sortes de tumeurs parasitaires présentent dans leur siége encéphalique des différences très-tranchées, qui sont d'autant plus intéressantes qu'elles rendent compte d'une manière satisfaisante de la différence non moins grande des symptômes. Les cysticerques ont pour siége presque constant la substance grise corticale des hémisphères cérébraux ; sur les quatre-vingt-huit cas qui composent le relevé de Küchenmeister, cinquante-neuf fois les tumeurs occupaient ces couches périphériques, dix-neuf fois seulement elles étaient dans la substance blanche, cinq fois elles étaient libres dans l'un des ventricules. La plupart des observations de Griesinger ont trait à des cysticerques des couches corticales (1) ; dans quelques cas les tumeurs occupent les hémisphères cérébelleux, ainsi dans le fait des deux Merkel (2) ; un des cas de Klob prouve que l'on peut rencontrer chez un même individu des poches de différents âges, circonstance re-

---

(1) Griesinger, *Cysticerken des Hirns und ihre Diagnose* (*Archiv der Heilkunde*, 1862).

(2) Merkel (W.) und (G.), *Ein fall von Cystercicus im Kleinhirn* (*Deutsches Archiv f. klinische Medicin*, 1867).

marquable qui établit la possibilité de migrations successives; dans ce fait, il s'agit d'une femme de quarante-trois
ans, qui succomba dans le coma après avoir présenté pendant onze jours des accès épileptiformes, avec prédominance des convulsions à gauche; l'autopsie a montré dans
l'hémisphère cérébral droit trois tumeurs à cysticerques,
qui étaient toutes trois dissemblables sous le rapport de
l'ancienneté (1). Lorsque les parasites sont extrêmement
nombreux, ils dépassent ordinairement la limite des hémisphères proprement dits; ainsi, dans ce cas de Gemelli dont
je vous ai déjà parlé, en même temps que chacun des hémisphères du cerveau renfermait de cent cinquante à deux
cents cysticerques, l'un des corps striés en contenait seize,
et l'autre dix-huit (2). Il est bon de connaître ces variétés;
mais le fait important à retenir, c'est la constance presque
absolue du siége dans les couches corticales des hémisphères. — Bien souvent les cysticerques occupent à la
fois les deux côtés du cerveau; mais, lorsqu'ils sont uni-
latéraux, ils sont certainement plus fréquents à droite
qu'à gauche; cette particularité ressort nettement du
relevé de Ferber, et cet observateur s'est même appuyé
sur ce fait pour nier la migration des parasites par le
courant sanguin. Il fait remarquer que dans cette manière de voir les cysticerques sont assimilés à des embolies, et que, d'après la loi fort exacte de Cohn touchant la
prédominance des embolies cérébrales à gauche, ces en-

---

(1) Klob, *Cysticercus cellulosæ im Gehirn* (*Wiener med. Wochenschr.*,
1867).

(2) Visconti (Achille), *Storia clinica ed anatomica di un caso di Cisti-
cerchi di Cervella* (*Ann. univ. di med.*, 1862).

tozoaires devraient occuper le côté gauche de l'encéphale
et non pas le côté droit (1).

Avec ce siége si régulier des cysticerques contraste
d'une manière frappante le siége absolument variable des
échinocoques : on peut dire en vérité qu'on les trouve un
peu partout, et il me serait impossible de vous indiquer
à ce sujet aucune règle même approximative. Le seul fait
à noter, c'est que les échinocoques, à l'inverse des cysticerques, n'ont presque jamais pour siége les couches périphériques du cerveau. Cette circonstance, jointe à leur
volume plus considérable, enlève à leur symptomatologie
tout caractère spécial ; les kystes à échinocoques produisent un peu plus tôt, un peu plus tard, l'ensemble des
phénomènes propres à toute tumeur cérébrale ; mais les
symptômes d'irritation de voisinage sont rares, et par
cela même que le produit morbide n'intéresse pas les
couches corticales, les troubles intellectuels sont les derniers qui apparaissent. A part ces légères nuances, il n'y
a pas de signe distinctif, je le répète, entre ces kystes et les
autres tumeurs de l'encéphale. Un des éléments les plus précieux du diagnostic est sans contredit l'âge des malades,
les échinocoques, je vous l'ai dit, se montrant à une période
de la vie où l'on n'observe guère d'autres tumeurs encéphaliques que les productions syphilitiques et tuberculeuses. Par une investigation étiologique rigoureuse, on
peut se mettre en règle avec la première de ces éventualités ; pour la seconde cette ressource manque, et il n'y a
pas à compter davantage sur les altérations concomitantes
du poumon qui peuvent faire totalement défaut ; mais les

(1) Ferber, *Zur Casuistik der Cysticerken im menschlichen Hirn* (*Archiv der Heilkunde*, 1862).

paralysies isolées et persistantes des nerfs crâniens sont
bien plus communes dans le tubercule que dans les kystes,
et d'un autre côté, si l'on a soin de ne pas négliger le nouvel
ordre de renseignements que je vous ai indiqué, on pourra
trouver dans la nationalité et dans les habitudes alimentaires du sujet des raisons suffisantes pour songer à une
infection parasitaire, plutôt qu'à tout autre produit pathologique. Il va sans dire que, si dans un cas douteux on
constatait l'existence d'un kyste hydatique du foie, la loi
de l'unité morbide qui ne doit jamais être méconnue, et
qui est une des bases de la logique clinique, devrait aussitôt faire admettre une tumeur de même nature dans
l'encéphale ; s'arrêter en pareille situation à l'idée de deux
produits différents, l'un dans le foie, l'autre dans le cerveau, serait absolument irrationnel, et une semblable conclusion ne serait justifiée que par des données d'une
précision exceptionnelle. Malheureusement il me paraît
que les observateurs se sont peu préoccupés jusqu'ici de
cet élément si important du diagnostic, et malgré le grand
nombre de faits que j'ai analysés, il m'est impossible de
vous dire la fréquence de cette coïncidence intéressante ;
nous sommes un peu mieux renseignés pour les cysticerques, ainsi que nous le verrons bientôt.

Ces derniers sont un peu plus accessibles au diagnostic, et cela pour deux raisons : ils manquent de quelques-
uns des symptômes qui caractérisent les autres tumeurs
cérébrales ; de plus les phénomènes auxquels ils donnent
lieu présentent un groupement, un ordre de succession,
qui ont réellement quelque chose de particulier. Mais il
faut se garder de toute exagération ; ces observations ne
sont vraies que pour les cas qui suivent la marche com-

mune, et qui constituent en quelque sorte un groupe type; à côté de ceux-là il en est d'autres dont l'évolution symptomatique est toute différente, et pour ce groupe des irréguliers, tous les points de repère qui peuvent diriger l'appréciation font défaut : il n'y a plus de diagnostic possible.

En fait, au point de vue des symptômes, les tumeurs à cysticerques doivent être divisées en trois groupes : dans le premier, je range les cas dans lesquels la lésion reste tout à fait latente; un individu meurt d'une maladie étrangère à l'encéphale, on trouve à l'autopsie des cysticerques qui n'avaient jamais donné lieu à aucun phénomène. Ne croyez pas, messieurs, que ces faits soient rares : sur les quatre-vingt-huit cas de Küchenmeister, il y en a seize qui ont été complétement latents, et six autres qui n'ont provoqué que des symptômes insignifiants. Ferber estime à la moitié du nombre total la proportion des cas silencieux. Ce rapport est exagéré et ne saurait être accepté comme fait général, mais il est rigoureusement vrai pour le relevé de l'auteur : son analyse comprend douze cas, sur lesquels six sont restés parfaitement latents. Si l'on groupe les résultats donnés par les deux observateurs précédents avec ceux de Griesinger (1), on arrive pour les cas sans symptômes à la proportion d'un tiers du nombre total; cette conclusion peut être retenue comme moyenne générale. -- Vous saisissez, je pense, le rapport qui existe entre ce fait et le siége ordinaire des cysticerques; s'ils restent aussi souvent latents, c'est parce qu'ils occupent les couches corticales des hé-

_____

(1) Küchenmeister, Ferber, Griesinger, *loc. cit.*

misphères, régions tolérantes par excellence du moment
qu'elles ne sont pas intéressées dans une très-grande étendue. A cette raison fondamentale il convient d'ajouter
une autre particularité, qui est l'absence de phénomènes
inflammatoires autour de la tumeur.

Le second groupe est également irrégulier ; j'y com-
prends les cas dans lesquels les tumeurs donnent lieu à
des symptômes éclatants ; mais ces symptômes ne sont
pas ceux qui sont observés d'ordinaire, ou bien l'évolution des accidents a une rapidité tout exceptionnelle, qui
ne permet pas de saisir les nuances, d'après lesquelles on
pourrait tenter le diagnostic. Les faits de cet ordre sont
beaucoup moins nombreux que les précédents, mais plusieurs des observations que je vous ai citées ont présenté
cette marche anormale; vous en trouverez un certain
nombre d'exemples dans les ouvrages de Davaine, de Küchenmeister et de Leuckart, quelques autres dans les
mémoires de Ferber et de Visconti. Les deux observations
de Klob sont des plus instructives, et suffiraient pour légitimer le groupe spécial que j'établis. Un homme de
cinquante-quatre ans présente pour tous symptômes une
diminution de la mémoire, un abaissement graduel de
toutes les facultés supérieures, une dilatation permanente
des pupilles, puis un affaiblissement général sans paralysie véritable ; il tombe dans l'assoupissement et meurt.
A l'autopsie on trouve un cysticerque dans le ventricule
latéral gauche. — Une femme de quarante-trois ans, jusqu'alors en bonne santé, est tuée en onze jours, après avoir
eu pour tout phénomène des accès épileptiformes de plus
en plus rapprochés, avec prédominance des convulsions à
gauche. Elle portait dans l'hémisphère cérébral droit trois

tumeurs à cysticerques de différents âges. Remarquez
que ce fait répond à la fois aux deux premières catégories de cas ; puisque en effet les tumeurs n'étaient pas de
même date, il est clair que les deux plus anciennes étaient
restées tout à fait latentes. — Les cas de Merkel sont
également remarquables par l'anomalie des symptômes
et de la marche. Dans l'un, il s'agit d'un garçon de treize
ans qui est pris de douleurs vives et de roideur dans les
muscles de la nuque ; ces symptômes restent d'abord
isolés en présentant des rémissions temporaires ; après
quelques mois, il s'y joint des accès de céphalalgie d'une
horrible violence, accompagnés de vomissements ; les
accès les plus forts sont suivis d'un sommeil soporeux,
et dans une de ces phases le malade meurt subitement.
L'autopsie révèle un cysticerque dans l'hémisphère gauche du cervelet. —Dans le second cas, c'est un garçon de
dix ans et demi qui est pris de céphalalgie et de vomissements ; au bout de peu de temps, un des accès de céphalalgie est accompagné d'agitation et de délire, le malade
perd connaissance, il tombe dans le coma et meurt. L'examen nécroscopique fait voir une vésicule à cysticerque de
la grosseur d'une cerise à l'entrée de l'infundibulum (1).
— Dans tous ces cas on a bien pu penser à une tumeur de l'encéphale, mais rien n'autorisait à admettre
un cysticerque plutôt qu'un autre produit ; au contraire
l'irrégularité des phénomènes était de nature à éloigner
cette idée, si elle s'était présentée à l'esprit. Conséquem-

(1) Merkel (W.) und (G.), *Ein Fall von Cysticercus im Kleinhirn*
(*Deutsches Archiv f. klinische Medicin*, 1867).

Merkel (G.), *Freier Cysticercus im Aditus ad Infundibulum* (*eodem
loco*, 1867).

ment, pour des raisons différentes, le diagnostic n'est pas plus possible dans le second groupe que dans le premier, et l'on ne pourrait, sans aller contre l'évidence des faits, prétendre que les cysticerques non latents peuvent être reconnus d'après certaines particularités symptomatologiques. Cette possibilité n'est admissible que pour les faits du troisième groupe qui nous reste à examiner; encore les enseignements de l'observation nous révèlent-ils plus d'une cause d'hésitation.

Dans les faits-types, les symptômes sont de trois ordres : céphalalgie, troubles psychiques et convulsions; la douleur de tête est continue, mais avec des exacerbations paroxystiques; elle n'est accompagnée de vomissements que lorsque les parasites siégent, par exception, dans le cervelet ou le mésocéphale. — Les troubles psychiques, qui sont très-précoces en raison de l'altération des couches corticales hémisphériques, consistent le plus ordinairément en phénomènes de dépression, de torpeur; la mémoire diminue, l'idéation est paresseuse ou irrégulière, il y a de la mélancolie, et un véritable engourdissement de toutes les facultés intellectuelles; par exception on observe temporairement des phénomènes d'excitation, notamment des accès de délire et des hallucinations. — Les convulsions sont épileptiformes avec prédominance du côté opposé au siége des tumeurs, lorsque celles-ci sont unilatérales; sur trente cas de cysticerque ayant déterminé des convulsions, Küchenmeister en signale vingt-quatre, dans lesquels les phénomènes convulsifs étaient épileptiformes. En eux-mêmes ces accès ne diffèrent pas de ceux de l'épilepsie essentielle; quelquefois cependant le cri et la pâleur du début font défaut, et la succession des

spasmes toniques et cloniques est moins régulière. Mais
ce qui distingue la pseudo-épilepsie du cysticerque, c'est
la coïncidence dès le début de troubles psychiques; de
plus, les accès se répètent avec bien plus de fréquence
que dans l'épilepsie vraie ; dans la moitié des cas environ
ils finissent par se rapprocher au point de devenir subintrants, et alors ils conduisent rapidement au coma, qui
est en toute circonstance le symptôme terminal de la maladie.

Lorsque les choses se présentent ainsi, il y a vraiment
dans ce complexus quelque chose de caractéristique qui
permet d'éliminer les autres tumeurs du cerveau : ce
quelque chose, c'est l'absence de certains symptômes,
vomissement, paralysies crâniennes, paralysies des membres, et la précocité des désordres psychiques. Malheureusement, tout en reconnaissant que ce type parfait
est assez souvent réalisé, je suis obligé d'ajouter qu'il
ne l'est pas constamment, et que quelques-uns des signes
distinctifs les plus probants peuvent manquer; déjà je
vous ai signalé la possibilité du vomissement dans les
cysticerques cérébelleux, mais voici qui est plus important: les paralysies ne manquent pas toujours, et cette
proposition qui termine le remarquable travail de Griesinger : « Une maladie qui produit une paralysie à une
époque rapprochée de son début ne peut être imputée à
des cysticerques de l'encéphale, » n'est certainement pas
acceptable. Chose singulière : lui-même rapporte un fait
dans lequel il y a eu hémiplégie, et dans les quatre-vingt-
huit cas de Küchenmeister, nous en trouvons vingt-trois
qui ont présenté des phénomènes de paralysie; il convient
de noter que ces paralysies sont rarement complètes, et que

la forme hémiplégique est vraiment rare ; sur les vingt-trois cas à paralysies, il n'y a que trois hémiplégies. Vous comprenez aisément que lorsque des paralysies viennent se joindre aux symptômes fondamentaux des cysticerques, le tableau est bien voisin de celui des tumeurs cérébrales en général, et que le diagnostic est privé de son plus puissant appui ; la précocité et le caractère des désordres intellectuels et des accès convulsifs sont pour ces cas-là le seul moyen de jugement.

Griesinger a signalé avec insistance un autre symptôme qu'il donne aussi comme caractéristique, c'est le rétrécissement des pupilles ; je regrette d'avoir à le dire, mais sur ce point encore il a conclu avec trop de précipitation ; la sténose pupillaire est un phénomène d'excitation issu de la convexité de l'encéphale, il ne peut donc être observé que lorsque les cysticerques siégent dans cette région, et comme ce siége spécial n'est point constant, le symptôme ne peut l'être, et il ne l'est pas en effet. Rappelez-vous l'homme dont Klob nous a donné l'observation ; il a présenté entre autres phénomènes une dilatation permanente des pupilles : il avait un cysticerque dans le ventricule latéral gauche. Ce n'est pas tout ; dans le cas même où la sténose pupillaire existe, elle ne peut prendre une valeur diagnostique véritable que si elle persiste du début à la fin ; or les observations sont muettes sur ce point ; si le rétrécissement alterne avec la dilatation, s'il est au bout d'un certain temps définitivement remplacé par elle, il n'y a plus rien là qui soit spécial aux cysticerques, les mêmes modifications peuvent être observées dans une tumeur quelconque de l'encéphale, car elles dépendent du siége et non pas de la nature des produits.

Parmi les phénomènes paralytiques déterminés par les cysticerques, il en est un que je dois vous indiquer d'une manière spéciale, parce qu'il peut exister indépendamment de toute autre paralysie, ce qui n'a pas lieu dans les autres tumeurs, ordinairement du moins. Ce phénomène, c'est la paralysie des sphincters. Küchenmeister en signale neuf cas dans son relevé, et Ferber l'a constaté également. Se laissant entraîner par la similitude assurément fortuite de quelques faits, ce dernier observateur établit un rapport entre la paralysie du sphincter vésical et le siége du cysticerque dans le *tuber cinereum*. Ce rapport ne peut être érigé en loi ; il est même à remarquer que, de toutes les tumeurs de l'encéphale, les cysticerques sont celles qui présentent les plus flagrantes irrégularités au point de vue des relations entre le siége de la lésion et les symptômes ; je puis vous en donner un exemple bien probant : le malade de Gemelli avec seize cysticerques dans l'un des corps striés, et dix-huit dans l'autre, n'a pas présenté un seul trouble de mouvement ; les deux malades de Sangalli, qui n'avaient pas un seul cysticerque dans les corps striés, ont eu l'un et l'autre des désordres très-accusés de la motilité (1).

Ne forçons point les faits, messieurs, et nous reconnaîtrons que dans certains cas les cysticerques présentent un complexus symptomatique un peu spécial, qui les distingue des autres tumeurs de l'encéphale, mais que bien souvent aussi, l'apparition des phénomènes dont l'absence est caractéristique enlève au diagnostic la totalité de ses

---

(1) Visconti (Achille), *Storia clinica ed anatomica di un case di Cisticerchi di Cervella* (*Ann. univ. di med.*, 1862).

moyens. Il n'y a plus alors à compter que sur les renseignements du malade touchant ses habitudes alimentaires, et sur la coïncidence de cysticerques périphériques; elle a été observée onze fois sur les quatre-vingt-
huit cas de Küchenmeister.

Qu'il s'agisse de cysticerques ou d'échinocoques, l'observation prouve la possibilité d'une évolution favorable
par la mort des parasites et la métamorphose adipo-sé-
bacée des tumeurs; mais, ainsi que je vous l'ai dit, il se
peut fort bien que le malade ne retire aucun bénéfice de
cette transformation : tout dépend du volume et du siége
des kystes. Stich, à qui l'on doit le premier travail important sur les entozoaires de l'encéphale (1), a formulé,
d'après l'analyse d'un certain nombre de faits, une loi qui,
si elle était reconnue juste, donnerait à l'appréciation pronostique une précision vraiment exceptionnelle ; d'après
lui, tous les cysticerques qui infectent un individu se développent en même temps, et la durée moyenne de la vie de
l'animal est comprise entre trois et six années. Vous concevez l'application de ces notions : un homme est pris
d'accidents épileptiformes, on lui trouve des cysticerques
périphériques; puisque les animaux sont partout contemporains, le début de l'épilepsie indique l'âge des parasites cérébraux et de ceux des muscles, et comme on
connaît la durée moyenne de leur vie, on peut prévoir et
fixer le moment où les tumeurs subissent la transformation favorable, et juger d'après la gravité des accidents si
le patient pourra atteindre ce moment. Voilà certes qui
est ingénieux, si ce n'est même un peu subtil ; mais tout

(1) Stich, *Annalen des Charité- Krankenhauses*, V. Berlin, 1854.

l'édifice croule, parce que la simultanéité du développement de tous les cysticerques chez un même individu
n'est point constante ; vous n'avez pas oublié que Klob a
trouvé dans un hémisphère cérébral trois tumeurs de
différents âges ; d'un autre côté le début des accès épileptiformes ne saurait être considéré comme le signe de la
pénétration des parasites dans le cerveau, puisqu'ils peuvent rester latents, et cela jusqu'à la mort du malade.

Le traitement jusqu'ici a toujours été purement symptomatique ; pour moi je pense qu'on ne peut faire mieux
que de tenter la médication par l'iodure de potassium à
hautes doses, ainsi que je vous l'ai expliqué à propos des
kystes hydatiques du foie.

VINGT-CINQUIÈME LEÇON

SUR UN CAS DE LITHIASE RÉNALE.

MESSIEURS,

· A la fin du mois de janvier dernier, je recevais, au
n° 11 de la salle Saint-Jérôme, un homme de cinquante-
neuf ans, de constitution vigoureuse, qui arrivait à l'hôpital avec un diagnostic fait en ville : celui de paraplégie
incomplète. Et, de fait, lorsque je lui posai cette question
par laquelle débute toujours l'interrogatoire : « De quoi vous

plaignez-vous? » Ou bien : « Pourquoi venez-vous à l'hôpital? » il me répondit sans nulle hésitation : « Je me plains des
jambes, je ne peux pas marcher, et j'ai des douleurs dans
le dos. » Rien n'est plus trompeur que cette réponse, sachez-le bien ; dans une foule de cas qui n'ont rien à faire
avec la paraplégie, les malades vous disent de même : « Je
me plains des jambes, je ne peux pas marcher. » Gardez-
vous de ce premier renseignement, réagissez contre la
direction trop exclusive qu'il pourrait imprimer à vos investigations, sinon vous courez grand risque de faire
fausse route, et d'admettre, sous l'empire de cette idée
préconçue, et une paraplégie et une maladie de la moelle,
là où il n'y en a pas vestige. J'ai vu cette erreur commise ; j'ai vu, dans des occasions solennelles, des médecins rompus aux exercices cliniques, faire à tort le
diagnostic paraplégie, et cela, par cette seule raison que
leur malade leur avait dit, comme le nôtre : « Je ne peux
pas marcher. » Il faut procéder, en pareil cas, avec les
plus scrupuleuses précautions; acceptez le renseignement
pour ce qu'il vaut, c'est-à-dire retenez-en tout simplement
l'idée qu'il y a chez le malade une condition quelconque
qui gêne la locomotion ; puis, repoussant tout jugement
précipité, subordonnez aux résultats de votre propre examen la détermination spéciale de cette condition; vous
éviterez ainsi de regrettables erreurs. Ces précautions
sont en tout cas nécessaires, car il n'est rien de plus trompeur, de plus décevant que les premières réponses des
malades ; mais elles ne sont jamais plus indispensables
que lorsqu'il s'agit de décider la question d'une paraplégie incomplète.

Dans cette circonstance, vous devez puiser à deux

sources les éléments de votre appréciation. En premier lieu, il faut déterminer les caractères de l'impuissance locomotrice : par conséquent, il faut faire marcher le malade, et scruter avec attention la modalité de son allure ; alors même que les résultats de cette exploration paraissent péremptoires et suffisants pour démontrer l'existence d'une paraplégie, il ne faut point s'en tenir là, il faut soumettre le patient à un interrogatoire et à un examen organique minutieux, afin de rechercher s'il présente, en dehors de l'appareil spinal, quelque désordre qui pourrait rendre compte du trouble de la motilité des jambes. C'est là le second groupe de signes que vous devez interroger, en procédant naturellement par exclusions successives ; après cela, vous pouvez conclure, certains de ne laisser derrière vous aucune cause de faute grossière. Obéissant à ces principes, j'ai tenu pour nul le diagnostic porté antérieurement, et j'ai fait marcher le malade, afin de constater le genre de difficultés qu'il éprouvait dans la locomotion. Certes, elle était loin d'être normale, mais, du premier coup d'œil, on acquérait la certitude que l'anomalie n'était pas de celles qui caractérisent la démarche des paraplégiques : la progression était rectiligne et non oscillante ; chacune des jambes, pour faire un pas, était régulièrement portée droit en avant, et ne présentait à aucun degré cette projection curviligne en dehors, ce mouvement de faux propre à la paraplégie ; d'un autre côté, les pieds ne traînaient pas sur le sol, ils étaient convenablement soulevés en totalité ; enfin, le malade n'avait point la conscience d'être mal soutenu sur ses jambes ; il n'avait, même sans appui, aucune crainte de chute ; s'il marchait mal, c'est qu'il mar-

chait péniblement, douloureusement, si je puis ainsi dire ;
il retenait et limitait lui-même ses mouvements ; en un
mot, la gêne de la locomotion était entièrement imputable à la douleur lombaire qui était exagérée à chaque
pas. Ces observations m'inspiraient par elles-mêmes une
complète défiance à l'endroit de la prétendue paraplégie ;
le malade étant recouché, j'explorai la sensibilité dans les
membres inférieurs : elle était intacte dans tous ses
modes, nouveau motif de doute. Restait à préciser le caractère des douleurs dorsales ; or, elles n'occupaient
point la région médiane, la région vertébrale ; la pression,
la percussion des apophyses épineuses était dans toute la
hauteur sans effet aucun sur la douleur ; celle-ci siégeait
de chaque côté de la colonne lombaire dans sa moitié supérieure ; une pression, exercée au-dessous de la dernière
fausse côte, à deux ou trois travers de doigt en dehors
de la colonne vertébrale, exaspérait aussitôt la sensation
douloureuse, et cela indifféremment des deux côtés ; ces
douleurs étaient fixes dans ce siège bilatéral ; elles
avaient toujours présenté le caractère de douleurs profondes, contusives, et n'avaient jamais été accompagnées
d'irradiations soudaines et rapides vers les membres
inférieurs ou autour du tronc ; jamais, non plus, elles
n'avaient déterminé la constriction épigastrique, ni la
sensation de cuirasse.

J'étais dès lors fixé sur les caractères véritables des
symptômes qui avaient fait croire à une paraplégie ; la
gêne réelle de la marche ne tenait point à une impuissance motrice, à une paralysie, elle était causée par des
douleurs ; — ces douleurs n'occupaient point la région
vertébrale, elles n'étaient pas des douleurs spinales ; elles

siégeaient, sans contestation possible, dans la région des
reins ; — enfin, comme renseignement accessoire, mais
fort utile lui aussi, j'avais l'absence de tout désordre de
la sensibilité fonctionnelle. Ainsi, sans interrogatoire,
sans données anamnestiques, par la seule analyse des
symptômes actuels, j'ai évité la faute qui avait été commise, et j'ai été conduit à rejeter le diagnostic paraplégie ; en même temps la localisation fixe des douleurs
me portait à admettre une maladie des reins.

Remarquez bien, je vous prie, ce rapport entre les
maladies rénales et les pseudo-paraplégies : de toutes les
conditions qui peuvent amener dans la locomotion des
désordres capables de simuler la paralysie et d'égarer le
diagnostic, les altérations de l'appareil rénal sont de beaucoup les plus fréquentes, et, par une négligence dont je
ne puis saisir la cause, c'est précisément de ces altérations
qu'on s'occupe le moins dans les cas à diagnostic difficile
ou douteux ; ou bien, si l'on y songe, ce n'est que d'une
manière tout à fait insuffisante, plus propre à égarer qu'à
guider le jugement : on examine l'urine, et si elle ne contient ni albumine, ni mucosités abondantes, ni pus, on se
tient pour satisfait, et l'on passe outre, se croyant en règle
avec l'appareil urinaire ; or, il n'en est rien, et cette
conclusion est une erreur, ainsi que je vais vous le montrer. La règle absolue de mon service, c'est que tout
malade entrant ait au chevet de son lit, pour ma première
visite, un verre plein de son urine ; le matin où j'ai vu
pour la première fois l'homme dont je vous raconte l'histoire, j'ai, selon mon habitude constante, et avant toute
question, examiné son urine ; elle était limpide, de bonne
couleur, sans dépôts muqueux, sans pus, sans albumine

et sans sucré. Ces données me renseignaient d'emblée
sur un certain nombre de maladies des organes uropoïé-
tiques, mais elles ne les excluaient point définitivement,
elles ne les excluaient point toutes ; et lorsque l'étude des
symptômes m'eut amené à considérer les reins comme le
point de départ probable des accidents éprouvés par le
malade, je ne me suis point laissé détourner de cette voie
par les résultats négatifs, *ce jour-là*, de l'examen de
l'urine.

- Pour m'avancer plus loin vers le diagnostic complet, et
déterminer quelle était, dans le cas présent, la maladie
des reins, je ne pouvais plus rien demander aux symptômes du moment, ils m'avaient donné tout ce que je
devais en attendre ; je m'adressai alors aux antécédents,
et me mis en devoir de reconstituer, autant qu'il était
possible, l'histoire pathologique de cet homme. Cette
tâche fut facilitée, je dois le dire, par une intelligence
plus développée que ne l'est en général celle des individus auxquels nous avons affaire dans le service hospitalier. Il y a cinq ans, cet homme a eu une attaque très-
franche de rhumatisme articulaire aigu, laquelle l'a retenu
plusieurs semaines au lit ; très-violente quant aux phénomènes articulaires, la maladie a été fort bénigne en ce
qui concerne les déterminations cardiaques ; elles n'ont
provoqué aucun traitement spécial, et aujourd'hui c'est
avec peine qu'on retrouve à la pointe un léger souffle systolique, indiquant que la valvule mitrale a été touchée.
— Trois mois environ après la terminaison de son rhumatisme, qui ne s'est pas reproduit jusqu'ici, cet individu
a été pris, pour la première fois, de douleurs dans les
reins, qu'il dit avoir été tout à fait semblables, à l'in-

tensité près, à celles qu'il éprouve aujourd'hui ; au bout
de quelques jours, ces douleurs ont disparu d'elles-
mêmes, et la santé a de nouveau été parfaite ; mais, depuis ce moment, il y a eu continuellement des retours de
douleurs du même genre ; leur durée était variable ;
mais, après quelques mois, il devint évident que, d'une
manière générale, la persistance de ces douleurs allait
augmentant, ainsi que leur intensité. Toutefois, elles
n'ont jamais jusqu'ici condamné le malade à un repos
complet ; il marchait moins dans ces moments-là pour
ne pas accroître ses souffrances, mais il pouvait marcher
et vivre en un mot de la vie commune. C'est justement
pour cette raison qu'il n'a pas attaché grande importance
à ces incommodités, et qu'il n'a point demandé, jusqu'en
ces derniers temps, l'avis d'un médecin.

Les choses allaient ainsi depuis plus de trois ans, lorsque cet homme fit une remarque qui lui a permis de
répondre avec précision à une question, à laquelle j'attachais une extrême importance. Renseigné, ainsi que je
viens de vous le dire, sur la date, les retours et les caractères de ces douleurs de reins, je demandai au malade
s'il s'était aperçu que quelque changement dans son urine
coïncidât avec les périodes douloureuses. Il me répondit
aussitôt que, pendant longtemps, il n'avait rien observé,
mais que, depuis deux ans, il avait constaté des variations
très-grandes, mais très-régulières, dans la quantité de
l'urine ; convenablement abondante lorsqu'il ne souffrait
pas, elle l'était beaucoup moins quand arrivaient les douleurs, et restait ainsi jusqu'à leur terminaison ; de plus,
cette diminution de quantité était d'autant plus prononcée
que les douleurs étaient plus fortes. Sur une nouvelle

question que je lui fis, le malade ajouta qu'il n'avait pas
fait cette remarque une fois ou deux par hasard, mais
que, depuis le moment où il avait fait attention à cette
particularité, il l'avait invariablement constatée à chaque
reprise des douleurs, et que cette fois encore, dans les
derniers jours qui avaient précédé son entrée à l'hôpital,
il avait rendu une si petite quantité d'urine, qu'il s'en
était sérieusement préoccupé, d'autant plus que les douleurs n'avaient jamais été si pénibles et si persistantes.
Dirigeant alors mes investigations sur un autre point,
j'appris que l'urine n'avait pas constamment la limpidité
que je lui trouvais ce jour-là, et que plus d'une fois, pendant les moments de douleur, elle avait été tout à fait
trouble ; les caractères de ce trouble n'ont pu m'être indiqués ; mais j'ai pu savoir tout au moins que l'urine n'a
jamais été sanglante.

En résumé, trois mois après une attaque franche de
rhumatisme articulaire aigu, il y a de cela cinq années,
cet homme a été pris de douleurs rénales à retours fréquents et à durée croissante ; ces douleurs n'ont pas une
seule fois présenté les caractères de la colique néphrétique, il n'y a jamais eu d'hématurie ; mais, depuis deux
ans au moins, il y a dans la quantité de l'urine des oscillations qui sont rigoureusement en relation avec les périodes de souffrance ; la quantité diminue pendant toute
leur durée, et présente un rapport inverse avec l'intensité des douleurs ; plusieurs fois enfin, en même temps
qu'elle était rare, l'urine a été rendue trouble.

Muni de ces renseignements qui éclairaient complète-
ment à mes yeux la situation de ce malade, j'ai admis
chez lui une lithiase rénale sans colique néphrétique et

sans hématurie. Je n'avais pas le corps du délit ; néanmoins, je crus pouvoir aller plus loin et spécifier la nature de cette lithiase, et cela pour les raisons suivantes, auxquelles je vous prie d'accorder une sérieuse attention : la constitution du malade est robuste et vigoureuse, il gagne convenablement sa vie par son travail et n'a pas connu la misère ; il a toujours eu une bonne alimentation, dans laquelle le vin est souvent entré pour une part un peu trop large ; il est rhumatisant, et les accidents vers les reins ont suivi de près la première manifestation de la maladie rhumatismale ; enfin, le plus ordinairement, jusqu'ici du moins, l'urine est limpide, elle n'est troublée que momentanément, c'est-à-dire que, malgré la date déjà ancienne du début de la gravelle, il n'y a pas de catarrhe *permanent* des voies urinaires ; pour ces raisons, dont les deux dernières ont, selon moi, la valeur d'une preuve pathognomonique, j'ai conclu à l'existence d'une lithiase urique.

Je désire vous faire remarquer, avant de passer outre, que je ne me suis point arrêté dans mon diagnostic en raison de l'absence de certains symptômes, qui sont regardés bien à tort comme indispensables pour la caractéristique clinique de la gravelle urinaire. Et d'abord on a trop l'habitude d'unir l'idée de lithiase à celle de colique néphrétique ; il n'y a rien de constant à cet égard, sachez-le bien. L'accès de colique néphrétique est un accident possible de la gravelle, il n'en est point fort heureusement un effet nécessaire ; tout dépend du volume des graviers et aussi de l'impressionnabilité du système nerveux. J'ai vu des cas de lithiase urique dont le début remontait à plusieurs années, sans que les malades eussent

éprouvé un seul accès de colique, et cependant l'urine à
chaque émission laissait abondamment déposer de l'acide
urique cristallisé. En revanche, chez un confrère qui
me fit, il y a deux ans, l'honneur de demander mes soins,
j'ai observé d'épouvantables paroxysmes à propos de
l'expulsion de sables extrêmement ténus, que l'analyse
a démontrés être composés de cystine. C'est là un premier fait que je vous engage à retenir : il n'y a pas de
rapport constant entre la lithiase rénale et la colique néphrétique ; celle-ci n'est point le symptôme nécessaire de
celle-là.

Les mêmes réserves doivent être faites à propos de
l'hématurie ; elle n'est guère observée que dans le cas de
calculs véritables, c'est-à-dire lorsque les concrétions ont
un volume plus considérable que celui des poussières, des
sables ou des graviers auxquels s'applique la qualification
de gravelle ; dans la gravelle proprement dite, qu'elle soit
d'ailleurs urique, phosphatique ou autre, l'hématurie
peut manquer pendant toute la durée de la maladie, et
je ne parle point seulement de l'hématurie abondante et
grossière qui se démontre à l'œil nu par la coloration
rouge-sang de l'urine, j'entends parler aussi de cette hématurie souvent méconnue, que le microscope seul révèle, en faisant voir de rares globules sanguins dans une
urine dont la couleur est sensiblement normale. En raison
des conditions qui la provoquent, l'hématurie, à tous ses
degrés, marche assez régulièrement de pair avec les coliques néphrétiques ; c'est dans les gravelles qui provoquent ces paroxysmes qu'elle est à craindre, mais même
alors elle n'apparaît pas constamment ; quant à la lithiase
à douleurs rénales simples, c'est-à-dire sans coliques

néphrétiques, elle ne produit jamais d'hémorrhagies tant qu'elle conserve ces allures relativement favorables.

Sur ce point, mes observations sont entièrement conformes à celles d'Owen Rees, qui, dans son travail de 1864, s'est attaché à faire ressortir l'inconstance de tous les symptômes attribués à la gravelle urinaire, notamment des accès de colique et de l'hématurie ; bien plus, il signale des cas dans lesquels toute douleur rénale a manqué, et il ajoute avec raison qu'il existe encore une autre cause d'erreur, parce que les douleurs, lorsqu'elles existent, n'occupent pas toujours exactement les régions lombaires ; ainsi, dans plusieurs cas de calculs du rein droit, il a constaté que les malades, au lieu d'accuser des douleurs dans les lombes, se plaignaient d'une douleur qui de l'hypochondre droit s'étendait jusqu'à l'ombilic (1). Voilà le second fait à retenir : pas de rapport constant entre la lithiase rénale et l'hématurie.

L'état trouble de l'urine, par suite de dépôts muqueux plus ou moins abondants, n'est pas plus nécessaire que les symptômes précédents ; il peut exister, il peut manquer, cela dépend beaucoup de la nature de la gravelle, et accessoirement de son âge et de l'abondance de la diurèse ; c'est donc encore un phénomène que vous ne devez pas attendre dans tous les cas, et son absence pas plus que l'absence de coliques et d'hématurie ne doit empêcher votre diagnostic, si vous avez d'ailleurs des motifs sérieux de vous arrêter à cette idée. L'état catarrhal de l'urine est d'autant moins significatif que, même une fois développé, il n'est pas permanent ; le même malade

(1) Owen Rees, *Clinical Remarks on calculous disease* (*Guy's Hospital Reports*, 1864).

peut avoir tantôt des urines troubles, tantôt des urines limpides, ce qui est précisément, le cas chez notre homme de Saint-Jérôme. Voilà le troisième fait à retenir : pas de rapport constant entre la lithiase rénale et l'état catarrhal de l'urine.

J'ai institué chez notre malade le traitement qu'imposait mon diagnostic ; j'ai réduit au minimum l'alimentation animale, et je lui ai fait prendre, à défaut de l'eau de Vichy que nous n'avons pas à notre disposition dans les hôpitaux, la solution de bicarbonate de soude qui est censée remplacer l'eau naturelle ; en même temps, comme les douleurs rénales étaient toujours assez fortes, j'ai prescrit des injections sous-cutanées de chlorhydrate de morphine. Je fis en outre recueillir dans un bocal gradué l'urine de vingt-quatre heures, afin de pouvoir en mesurer avec exactitude la quantité, et les résultats constatés pendant plusieurs jours consécutifs me prouvèrent bientôt la justesse des renseignements qui m'avaient été donnés ; la quantité quotidienne était toujours et de beaucoup au-dessous de la moyenne normale, elle ne dépassait pas 850 à 900 grammes et restait parfois au-dessous de 800, et cela, bien que le malade consommât exactement chaque jour sa bouteille de solution alcaline.

Des derniers jours de janvier jusqu'au 12 février, la situation resta à peu près la même, les douleurs avaient été atténuées par les injections de morphine, mais c'était là la seule modification appréciable ; rien n'était venu confirmer mon appréciation, rien non plus n'était venu l'ébranler ; la limpidité de l'urine était toujours aussi complète que le premier jour où je l'avais vue. Le 12 février au matin, j'eus enfin la preuve tangible de la justesse de mon diagnostic ; l'urine était toujours limpide dans les couches supérieures et moyennes, mais il y avait un dépôt considérable de sable rouge à fragments isolés et non adhérents entre eux, qui donnait, pressé entre les doigts, la sensation dure et rugueuse d'une poussière pierreuse non friable ; le microscope a démontré que ce sable avait la forme cristalline, et les réactifs l'ont décelé pour de l'acide urique pur. J'en ai ici quelques préparations que je vous engage à examiner à la fin de la séance. L'élimination de l'acide urique était plus abondante encore le lendemain, et elle continua de la sorte pendant plusieurs jours, sans amener aucun soulagement dans les douleurs ; loin de là, elles étaient plutôt accrues, et le quatrième jour, à compter de l'apparition du dépôt urique, l'urine pour la première fois perdit sa limpidité ; elle contenait des produits muqueux, opalins et filants qui présentaient deux dispositions différentes : la plus grande partie formait au fond du verre, au-dessus de la couche d'acide urique, un dépôt nuageux tassé et homogène, le reste était suspendu en fragments isolés et ténus dans toute la hauteur du liquide, dont il altérait la transparence. Ces phénomènes devinrent plus accusés les jours suivants, et bientôt l'urine nous offrit au complet les caractères qui la distinguent dans le catarrhe récent et léger des voies urinaires ; les rapports chronologiques si nets de l'altération de l'urine et de l'émission d'acide urique ne permettaient pas d'hésiter touchant la subordination des deux phénomènes ; l'élimination prolongée des produits cristallisés avait provoqué une irritation catarrhale de la muqueuse urinaire. Quel était le siége de cette phlegmasie superficielle ? Sans contredit la vessie était atteinte ; les énéorêmes abondants et les flocons nombreux suspendus dans toute la hauteur de l'urine ne laissaient pas de doute sur ce point ; mais était-elle seule touchée ? je ne le pense pas, et je tiens à vous faire part d'une circonstance dans laquelle je vis la preuve de la participation des bassinets et des calices à l'état catarrhal. Indépendamment des produits que je viens de vous décrire, l'urine contient des filaments cylindroïdes contournés en serpentin, qui peu après l'émission descendent lentement, traversent le nuage formé au fond du vase, et viennent enfin se déposer immédiatement au-dessus de la couche d'acide urique ; vus dans le liquide, ces filaments semblent avoir une blancheur opaque et une certaine consistance ; mais, si on les extrait au moyen d'une baguette de verre, on voit qu'ils se déroulent, qu'ils perdent leur opacité à mesure qu'ils s'étirent, et qu'une fois allongés sur une plaque de verre, ils n'ont pas plus de consistance qu'un fragment de blanc d'œuf ; la comparaison est d'autant plus juste que ces petits cylindres sont filants et glutineux comme l'albumine de l'œuf.

Apprenez, je vous prie, à bien connaître ces petits serpents muqueux ; ils ont été peu ou point décrits, leur valeur séméiologique, par conséquent, n'a pas été précisée, et ils donnent lieu journellement aux plus étranges erreurs. Pour ne parler que de celles que j'ai vu commettre moi-même par des confrères, d'ailleurs fort distingués, je vous dirai que ces filaments ont été envisagés comme la preuve d'une inflammation pseudo-membraneuse de la muqueuse urinaire ; tandis que, dans d'autres cas, ils ont été considérés de la meilleure foi du monde comme les cylindres propres à la maladie de Bright. Je

n'invente point à plaisir ces fautes, je les ai observées,
et à la fin de 1871, j'ai été consulté par un honorable
confrère qui m'affirmait avoir constaté dans son urine la
présence des cylindres de la néphrite albumineuse, et
cela à l'œil nu ; je niai le fait et exprimai le désir de
voir ces fameux cylindres : c'étaient les filaments muqueux
enroulés que je viens de vous signaler. Vous pouvez juger
par là qu'il n'y a pas de détail inutile, et que si je vous
ai décrit aussi minutieusement ces éléments catarrhaux,
c'est qu'il y a un intérêt réel à être parfaitement familiarisé avec eux. C'est en raison de la présence de ces
corps que j'ai admis chez notre malade la participation
des bassinets et des calices à l'état catarrhal des voies
urinaires ; ces cylindres, en effet, sont étrangers au catarrhe borné à la vessie; ils n'apparaissent que dans
la pyélite catarrhale et dans le catarrhe de l'urèthre ; or,
dans cette dernière condition, ils ne sont pas contournés
en serpentin comme dans le premier cas, et ils ne se
montrent que dans la première portion de l'urine. Si
l'on recueille à part la seconde moitié du liquide, on
constate qu'elle n'en renferme pas un seul, l'urèthre
a été balayé par le premier jet; enfin, lorsque les cylindres muqueux sont liés à un catarrhe uréthral, quand
bien même les parties profondes du canal sont seules
intéressées, il y a dans l'intervalle des mictions un suin-
tement plus ou moins abondant, qui manque lorsque la
vessie et les voies supérieures sont seules affectées. Telle
est, d'après mes observations, la séméiologie des filaments
cylindroïdes muqueux de l'urine ; telles sont les raisons
pour lesquelles j'ai admis, dans le cas présent, un léger
catarrhe des bassinets coïncidant avec celui de la vessie.

Le fait que nous étudions vous donne ainsi un enseignement pathologique qui ne doit pas être perdu. Le développement d'un catarrhe des voies urinaires sous l'influence
de la gravelle urique n'est pas pour moi chose nouvelle ; je
l'ai vu plusieurs fois déjà, je le vois encore en ce moment
chez un monsieur, chez qui la relation chronologique des
deux phénomènes a été aussi nette que chez notre malade ; mais il n'est pas moins vrai que c'est là un fait peu
connu, s'il faut en juger d'après le peu de renseignements
que l'on trouve à cet égard dans les traités spéciaux sur
la matière, et je suis charmé de l'occasion qui s'offre à
moi de vous éclairer sur ce point. On présente le catarrhe
des voies urinaires comme étant lié à la gravelle phosphatique, et plus généralement aux gravelles alcalines ; et
si on le signale dans la gravelle urique, c'est à titre de
fait exceptionnel, et cette différence de fréquence est la
seule qu'on indique entre les deux catarrhes. Eh bien, je
n'hésite pas à le dire, il y a là autant d'erreurs que de
propositions. Si l'on tient compte des formes légères du
catarrhe, et non pas seulement des cas graves où le simple
examen de l'urine à l'œil nu fait déjà craindre la purulence, on peut dire que l'état catarrhal de la muqueuse
urinaire, notamment de la vessie, est chose ordinaire
dans la gravelle urique ; mais, en toute circonstance, qu'il
soit léger ou grave, temporaire ou permanent, ce catarrhe
a une signification complétement différente de celle qui
doit être attribuée au catarrhe des gravelles phospha-
tiques.

Ce dernier est, dans l'immense majorité des cas, sinon
toujours, la cause de la lithiase ; c'est le catarrhe litho-
gène de Meckel. Il précède donc les symptômes appré-

ciables de la gravelle, et, dans cette situation, le meilleur moyen de guérir ou d'amender cette dernière, c'est de guérir ou d'amender le catarrhe générateur. Tout est précisément inverse dans le catarrhe lié à la gravelle urique ; celui-là est l'effet de la lithiase, il en est même un effet un peu tardif, car il manque dans les gravelles très-récentes ; il est le résultat d'une irritation, en quelque sorte mécanique, provoquée par la rétention et le passage des cristaux d'acide urique dans l'appareil rénal et dans la vessie ; il y a par suite un isochronisme parfait entre les aggravations ou les rémissions de la lithiase et celles du catarrhe ; enfin, si l'on réussit à guérir ce dernier, on ne gagne rien, absolument rien, à l'endroit de la gravelle urique, dont l'origine est dans le mode même de la nutrition, et non pas dans l'organe de l'uropoïèse. En résumé, le catarrhe des voies urinaires est très-fréquent dans la gravelle urique, il en est l'effet, et sa guérison n'entraîne aucune modification dans la lithiase elle-même ; voilà les faits qui résultent de mes observations, et je les crois dignes de fixer votre attention.

Je reviens à notre malade. Si vous voulez bien vous rappeler les diverses phases de son histoire, vous serez aisément convaincus que la gravelle urique dont il est atteint n'est point un de ces incidents fortuits et passagers que l'on observe si fréquemment, et qui, en raison de leur isolement et de leur peu de durée, sont véritablement dépourvus de toute signification pathologique. Ici, le début de la lithiase remonte à cinq années ; depuis le moment où elle s'est manifestée par les douleurs rénales, elle a toujours été s'accentuant davantage, comme le prouvent le rapprochement et la durée plus longue des

périodes douloureuses, comme le prouvent aussi les oscillations remarquables dans la quantité de l'urine. Il ne
s'agit donc pas ici d'un fait accidentel, il s'agit d'une disposition permanente de la constitution à fabriquer vicieusement de l'acide urique en excès, il s'agit en un mot
d'une diathèse urique. Les conditions particulières du
malade donnent à ce fait une portée bien imprévue, il
devient une source de déductions pathologiques du plus
haut intérêt. Sous l'influence des travaux de Garrod, on
est arrivé à établir une relation constante entre la diathèse
urique et la goutte, et à nier tout rapport entre cette
diathèse et le rhumatisme articulaire commun. Déjà,
dans mon *Traité de pathologie*, je me suis élevé contre
ces opinions exclusives; j'ai montré que si la goutte est
presque constamment accompagnée de diathèse urique,
l'inverse n'est pas vrai, c'est-à-dire que cette diathèse
peut exister seule, indépendamment de toute manifestation goutteuse; j'ai établi en outre que la négation du
rapport entre la diathèse urique et le rhumatisme commun n'est pas légitime, puisque ce rapport est prouvé et
par l'observation clinique et par des analyses antérieures
à celles de Garrod, que l'on juge à propos de passer sous
silence. Eh bien, le fait que nous avons sous les yeux
vient apporter à ma manière de voir une nouvelle et incontestable justification : notre malade n'est pas goutteux;
non-seulement il n'a jamais eu de goutte articulaire,
mais il n'a éprouvé aucune des manifestations abarticu-
laires de la goutte; il n'est pas non plus sous l'influence
d'une hérédité suspecte, il n'y a pas de goutteux chez ses
ascendants ni ses collatéraux; en revanche, il a subi une
attaque franche de rhumatisme articulaire aigu, à la suite

de quoi est apparue la diathèse urique, que nous trouvons aujourd'hui chez lui à son maximum d'expression. La conclusion s'impose, on ne saurait sans parti- pris échapper à son étreinte : la diathèse urique n'est pas nécessairement liée à la goutte, premier point; elle peut être en rapport avec le rhumatisme articulaire commun, second point. J'espère que vous vous souviendrez de ces faits qui se dégagent si nettement de l'observation de notre malade.

Je dois maintenant entrer dans quelques développements touchant la question thérapeutique.

Ma première remarque aura pour but de vous prémunir contre une faute trop souvent commise, et qui est au premier chef préjudiciable au malade. La gravelle urique non compliquée de catarrhe a son traitement classique par le régime aussi peu azoté que possible, et par l'emploi méthodique des alcalins, administrés de préférence sous la forme d'eaux minérales naturelles; sur ce point, l'efficacité de la thérapeutique est égale à la précision des indications sur lesquelles elle est fondée, et si l'on ne réussit pas constamment à supprimer la lithiase, on arrive toujours, sans exception, à la diminuer dans des proportions notables; cette amélioration, si elle est maintenue par une sage persévérance dans l'emploi des moyens, délivre le patient des incommodités dont il souffrait, et le met à l'abri des accidents plus graves, auxquels peut donner lieu la maladie abandonnée à elle-même. Lorsque la lithiase urique est accompagnée de catarrhe des voies urinaires, les préceptes formulés et la pratique suivie sont beaucoup moins justes ; alors aussi on traite la gravelle par la médication ordinaire, et, en cela, on a parfaitement raison ;

mais on méconnaît les rapports qui unissent le catarrhe
à la lithiase, et en même temps qu'on agit contre la formation urique, on cherche à combattre directement l'élément catarrhal par l'administration des balsamiques. Si
l'on s'en tient aux préparations très-douces, comme l'eau
de goudron par exemple, cette manière de faire n'a
que l'inconvénient d'être parfaitement inutile ; mais si
l'on emploie, comme c'est l'habitude, les balsamiques
irritants, tels que la térébenthine, le baume du Pérou ou
le copahu, alors, je ne crains pas de l'affirmer, cette
pratique est détestable.

Voici, en effet, ce qui se passe : l'irritation produite
sur l'appareil urinaire par l'élimination de ces substances
s'ajoute à celle qu'avait déjà provoquée l'acide urique, et,
au bout de peu de jours, les éléments nuageux et filamen-
teux qui troublent l'urine augmentent de quantité et de
consistance, parfois aussi survient une sensation d'ardeur
uréthrale au moment de la miction ; dans l'intervalle, des
spasmes douloureux se font sentir dans la portion profonde du canal, et le malade peut être pris de ténesme
vésical. Ces phénomènes d'ailleurs ne sont point passagers, ils ne sont pas l'expression d'une irritation substitutive, dont la terminaison va être le signal de la guérison
de l'irritation pathologique ; pas le moins du monde, ils
persistent en s'aggravant aussi longtemps que la médication est continuée, et si, par malheur, le médecin, ignorant de ces choses, voit dans l'aggravation du catarrhe
une indication d'augmenter la dose du médicament, il
ajoute encore au mal, et, de la meilleure foi du monde,
fait tout ce qui est nécessaire pour exposer le malade à un
péril imminent. Lorsque, en effet, cette situation dure,

elle arrive infailliblement à une autre phase, que caractérise la diminution croissante de la quantité quotidienne
de l'urine ; ce phénomène a deux causes : d'une part,
l'irritation des éléments sécréteurs qui, au début, se traduit par une augmentation de la sécrétion, amène, par
sa persistance et son intensité, une diminution de l'activité fonctionnelle ; d'autre part, la formation de plus en plus
abondante des produits catarrhaux détermine l'obstruction partielle des tubuli, et ces deux conditions s'ajoutent
pour restreindre au minimum la quantité de l'urine. Or,
messieurs, songez que la gravelle urique, lorsqu'elle est
abondante, tend par elle-même à la diminution de la diurèse par obstruction des canalicules rénaux, et vous comprendrez que ce concours de circonstances expose plus
que tout autre aux accidents redoutables de l'urémie.
C'est une erreur funeste que de rattacher l'idée d'urémie
exclusivement aux maladies à urines albumineuses, ou
aux tumeurs du bassin comprimant les uretères ; sans
doute ce sont là les origines les plus communes du mal,
mais, en fait, il est à redouter toutes les fois que la sécrétion de l'urine est réduite pendant un certain temps
au-dessous de la moitié du chiffre normal, quelle que soit
d'ailleurs la cause de cette réduction, infarctus urique,
infarctus catarrhal, aussi bien que néphrite parenchymateuse. Lors donc qu'un individu affecté de gravelle urique
présente en même temps des symptômes de catarrhe des
voies urinaires, c'est une faute des plus graves que d'instituer une médication qui, dans l'espèce, ne fait qu'aggraver l'irritation préexistante, et qui, par cela même,
ajoute puissamment aux chances d'anurie relative créées
par la lithiase.

La situation est différente dans les gravelles alcalines ;
ici il y a un motif raisonnable pour combattre avant toute
chose le catarrhe, puisque c'est lui qui est la cause des
formations pierreuses ; mais encore faut-il procéder avec
circonspection ; même alors j'ai complétement renoncé
aux balsamiques forts, je recours volontiers à l'eau de
goudron dont j'ai constaté l'utilité ; mais la médication
la plus puissante en pareil cas consiste dans l'administration de certaines eaux minérales, qui exercent par contact
une légère action substitutive, et qui, en outre, en raison
de leur très-faible minéralisation, peuvent être prises en
grande quantité de manière à opérer une sorte de lavage
du filtre rénal. Lorsque le catarrhe pyélo-néphrétique,
avec ou sans gravelle, est parvenu à la période de purulence, cette méthode peut encore réussir, j'ai vu des faits
qui ne me permettent pas d'en douter ; mais il y a aussi
des cas réfractaires, il est des malades chez lesquels l'usage
de ces eaux est invariablement suivi de l'exaspération de
tous les phénomènes ; l'intensité de l'action de contact ne
permet pas d'arriver aux grandes doses qui assurent l'action de lavage, et comme les balsamiques sont plus con-
tre-indiqués que jamais, le médecin serait totalement
désarmé s'il n'avait à sa disposition une dernière et puissante ressource, c'est la médication lactée dont je vous
parlerai bientôt. Le type des eaux minérales qui répondent
à l'indication précédente est fourni par la source du Pa-
villon à Contrexéville ; sachant que l'eau naturellement
thermale est plus facilement digérée que l'eau froide,
j'ai eu l'idée de conseiller dans ces circonstances l'eau
chaude à minéralisation nulle de Pfäffers-Ragaz, et deux
fois déjà le succès a répondu à mon attente ; je ne doute

pas qu'il n'y ait là une nouvelle indication des eaux chaudes à minéralisation nulle ou indifférente, dont celles de Pfäffers, d'Ischl et de Gastein sont les types.

Pour les raisons que je vous ai exposées, je me suis gardé de prescrire à notre homme aucune substance balsamique lorsqu'est apparu chez lui le catarrhe des voies supérieures dont je vous ai analysé les caractères ; cette réserve était ici d'autant plus nécessaire, que depuis longtemps déjà chaque période de douleurs était accompagnée d'une diminution quantitative de l'urine qui avait frappé le malade lui-même, et dont nous avions pu constater la réalité dès les premiers jours de son arrivée dans le service. J'ai maintenu les mêmes prescriptions quant au régime, et j'ai substitué à la solution de Vichy l'eau artificielle de Contrexéville ; la tolérance à 2 litres par jour fut parfaite, l'urine, toujours chargée d'acide urique, reprit de la limpidité, mais elle n'augmenta pas dans la proportion que devait faire prévoir la quantité de liquide ingéré, et l'attention scrupuleuse que j'accordais à ce symptôme vint bientôt me révéler une particularité fort intéressante. Les oscillations de la quantité d'urine étaient sans rapport saisissable avec l'abondance des boissons ; celle-ci était toujours la même, celles-là variaient notablement dans un intervalle de quelques jours ; ce premier fait une fois acquis, il devenait certain *a priori* que les variations de la diurèse devaient être en rapport avec l'élimination de l'acide urique, et l'observation a confirmé cette présomption. Les jours où les douleurs étaient plus fortes, le dépôt urique était moins abondant et l'urine plus rare ; puis, si le lendemain ou le jour suivant, l'urine était plus chargée de sable, alors, pendant un jour ou deux, la diurèse était beaucoup plus copieuse, sans arriver cependant au voisinage des chiffres physiologiques. Ces phénomènes démontraient, à n'en pas douter, que, dans un département plus ou moins étendu des reins, il se faisait, lorsque l'élimination de l'acide urique tombait au minimum , une obstruction partielle et momentanée des tubuli, laquelle, une fois supprimée par l'excrétion du sable, rendait à la sécrétion urinaire une plus grande abondance ; la densité du liquide, cela va sans dire, était en raison inverse de la quantité. Ainsi, par exemple, le 3 mars, la quantité d'urine rendue en vingt-quatre heures était de 550 grammes avec une densité de 1029 ; le 4, elle tombe à 480 grammes, avec une densité de 1032 ; le jour suivant, le dépôt d'acide urique est plus abondant que de coutume, et, dès le lendemain, nous avons 900 grammes d'urine à 1026 ; il était clair que la médication par l'eau minérale avait produit tout ce qu'elle pouvait donner en améliorant l'état catarrhal, et qu'elle était sans action aucune quant au fond de la maladie. Cependant, comme, au demeurant, la situation du malade, meilleure au point de vue des douleurs, ne présentait aucune indication d'urgence particulière, je me décidai à suivre quelques jours encore la même voie.

Jusqu'au 11 mars il ne survint aucun incident nouveau, la quantité d'urine restait oscillante entre 600 et 1000 grammes, avec une densité variant de 1029 à 1022. Ce jour-là, la diurèse retombe à 500 grammes, minimum qu'elle n'avait pas présenté jusqu'alors, et la densité remonte à 1032 ; le jour suivant, il n'y a que 400 grammes d'urine, le malade souffre plus que jamais dans les reins, sans que les douleurs aient cependant aucun des carac-

tères de celles qui constituent la colique néphrétique ; en
même temps et pour la première fois depuis son entrée, il
se plaint de mal de tête, d'envies de vomir, et il accuse un
profond sentiment de malaise ; durant la nuit qui suit,
une agitation continuelle prévient le sommeil, la céphalalgie augmente, et le matin nous n'avons, comme la
veille, que 400 grammes d'urine avec une densité de
1033. Je fus pour le coup sérieusement inquiet, et j'an-
nonçai l'explosion certaine des accidents de l'urémie, si
la diurèse n'était pas promptement ramenée à des proportions plus régulières. Le degré de la diminution de l'urine
depuis trois jours justifiait et au delà mon pronostic, car
une semblable anurie est incompatible avec la vie ; de
plus, je connaissais le fait rapporté par Burnet, de Phila-
delphie, fait qui tend à démontrer l'empoisonnement
urémique par obstruction calculeuse de l'un des uretères (1) ; et je savais aussi que Henoch a observé, chez
de très-jeunes enfants affectés d'urolithiase, une fois des
convulsions éclamptiques, et, dans deux autres cas, des
secousses convulsives du visage et des bras (2) ; ces phénomènes étaient peut-être bien de simples convulsions
réflexes, mais peut-être aussi étaient-ils l'effet de la diminution de l'urine par suite de l'obstruction rénale ; ce qui
est certain, c'est que ces faits me revenaient à l'esprit, et
contribuaient à accroître l'anxiété que m'inspirait l'anurie
du malade.

Il n'y avait plus, vous le concevez, à s'occuper de la

(1) Burnet, *Case of uræmic poisoning from an impacted calculus*
(*Philadelphia med. and surg. Reporter*, 1869).

(2) Henoch, *Reflexkrämpfe bei Kindern* (*Verhandl. der Berlin. aerztli-
chen Gesells.*, 1867).

lithiase urique qui était pourtant le point de départ
de tous les accidents; le rétablissement de la sécrétion urinaire devenait l'indication unique, l'indication
vitale; si ce résultat n'était pas obtenu dans les quarante-
huit heures le malade était infailliblement perdu. Que
faire pour atteindre le but ? S'adresser aux médicaments
diurétiques, il n'y avait pas à y songer, le temps manquait pour leur action; et d'ailleurs, si l'on excepte la
digitale qui agit en modifiant la pression artérielle, tous
ces médicaments agissent par l'irritation qu'ils exercent
sur les éléments sécréteurs, c'était déjà là une raison
suffisante pour les laisser entièrement de côté. Il fallait
ici un agent diurétique qui provoquât la diurèse sans
irritation rénale, et qui eût une action assez rapide pour
qu'on pût en espérer la manifestation dans le bref délai, que
nous avions à notre disposition; cet agent nous le possédons, c'est le lait. J'ai supprimé les médicaments et
les aliments, et j'ai fait prendre au malade 2 litres de
lait en huit portions régulièrement espacées dans les
vingt-quatre heures; l'effet, je puis le dire, a merveilleu-
sement répondu à mon attente. Dès le lendemain 14 mars
nous avions 650 grammes d'urine à 1027; un jour plus
tard 1000 grammes à 1020, avec cette particularité notable que la quantité de sable urique n'était ni plus ni
moins abondante que pendant les jours de quasi-anurie;
les dangers d'une intoxication urémique étaient conjurés
pour cette fois, et je ne pense pas que dans cette situation spéciale, aucun autre traitement eût pu donner cet
heureux résultat. — Le 16 mars l'effet diurétique est
assez prononcé pour qu'on ne puisse douter d'un balayage complet de l'appareil rénal, il y a 1450 grammes

d'urine à 1018, et une abondante élimination de sable urique; le 17 nous triomphons décidément, il y a 1750 grammes d'urine à 1013, et pour la première fois depuis le 12 février le liquide ne contient pas un atome de sable.

C'était là une guérison complète au point de vue de l'obstruction rénale et de tous les accidents qu'elle contient en elle; mais ce n'était qu'une guérison simulée au point de vue de la diathèse urique sur laquelle le lait n'a aucune action directe; il était certain que dès que le malade reprendrait l'alimentation commune, il recommencerait à rendre du sable; c'est en effet ce qui est arrivé. Le lendemain même du jour où il y avait eu 1750 grammes d'urine, cet homme qui, je dois le dire, ne s'était soumis au régime lacté exclusif qu'en raison de l'effroi momentané que lui avait inspiré sa situation, exigea impérieusement un autre genre de nourriture, et je dus le remettre au régime ordinaire tout en continuant à lui faire prendre un litre de lait en vingt-quatre heures. Pendant quatre jours tout est allé au mieux; mais le cinquième les cristaux uriques ont reparu dans l'urine, et la diurèse, qui avait été jusqu'alors supérieure à la moyenne normale, est retombée quelque peu au-dessous, oscillant entre 1000 et 1200 grammes; dans les dernières vingt-quatre heures il y a eu 1050 grammes d'urine d'une densité de 1024 avec un dépôt notable de sable urique; mais l'urine a conservé une limpidité parfaite, il n'y a plus ni énéorème, ni filaments en serpentin, ni dépôts muqueux d'aucune sorte. Le malade ne souffre plus des reins, il a recouvré toute la liberté de la locomotion, et, malgré nos instances, il veut quitter l'hôpital aujourd'hui même. A ne considérer que les accidents qui

l'y ont amené, il est parfaitement guéri, et de plus il a
échappé aux symptômes formidables dont il a été momentanément menacé, mais la diathèse urique persiste
en dépit de tout, et il est fort possible qu'une nouvelle
obstruction rénale reproduise dans un avenir plus ou
moins éloigné cette même série de phénomènes ; je
vous invite de toutes mes forces à en garder le souvenir ;
ces faits sont nouveaux, ils n'ont point été signalés jusqu'ici parmi les effets possibles de la lithiase urique sablonneuse, et ils ont cependant une importance pratique
qui ne peut vous échapper.

La médication à laquelle j'ai eu recours pour conjurer
les dangers issus de l'obstruction rénale est également
nouvelle ; cette application du régime lacté n'a pas été
tentée jusqu'ici ; ce qui du reste ne peut surprendre,
puisque, par suite d'une inconcevable omission, on ne
fait commencer l'histoire pathologique de la lithiase
urique qu'aux graviers assez volumineux pour provoquer
les attaques classiques de colique néphrétique. J'ai l'intention de vous parler un jour de la médication par le
lait ; mais je tiens à bien préciser dès maintenant la nouvelle application que j'en ai faite.

L'action diurétique du lait est puissante, rapide et certaine ; nul agent n'est donc plus propre à combattre les
accidents de l'obstruction rénale, nul n'était donc plus
nettement indiqué dans les circonstances graves en présence desquelles nous nous trouvions, j'y ai eu recours
sans hésitation. Mais ma décision eût été moins prompte
si le malade avait été sujet à des accès de colique néphrétique, si surtout l'anurie que je constatais chez lui
avait succédé à l'un de ces accès ; dans ces conditions

en effet le volume des concrétions est plus considérable, et il est à craindre qu'un balayage forcé de l'appareil rénal ne devienne une cause d'accidents non moins graves peut-être que ceux que l'on prétend conjurer ; dans une anurie aussi accusée que celle de notre malade je n'hésiterais pas néanmoins, et je donnerais le lait suivant le vieux précepte, *melius anceps quam nullum;* mais dans un cas où la diminution de l'urine, tout en étant assez forte pour démontrer une obstruction rénale, ne serait pas telle qu'on pût craindre un empoisonnement urémique immédiat, j'hésiterais beaucoup, je le répète, surtout si un violent accès de colique néphrétique avait immédiatement précédé la diminution de la diurèse. Je me guiderais alors d'après le volume des graviers précédemment rendus, et si cette donnée me faisait défaut, j'attendrais, pour me décider à une action énergique comme celle qu'exerce le lait, que l'imminence de l'urémie ne fût plus douteuse. Dans le cas présent je n'avais point à compter avec cette contre-indication; depuis des années le malade ne rendait que du sable, le volume de ces éléments n'avait jamais été assez grand pour donner lieu à la colique, et il était même fort probable que si la lithiase ne s'était pas à la longue compliquée de catarrhe, elle n'aurait point déterminé d'obstruction rénale; je pouvais donc agir sans crainte de nuire, et avec la certitude d'être utile dans la mesure du possible. Le résultat vous l'avez vu; et en vous faisant connaître la puissance de la médication lactée contre l'obstruction rénale par lithiase urique sablonneuse, je suis certain de vous donner les moyens de combattre avec succès cet accident redoutable de la diathèse urique.

L'importance de cette acquisition thérapeutique doit vous frapper, je suppose : lorsqu'on échappe aux douleurs de la colique néphrétique, l'élimination habituelle d'une certaine quantité d'acide urique sous forme de sable est en définitive chose peu importante en soi ; ce qui en fait la gravité ce sont les accidents secondaires auxquels elle peut donner lieu, c'est pour cela que toute lithiase urique doit être traitée avec persévérance dès qu'elle est constatée ; or ces accidents secondaires dépendent tous de l'arrêt et de l'accumulation des sables dans les voies urinaires, c'est la pyélite, et la pyélo-néphrite catarrhales ; c'est l'obstruction rénale et l'anurie pouvant aller jusqu'à l'urémie ; c'est la formation calculeuse dans la vessie déterminée par le catarrhe de cet organe. Or, employée à temps, et suivie avec persévérance, la médication lactée prévient tous ces accidents, et maintient la diathèse urique à l'état d'innocuité ; c'est pour cela que je considère cette innovation thérapeutique comme un véritable progrès. Pour obtenir ce résultat il n'est point nécessaire, remarquez-le bien, d'instituer l'alimentation lactée exclusive ; j'ai agi de la sorte chez notre malade en raison des accidents spéciaux dont il était menacé ; mais dans les cas moins sérieux, dans la lithiase unique sans obstruction rénale, il suffit d'introduire dans le régime quotidien 1 ou 2 litres de lait, et vous assurez ainsi à l'urine une abondance et une dilution, qui empêchent l'arrêt des sables dans l'appareil urinaire, et préviennent ainsi les complications multiples auxquelles cet arrêt donne infailliblement naissance. Ce que je vous dis là je l'ai observé non-seulement chez notre malade, mais dans plusieurs autres cas de gravelle

urique; et ma méthode de traitement joint à sa constante
efficacité une simplicité qui est encore un avantage.

Ce n'est pas tout; la médication lactée n'a aucune action
directe sur la diathèse en vertu de laquelle l'acide urique
est produit en excès dans l'économie ; si vous soumettez
un individu atteint de gravelle urique à l'alimentation
lactée exclusive, vous verrez disparaître les sables aussi
longtemps que ce régime spécial sera continué; mais
quand vous reviendrez à la diète ordinaire, vous les
verrez non moins certainement survenir de nouveau ; il
n'y a donc pas eu modification réelle de la disposition
organique, vous en avez simplement suspendu la manifestation au moyen de cette alimentation insuffisante.
Mais chez un graveleux ainsi délivré de sa lithiase, au
lieu de rétablir le régime alimentaire commun, maintenez
un régime mixte dans lequel le lait entre pour une proportion de 1 à 2 litres par jour, et vous verrez persister indéfiniment le bénéfice obtenu, ce qui équivaut en
fait à une guérison réelle. Il est bien possible que dans
ces conditions le processus nutritif reste vicieux et que
l'organisme continue à produire de l'acide urique en
excès; mais la surabondance d'eau maintenue dans l'urine
par le lait assure la solution de cet élément, et la gravelle ne reparaît pas; c'est, du moins, ce que j'ai deux
fois observé. La médication lactée n'a donc pas seulement pour effet de prévenir les accidents secondaires de
la lithiase urique, accidents qui en font tout le danger,
mais, en outre, par une action indirecte, elle supprime
la gravelle elle-même ; d'où il résulte que cette médication est, en réalité, un puissant moyen de traitement de
la diathèse urique. Quand nous étudierons le régime

lacté en général, je vous dirai les procédés d'administration et les précautions à prendre pour assurer la tolérance ; il me suffit, pour aujourd'hui, de vous avoir fait
connaître cette nouvelle application thérapeutique du
lait, et de vous en avoir signalé les indications et les
contre-indications d'après les résultats de mon expérience.

Une remarque encore, et je termine. On admet généralement que la lithiase urique résulte de l'évolution imparfaite des matériaux azotés introduits dans l'organisme,
de sorte que la maladie est considérée exclusivement
comme un vice de l'assimilation ; je ne suis pas parfaitement convaincu que les choses soient aussi simples ; s'il
en était ainsi, les guérisons par le régime restreint et les
alcalins devraient être plus fréquentes et plus durables ;
en outre, les méthodes thérapeutiques qui consistent à
introduire artificiellement dans l'économie des proportions surabondantes d'oxygène pour assurer la combustion complète des matériaux quaternaires, devraient être
infailliblement suivies de succès ; or l'observation prouve
qu'il n'en est point ainsi, et les recherches de Kollmann
sur ce sujet méritent de vous être signalées (1). Sous
l'empire de la théorie qui voit dans la lithiase urique un
simple arrêt dans l'élaboration des matières albuminoïdes,
cet observateur se préoccupe uniquement d'amener la
transformation de l'acide urique en urée ; il donne dans
ce but, à ses malades, le chlorate de potasse à la dose de
4 grammes par jour, et l'excrétion de l'acide urique per-

(1) Kollmann, *Studien über die physiologischen und pathologischen
Verhältnisse der Harnsäure, mit besonderer Rücksichtsnahme auf eine
rationelle Behandlung der Gicht* (*Aerztl. Intellig. Blatt*, 1864).

siste sans changement aucun. Il recourt alors à un moyen plus direct, et chez deux autres individus il fait deux fois par jour, pendant neuf jours, des inhalations d'oxygène, à raison de 28 litres de gaz par chaque inhalation; au bout de neuf jours, il ne peut constater aucune modification dans l'élimination de l'acide urique.

Ces faits sont démonstratifs; je le répète, je ne crois point que les choses se passent aussi simplement que le veut la théorie commune, et je suis enclin à voir dans la lithiase urique l'effet d'une altération de la nutrition dans son ensemble, c'est-à-dire non-seulement une imperfection du processus d'assimilation, mais aussi, et avant tout peut-être, un vice du processus de désassimilation. C'est là ce qui explique, selon moi, l'insuccès de certaines méthodes thérapeutiques qui devraient guérir à coup sûr, si la théorie chimique que je combats était réellement vraie dans son exclusivisme.

VINGT - SIXIÈME LEÇON

ÉCLAMPSIE ET URÉMIE.

De l'indication pathogénique et de son importance pour le traitement.
Observation d'un cas d'éclampsie post-puerpérale. — Analyse des symptômes. — Éléments du diagnostic. — Valeur sémiolgoique de la
quantité et de la densité de l'urine. — De l'encéphalopathie urinaire
par œdème et anémie aigus du cerveau. — Conséquences de ce diagnostic pour la détermination thérapeutique. — Traitement mis en
œuvre et ses résultats. — Guérison de l'éclampsie et de l'albuminurie.
Des formes de l'urémie au point de vue pathogénique. — Hydropisie et
anémie aiguës du cerveau. — Ammouiémie. — Créatinémie. — Moyens
du diagnostic différentiel. — Importance du densimètre.
Urémie mécanique et urémies toxiques. — Importance de la forme mécanique au point de vue de la question générale de l'urémie.

MESSIEURS,

Plus d'une fois, trop souvent, hélas! vous entendrez
dire que les études de pathogénie n'ont pas d'utilité pratique, que ces travaux peuvent bien avoir pour le cher-
cheur et pour le savant de cabinet un intérêt de curiosité
ou de précision scientifiques, mais qu'ils ne méritent pas,
si l'on met en regard les résultats médicaux obtenus, la
peine et le temps qu'ils exigent; et vous devrez vous
estimer heureux, si l'on n'ajoute pas que ces questions

sont de pures subtilités propres à détourner le médecin
de la saine voie de la clinique. C'est là, je le dis hautement, je n'ai cessé de le dire, une erreur grossière que
peuvent seules expliquer la légèreté et.l'ignorance. Sans
doute, lorsque les notions pathogéniques sont encore incomplètes et confuses, lorsqu'elles manquent de base
solide, elles n'ont pas, elles ne doivent pas avoir d'applications pratiques ; mais lorsque sur un sujet quelconque
nous avons le bonheur de posséder des données précises
et rigoureuses de pathogénie, l'utilité de ces connaissances pour l'art médical ne tarde pas à surgir ; tant pis
pour qui les méconnaît. Pour moi, si par impossible j'étais
contraint à résumer toute la thérapeutique en une seule
phrase, je.dirais : « Puisez vos indications dans l'état des
forces et dans la pathogénie ; » et je penserais avoir ainsi
donné à mes auditeurs un enseignement d'une fécondité
égale à sa concision. — Ce n'est point de l'état des forces
que je me propose de vous parler aujourd'hui ; j'ai l'intention de vous entretenir d'une malade qui, très-probablement ne serait plus vivante, si je n'avais eu pour guider ma thérapeutique une indication pathogénique d'une
irréprochable précision.

Il s'agit d'une femme de vingt-neuf ans, d'une constitution vigoureuse, mais d'un tempérament lymphatique.
fort accentué. Cette femme, qui est couchée au n° 15 de
la salle Sainte-Claire, vous présente aujourd'hui tous les
attributs d'une santé parfaite, et je dois me reporter assez
loin en arrière pour vous résumer son histoire pathologique, qui commence à être un peu ancienne.

Le 17 juillet 1871, à huit heures du matin, cette personne, au terme d'une grossesse normale qui était la

première, se présentait dans cet hôpital pour y faire son accouchement; admise dans le service spécial, salle Sainte-Anne, elle y accoucha le jour même, sans aucun accident; les suites de couches furent naturelles et faciles, et, au bout de dix jours, le 27 juillet, cette femme était si bien, qu'elle demanda sa sortie, et qu'on la lui accorda aussitôt. Une fois dehors, elle est restée bien portante pendant six jours; mais, le 2 août, elle s'aperçut qu'elle avait un certain malaise, dont aucune douleur locale ne pouvait rendre compte; elle était plus faible, plus fatiguée que d'ordinaire, son activité habituelle était empêchée par une apathie insurmontable; quarante-huit heures après l'apparition de ces symptômes, elle s'aperçut que ses jambes et ses mains étaient le siège d'un gonflement considérable; dès le jour suivant, il y eut, au matin, de l'enflure au visage, et après avoir vainement attendu pendant quelques jours une amélioration spontanée, cette femme, voyant au contraire le gonflement s'accentuer incessamment, se présenta de nouveau, le 9 août, à l'hôpital Lariboisière, où elle fut admise salle Sainte-Claire, n° 15; elle avait alors une anasarque générale.

Le 10 au matin, quand je vis cette malade pour la première fois, mon attention, vous le concevez, fut immédiatement portée sur l'urine; je la trouvai chargée d'albumine encore blanche, quoique condensée en flocons compactes; il n'y avait d'ailleurs aucune anomalie notable, ni quant à la densité, ni quant à la quantité du liquide. Le lendemain, l'albumine était au moins aussi abondante que la veille, mais la quantité d'urine avait considérablement diminué, et la densité était proportionnellement accrue; ces modifications étaient plus accentuées le 12, plus

marquées encore le 13 août, à ce point qu'en considérant
ce matin-là la proportion d'urine émise depuis la veille,
à la même heure, on pouvait presque dire qu'il y avait
anurie ; la quantité du liquide ne dépassait pas 200 grammes. L'urine, il est bon de noter le fait, ne renfermait
d'autres éléments microscopiques que de l'épithélium et
des cylindres épithéliaux, et quelques rares cylindres
dits fibrineux.

Ce même jour, 13 août, vers quatre heures de
l'après-midi, la malade se plaignit d'oppression, d'une
douleur de tête des plus violentes, et de troubles subits
de la vue qui ne tenaient point à une altération préalable
des yeux ; il y avait en même temps dans les réponses
une certaine hésitation, une certaine lenteur. Quatre
heures plus tard, à huit heures, cette femme fut prise
d'accès convulsifs qui ont été d'abord courts et de médiocre violence ; mais vers la seconde moitié de la nuit,
ils devinrent plus longs, l'intervalle libre alla diminuant,
et bientôt les paroxysmes se reproduisirent littéralement, coup sur coup, à la manière de véritables accès
subintrants. A mon arrivée, le 14 au matin, j'ai trouvé
cette malheureuse dans un état vraiment lamentable ;
sans connaissance, étendue comme une masse inerte sur
son lit, elle était, d'instant en instant, secouée par des
soubresauts convulsifs, vestiges des grandes attaques de
la nuit ; ses cheveux épars tombaient en désordre sur ses
épaules, la face était livide et turgescente, le cou gonflé
semblait prêt à se rompre à chaque décharge spasmodique ; la langue tuméfiée pendait hors de la bouche,
sanglante et creusée de morsures profondes ; l'expiration faisait sourdre des commissures labiales une salive

écumeuse et teinte de sang ; la respiration était haletante
et stertoreuse ; et comme pour compléter l'horreur de ce
tableau, on voyait surgir derrière chaque oreille les corps
noirs et gonflés des sangsues qui avaient été appliquées
quelque temps avant ma visite. Ceux qui ont contemplé
ce spectacle ne l'oublieront jamais ; pour ceux qui ne
l'ont pas vu, aucune description ne peut leur en donner
une idée ; c'était navrant pour tout le monde, terrifiant
pour le médecin à qui incombait la responsabilité des
décisions.

Instruit comme je l'étais des qualités de l'urine, du caractère des phénomènes prodromiques qui avaient de-
vancé de quelques heures l'explosion des accidents graves,
enfin de la marche de ces accidents eux-mêmes, je ne pouvais éprouver aucune incertitude dans le diagnostic : il
s'agissait d'une encéphalopathie urinaire à forme con-
vulsive épileptique, parvenue déjà à cette phase mixte de
spasmes et de coma, qui est le précurseur à courte
échéance du coma terminal. Telle avait été, du reste,
l'extraordinaire violence de cette attaque d'urémie, que
depuis le 13 août à huit heures du soir, jusqu'au 14 au
soir à la même heure, il n'y eut pas moins de cinquante-deux accès épileptiformes ; dans la seule nuit du
13 au 14, il y en eut près de quarante, et ce sont ceux-là
qui ont été les plus violents. Le diagnostic pouvait même
d'emblée faire un pas de plus en avant ; l'origine du mal
devait rationnellement être rapportée à la grossesse et à
la puerpéralité antérieures ; mais toutes ces notions qui,
pour les médecins habitués à dédaigner la pathogénie,
constituaient un diagnostic complet, étaient stériles en
réalité, et elles ne disaient absolument rien touchant le

mécanisme intime de cette éclampsie, qui éclatait vingt-
sept jours après un accouchement facile à terme. Cependant le temps pressait, il fallait prendre un parti, le
prendre sur l'heure, et le prendre juste; un délai, une
intervention mal dirigée, devaient infailliblement précipiter le terme fatal. On ne pouvait donc songer à demander
la solution du problème pathogénique à l'analyse quantitative de l'urine et du sang, c'eût été dans l'espèce une véritable fin de non-recevoir, pour ne pas dire une pure déri-
sion; et remarquez, je vous prie, que dans les situations
analogues, il en est toujours ainsi; sur le terrain de la pratique, l'analyse ne peut être comptée au nombre des
moyens du diagnostic pathogénique, d'où dépend la détermination thérapeutique; pendant que vous ferez procéder
à ces recherches délicates, votre malade passera de vie à
trépas, c'est certain; et pour juger la question en temps
utile, vous ne devez compter que sur les données cliniques
seules; j'entends par là l'ensemble des notions que le
médecin peut acquérir par lui-même. Il est donc, vous
le voyez, d'une suprême importance d'être familiarisé
avec les moyens réellement pratiques de ce jugement.

Eh bien, messieurs, dans la situation que je vous ai exposée, voici les éléments d'appréciation que nous pouvions interroger.

La malade avait une albuminurie abondante à épithélium et à cylindres épithéliaux; pendant les quelques jours
qui avaient précédé l'explosion de l'encéphalopathie,
nous avions vu l'urine diminuer de jour en jour, en
même temps que sa densité croissait proportionnellement à la concentration du liquide; nous avions même observé un état voisin de l'anurie, mais cette anurie diffé-

rait par un caractère fondamental de celles qui précèdent
d'ordinaire l'invasion des accidents d'urémie : ce caractère, c'était précisément l'augmentation de densité. Nous
constations en outre une absence complète de diarrhée et
de vomissements, et nous savions en revanche que l'œdème
subissait une notable augmentation. Que signifiaient ces
diverses particularités?

L'augmentation croissante de la densité à mesure que
la quantité du liquide diminue, démontre à mes yeux que
l'élimination des matériaux organiques et salins dissous
dans l'eau de l'urine, continue à se faire dans de bonnes
proportions; il n'y a dès lors plus lieu de songer à une
intoxication par l'un quelconque des éléments urinaires
ou de ses dérivés; ce qui manque dans le produit de sécrétion, ce qui est retenu dans le sang, c'est tout simplement l'eau, et la masse du principe retenu est vraiment
considérable, puisque pendant trois jours la quantité
d'urine ne dépasse pas 500 grammes, et tombe ensuite à
200. Prenons parmi les moyennes quotidiennes de l'urine
le chiffre minimum de 1200 grammes, nous voyons que
la quantité d'eau non excrétée par les reins égale 3 litres
et 100 grammes; or, il n'y a ni diarrhées ni vomissements, ni sueurs profuses, conséquemment aucune voie
d'élimination complémentaire pour cette masse d'eau
anormalement retenue dans le sang; il résulte de là que
cette anurie doit avoir nécessairement pour effet une
augmentation énorme de tension dans le sang; le sang
d'ailleurs est en hydrémie par le fait de la grossesse et de
l'albuminurie, et dans ces conditions un excès de pression
doit avoir pour conséquence immédiate une transsudation de sérosité à travers les membranes vasculaires;

la réalité du fait est nettement démontrée par l'accroissement de l'anasarque. Muni de ces données palpables et tangibles, je puis, en toute sécurité, juger de l'invisible par le visible, et j'attribue sans hésitation l'encéphalopathie à un œdème cérébral, voisin déjà de l'hydrocéphalie. Cette conclusion pathogénique commandait, non moins impérieusement que la situation apparente de la malade, une action rapide; la gravité croissante des accidents prouvait que l'œdème augmentait sans cesse, et le moment n'était certainement pas éloigné où un épanchement ventriculaire allait substituer au coma convulsif le coma pur qui annonce la mort.

La pathogénie de cette encéphalopathie ainsi dégagée, l'indication thérapeutique surgissait d'elle-même ; il fallait provoquer une spoliation séreuse aussi abondante que possible, afin de faire baisser la pression intra-vasculaire; cette modification mécanique entraînait comme effets secondaires la résorption du liquide sorti des vaisseaux, la régularisation du mode circulatoire, et enfin, l'évolution étant supposée favorable, le rétablissement de la sécrétion urinaire. Mais pour remplir cette indication si précise fallait-il s'adresser aux reins ou à l'intestin? Dans les cas où l'urgence n'est pas extrême, vous pouvez à la rigueur choisir entre ces deux voies, quoique l'insuffisance rénale spontanée soit une condition mauvaise pour l'emploi des diurétiques ; mais lorsque, comme chez notre femme, il n'y a pas une minute à perdre, lorsqu'il faut agir sur l'heure, n'hésitez pas à solliciter exclusivement la surface intestinale; elle répondra beaucoup plus vite, beaucoup plus copieusement, à la provocation thérapeutique.

C'est ainsi que j'ai procédé. Désireux avant tout d'agir aussi vite que possible, je fis donner immédiatement, pendant ma visite même, un lavement purgatif dans lequel la dose de sel avait été doublée ; il n'eut d'autre effet que de vider le bout inférieur de l'intestin. Aussitôt après, c'est-à-dire quinze heures après le début des attaques. j'ai fait administrer un mélange drastique dont la force insolite était presque ridicule, mais qui dans l'espèce n'était qu'opportun. Ce mélange était composé de 50 grammes d'eau-de-vie allemande, et de 50 grammes de sirop de nerprun, le tout associé à du café noir. Ce n'est qu'à grand'peine qu'on est parvenu à faire ingérer ce purgatif à la malade en raison de la tuméfaction de la langue, on y a réussi cependant ; et je n'essaierai pas de vous donner une idée de la quantité de selles, de la débâcle qui s'en est suivie ; notez seulement qu'à partir de la deuxième évacuation qui avait emporté le reste des matières contenues dans l'intestin, il n'y eut plus que des selles complétement aqueuses, dépourvues de toute odeur fécale. Cet effet persista sans se ralentir jusque dans la soirée ; il semblait vraiment qu'une écluse faisant obstacle à l'écoulement des eaux eût été inopinément ouverte. J'eus soin, dès la fin de la journée, de faire donner à la malade du vin de Bagnols et du bouillon. Pendant ce temps les attaques qui entrecoupaient le coma persistaient ; mais vers le soir il devint évident qu'elles étaient moins fréquentes, qu'elles avaient perdu de leur intensité, et que le coma était un peu moins profond ; en cette situation la nuit du 14 au 15 fut relativement bonne.

Le 15 au matin le coma avait entièrement disparu. Il n'y avait plus que de l'assoupissement d'où la malade était facilement tirée ; mais tandis que je m'applaudissais de ce changement, je constate que la peau est très-chaude, et le thermomètre, qui la veille s'était maintenu dans les chiffres normaux, monte à 40°,4. Une semblable fièvre, vous le savez, est totalement étrangère à l'encéphalopathie urinaire, elle dénote à coup sûr une complication phlegmasique, et l'expérience m'a appris que dans ces circonstances c'est avant tout dans les séreuses et les poumons qu'il faut la rechercher. J'examine, je ne trouve rien dans le péritoine, dans la plèvre, ni dans le péricarde, mais je constate au niveau du lobe supérieur du poumon gauche une légère diminution de matité, et des râles crépitants parfaits. Allions-nous avoir là une hépatisation, une pneumonie véritable? s'agissait-il seulement d'une congestion, d'une fluxion active? Je ne pouvais le déterminer, et le degré de la fièvre faisait naturellement incliner vers la première éventualité. Quoiqu'il en soit, c'était là une grave complication, et elle aurait été particulièrement dangereuse si je m'étais laissé détourner par elle de la voie que j'avais adoptée ; je n'en eus garde ; ne pouvant recourir aux révulsifs en raison de l'état des reins, j'abandonnai cette poussée peumonique à elle-même, et je fis prendre à la malade une nouvelle mixture drastique à 40 grammes d'eau-de-vie allemande et 40 grammes de sirop de nerprun. Aussitôt les évacuations séreuses reparaissent ; elles sont peut-être moins abondantes que le jour précédent, mais elles ne durent pas moins jusqu'au soir ; dans la seconde moitié de cette journée, je fais donner une potion cordiale additionnée de 40 grammes d'alcool. Dans la soirée du 15 il n'y avait plus trace d'assoupissement, les attaques convulsives avaient été beau-

coup moins nombreuses; en fait, du 15 au matin au 16 à
la même heure, on n'en avait compté que vingt et une,
l'amélioration était certaine au point de vue de l'encéphalopathie, et la justesse de l'indication suivie était par
là nettement démontrée.

Le lendemain matin 16 août l'état du poumon était le
même, l'hépatisation ne s'était pas effectuée, la température était à 39 degrés, l'anasarque était évidemment
diminuée; je revins à la médication de la veille, en
abaissant la mixture drastique à 30 grammes, et pour la
seconde moitié de la journée, potion vineuse alcoolisée à
40 grammes. Jusqu'au soir il n'y eut que cinq à six accès
incomplets, comme avortés; il n'y en eut pas un seul
dans la nuit, et la malade eut pour la première fois quelques instants de repos ; depuis lors les attaques n'ont pas
reparu, l'éclampsie était guérie. — Le 17 au matin l'état
de cette femme était aussi satisfaisant que possible; les
râles pulmonaires étaient plus gros, la fièvre était tombée, il ne s'était agi bien évidemment que d'une simple
fluxion ; l'enflure présentait une nouvelle diminution,
et la quantité d'urine sans être normale, était grandement accrue.

Je ne pourrais vous présenter un exemple plus péremptoire de la nécessité et de l'utilité pratique du diagnostic pathogénique; c'est lui qui m'a dicté le traitement,
c'est lui qui m'a donné l'assurance nécessaire pour y
persévérer quand même, et le traitement a sauvé la malade.

Le 18 et le 19 août, j'ai continué la potion alcoolisée en
diminuant la dose d'eau-de-vie et j'ai alimenté avec du
bouillon froid et du vin ; pendant ces deux jours, la diu-

rèse est arrivée aux proportions normales, l'urine était albumineuse comme par le passé, mais l'anasarque allait toujours diminuant; la glossite provoquée par les morsures réitérées de la langue était le phénomène le plus grave. — Le 20 août, j'ai mis la malade au régime lacté pur; la diurèse a bientôt dépassé deux litres par jour, l'albumine a commencé à diminuer, et le 1er septembre, il n'y en avait plus trace; ne pouvant encore employer le régime commun en raison des ulcérations de la langue, j'ai diminué la quantité de lait, et j'ai eu recours pour l'alimentation à un mélange de viande hachée et d'œufs brouillés; peu après j'ai remplacé le lait par le vin, l'albuminurie ne s'est pas reproduite; en fait, à dater du 1er septembre l'urine est restée parfaitement normale, sans albumine, sans éléments morphologiques; quant à l'œdème, il était complétement disparu. Vers le 10 du mois, l'état de la langue a permis le retour au régime ordinaire, et le 20, cette femme a quitté l'hôpital en parfaite santé, conservant seulement sur la langue quelques cicatrices superficielles qui n'en gênent nullement les fonctions. Elle a donc guéri non-seulement de son éclampsie urémique, ce qui est déjà remarquable, mais aussi de l'albuminurie qui y avait donné lieu; c'est là, vous en conviendrez, un résultat qui peut satisfaire.

Nous avons eu du reste la preuve que la guérison de l'albuminurie a été réellement solide et définitive; permettez qu'en deux mots je vous raconte la fin de l'odyssée pathologique de cette femme, vous comprendrez alors pourquoi elle est encore dans mon service. Le 5 octobre 1871, elle rentre salle Sainte-Claire affectée d'une fièvre typhoïde des plus graves à forme ataxo-adynamique, dont la durée dépasse quarante-cinq jours. Tandis qu'elle est convalescente de cette fièvre, elle est prise d'un érysipèle, qui, circonscrit d'abord à la face, a pris, dans le second septenaire, le caractère ambulant, et s'est étendu successivement à toute la surface du corps, les jambes et les pieds exceptés. Elle guérit encore ; peu de jours après elle est atteinte d'une entérite cholériforme qui met de nouveau ses jours en péril, elle guérit ; et aujourd'hui elle est à la veille de nous quitter ; j'espère pour elle que c'est pour longtemps. Eh bien ! durant le cours de ces maladies qui tendent toutes à produire des déterminations rénales, l'urine n'a pas été un seul jour albumineuse ; il est donc hors de doute non-seulement que l'albuminurie de l'année dernière a guéri, mais qu'elle n'a laissé dans les reins aucune altération, aucun processus suspect.

Revenons à l'urémie.

Le fait dont nous venons de nous entretenir soulève, messieurs, bien des questions intéressantes, sur lesquelles je crois utile d'arrêter votre attention, ne fût-ce que pour faire passer définitivement dans le domaine de la clinique certaines notions que l'on prétend bien à tort reléguer sur le terrain de la science spéculative. — En ce qui concerne le diagnostic pathogénique de notre cas d'urémie, je vous ai signalé avec soin les éléments qui ont guidé mon appréciation, et je vous ai exposé les raisons de la signification particulière que j'ai attribuée à chacun d'eux ; néanmoins ce sujet n'est pas épuisé, il convient de l'envisager maintenant d'un point de vue général, et je vous demande la permission de le faire avec quelques développements.

Je n'ai pas besoin de vous rappeler, j'espère, que

lorsque vous avez dit encéphalopathie urinaire ou urémie,
vous ne pouvez prétendre avoir fait un diagnostic complet ; déjà dans ma clinique de la Charité, puis dans mon
Traité de pathologie, j'ai établi qu'il y a trois formes d'u-
rémie, bien distinctes au point de vue pathogénique ; et
j'aime à croire que cet enseignement n'a pas été complétement perdu. Lors donc que vous dites urémie, vous
n'êtes pas plus avancés que lorsque vous avez dit paraplégie, chez un malade dont les membres inférieurs sont
paralysés, ou vomissement chez un individu qui vomit.
Vous constatez bien par là l'existence d'un état morbide
ou d'un symptôme, mais c'est tout ; et si vous vous en
tenez à ce premier terme, vous ne savez rien du mécanisme spécial qui a provoqué cet état morbide ou ce
symptôme, et par suite vous êtes incapables de lui opposer un traitement rationnel. Pour aller au delà de cette
constatation stérile du symptôme, il faut connaître les diverses modalités qui peuvent lui donner naissance, et de
plus il faut être à même de les distinguer cliniquement
entre elles.

Eh bien ! l'état appelé urémie peut être produit selon
trois modes différents ; de là trois groupes de cas de fréquence inégale, que je vais vous énumérer dans l'ordre
de leur fréquence décroissante.

Dans le premier groupe, les phénomènes cliniques de
l'urémie sont la conséquence d'un œdème cérébral plus
ou moins étendu avec anémie aiguë consécutive ; souvent,
mais non toujours, il survient de l'épanchement ventriculaire, de l'hydrocéphalie, qui n'est en somme qu'une
exagération de l'infiltration séreuse. J'ai appelé cette

forme urémie *par hydropisie et anémie aiguës du cerveau*, ou bien *urémie mécanique*.

Dans le second groupe de cas, il y a empoisonnement par des produits ammoniacaux, par du carbonate d'ammoniaque résultant de la transformation de l'urée; cette transformation a lieu dans le sang, comme l'a montré Frerichs; ou bien dans l'intestin, ainsi que l'ont établi Treitz et Jacksch (1). J'ai appelé cette forme urémie *par ammoniémie*.

Dans le troisième groupe de cas, il y a encore empoisonnement, mais l'agent toxique n'est plus l'ammoniaque, ce sont les matières extractives de l'urine, ainsi que l'a prouvé Schottin. J'ai appelé cette forme urémie *par créatinémie*.

Ce n'est point affaire de vaine curiosité que de rechercher dans chaque cas d'urémie le mode pathogénique qui est en cause; l'histoire de notre malade a dû vous convaincre; quant à moi j'attache à ce problème clinique une importance pratique de premier ordre, et je suis heureux de pouvoir vous dire que la solution en est relativement facile dans les cas du premier groupe qui sont de beaucoup les plus fréquents. Rappelez-vous les éléments qui m'ont guidé dans l'appréciation du fait que je vous ai raconté, et vous saisirez aisément et une fois pour toutes les moyens de ce diagnostic.

Dans ces cas-là il n'y a pas d'empoisonnement, il n'y a pour conduire à l'état d'urémie que des modifications intra ou extra-vasculaires qui provoquent une transsu-

---

(1) Treitz, *Ueber die uræmischen Affectionen des Darms* (*Prager Vierteljahr.*, 1859).

Jacksch, *Prager Vierteljahrsschrift*, 1806.

dation séreuse à travers les parois des vaisseaux de l'encéphale. Conséquemment, c'est principalement, sinon exclusivement, chez les malades déjà affectés d'autres hydropisies que cette forme est observée; d'une autre part, comme il n'y a pas d'empoisonnement, le développement de l'urémie n'est accompagné ni de diarrhée, ni de vomissements, la langue et la bouche ne noircissent pas, et n'était la notion que l'individu est albuminurique, on pourrait parfaitement rapporter son encéphalopathie à un œdème cérébral commun. En même temps qu'on observe ces phénomènes, ou pour mieux dire, avant qu'on les observe, dans les deux ou trois jours qui précèdent l'explosion des accidents urémiques confirmés, on voit l'urine diminuer graduellement de quantité, elle peut arriver à un minimum voisin de la suppression; mais contrairement à ce qui se voit dans les autres formes, la densité ne s'abaisse pas en même temps que la quantité; elle reste tout à fait normale, ou même le plus souvent elle devient supérieure à la normale. Je vous ai déjà indiqué la signification de ce fait; il montre que la sécrétion est insuffisante comme quantité, et qu'elle n'est point notablement altérée dans sa qualité; en d'autres termes, la dépuration organique continue dans des proportions convenables, l'insuffisance porte principalement sur l'eau. Que cette situation persiste durant trois ou quatre jours, et il est clair que les conditions mécaniques de la circulation vont être profondément modifiées; le malade n'élimine par les reins que 100, 200, 300 grammes d'eau par jour, au lieu de 1200 à 1500; d'un autre côté, il n'a pas de diarrhée, pas de vomissements, mais il a, comme toujours en pareil cas, la peau sèche; que voulez-vous qui

arrive, je vous le demande, si ce n'est une énorme accumulation d'eau dans le sang, et par suite une augmentation
considérable de la tension intra-vasculaire? Cet excès de
tension ne serait sans doute pas suffisant pour produire des
œdèmes viscéraux, si d'ailleurs la constitution du sang
était normale ; mais elle ne l'est jamais dans les conditions où ces phénomènes ont lieu ; car le sang présente tantôt l'hydrémie de la grossesse et de la puerpéralité, tantôt l'hypoalbuminose du mal de Bright, altérations
qui ont pour effets communs une fluidité anormale, un
abaissement de la densité du liquide, qui par suite obéit
beaucoup plus facilement aux influences de pression et à
l'exosmose. Telle est la véritable genèse de la forme non
toxique de l'urémie ; du reste, je ne vous impose point
cette interprétation ; discutez-la, constatez ou niez le rôle
que j'attribue à l'excès de pression comme phénomène
intermédiaire entre l'anurie et l'urémie, peu importe,
pourvu que vous reteniez ce fait fondamental, que, dans
un groupe de cas, tout le mal provient de certaines modifications mécaniques de la circulation cérébrale et de la
transsudation séreuse qui en est la conséquence, de sorte
qu'*à côté des formes toxiques de l'urémie il faut établir
une forme mécanique, laquelle est de beaucoup la plus
fréquente.*

La connaissance de cette forme est extrêmement importante au point de vue thérapeutique, je vous l'ai
montré ; aussi je veux vous redire encore les signes qui
permettent de la distinguer. Ce sont :

1° L'existence d'hydropisies antécédentes, et *a fortiori*
l'augmentation de ces hydropisies dans les jours qui précèdent l'urémie ;

2° L'absence de diarrhée, et surtout l'absence de vomissements ;

3° L'absence de dessiccation sur la muqueuse buccolinguale ;

4° L'absence d'ammoniaque dans l'air expiré ;

5° *Et avant toute autre chose*, densité normale ou accrue de l'urine, quelle que soit d'ailleurs la quantité de ce liquide.

Vous comprenez parfaitement, en effet, que si l'urémie éclate quand la sécrétion urinaire, d'abondance moyenne, est de densité normale ou supérieure à la normale, il est matériellement impossible de songer à une forme toxique ; où est le poison ? La situation est plus nette encore lorsque l'accroissement de la densité coïncide avec une diminution notable de la quantité, car tandis que la première circonstance montre la persistance de la dépuration organique, la seconde montre non moins clairement la cause qui élève la pression dans le système circulatoire. C'est ainsi que le densimètre, interrogé avec clairvoyance, concourt pour une très-grande part à la détermination de ce diagnostic pathogénique ; sans nul doute, les renseignements qu'il donne n'ont jamais la précision de ceux que fournit l'analyse ; sans doute dans les cas à densité accrue, une portion de cette augmentation de poids spécifique peut incomber aux sels minéraux et non point aux matériaux organiques ; mais nous ne sommes pas dans un laboratoire, nous sommes sur le terrain de la clinique, et il convient que le médecin apprenne à se suffire avec les ressources qui lui appartiennent réellement ; ce n'est plus une convenance, c'est un impérieux devoir dans les situations extrêmes qui ne permettent pas une minute de retard.

Je vous ai dit, messieurs, que cette forme d'urémie est la plus fréquente, je le maintiens ; mais je vous prie de ne pas tomber dans l'erreur par excès qu'a commise Traube ; c'est lui, vous le savez sans doute, qui a donné la théorie de l'urémie non toxique (1) ; mais au lieu de s'en tenir là, il a fait table rase de tous les autres faits, et il en est arrivé à présenter l'œdème et l'anémie du cerveau comme le mode pathogénique constant et exclusif de l'encéphalopathie urinaire ; en d'autres termes, il a nié l'urémie toxique, et il y a substitué une forme non moins unique, non moins absolue, l'urémie par œdème cérébral, celle que j'appelle urémie mécanique. Quelques-uns des adhérents de Traube l'ont suivi dans cette voie ; et pourtant l'erreur est flagrante, la théorie ainsi généra-lisée ne peut tenir devant les faits ; le tableau clinique de l'urémie est trop différent pour qu'il ne soit pas cer-

---

(1) Traube, *Eine Hypothese über den Zusammenhang in welchem die sogenannten urämischen Anfälle der Erkrankung der Nieren stehen* (*Allg. med. Central-Zeit.*, 1861).

Voyez sur le même sujet l'excellent ouvrage de Rosenstein, notamment la deuxième édition :

Rosenstein, *Die Pathologie und Therapie der Nierenkrankheiten.* Berlin, 1870.

Oppolzer, *Beiträge zur Lehre von der Urämie* (*Virchow's Archiv*, 1862).

Zalesky, *Untersuchungen über den urämischen Process und die Function der Nieren.* Tübingen, 1865.

Zuelzer, *Zur Frage über Urämie* (*Berlin. klin. Wochen.*, 1864).

Rommelaere, *De la pathogénie des symptômes urémiques.* Bruxelles, 1867.

Jaccoud, *Clinique méd. de la Charité*, 1867. — *Traité de pathologie interne*, 1871.

tain, par cela même, que l'origine des accidents est variable.

C'est là, du reste, un écueil qu'évitent bien rarement
les auteurs de théories ; ainsi, tandis que Traube réduit
bien à tort toute l'urémie à l'œdème cérébral, Frerichs
dans le temps, peut-être a-t-il maintenant modifié son
opinion, Frerichs, dis-je, la restreignait exclusivement
à l'empoisonnement par le carbonate d'ammoniaque.
L'exagération est la même des deux parts, il faut s'en
garer; en vous disant que l'urémie mécanique est plus
fréquente que les autres, je suis dans le vrai, mais vous
ne devez pas aller au delà de cette formule.

L'urémie par ammoniémie a pour elle des preuves de
divers ordres ; le développement des accidents coïncide
avec un abaissement toujours croissant de la densité
de l'urine ; ce produit perd toute signification au point de
vue de la dépuration organique, ce n'est plus que de
l'eau, à peu de chose près ; vainement alors la quantité
quotidienne de l'urine égale ou dépasse la moyenne normale ; il n'y a pas moins insuffisance au point de vue des
matières azotées, notamment de l'urée. L'ammoniémie
est démontrée en outre par la présence de l'ammoniaque
dans l'urine, dans les matières vomies, dans les matières
fécales, dans le sang, dans l'air expiré, fait qui a été
maintes fois constaté par Frerichs, par Petroff, par Vogel
et par Kühne. Pour ce qui est de l'accumulation de l'urée
dans le sang, les faits abondent; dans nombre de cas la
quantité de ce produit a été plus que double du chiffre
normal ; ainsi, au lieu de seize par mille, on a trouvé
trente-deux, quarante, cinquante par mille. Tout récemment, dans un cas d'éclampsie, au septième mois de la

grossesse, Spiegelberg a constaté dans le sang jusqu'à cinquante-cinq par mille d'urée, et en usant du procédé perfectionné de Kühne et Strauch, il y a décelé une quantité notable d'ammoniaque (1) ; l'urine, en revanche, ne contenait que des traces de cette substance.

Une des raisons qui ont fait douter de la réalité de l'ammoniémie, c'est le désaccord des résultats obtenus par les expérimentateurs qui ont pratiqué des injections de carbonate d'ammoniaque ; tandis que Frerichs et Petroff déclarent avoir observé des phénomènes convulsifs, puis du coma, exactement comme dans l'urémie, Hoppe et Oppler ont annoncé que les phénomènes ne sont point semblables, et que le coma en particulier manque après les injections expérimentales. Mais, plus tard, Spiegelberg a repris ces recherches, et il a constaté avec une telle constance les deux périodes successives de convulsions et de coma, qu'il n'hésite pas à attribuer à quelque cause d'erreur tout accidentelle la divergence signalée par Oppler (2). Sans prétendre que ces expériences nouvelles tranchent définitivement la question, il

---

(1) Kühne, *Lehrbuch der physiolog. Chemie*. Leipzig, 1868.

(2) Frerichs, *Die Bright'sche Nierenkrankheit*. Braunschweig, 1851.

Oppolzer, *Beiträge zur Lehre von der Urämie* (*Virchow's Archiv*, XXI, 1861).

Petroff, *Zur Lehre von der Uræmie* (*Virchow's Archiv*, 1862).

Spiegelberg, *Ein Beitrag zur Lehre von der Eclampsie. Ammoniak im Blute* (*Archiv f. Gynäkologie*, 1870).

Voyez aussi :

Hammond, *American Journal of med. Sciences*, 1861.

Richardson, *On Uræmic coma. Clinical Essays*. London, 1862.

Redenbacher, *Ueber Urämie* (*Intellig. Blatt Bay. Aerzte*, 1862).

Perls, *Qua via insuffic. renum*, etc. Regiomonti, 1864.

Meissner, *Henle und Pfeufer's Zeits.*, 1866.

est certain tout au moins qu'elles atténuent grandement
l'objection soulevée, et l'on peut dire en toute vérité que
les résultats obtenus au moyen des injections de carbonate d'ammoniaque sont au moins aussi favorables que
contraires à la théorie de l'ammoniémie. Cela dit quant
à la réalité de cette forme d'urémie, voici les signes cliniques qui la caractérisent :

1° L'absence ou le peu de développement de l'œdème ;
si l'hydropisie sous-cutanée est abondante, elle est sans
valeur précise ; mais si elle est peu prononcée ou nulle,
il y a déjà là une forte présomption en faveur de l'ammoniémie ;

2° L'existence de la diarrhée et des vomissements. Ces
symptômes ont une précocité et une intensité variables,
mais ils ne manquent presque jamais ;

3° Lorsque la mort n'est pas très-rapide, il y a une sécheresse absolue des muqueuses de la langue et de la
bouche. Je ne veux pas parler des fuliginosités ; dans
toutes les formes convulsives de l'urémie, la langue peut
être mordue, et alors le sang qui se concrète sur les
bords de ces morsures produit des croûtes noirâtres qui
n'ont aucune valeur spéciale ; le symptôme sur lequel
j'appelle votre attention est autre, c'est une sécheresse
pure et simple de la muqueuse qui est luisante, et d'un
rouge livide ; celui-là est propre à la forme ammoniémique ;

4° Les formes convulsives non épileptiques, les formes
rares (forme dyspnéique, forme articulaire, etc.), appartiennent à l'urémie toxique bien plutôt qu'à l'urémie
mécanique ;

5° *Et avant toute autre chose*, la densité de l'urine di-

minue graduellement plusieurs jours avant l'explosion
des accidents cérébraux, et quand ils éclatent, la pesanteur spécifique du liquide est au minimum. Dans l'urémie lente, les phases d'amélioration temporaire coïncident constamment avec une élévation momentanée de
la densité.

6° Dans quelques cas l'urine est ammoniacale, sans
que l'on puisse attribuer cette anomalie au séjour du liquide dans la vessie ; il est sécrété avec cette propriété ;
ce fait est prouvé par une ancienne observation de
Graves, qui appartient bien évidemment à l'histoire de
l'urémie, quoique l'auteur, en raison de l'époque où il
écrivait, n'ait pu songer à cette interprétation.

Dans le troisième groupe de cas, dont la fréquence relativement au précédent ne peut guère être déterminée,.
l'état d'urémie est bien encore le résultat d'une intoxication, mais ce n'est plus l'ammoniaque qui est le poison,
ce n'est plus l'ammoniémie qui est en cause. L'intoxication résulte alors de l'accumulation dans le sang des matières extractives de l'urine ; Scherer, Schottin, Hoppe, en
ont trouvé dans ce liquide une proportion de trois à huit
fois plus grande que la normale, qui est de 5 pour 100·
du chiffre de l'albumine ; et Oppler a constaté l'accumulation de la leucine et de la créatine jusque dans les muscles (1). On a voulu ériger ces cas en théorie générale,.
et alors, tout naturellement, la théorie a été renversée, et
avec elle ont été oubliés les faits qui lui avaient servi
d'origine ; c'est un tort, il n'y a ici aucune théorie, au-

---

(1) Schottin, *Archiv f. physiolog. Heilkunde*, XI.
   Voit, *Ueber das Verhalten des Kreatin, Kreatinin und Harnstoff im
Thierkörper (Zeits. f. Biologie*, 1868).

cune interprétation arbitraire, il y a simplement des
faits qui démontrent une altération profonde du sang,
une intoxication, et il n'y a pas plus de raison pour méconnaître ce groupe que pour ignorer les exemples avérés
d'ammoniémie. J'ai appelé cette forme créatinémie ; mais
n'oubliez pas que c'est uniquement pour la commodité
du langage, et pour la netteté de la distinction pathogénique que j'ai adopté cette dénomination ; la créatine, en
effet, n'est qu'un des nombreux éléments englobés sous
le chef de matières extractives.

Cette forme ne peut être cliniquement reconnue que
par exclusion ; dans un cas d'encéphalopathie urinaire,
les caractères de l'urine, sa densité, révèlent une urémie
toxique ; mais les phénomènes gastro-intestinaux propres
à l'ammoniémie font défaut, il n'y a pas de dessiccation
buccale rapide, il n'y a pas d'ammoniaque dans l'air
expiré, il faut conclure à une intoxication créatinémique.
Dans les faits de ce genre, l'analyse chimique ne trouve
pas d'ammoniaque dans le sang, elle ne constate que de
l'urée en excès ; une observation de Picard est à cet égard
fort instructive.

Telles sont, messieurs, les formes pathogéniques de
l'encéphalopathie urémique, tels sont les moyens de les
distinguer entre elles avec une rapidité suffisante pour
que cette distinction soit vraiment utile. J'aurai occasion
de revenir sur quelques-unes de ces questions ; mais je
veux encore insister sur les enseignements fondamentaux
qui doivent se dégager de notre conférence d'aujourd'hui ;
— c'est d'abord l'importance pratique du densimètre,
sans l'aide duquel il serait tout à fait impossible de
songer un seul moment au diagnostic différentiel des

états urémiques ; — c'est ensuite le rapport étroit qui
relie le diagnostic pathogénique de l'urémie à la thérapeutique ; — c'est enfin la conception nouvelle de l'état
d'urémie.

Au point de vue pathogénique comme au point de vue
thérapeutique, les deux formes, ammoniémie et créatinémie, peuvent être rapprochées l'une de l'autre, et
opposées comme *formes toxiques* à la forme œdémateuse
et anémique que j'ai qualifiée de *forme mécanique*. La
fréquence relative des deux formes toxiques, je l'ignore ;
mais entre l'urémie toxique et l'urémie mécanique, la
prépondérance est certainement et de beaucoup du côté
de la dernière. C'est cette urémie mécanique qui revendique tous les cas jusqu'ici inexplicables, dans lesquels
les accidents éclatent alors que ni la quantité, ni la densité, ni la qualité de l'urine ne présentent de modifications
notables ; alors, en un mot, que les conditions de la sécrétion urinaire ne permettent point de songer à un empoisonnement par rétention. Tel le malade de Parkes pris
d'urémie, alors qu'il rendait encore 27^{gr},3 d'urée en
vingt-quatre heures ; tel celui de Schottin qui en éliminait 26,28 dans le même temps, lorsque les accidents
cérébraux sont survenus ; ou bien celui de Mosler, qui
rendait 40^{gr},2 d'urée par jour, c'est-à-dire une quantité
supérieure à la normale ; tels, enfin, les cas de Rosenstein, de Liebermeister, et d'autres encore que je pourrais vous citer. Ces notions, prenez-y garde, déplacent
complétement la question de l'urémie, car elles démontrent comme forme la plus fréquente, *une forme mécanique indépendante de la diurèse et des conditions de la
sécrétion urinaire*. Cette conclusion, qui s'est dégagée si

nettement de l'étude de notre malade, et qui bat en brèche les idées courantes sur le sujet, doit être pour nous la source de sérieuses méditations ; je me borne en ce moment à vous la signaler, je vous en montrerai bientôt toute l'importance.

VINGT-SEPTIÈME LEÇON

ÉCLAMPSIE ET URÉMIE.

(SUITE.)

Traitement. — Du traitement de l'urémie dans ses diverses formes. — Traitement de l'encéphalopathie urinaire par œdème aigu du cerveau. — Indications des drastiques. — Leur mode d'action. — Du processus curateur naturel dans cette forme d'urémie. — Observation. — Indications et contre-indications des diurétiques. — Indications et contre-indications des émissions sanguines. — Du choix à faire entre les divers agents diurétiques. — Observation. — De l'emploi du chloroforme. — Son mode d'action.

Traitement de l'urémie par intoxication. — Distinction des deux groupes de cas. — Indication des évacuants. — Indication des stimulants. — De la transfusion du sang.

Ce qu'il faut penser du traitement uniforme dans l'encéphalopathie urinaire. — Conclusion.

MESSIEURS,

C'est surtout au point de vue du diagnostic différentiel des diverses formes d'urémie que j'ai étudié la maladie qui a été le sujet de notre dernière conférence; je ne crois pas vous être moins utile en vous montrant aujourd'hui les rapports qui relient le diagnostic pathogénique à un traitement rationnalisé, dans lequel rien n'est laissé au hasard ou au caprice du moment.

Vous vous rappelez sans doute que l'analyse minutieuse des phénomènes cliniques présentés par la femme de Sainte-Claire m'a conduit à rattacher son encéphalopathie urémique à un œdème aigu du cerveau, que l'indication thérapeutique était dès lors des plus nettes, que, pour la remplir, j'ai eu recours aux drastiques administrés *larga manu* à doses excessives et répétées, et que le succès a été aussi rapide que complet, témoignant ainsi et de la justesse du diagnostic et de l'exactitude de l'indication qui en avait été déduite. Comment agissent les drastiques dans les cas de ce genre? Voilà le premier point que je me propose d'examiner; il ne convient jamais de se borner à constater l'efficacité d'un remède, c'est beaucoup sans doute, mais ce n'est point assez; il faut en outre chercher à se rendre compte du mode de cette action et des opérations intermédiaires par lesquelles le résultat final est obtenu; c'est alors seulement que vous êtes en pleine possession de la médication, et que vous pouvez en saisir avec une pleine certitude les indications et les contre-indications.

. Dans le groupe de cas dont il s'agit, l'action des drastiques est fort simple et toute mécanique; ils provoquent une soustraction de liquide qui est fourni par les réseaux capillaires de l'intestin, et si cette soustraction est abondante, elle fait nécessairement baisser la pression d'abord dans les vaisseaux intestinaux, puis, de proche en proche, dans le reste du système vasculaire; cet abaissement de pression ne peut être compensé que par la rentrée dans les vaisseaux de la sérosité épanchée au dehors, et les œdèmes sont ainsi diminués ou emportés, proportionnellement à la puissance et à la durée de la provocation

intestinale; ou, si vous aimez mieux, proportionnellement
au degré et à la persistance de l'abaissement de pression
dans les réseaux vasculaires qui subissent directement la
spoliation liquide ; en même temps, cela va sans dire,
toute exosmose nouvelle est rendue impossible. Ces explications permettent d'exprimer en quelques mots l'action
des drastiques ; ils abaissent la pression vasculaire dans
un vaste réseau capillaire, provoquent par suite la réen-
dosmose de la sérosité épanchée hors des vaisseaux, et
font disparaître ainsi les œdèmes viscéraux ou sous-
cutanés.

Vous pouvez aisément comprendre maintenant pourquoi les doses fortes sont ici d'absolue nécessité ; avec les
drastiques, nous n'exerçons d'action directe et immédiate
que sur le système porte ; mais les œdèmes que nous voulons combattre dépendent du système vasculaire général.
Il faut donc, si nous voulons avoir un effet vraiment
utile, que la perturbation mécanique de la petite circulation soit assez énergique et assez durable pour modifier
par appel de proche en proche la tension dans le système
circulatoire général ; si vous restez en deçà du but,
l'évacuation séreuse par l'intestin est absolument stérile
au point de vue des œdèmes, et vous perdez, pour l'avoir
mal appliquée, le bénéfice d'une médication vraiment
héroïque. — La diminution de l'œdème est la preuve que
l'action des drastiques s'est étendue au degré nécessaire ;
mais, en me reportant aux faits que j'ai observés, je puis
vous indiquer un signe non moins certain et plus précoce : ce signe, c'est l'augmentation de la sécrétion urinaire. Dans les cas qui nous occupent en ce moment,
l'encéphalopathie est toujours précédée, vous vous le

rappelez, je pense, d'une diminution considérable de la
diurèse; or, lorsqu'en pareille circonstance on administre
les drastiques à doses suffisantes, on voit, contrairement
au rapport inverse qui existe d'ordinaire entre les deux
espèces d'évacuations, l'augmentation de la quantité
d'urine suivre de près, et marcher de pair avec la diarrhée; ce phénomène démontre un abaissement notable
de tension dans les veines rénales, et prouve, par conséquent, que la sollicitation intestinale fait sentir ses effets
au delà du système porte. Je n'ai jamais vu la médication
drastique produire des résultats complets et définitifs,
lorsque les évacuations intestinales ne sont pas promptement suivies d'une augmentation persistante de la diurèse;
il y a là un signe pronostique d'une valeur certaine. —
En résumé, le traitement de l'encéphalopathie urinaire
par œdème aigu du cerveau doit être basé sur l'emploi
des drastiques ; mais vous n'obtiendrez rien si vous les
donnez à petites doses; pour arriver à un résultat efficace, il faut véritablement une débâcle, et souvent même
une débâcle prolongée; c'est pour cela que vous m'avez
vu chez notre malade donner l'eau-de-vie allemande à la
dose tout à fait exceptionnelle de 50 grammes, et y revenir encore les jours suivants.

La préparation dont je me suis servi, et qui est celle
que j'emploie habituellement, me paraît mieux que toute
autre appropriée à l'indication qu'il s'agit de remplir.
Sans nul doute, on pourrait administrer d'autres purgatifs également énergiques, l'aloès et la gomme-gutte par
exemple, ou bien le jalap en nature, la scammonée, le
calomel; mais je ne pense pas que l'on obtînt ainsi des
résultats aussi satisfaisants; je me fonde, pour émettre

cette assertion, sur les caractères des selles provoquées
par ces divers agents. Avec l'eau-de-vie allemande à haute
dose, la première évacuation, les deux premières au plus,
sont constituées par des matières fécales ou fécaloïdes
ordinaires, l'intestin est vidé de son contenu ; mais les
selles qui suivent sont purement aqueuses, formées uniquement par de la sérosité claire, légèrement teintée de
jaune et presque sans odeur ; voilà la spoliation séreuse
utile, et le caractère séreux en est d'autant plus accusé
que le nombre des évacuations est plus considérable.
Avec les autres purgatifs, les selles qui suivent l'évacuation du contenu de l'intestin restent plus longtemps fécaloïdes, elles sont fortement colorées en jaune et présentent
l'aspect d'une purée homogène ; ce n'est que beaucoup
plus tard qu'elles prennent l'apparence aqueuse, et souvent même l'effet du médicament arrive à son terme sans
que la diarrhée soit devenue séreuse ; il semble que
ces purgatifs agissent en provoquant l'hypersécrétion des
glandes intestinales plutôt que par exosmose vasculaire.
Pour ces motifs, je les crois moins aptes à remplir l'indication toujours fort urgente que nous avons à réaliser.

Est-ce à dire que l'eau-de-vie allemande soit la seule
préparation qui détermine dans un aussi court délai la
diarrhée séreuse ? Non pas, certes ; on peut obtenir le
même résultat avec une non moins grande rapidité, au
moyen du tartre stibié à la dose de 30 à 40 centigrammes ;
malheureusement, avec cet agent, on n'est jamais sûr de
ne pas avoir de vomissements répétés, et dans des conditions où les phénomènes mécaniques de la circulation
encéphalique jouent un aussi grand rôle, je n'oserais
pour ma part recourir à ce médicament. Lange, je le sais,

l'a employé avec succès, et n'a point été contrarié dans sa médication par des vomissements, c'est une chance heureuse qu'il convient de constater; mais dans une situation aussi pleine de périls, je préfère l'eau-de-vie allemande dont l'action, plusieurs fois éprouvée par moi, a l'avantage de n'offrir aucune ambiguïté.

La médication que nous venons d'étudier, messieurs, n'est que l'imitation d'un processus curateur naturel qui n'est pas très-rare ; et c'est à cette circonstance que cette médication est redevable de sa puissante efficacité. Voici ce qu'on observe dans quelques cas : chez des individus menacés d'encéphalopathie urinaire, ou chez lesquels les accidents caractéristiques ont déjà débuté, les phénomènes graves ne se produisent pas ou s'amendent après être apparus, parce qu'il y a eu spontanément d'abondantes évacuations séreuses. Ces cas heureux peuvent être rapportés à deux groupes : tantôt l'anurie plus ou moins complète coïncide avec la conservation ou l'accroissement de la densité de l'urine, et l'encéphalopathie est de même forme que chez notre malade ; tantôt avec une diminution considérable de la quantité d'urine, il y a un abaissement notable du poids spécifique, et il s'agit alors d'une forme mixte dans laquelle les accidents sont imputables à la rétention simultanée de l'eau et des produits excrémentitiels. Eh bien, dans ces deux circonstances, une irritation intestinale spontanée peut survenir, et provoquer une diarrhée séreuse abondante ; et si par fortune, cet effet est à la fois énergique et prolongé, la spoliation séreuse emporte les œdèmes, souvent même restreint au minimum l'albuminurie préexistante, et le malade qui avait présenté quelques symptômes prémoni-

toires ou confirmés d'urémie est sauvé de ce danger
actuel par cette crise salutaire.

. Ce processus curateur naturel n'est pas extrêmement
rare, je vous le répète. J'en ai observé un exemple des
plus frappants chez un homme d'une trentaine d'années,
pour lequel, il y.a de cela quatre ans, je fus mandé à
Châlon-sur-Saône. Ce malade avait depuis deux mois des
urines fortement albumineuses, ou du moins avait été
reconnu depuis deux mois albuminurique ; un peu plus
tard était survenu de l'œdème aux paupières, puis aux
extrémités inférieures, et quand je le vis l'anasarque
était générale, mais peu considérable. La famille désirait
par-dessus tout pouvoir ramener le malade à Paris, et
pour seconder ce dessein j'instituai simplement une médication tonique, afin de restaurer les forces du patient
affaibli par la maladie et par le traitement, et de le
mettre en état de supporter la fatigue du déplacement.
Trois semaines après, le voyage put en effet être effectué
sans accident, et à l'arrivée de ce monsieur je constatai
que l'albuminurie était restée stationnaire, que l'anasarque n'avait pas fait de progrès, et que l'état général
avait réellement beaucoup gagné. Les choses allaient ainsi
depuis quelques jours, et j'avais commencé à donner
l'iodure de potassium à hautes doses tout en continuant
les toniques, lorsqu'un matin j'observai une augmentation notable de l'anasarque depuis la veille, et un certain engourdissement, une certaine torpeur physique et
morale qui n'était pas le moins du monde dans les habitudes du malade ; je songeai dès ce moment à la possibilité d'une attaque d'urémie. Le lendemain la situation
était plus nette encore, et partant plus mauvaise ; il n'y

avait pas seulement de la torpeur, il y avait une céphalalgie intense avec obnubilation momentanée de la vue.
En cet état, et au moment où en me fondant sur la
coïncidence des accidents céphaliques avec l'aggravation
de l'anasarque, je m'apprêtais à donner une forte dose
d'eau-de-vie allemande, survint spontanément une abondante diarrhée qui, dès la troisième selle, présenta le caractère séreux le plus pur; le lendemain, la diarrhée
persistait, et elle dura ainsi huit jours pleins ; il n'y avait
guère que sept à huit selles par vingt-quatre heures,
mais chacune d'elles était d'une abondance véritablement
surprenante ; elles étaient aqueuses dans le sens le plus
rigoureux du mot, c'était de l'eau, rien que de l'eau qui
était ainsi emportée par l'intestin ; aussi ces évacuations
copieuses et répétées ne causaient aucune fatigue au malade, qui, dès le sixième jour de cette débâcle providen-
tielle, était totalement délivré de son hydropisie ; en même
temps la diurèse était devenue plus abondante, et l'albumine avait diminué dans une proportion très-satisfai-
sante. Quant aux troubles céphaliques, vingt-quatre heures
après le début de la diarrhée il n'en était plus question.

Le malade fut enchanté de ce résultat qui équivalait à
ses yeux à une guérison; pour moi, tout en étant heureux d'avoir vu disparaître les accidents urémiques, et de
constater une amélioration positive, j'étais loin d'être
aussi complétement rassuré ; l'urine contenait toujours
de l'albumine, et le microscope y révélait, comme par le
passé, des cylindres granuleux. Je dus, pour contenir
une impatience qui me faisait craindre les plus graves
complications, faire connaître à ce monsieur l'état réel
des choses, et je m'efforçai de le convaincre de la néces-

sité où il était de se considérer pendant longtemps encore
comme un malade. Trois semaines plus tard, il se trouvait
si bien, malheureusement, que malgré toutes mes représentations il se rendit à l'ouverture des courses ; il se re-
froidit sur le terrain, et en rapporta une pneumonie double
qui le tua en trois jours avec la rapidité toute spéciale des
pneumonies brightiques. Quoi qu'il en soit de cette déplo-
rable issue, il n'est pas moins vrai que chez cet homme
une diarrhée séreuse spontanée a mis fin à une attaque
d'urémie déjà commencée, et ce fait justifie ainsi la
proposition que j'émettais tout à l'heure, à savoir que
dans l'encéphalopathie urinaire la médication par les
drastiques est l'imitation d'un processus curateur naturel.

Je vous ai montré que dans l'urémie par œdème cérébral aigu, l'action des drastiques est au fond entièrement
mécanique : ils opèrent par soustraction d'eau ; cela étant,
il est clair que l'indication à laquelle ils répondent peut
être tout aussi bien remplie par la saignée ; pourvu que
vous enleviez une suffisante quantité de sang, vous arrivez
au même résultat, la diurèse se rétablit, et les œdèmes
sont repris, plus rapidement encore qu'avec les drastiques. Mais par cela même que les saignées ne peuvent
être efficaces qu'à la condition d'être copieuses et répétées, cette méthode, vous le concevez, est d'une application beaucoup moins générale que la précédente, et doit
être exclusivement réservée pour les individus très-robus-
tes, condition bien rare pour peu que l'albuminurie soit ancienne. Chez notre malade de Sainte-Claire, par exemple,
il n'y avait pas à songer un instant aux émissions sanguines ; mais je ne puis vous donner à cet égard de règle

précise; la question surgit entière en présence de chaque
cas nouveau, une pondération attentive et exacte de
toutes les données, le tact médical, en un mot, voilà le
seul guide qui permet de choisir entre les deux méthodes.
— Je rejette absolument un procédé d'émission sanguine
qui est fréquemment employé, par pure routine, je le crains
fort; je veux parler des applications de sangsues; de
deux choses l'une, en effet: ou vous mettez les sangsues
en petit nombre et sans les répéter, et la médication,
certainement stérile, n'est qu'un trompe-l'œil; ou bien,
éclairés sur l'indication à remplir, vous appliquez les
sangsues en nombre considérable, vous entretenez l'écoulement de sang, vous répétez ensuite l'application sur un
autre point; dans ce cas vous enlevez autant de sang
qu'avec les saignées, et comme celles-ci agissent plus vite,
il n'y a pas un motif raisonnable pour leur préférer les
émissions locales.

Pour remplir l'indication mécanique fondamentale que
présente l'urémie par œdème cérébral, vous avez à votre
disposition, messieurs, une troisième méthode, c'est l'administration des diurétiques. Que vous enleviez de l'eau
par l'intestin, ou par les reins, il est bien évident, vous le
concevez, qu'à soustraction égale l'effet produit sur les
conditions générales de la circulation et sur les œdèmes
sera absolument identique; d'un autre côté, l'observation prouve que l'on peut, dans certais cas, éliminer par
la voie des reins une assez grande quantité de liquide
pour conjurer les accidents urémiques; conséquemment pour la forme que nous étudions, le traitement
par les diurétiques peut être légitimement mis en parallèle avec le traitement par les drastiques. Quelles doivent

être en pratique les raisons du choix entre ces deux méthodes ? Voilà ce qu'il importe d'examiner.

Le motif fondamental de la détermination doit être tiré
de l'urgence plus ou moins grande des accidents à combattre ; les diurétiques agissent moins promptement que
les drastiques, par conséquent, si l'état d'urémie est
commencé ou véritablement imminent, il ne peut être
question de choix, l'indication des purgatifs se présente
seule, elle ne peut être discutée qu'avec celle de la saignée. Si, au contraire, il ne s'agit que des phénomènes
prémonitoires de l'urémie, ou, mieux encore, s'il ne s'agit
que de prévenir une encéphalopathie dont les conditions
du malade démontrent la possibilité dans un délai plus
ou moins long, alors l'urgence est moindre, les diurétiques ont le temps d'agir, et vous avez le droit de vous
poser la question du choix entre les deux médications.

En pareil cas, je puise les éléments de mon jugement
dans la nature et le degré de la lésion rénale qui produit
l'albuminurie ; dans les diverses conditions qui peuvent
engendrer l'albuminurie et, à sa suite, l'urémie, l'aptitude du rein à répondre à la provocation diurétique est loin
d'être la même, et ce serait une véritable faute de thérapeutique que de s'adresser aux diurétiques, dans les cas
où la capacité fonctionnelle des reins est directement
compromise. Cette éventualité est réalisée dans la néphrite
parenchymateuse chronique, dans la dégénérescence
amyloïde, et dans la sclérose, c'est-à-dire dans les trois
formes du mal de Bright chronique ; et, dans tous ces cas,
la résistance du rein à la sollicitation sécrétoire est d'autant plus grande que les lésions sont plus anciennes et
plus avancées. Les éléments actifs des organes sont dé-

truits dans une étendue plus ou moins grande, comment
voulez-vous qu'ils sécrètent? Dans ces conditions, lorsque
quelque phénomène me fait soupçonner le développement
possible de l'urémie, je ne m'adresse jamais aux diurétiques; je reconnais qu'ils peuvent réussir si la maladie
rénale est encore très-voisine de son début ; mais, comme
les drastiques conviennent également à toutes les périodes,
c'est exclusivement à eux que j'ai recours dans ces circonstances. — Lorsque l'albuminurie, dans le cours de
laquelle apparaît la menace d'urémie, est liée à une néphrite parenchymateuse aiguë, à une néphrite catarrhale,
soit primitive, soit secondaire, celle de la scarlatine par
exemple, ou bien , enfin, à la stase rénale produite, soit
par les altérations du cœur, état que j'ai appelé rein cardiaque, soit par la grossesse dans les derniers mois de la
gestation, alors, si vous avez réellement un peu de temps
devant vous, vous pouvez employer les diurétiques ; mais
le choix de l'agent est d'une extrême importance , et en
ce qui me concerne, je ne me dépars jamais de la règle
suivante, dont je crois la justesse absolue : dans la stase
cardiaque, je commence par la digitale et j'entretiens ensuite par le lait le premier effet obtenu ; dans toutes les
autres conditions que je viens de vous énumérer, je
n'emploie pas d'autre diurétique que le lait, afin d'éviter
une action irritante, qui serait fort préjudiciable dans les
congestions actives et les néphrites aiguës. Parfois cependant, lorsqu'il n'y a plus aucun phénomène aigu, je
donne, outre la digitale ou le lait, de l'acétate de potasse ;
voici dans quelles circonstances. A mesure que la diurèse
augmente, la densité de l'urine diminue, puisque la quantité d'eau est accrue proportionnellement aux autres élé-

ments; mais, dans quelques cas, la diminution de la densité est telle que l'accroissement de l'eau ne peut seul en rendre compte, et qu'il faut nécessairement admettre un abaissement absolu et non plus relatif dans la quantité des matériaux excrémentitiels; on observe alors des densités de 1008 à 1012 avec une quantité d'urine qui est comprise entre 1500 grammes et 2000 grammes ou peu au-dessus; voilà pour moi l'indication de l'acétate de potasse, dont l'action diurétique spéciale se manifeste non pas tant par l'augmentation de l'eau, que par l'accroissement des matériaux solides dissous dans l'urine. L'adjonction de ce sel procure un effet diurétique complet qui porte à la fois sur l'eau et sur la dépuration organique; ainsi est remplie cette indication particulière qui ne doit jamais être négligée, si l'on ne veut pas voir succéder aux accidents produits par la rétention de l'eau les phénomènes plus graves encore qu'engendre la rétention des matériaux excrémentitiels.

Il arrive parfois que les diurétiques, après avoir eu pendant deux ou trois jours un effet très-marqué, cessent d'agir, et la quantité d'urine retombe au chiffre qu'elle présentait avant le début de la médication; si l'indication de la spoliation aqueuse est encore urgente, il ne faut pas s'entêter dans une voie stérile, et il convient de recourir aussitôt aux drastiques qui constituent, en définitive, vous le voyez, la méthode la plus puissante et la plus générale du traitement. Dans aucun cas, cela va sans dire, vous ne donnerez simultanément les purgatifs et les diurétiques, car, en faisant appel à la fois à deux organes d'élimination différents, vous êtes parfaitement certains de n'obtenir d'aucun d'eux une réponse suffisante. — Si je restreins ainsi dans d'étroites limites l'emploi des diurétiques comme moyens de traitement de l'urémie par œdème cérébral, c'est uniquement d'après les résultats de mon expérience, et non point du tout par un exclusivisme de parti pris ; lorsque, en me conformant aux préceptes que je viens de formuler, je trouve nette et précise l'indication de cette méthode, je n'hésite pas à y avoir recours, et, ces jours derniers, j'ai obtenu de la sorte un remarquable succès. L'exposé de ce fait instructif complétera utilement les données précédentes.

Au numéro 16 de la salle Saint-Jérôme, est couché encore aujourd'hui un homme de soixante-trois ans, de constitution vigoureuse, et dont l'apparence extérieure est loin de révéler l'âge ; il nous est arrivé, le 1er janvier dernier, avec une anasarque généralisée, qui avait commencé à se développer à la fin de novembre, alors qu'il était retenu sur les pontons. L'œdème avait débuté par les membres inférieurs, puis avait envahi graduellement le tronc et la face ; cet homme n'a jamais eu de battements de cœur ni de douleurs de reins ; il n'a pas de rhumatisme dans ses antécédents, et prétend ne pas être adonné aux excès alcooliques ; mais, sur ce point, je suis resté dans un doute absolu, car je trouvais chez cet individu une athéromasie étendue à toutes les parties du système artériel accessibles à l'examen, et des signes certains d'endocardite de même nature, savoir un souffle rude au premier temps et à la pointe, et un souffle également systolique, mais un peu moins fort, au niveau de l'orifice aortique. On entendait quelques râles humides dans les deux côtés de la poitrine ; le foie était peu volumineux ; mais l'urine, très-haute en couleur, extrême-

ment acide, était chargée d'albumine, et présentait un
sédiment complexe composé d'urates pour la plus grande
partie, de globules sanguins, de cylindres épithéliaux et
d'épithélium libre. La quantité rendue dans les premières
vingt-quatre heures du séjour à l'hôpital était de 1000 et
quelques grammes; la densité de 1022. Le diagnostic
était évident; il s'agissait d'une maladie du système car-
dio-artériel ayant donné lieu à de la stase rénale, au rein
cardiaque en un mot, et l'anasarque très-développée, surtout au visage, dépendait à la fois et de l'état du cœur et
de l'altération des reins. Les qualités particulières de
l'urine permettaient d'ailleurs de prévoir que la quantité
irait toujours diminuant, et pourrait, un moment ou
l'autre, atteindre ces chiffres inférieurs qui, au point de
vue des effets produits sur l'organisme, sont assimilables
à l'anurie. Toutefois, il n'y avait à ce moment aucun
symptôme prémonitoire de l'urémie, nous avions évidemment, même en mettant les choses au pis, du temps devant nous, et je me décidai à intervenir au moyen des
diurétiques; la lésion rénale était liée à une affection
du cœur, la diminution de l'urine, la présence de l'albumine, étaient le résultat de l'abaissement de la tension artérielle et de la stase veineuse, l'indication de
la digitale était aussi précise que possible. Je fis faire
une infusion de 60 centigrammes de feuilles pulvérisées
dans 20 grammes d'eau, et comme cet homme était
amaigri, affaibli par la maladie et par un séjour sur les
pontons, je fis ajouter cette infusion à une potion cordiale, ainsi que je vous l'ai expliqué dans une précédente
occasion. Cette médication fut commencée le 2 janvier.

L'opportunité en était telle que l'effet me surprit moi-

même par sa rapidité. Dès le lendemain, nous avions
2400 grammes d'urine avec une densité de 1012 ; l'acidité était moindre, et les sédiments, de même nature du
reste, étaient moins abondants. Vingt-quatre heures plus
tard, le 4 janvier au matin, la quantité d'urine était représentée par 3300 grammes, densité 1012 ; le jour suivant, il n'y avait plus de sang dans l'urine, à peine de
sédiments, l'acidité était normale, l'albumine diminuée,
la quantité était de 2900 grammes, densité 1011 ; l'anasarque présentait une diminution sensible ; les battements
du cœur étaient plus réguliers et surtout plus énergiques. L'organisme avait admirablement répondu à la
sollicitation thérapeutique, le résultat dépassait mon
attente. Mais, pour que ce résultat fût complet et devînt
pour le malade autre chose qu'une amélioration temporaire, il fallait que, sous l'influence de la médication, la
diurèse persistât un certain temps, non pas dans ces
chiffres excessifs, mais dans une proportion supérieure
à la normale. Je l'espérais, mais instruit par l'expérience,
je n'affirmai rien, car j'ai vu plusieurs fois déjà, dans
des circonstances semblables, la première impulsion diurétique être suivie d'une inertie qui ramène bientôt les
choses à leur état primitif. Je devais, en cette occasion,
constater une fois de plus ce fait pratique important.

Durant les trois jours suivants, 6, 7 et 8 janvier, la diurèse s'est maintenue entre 1500 et 1700 grammes avec
une densité de 1013 et 1014 ; l'état du malade était satisfaisant, l'œdème n'avait pas subi de nouvelle diminution,
l'albumine était en moindre quantité. Le 9, bien que la
médication eût été continuée, nous n'avons que 950
grammes d'urine à 1018 ; cette densité démontre, remar-

quez-le, que la composition de l'urine est sensiblement
normale, et que c'est exclusivement l'élimination de l'eau
qui est insuffisante. Le lendemain 10, la situation est décidément mauvaise ; le malade n'a uriné qu'en allant à la
selle, et le liquide n'a pu être recueilli ; il se plaint d'avoir
passé la nuit sous le coup d'une agitation pénible, il accuse
une céphàlalgie intense, de la gêne de la respiration, dont
l'examen de la poitrine ne rend pas compte, car il ne montre que les quelques râles constatés au début ; enfin, il y
a un malaise indéfinissable. C'en était plus qu'assez pour
faire craindre l'urémie ; cependant je ne voulais pas
abandonner trop précipitamment une médication qui avait
de prime abord donné de si bons résultats, j'accrus la
dose de digitale à 80 centigrammes, et comme je n'avais
pas la possibilité de me renseigner sur la densité, c'est-
à-dire sur la composition de l'urine, puisque je n'en avais
pas ce jour-là, je fis prendre en outre, dans les vingt-
quatre heures, un litre d'infusion de genièvre additionné
de 8 grammes d'acétate de potasse, afin de favoriser
l'élimination des matériaux urinaires aussi bien que celle
de l'eau.

Le 11, l'état n'est pas modifié quant à la diurèse, mais
il est aggravé quant aux symptômes prémonitoires de
l'urémie, car, avec les phénomènes de la veille, il y a de
plus de l'engourdissement et de la stupeur. Ces symptômes fort significatifs ne m'ont pas décidé cependant à
changer la médication, et je dois vous faire connaître le
motif de mon insistance ; la céphalalgie et le malaise général appartiennent à toutes les formes d'urémie, mais la
stupeur au début est propre à l'urémie lente ; je savais
donc, dès ce moment, que le malade était sous le coup

de cette variété particulière, et partant, je savais que
j'avais encore assez de temps à ma disposition pour
pouvoir raisonnablement espérer en l'effet du traitement. — Le 12, la situation est semblable, cependant la
somnolence est plus prononcée ; le 13, l'urine peut être
recueillie, il y en a 525 grammes ; le malade n'est ni plus
ni moins engourdi, la céphalalgie et l'oppression persistent ; il y a eu depuis la veille trois selles semi-liquides ;
je supprime, en conséquence, le genièvre et l'acétate de
potasse, de peur d'exercer sur l'intestin une action qui
entraverait celle de la digitale ; le 14, l'état général est le
même, il n'y a aucune aggravation dans les phénomènes
encéphaliques, mais nous n'avons que 250 grammes d'u-
rine à 1018 ; il n'y a pas eu de selles.

Le lendemain 15, j'ai la satisfaction de voir ma persévérance couronnée de succès ; la diurèse est de 2600
grammes à 1013 ; le 16, elle est de 2100 grammes à 1014,
et ce jour-là le malade, qui déjà la veille avait présenté
un peu moins de stupeur, était complétement réveillé, il
n'avait plus de douleur de tête, plus de gêne respiratoire,
il était revenu à son état du 9 janvier ; l'urémie, déjà caractérisée par un ensemble de signes certains, était
conjurée, et le résultat était exclusivement dû à la médication diurétique, le choix de l'agent diurétique ayant
été déterminé par l'état de l'appareil circulatoire et par la
nature de l'altération rénale. N'oubliez pas, je vous prie,
que ma persistance dans la médication n'était justifiée
que par la forme de l'urémie qui était lente, et qu'en tout
autre cas c'eût été un devoir d'abandonner les diurétiques le 11 janvier, pour recourir aux drastiques à
hautes doses.

Si notre malade était, dès le 16 janvier, délivré du danger d'urémie, il n'était point guéri pour cela, et les phases ultérieures de son histoire ne sont pas moins in-téressantes. Jusqu'au 23 du même mois, nous constatons une amélioration persistante, bien que la digitale eût été, à partir du 17, réduite à 30 centigrammes par jour ; la diurèse se maintenait entre 1200 et 1500 grammes avec une densité oscillant de 1012 à 1016 ; dans cet intervalle vous verrez, en examinant le tableau ci-joint (*voy. plus bas*), deux jours, le 17 et le 21, où l'urine n'a été que de 500 et de 600 grammes, mais cet abaissement n'est qu'apparent, et tient à ce que le malade ces deux jours-là a oublié de recueillir la totalité du liquide. Pendant ce temps l'albumine a diminué dans une proportion notable; en nous reportant à la quantité du début, nous pouvions dire qu'il n'y en avait que des traces ; de plus l'urine était limpide, sans sédiments, tout allait au mieux de ce côté; le symptôme le moins satisfaisant était l'œdème qui res-tait tout à fait stationnaire. C'est de là qu'allaient surgir les phénomènes qui devaient ramener toutes nos inquié-tudes. Le 22 l'œdème des membres inférieurs est accru, et la quantité d'albumine contenue dans l'urine est plus que double de ce qu'elle était la veille; le lendemain l'augmentation de l'hydropisie est générale, le 24 elle a fait de nouveaux progrès, l'œdème a envahi le scrotum et la verge, et nous n'avons que 300 grammes d'urine à 1015; il est vrai que les gens de service nous signalent la perte d'une certaine quantité, mais elle n'est certainement pas suffisante pour constituer avec les 300 grammes re-cueillis un total satisfaisant; car depuis la veille au soir le malade est retombé dans un état soporeux au moins aussi profond que celui qui a caractérisé la première attaque d'urémie, et par cela même que celle-ci est la seconde, le danger, vous le concevez, est beaucoup plus prochain.

Je n'avais plus pour le coup le choix des moyens, et je donne immédiatement 40 grammes d'eau-de-vie allemande et autant de sirop de nerprun dans du café noir; une diarrhée séreuse abondante s'établit, elle continue le lendemain 25, et le 26 j'observe le signe pronostique favorable que je vous ai fait connaître, la diurèse augmente malgré l'abondance des évacuations alvines; le 25 en effet nous avons 250 grammes d'urine à 1018, le 26 il y en a 700 à 1015, le 27 nous retombons à 450 à 1015, mais à dater de ce moment et pendant plusieurs jours il a été impossible d'évaluer même approximativement la quantité d'urine; tandis que l'hydropisie allait diminuant partout, l'œdème augmentait par déclivité dans le scrotum et le prépuce, à ce point que le malade ne pouvait uriner dans un vase quelconque, il était contraint de laisser aller son urine dans des alèzes dont je l'avais fait entourer. Mais nous avions vraiment le droit de conclure par induction à une diurèse convenable, car à partir du 26 les signes d'urémie ont entièrement disparu, et le 29 alors qu'une tentative de mensuration n'accusait que 400 grammes d'urine à 1013, l'état du malade était aussi satisfaisant que possible, du moins en ce qui concerne l'encéphalopathie; quant à l'albuminurie elle restait plus abondante que dans l'intervalle des deux attaques d'urémie.

Rassuré une fois encore contre les accidents cérébraux, je me suis empressé de mettre le temps à profit pour agir plus efficacement sur le complexus morbide lui-même.

De quel côté devais-je diriger mes efforts? Le fonctionnement du cœur était parfaitement régulier, il y avait toujours les deux souffles, mais je ne pouvais rien sur les
rugosités de l'endocarde pas plus que sur l'athéromasie
artérielle; du reste je ne pense pas que l'état du cœur ait
ici la gravité des lésions valvulaires proprement dites; pour
l'orifice aortique notamment, je suis certain que le souffle
exprime simplement un état rugueux de la paroi vasculaire, et non point un rétrécissement de l'orifice; je suis
également convaincu que cette altération du système artériel n'aurait pas déterminé les accidents graves que
nous avons observés, si le malade n'avait passé les derniers mois de 1871 sur les pontons, où il a été exposé à
l'action continuelle du froid et de l'humidité. Quoi qu'il
en soit je ne pouvais rien de plus de ce côté, le cœur
fonctionnait aussi régulièrement que s'il eût été complétement normal; ce qui dominait la situation c'était le
catarrhe rénal persistant qui avait été provoqué par la
gène de la circulation, par la stase dans les reins, et qui
aujourd'hui existait pour son compte, si je puis ainsi dire,
survivant à la cause qui l'avait engendré, et pouvant d'un
jour à l'autre replacer le patient sous le coup des accidents urémiques. Voilà l'état qu'il fallait amender, et on
pouvait le tenter avec d'autant plus de confiance qu'en
raison de son origine ce catarrhe rénal était plus que
tout autre justiciable de la thérapeutique.

En conséquence le 30 janvier j'ai soumis ce malade
au régime lacté que j'appelle complet et exclusif; les
médicaments et les aliments ordinaires ont été totalement supprimés, il a pris 3 litres de lait par jour, savoir
deux en nature, et un sous forme de potages additionnés

de farine, de vermicelle ou de semoule. Les choses ont marché dès ce moment avec une régularité non interrompue vers la guérison. Du 31 janvier au 4 février il fut impossible de doser la quantité de l'urine, vu la persistance de l'œdème des parties génitales ; le 2 pourtant, il commença à diminuer, et le 4 au matin le malade put uriner dans les bocaux, de sorte que le 5 à la même heure nous avons pu connaître avec exactitude la diurèse de vingt-quatre heures ; elle était de 2500 grammes avec une densité de 1010 ; l'albumine était considérablement diminuée, mais l'observation ultérieure seule pouvait nous apprendre si c'était là un simple effet de dilution, ou une diminution réelle. Ce chiffre de 2500 s'est maintenu pendant plusieurs jours ; le 9, il y eut 3500 grammes d'urine à 1008, et le 10, 3000 à 1009 ; après cela la diurèse s'est abaissée à 2000, et a gardé sensiblement la même proportion jusqu'à la fin du mois (voy. le tableau plus bas). Il est bon de remarquer que la densité n'a pas diminué d'une manière proportionnelle à l'augmentation quantitative de l'urine, ce qui prouve que nous n'avions pas seulement une simple diurèse aqueuse, et que le liquide éliminé conservait les caractères et la signification de l'urine véritable. — Le 15 février, sans rien changer au régime lacté, j'ai permis au malade un peu de pain ; le 25, je l'ai mis au régime mixte, deux litres de lait par jour, de la viande et du vin aux 2 repas principaux. Quant au résultat le voici : à partir du 11 février il n'y eut plus vestige d'œdème, et l'albumine, qui dès le 7 avait présenté une diminution réelle, disparut complétement du 18 au 20. Le 1er mars la quantité de lait a été réduite à un litre en vingt-quatre heures, le 5 il a été supprimé, et le régime commun a été repris en totalité; la diurèse est retombée alors aux moyennes normales, mais aucun accident n'est survenu, et l'albuminurie ne s'est point reproduite; la guérison fut complète et définitive.

Je n'ai pas besoin d'insister, je pense, pour faire ressortir l'intérêt de ce fait remarquable; il vous permet de saisir l'indication et le mode d'action des diurétiques dans le traitement de l'encéphalopathie urinaire, il vous donne une nouvelle preuve de l'efficacité des drastiques contre les mêmes accidents, il vous fait connaître les nuances cliniques qui doivent déterminer le choix entre les deux méthodes, enfin, au point de vue de l'affection rénale, il vous présente un merveilleux exemple de la puissance du régime lacté. Je dois cependant, quoique je me propose de revenir bientôt sur ce sujet, vous mettre en garde contre une illusion qui vous préparerait de cruelles déceptions; la médication par le lait n'a point une semblable efficacité dans toutes les altérations rénales à albuminurie; dans les néphrites catarrhales de tout ordre, *à frigore*, par lésion cardiaque, par suite de scarlatine, de typhus, etc., dans la période aiguë de la néphrite parenchymateuse, cette médication bien conduite donne des guérisons complètes et durables ; mais dans la néphrite parenchymateuse chronique avancée, dans la dégénérescence amyloïde, dans la sclérose des reins, vous ne devez rien attendre de pareil; vous procurerez au malade un soulagement plus grand qu'avec aucune autre médication, vous augmenterez la quantité de l'urine, vous diminuerez l'albuminurie et restreindrez l'hydropisie; mais une guérison véritable, c'est-à-dire

permanente, vous ne l'obtiendrez jamais; je n'ai vu du
moins, et je ne connais aucun fait qui m'autorise à atténuer ce jugement.

Avant de passer outre, je tiens à vous présenter le
tableau où sont consignés jour par jour les résultats de
l'observation de notre malade en ce qui concerne la
sécrétion urinaire; vous suivrez ainsi dans leur ensemble
les oscillations remarquables de la diurèse, et leurs rapports avec les accidents urémiques, et vous pourrez
saisir avec plus de précision encore les effets respectifs
des médications.

DATES.	QUANTITÉ D'URINE en centimètres cubes.	DENSITÉ.	OBSERVATIONS.
Janvier 2	1000	1022	Début de la médication par la digi-tale.
3	2400	1012	
4	3300	1012	
5	2900	1011	
6	1500	1013	
7	1700	1013	
8	1500	1014	
9	950	1018	
10	L'urine n'a pu être recueillie.		Gêne de la respiration. — Céphalal-gie. — Malaise général. —Stupeur.
11			
12			Continuation de la digitale à 0,80 cen-tigrammes. — Un litre d'infusion de genièvre avec 8 grammes d'acé-tate de potasse.
13	525		Trois selles depuis la veille. — Sup-pression du genièvre et de l'acé-tate de potasse.
14	250	1018	État stationnaire des symptômes en-céphaliques.
15	2600	1013	Diminution de l'état soporeux.

DATES.	QUANTITÉ D'URINE en centimètres cubes.	DENSITÉ.	OBSERVATIONS.
Janvier 16	2100	1014	Fin des accidents cérébraux. — Diminution de l'albumine dans l'urine.
17	500	1015	Le malade n'a pas recueilli toute son urine. — Digitale à 0,30 centigrammes.
18	1500	1015	
19	2000	1012	Diminution croissante de l'albumine. —Absence de sédiments.— Œdème stationnaire.
20	1300	1013	Léger sédiment d'urates.
21	600	1017	Le malade n'a pas recueilli toute son urine.
22	1200	1016	Augmentation de l'œdème et de l'albuminurie.
23	1300	1014	Nouveaux progrès de l'hydropisie; accroissement de l'albumine.
24	300	1015	La totalité de l'urine n'a pas été recueillie. — Œdème considérable du scrotum et de la verge. — Suppression de la digitale. — Administration d'eau-de-vie allemande, 40 grammes avec 40 grammes de sirop de nerprun dans du café noir.
25	250	1018	Diarrhée séreuse abondante.
26	700	1015	Les évacuations séreuses continuent toute la journée.
27	450	1015	L'état du malade est satisfaisant,
28	1190	1015	mais il ne peut recueillir la tota-
29	400	1013	lité de son urine, en raison de l'œdème du prépuce. — L'albumine a un peu diminué, mais elle est plus abondante que dans l'intervalle des deux attaques d'urémie.
30			Le malade est mis au régime lacté
31			complet et exclusif; 3 litres de lait
Février 1			par jour.
2			

DATES.	QUANTITÉ D'URINE en centimètres cubes.	DENSITÉ.	OBSERVATIONS.
Février 3			Du 30 janvier au 4 février, il est
4			impossible de mesurer l'urine, l'œ-
			dème des parties génitales ne per-
			mettant pas l'usage de l'urinoir.
5	2500	1010	L'albumine est notablement dimi-
			nuée.
6	2500	1010	L'œdème commence à diminuer.
7	2500	1011	Diminution persistante de l'albu-
			mine. — La face, les membres su-
			périeurs et le tronc ne sont plus
			œdémateux ; l'infiltration persiste
			aux membres inférieurs et au scro-
			tum.
8	2500	1010	
9	3500	1008	
10	3000	1009	
11	2000	1010	L'œdème a complétement et par-
			tout disparu. — L'albuminurie est
			moindre, mais elle persiste.
12	2000	1010	
13	1800	1013	Un peu plus d'albumine que la
			veille.
14	2000	1013	
15	1800	1014	La quantité d'albumine est revenue
			à la proportion des 11 et 12 février.
			— Continuation du même régime
			lacté avec addition de pain.
16	1900	1013	Nouvelle diminution de l'albumine.
17	2150	1012	
18	1750	1012	A peine quelques traces d'albumine.
19	2100	1013	
20	2200	1013	Disparition complète de l'albumine.
21	2350	1014	
22	2000	1012	
23	1750	1013	
24	2250	1013	L'urine examinée tous les jours est
			sans albumine.

DATES.	QUANTITÉ D'URINE en centimètres cubes.	DENSITÉ.	OBSERVATIONS.
Février 25	2000	1011	Le malade est mis au régime mixte; viande et vin aux deux repas, 2 litres de lait par jour.
26	2100	1013	
27	2500	1011	
28	2100	1013	
29	2450	1013	Urine normale; pas d'albumine.
Mars 1	2200	1013	Régime mixte avec un seul litre de lait par jour.

Le 5 mars, régime commun; persistance de la guérison (1).

Dans le traitement de l'encéphalopathie urémique par œdème aigu du cerveau, je n'emploie jamais les inhalations de chloroforme, quelles que soient d'ailleurs les conditions primitives de l'urémie, puerpéralité, ou albuminurie simple indépendante de la gestation. Je sais bien, pourtant, que ce moyen peut être utile, et je vais, dans un instant, vous indiquer dans quelles limites ; mais alors même qu'il manifeste la totalité des effets qu'il est capable de produire, il ne répond qu'à une indication symptomatique, conséquemment à une indication accessoire qui, quelle que soit d'ailleurs son importance, ne peut être mise en parallèle avec l'indication causale. C'est là, ne l'oubliez pas, un précepte fondamental de thérapeutique; partout où l'indication causale peut être saisie,

---

(1) Le malade est resté soumis à mon observation jusqu'au milieu d'avril, l'albuminurie n'a pas reparu.

c'est à elle qu'il faut s'attacher, et c'est seulement quand
elle fait défaut que vous devez vous arrêter à l'indication
symptomatique ; lorsque les deux espèces d'indication
sont connues, et que les traitements aptes à les remplir
ne sont pas incompatibles, alors répondez à toutes deux
simultanément, rien de mieux ; mais lorsque les deux médications ne peuvent marcher de front, sacrifiez toujours
l'indication symptomatique à l'indication causale ou pathogénique ; ce principe est à mes yeux un dogme absolu ; suivez-le, et il donnera à votre thérapeutique une
précision, une certitude et une efficacité que vous de-
manderiez vainement à tout autre guide.

Or, messieurs, dans la forme d'urémie que nous étudions, puerpérale ou non, peu importe, que peut le
chloroforme ? Il diminue et éloigne les accès convulsifs ;
voilà ce qu'il fait quand il agit, ce qui n'est pas constant.
Mais ces accès sont le symptôme d'un œdème avec anémie du cerveau, et en dirigeant votre médication sur
l'élément convulsif, vous commettez précisément la faute
grave que je viens de vous signaler ; vous sacrifiez l'indication causale fournie par l'œdème à l'indication symptomatique tirée du phénomène engendré par cette cause.
Votre médication n'a du remède que l'apparence, et
votre détermination thérapeutique qui vise l'accessoire
au lieu d'attaquer le fondamental, laisse en réalité votre
malade exposé à tous les dangers de sa situation. Ah ! si
les convulsions étaient ici le résultat d'une simple et
spontanée exagération de l'excitabilité de l'encéphale,
certes le chloroforme serait le plus puissant agent de
traitement ; car s'il diminue les convulsions, c'est parce
qu'il réprime l'excitabilité nerveuse, et conséquemment

il remplit à la fois l'indication symptomatique et l'indication causale; de là, pour le dire en passant, l'efficacité incontestable du chloroforme dans certaines éclampsies puerpérales qui sont d'origine réflexe, et étrangères à toute anomalie de l'uropoïèse. Mais dans la forme d'urémie dont nous nous occupons, et qui est de beaucoup la plus fréquente, la situation est tout autre, je ne me lasserai pas de vous le redire; ici, l'accroissement de l'excitabilité des éléments nerveux est l'effet d'un désordre matériel, qui est un œdème avec anémie ; et si vous voulez agir avec efficacité, c'est à cette condition causale qu'il faut vous attaquer, et non point à un effet, dont l'atténuation, si vous l'obtenez, est de nulle valeur pour le résultat final.

J'ai le regret d'avoir à vous signaler une faute plus dangereuse encore dans l'emploi du chloroforme. Vous savez que lorsque l'éclampsie, urémique ou non, est violente dès le début, l'intervalle des attaques est bientôt constitué par un état de somnolence ou de coma, qui est de temps en temps interrompu, sans que le malade en sorte, par les accès convulsifs; des médecins, des accoucheurs exclusivement préoccupés de la persistance de l'élément spasmodique, ne craignent pas de recourir, même alors, aux inhalations de chloroforme. Gardez-vous, messieurs, d'imiter jamais une semblable conduite; elle ne peut être expliquée que par cette routine aveugle, qui médicamente à tort et à travers sans se rendre compte de ce qu'elle fait. Dans les conditions définies sur lesquelles j'appelle votre attention, que signifie le coma, j'entends ce coma qui dure dans l'intervalle des paroxysmes éclamptiques ? Il signifie que soit sous l'in-

fluence des convulsions répétées, soit sous l'influence de
la maladie elle-même, l'excitabilité nerveuse est anéantie
dans les hémisphères cérébraux, et n'existe plus que dans
le mésocéphale où elle est exagérée, et provoque par cette
exagération même les manifestations convulsives. Or,
quelle est, je vous prie, l'action du chloroforme ? Il abolit
l'excitabilité d'abord dans les hémisphères cérébraux,
c'est-à-dire dans les organes de la volition et de la perception consciente ; puis dans les parties basilaires de
l'encéphale, et en dernier lieu dans le bulbe. Lors donc
que vous donnez le chloroforme dans les conditions indiquées, vous agissez dans le même sens que la maladie,
vous aidez au résultat qu'elle que n'a trop de tendance à
produire, et vous hâtez la substitution d'un coma complet,
c'est-à-dire final, au coma naguère interrompu par les
accès spasmodiques.

Tels sont les principes et les procédés de ma médication dans cette première forme d'urémie; je néglige l'indication symptomatique accessoire fournie par les convulsions, et, en conséquence, je n'emploie pas le chloroforme ; je poursuis l'indication causale fournie par la
rétention d'eau dans le sang et l'œdème du cerveau, et
pour remplir cette indication j'ai recours à l'une de ces
trois méthodes : drastiques, diurétiques, saignée générale ; ces méthodes, d'ailleurs, ne doivent pas être indifféremment employées, et je me suis attaché à vous pénétrer des motifs qui décident de l'opportunité de chacune
d'elles.

J'arrive maintenant au traitement des formes toxiques.

Ici la thérapeutique est à peu près désarmée, et c'est

même là une des raisons pour lesquelles il est tellement
important de faire un diagnostic pathogénique complet,
car de ce diagnostic découle immédiatement le pronostic.
L'observation montre ici deux groupes de faits : dans
certains cas le malade qui est pris d'urémie, n'a pas actuellement, et n'a pas eu depuis quelques jours d'évacuations intestinales ; il faut saisir alors avec empressement
cette indication salutaire, et provoquer des selles séreuses
aussi abondantes que possible. Non-seulement on peut de
la sorte gagner du temps, mais si la lésion des reins n'a
pas produit encore la désorganisation complète des éléments sécréteurs, la diurèse peut se rétablir avec les
qualités nécessaires pour amener la dépuration de l'organisme, et prévenir une nouvelle intoxication, au moins
pour un certain intervalle.

Ces cas, malheureusement, ne sont pas les plus fréquents ; le plus ordinairement, quand cette forme d'urémie est confirmée, le malade a depuis plusieurs jours des
vomissements et de la diarrhée ; alors, non-seulement
l'indication la meilleure nous échappe, mais la situation
est beaucoup plus grave que tantôt, puisque malgré des
évacuations qui éliminent une certaine proportion de
matériaux excrémentitiels, ainsi que le prouve l'analyse,
l'état d'empoisonnement a été néanmoins constitué. Il se
peut fort bien dans ces conditions que la quantité d'urine
soit satisfaisante, mais c'est une diurèse presque aqueuse,
qui a perdu toute signification dépuratoire ; la densité
s'abaisse de jour en jour, démontrant ainsi la rétention
de plus en plus complète des matériaux qui devraient
être éliminés. Que faire alors ? Il n'y a rien à demander aux évacuations compensatrices, elles sont établies

d'elles-mêmes, et restent inefficaces ; il faudrait un
contre-poison, mais nous n'en possédons pas ; la seule
indication saisissable est celle-ci : soutenir le malade,
dans l'espoir qu'à force d'éliminer par la muqueuse
digestive les matériaux nuisibles, il finira par s'en dé-
barrasser complétement. Comme il faut ici agir énergiquement, je remplis cette indication avec l'alcool et
le sulfate de quinine; j'ai la conviction d'avoir réussi
de la sorte à conjurer les accidents immédiats, mais ce
n'est là qu'un répit momentané, car l'altération des reins
qui ne permet plus le rétablissement d'une sécrétion
urinaire vraiment dépuratoire, ramène bientôt les mêmes
phénomènes.

On a proposé d'enlever par la saignée les matériaux
toxiques accumulés dans l'organisme; mais on ne peut
de la sorte en soustraire qu'une bien faible portion ;
d'ailleurs, en raison de l'adynamie du malade, on ne peut
recourir à cette méthode spoliatrice, qu'à la condition de
restituer aussitôt les éléments nutritifs qu'on emporte par
la saignée ; de là est né le traitement de l'urémie toxique
par la transfusion du sang. Ce traitement n'a été appliqué
jusqu'ici que dans un très-petit nombre de cas, et avec
des résultats trop divers pour qu'il soit permis de rien
conclure. Un des faits les plus remarquables est celui de
Lange de Heidelberg (1) qui concerne une éclampsie
urémique puerpérale ; la femme avait eu vingt-cinq
accès avant l'accouchement; après la délivrance, malgré

(1) Lange (W.), *Ein Full von puerperaler Eklampsie in welchem die
Transfusion angewendet wurde und Genesung erfolgte (Prager Vierteljahr.*, 1868).

l'emploi des saignées locales, de la glace, du chloroforme et de la morphine, elle eut encore sept accès qui
ne le cédaient en rien aux premiers pour la violence et
la durée. Une saignée de 14 onces fut alors pratiquée à
l'un des bras, et aussitôt après on injecta par l'autre
7 onces de sang défibriné; la malade guérit parfaitement. — Cette observation est d'un grand intérêt; mais
au point de vue de la transfusion du sang, elle n'est pas
absolument probante, en raison des diverses médications
qui ont été préalablement employées.

Si vous avez bien saisi, comme je l'espère, les indications
diverses du traitement de l'encéphalopathie urémique,
et l'importance pratique de la distinction des formes, vous
pouvez apprécier dans toute son étendue l'erreur de ceux
qui se font ici les champions de telle ou telle médication
univoque et exclusive. C'est surtout à propos de l'éclampsie puerpérale que cette faute a été commise; les uns
sont partisans du chloroforme à outrance; les autres sont
partisans de la saignée quand même; d'autres ne veulent
entendre parler que des évacuants; d'autres enfin ne con-
naissent que la morphine ou la belladone; mais tous sont
prêts à soutenir d'interminables polémiques en faveur de la
méthode qu'ils ont choisie, sans paraître se douter de la
diversité des formes et de la multiplicité des indications
qu'elle impose. En vérité, c'est chose profondément regrettable que cette thérapeutique aveugle et ignorante, qui
prétend opposer à un mal de cause variable des moyens
constamment identiques; le médecin s'avance ainsi sans
autre guide que son parti pris dans une voie qui lui est
inconnue; il réussit ou il ne réussit pas, suivant sa
bonne ou sa mauvaise fortune, qui le met ou ne le met

pas en présence de la forme particulière à laquelle convient sa médication; mais assurément il n'est plus le
ministre, ni l'interprète de la nature, et le vrai médecin
c'est le hasard.

VINGT - HUITIÈME LEÇON

ÉCLAMPSIE ET URÉMIE.

(FIN.)

MESSIEURS,

Vous vous souvenez peut-être que lorsque je vous ai
raconté l'histoire de la malade qui a été le point de départ de ces études, je vous ai mentionné incidemment le
développement d'une fièvre très-intense au deuxième jour
de l'encéphalopathie, et que je vous ai signalé l'existence

d'une pneumonie comme cause de ce mouvement fébrile.
Ce fait mérite de nous retenir quelques instants. L'apparition d'une phlegmasie n'est point, en pareil cas, une
circonstance absolument exceptionnelle ; les individus qui
sont dans les conditions favorables à la production de
l'urémie, sont par cela même exposés à certaines inflammations viscérales, parmi lesquelles il faut citer en première ligne la pneumonie et la péricardite, puis, avec une
fréquence déjà bien moindre, la pleurésie et la péritonite.
Eh bien ! vous ne devez jamais perdre de vue la possibilité de ces complications phlegmasiques, car l'oubli de
cette notion peut fourvoyer totalement le diagnostic. Un
des caractères cliniques fondamentaux de l'encéphalopathie urinaire, c'est l'absence de fièvre ; l'urémie par elle-
même est apyrétique ; mais cela n'est vrai qu'à la condition qu'il n'y ait pas de complication phlegmasique ;
lorsqu'il en est autrement, l'état urémique se présente à
vous avec la fièvre provoquée par l'inflammation viscérale, et si vous n'êtes pas parfaitement éclairés sur la
possibilité de cette coïncidence, le fait seul de cette fièvre
peut égarer votre jugement. Supposons un malade chez
lequel, avec des accidents convulsifs ou comateux, vous
constatez de la fièvre et une pneumonie ; si vous n'êtes
pas dûment renseignés sur l'état de l'uropoïèse, si vous
ne savez pas que la pneumonie est une complication possible de l'encéphalopathie urinaire, vous nierez cette
dernière en vous basant sur le fait de la fièvre, et vous
admettrez une pneumonie commune, quitte à imaginer
quelque explication plus ou moins étrange pour vous
rendre compte des phénomènes cérébraux.
Dans certains cas, l'erreur issue de l'existence de la

fièvre est plus facile encore, mais fort heureusement le
médecin y est rarement exposé, parce qu'il faut pour cela
le concours d'un certain nombre de phénomènes insolites ;
je tiens néanmoins à vous signaler ces faits. J'ai indiqué
le premier, sous le nom de forme arthralgique, une
variété d'urémie dans laquelle on observe, indépendamment des accidents encéphaliques, des douleurs articulaires tellement violentes, que la pression sur les jointures
est la seule excitation qui fasse sortir momentanément
le malade de sa torpeur; or cette forme arthralgique peut,
aussi bien que l'urémie commune, être compliquée de
phlegmasie viscérale, et partant de fièvre ; c'est ce qui avait
lieu en effet dans le cas où j'ai pour la première fois
observé cette forme d'urémie : le patient avait une fièvre
forte due à une péricardite généralisée. Qu'en présence
d'un complexus clinique de ce genre, on oublie les rapports de l'encéphalopathie urinaire avec les inflammations
viscérales, et au lieu de reconnaître l'urémie qui existe,
on affirmera un rhumatisme cérébral, et le diagnostic
sera faux de point en point.

Telles sont les erreurs auxquelles peut donner lieu le
mouvement fébrile qui complique parfois l'état d'urémie ;
en raison de l'importance pratique de ces faits, je n'ai pas
voulu laisser échapper l'occasion que m'offrait notre malade de Sainte-Claire pour vous les faire connaître ; mais
chez elle en réalité, le jugement était plus facile qu'il ne
l'est souvent en pareille circonstance, parce que la fièvre
n'est apparue que le deuxième jour après le début des
accidents cérébraux.

J'arrive à une autre particularité de l'histoire de cette
femme. Comment devons-nous concevoir le processus rénal

dont elle a été affectée ? Vous savez qu'elle a été prise
d'urémie vingt-sept ou vingt-huit jours après son accouchement, qu'au moment de la délivrance elle n'avait pas
d'anasarque, et que ce phénomène n'est apparu que
quelques jours avant l'explosion de l'encéphalopathie ;
vous vous rappelez aussi que la malade a guéri non-seulement de l'urémie mais de l'albuminurie, et que cette
guérison a été si solide que l'albumine n'a pas reparu
dans l'urine sous l'influence des affections fébriles qui se
sont ultérieurement développées. En présence de cette
situation, il y a lieu de se demander ce qui s'est passé dans
l'appareil rénal, et si l'altération de l'uropoïèse doit être
rattachée à l'état puerpéral antérieur ; sur ce dernier
point je n'hésite pas à répondre par l'affirmative. Vous
savez sans doute que les femmes enceintes, qu'elles soient
albuminuriques ou non, peu importe, présentent dans les
derniers mois de la grossesse une congestion passive ou
stase des reins, semblable au degré près, à celle que provoquent les lésions cardiaques mal compensées. Or nous
ne savons pas du tout combien il faut de temps après
l'accouchement, pour que la circulation rénale reprenne
sa régularité et son activité normales ; et en admettant
même que cette femme n'ait pas été déjà albuminurique
à l'époque de son accouchement, il est bien certain qu'elle
tenait de sa grossesse un état circulatoire particulier des
reins, qui constituait à tout le moins une cause prédisposante pour des accidents plus graves. En ce moment, cette
femme quitte l'hôpital, elle se fatigue, elle a froid, et
comme elle est placée par le fait de sa prédisposition en
état d'opportunité morbide, elle est soudainement atteinte
de néphrite catarrhale généralisée ; la rapidité et la solidité

de la guérison ne permettent pas de songer à une lésion
plus profonde. En résumé, je pense que les modifications
introduites par l'état de gestation dans la circulation rénale ont été la cause prédisposante, et que les fatigues
précoces et l'impression du froid ont été la cause déterminante des accidents plus graves qui ont suivi ; c'est
ainsi que doivent être interprétés, selon moi, tous les cas
dans lesquels l'éclampsie urémique n'éclate qu'au bout
d'un certain temps après l'accouchement.

Reste un dernier point à élucider ; comment une néphrite catarrhale, essentiellement caractérisée par une
simple desquamation épithéliale des tubuli, a-t-elle pu
déterminer une diminution de la sécrétion urinaire voisine de l'anurie, et donner lieu finalement à une attaque
d'urémie ? Je ne puis vous donner la preuve directe de
l'explication que je vais vous présenter, mais je suis convaincu que c'est la seule admissible ; je pense que la desquamation et la prolifération catarrhales de l'épithélium
ont amené l'obstruction momentanée d'un certain nombre de tubuli, et par suite un rétrécissement considérable
du champ de la sécrétion urinaire ; de là l'anurie par rétention d'eau et l'urémie consécutive. Nous avons ici une
nouvelle preuve de l'ancienne proposition de Brücke, à
savoir qu'au point de vue de l'élimination urinaire la
profondeur des lésions rénales est beaucoup moins importante que leur étendue en surface. Du reste, vous voudrez bien remarquer que les effets d'obstruction que
j'assigne au processus catarrhal dans les reins, sont parfaitement démontrés pour les autres appareils d'élimination ; il me suffira de vous rappeler l'occlusion des voies
biliaires, consécutive à l'angiocholite catarrhale.

Lorsque j'ai réservé précédemment, à côté des formes
toxiques de l'urémie, une part prépondérante à la forme
non toxique par œdème et anémie du cerveau, j'ai justifié cette séparation uniquement par l'observation clinique, et par la considération de certains faits qui démontrent, au début de l'urémie, l'absence des conditions
nécessaires pour une intoxication ; j'ai invoqué à cette
occasion les observations de Parkes, de Schottin, de
Mosler, et d'autres encore, ayant trait à des malades qui
rendaient de 27 à 40 grammes d'urée par jour au moment où ils ont été pris des accidents urémiques. Mais,
messieurs, ces preuves ne sont pas les seules qui établissent la réalité de l'urémie par œdème cérébral, et des
faits d'ordre différent viennent déposer en faveur de la
doctrine. Ce sont d'abord des autopsies dont le petit
nombre ne saurait infirmer la valeur ; celles qu'ont rapportées Rosenstein, Hecker, Litzmann et Braun, et qui
concernent l'éclampsie urémique puerpérale, montrent
toutes l'œdème et l'anémie aigus du cerveau ; le fait de
Hecker est d'autant plus significatif que cet observateur
a vivement combattu l'idée de l'urémie non toxique, et
pourtant lorsqu'il résume les altérations encéphaliques
qu'il a constatées chez sa malade, il dit : le cerveau était
donc en état d'œdème aigu.

La théorie de Traube, qu'il y aurait justice à appeler
théorie de Traube-Rosenstein, en raison de l'heureuse
application qu'en a faite ce dernier à l'éclampsie puerpérale, la théorie, dis-je, est justifiée en outre par des recherches expérimentales. Les premières en date, qui ont
été généralement acceptées comme probantes, ne le sont
point à mes yeux ; et je ne vous les signale que pour vous

faire apprécier les causes qui les frappent de nullité ; ces expériences sont celle de Munk. Il a réussi à provoquer des accès semblables à ceux de l'urémie, en élevant la pression dans le système aortique au moyen de l'injection d'une certaine quantité d'eau dans les carotides ; mais, pour maintenir un certain temps cette pression exagérée, il lie les uretères ; voilà déjà une circonstance qui trouble grandement les résultats, puisque cette ligature peut provoquer la résorption des éléments de l'urine ; mais ce n'est pas tout, et avant de faire son injection Munk lie encore les jugulaires, afin de faire porter principalement sur l'encéphale les effets de l'accroissement de pression ; il place ainsi la circulation intra-crânienne dans des conditions tout à fait artificielles qui ne sont point réalisées par la pathologie, et les résultats obtenus me paraissent à peine applicables à l'urémie morbide ; je dois ajouter toutefois que chez les animaux ainsi préparés, l'expérimentateur réussit à prévenir le développement des accès, en restreignant par la ligature des carotides l'arrivée du sang dans le crâne (1).

Un peu plus tard, des expériences plus précises ont été faites à l'école de Dorpat par Otto et Bidder, qui, eux, n'ont lié ni les uretères ni les jugulaires. Sur neuf chiens, Otto injecte de l'eau dans la carotide, et dans les neuf cas il obtient du coma et des convulsions, savoir : cinq fois des convulsions générales, et quatre fois des contractions toniques ; dans les neuf cas, il constate à l'autopsie l'œdème et l'anémie du cerveau ; lorsque l'injection est pratiquée dans la veine jugulaire, les phénomènes font

(1) Munk, *Ueber Urämie* (*Berlin. klin. Wochensch.*, 1864).

défaut, d'où Otto conclut, avec raison, que la dilution
du sang ne suffit pas pour provoquer les accidents caractéristiques, et que l'accroissement de la pression artérielle
est une condition nécessaire. D'un autre côté, Bidder démontre que la dilution du sang n'est pas moins indispensable que l'augmentation de pression; car tandis qu'il
détermine par l'injection d'eau dans les carotides les phénomènes comateux et convulsifs, il ne réussit plus à les
produire, s'il injecte sous la même pression une pareille
quantité de sang défibriné. — En même temps que ces
expériences ont donné un appui direct à la théorie de
Traube-Rosenstein, elles ont fait connaître une particularité fort intéressante que je me borne à vous signaler
en ce moment, et dont je vous montrerai bientôt l'application ; dans quelques-uns de ces faits expérimentaux,
Otto et Bidder ont constaté que l'urine devenait albumineuse, et contenait du sang et des cylindres sanglants (1).

La théorie de Traube tire de ces preuves additionnelles
une justification satisfaisante, et si elle ne peut être généralisée à tous les cas d'urémie sans exception, comme le
prétend l'auteur, elle est applicable du moins, ainsi que
je vous l'ai montré, au plus grand nombre d'entre eux. —
Il est un autre point sur lequel je me sépare complète-
ment de Traube, c'est au sujet des conditions organiques
nécessaires pour la transsudation œdémateuse dans l'encéphale. La première de ces conditions ne peut soulever
aucune contestation, c'est l'hydrémie préalable ; il faut
que le malade soit hydrémique, pour que les modifica-

(1) Otto, *Beiträge zur Lehre von der Eklampsie.* Dorpat, 1866.
Bidder, *Experimentelle Beiträge zur Eklampsiefrage* (*Holst's Beiträge*,
II, 1867).

tions mécaniques de la circulation puissent provoquer
l'exosmose séreuse ; or, cette hydrémie est constante chez
les individus menacés d'urémie, puisque ce sont des sujets affectés de néphrite catarrhale, suite de fièvres graves, .
ou de mal de Bright chronique, ou bien enfin des femmes
en état de gravidité. — La seconde condition n'est pas
moins importante, c'est aussi une condition *sine qua non*
pour. le développement de l'encéphalopathie, comme
le prouvent l'observation et l'expérimentation ; ce second
élément est une augmentation notable de pression dans
le système aortique. Or, cette augmentation de pression,
Traube l'impute exclusivement à l'hypertrophie du cœur,
et sur ce point il m'est impossible de me ranger à son
opinion ; mon objection est unique, mais elle est irréfu-
table : si la relation affirmée par Traube était absolue,
l'urémie par œdème et anémie du cerveau ne devrait
être vue que chez les individus affectés d'hypertrophie
cardiaque ; or, l'observation démontre que dans bon
nombre de cas cette coïncidence n'est pas réalisée ; elle
manque toujours dans l'urémie engendrée par la stase
rénale, par la néphrite catarrhale, et même dans l'urémie
liée au mal de Bright proprement dit, elle est loin d'être
constante.

En fait, cette partie de la question est beaucoup plus
complexe, et si les notions un peu compliquées que j'ai
à vous exposer vous paraissent moins simples que la
théorie primitive de Traube, elles ont en revanche l'avantage d'être plus complètes, et de permettre une interprétation rigoureuse des cas fort nombreux dans lesquels
l'hypertrophie du cœur fait défaut. Ce qui est constant,
c'est une augmentation notable de pression dans le sys-

tème aortique ; c'est là, nous l'avons vu, une des deux conditions indispensables de l'urémie par œdème ; mais cette modification mécanique n'a point pour cause exclusive l'hypertrophie cardiaque indépendante de lésions valvulaires, elle reconnaît des causes multiples et d'ordres divers.

. En premier lieu, l'effacement de réseaux capillaires étendus a pour conséquence nécessaire un accroissement de la tension artérielle proportionnel à la diminution du champ circulatoire aortique ; cette cause est présente dans les périodes avancées de la néphrite brightique ; ordinairement, elle a pour premier effet une hypertrophie du cœur, comme l'a très-bien établi Traube ; mais cet effet n'est pas constant, et l'augmentation de pression ainsi produite peut, sans hypertrophie intermédiaire, agir directement sur la circulation cérébrale.

En second lieu, la diminution persistante de la sécrétion urinaire aux degrés voisins de l'anurie entraîne une accumulation proportionnelle d'eau dans le sang ; et cette circonstance, qui représente les injections aqueuses expérimentales dans les carotides, a pour effet immédiat un accroissement de la tension artérielle, indépendant de toute altération du cœur ; vous vous rappelez que c'est ainsi que les choses se sont passées chez notre malade, qui ne présentait pas vestige d'hypertrophie cardiaque.

En troisième lieu, la compression exercée par une tumeur abdomino-pelvienne sur la partie inférieure de l'aorte ou sur les troncs qui en partent, accroît d'une manière permanente la tension artérielle dans toutes les régions supérieures de l'arbre aortique ; et cette modalité circulatoire anormale, qui est la règle dans la seconde moitié de la grossesse, est complétement indépendante, elle aussi, de l'hypertrophie du cœur.

- En quatrième lieu, les lésions pulmonaires étendues et anciennes qui ont fini par forcer le cœur droit, déterminent entre autres effets une augmentation permanente de pression dans le système aortique ; les désordres mécaniques issus des lésions cardiaques peuvent, vous le savez, être réduits à deux, savoir diminution de la pression dans les vaisseaux en aval, augmentation de pression dans les vaisseaux en amont de la lésion ; or, relativement au cœur droit, l'aorte et ses branches sont des vaisseaux en amont. Voilà donc, indépendamment de l'hypertrophie du cœur, quatre groupes de causes qui accroissent directement, pour un temps plus ou moins long, la tension artérielle, et qui peuvent, en conséquence, engendrer l'ensemble des phénomènes auxquels donne lieu cette modification mécanique de la circulation. Avec l'hypertrophie du cœur le résultat est plus certain et plus rapide, parce que cette lésion concentre en quelque sorte, sur l'encéphale, les effets de l'augmentation de pression ; mais cette hypertrophie, je le répète, n'est ni nécessaire ni constante.

Parmi les diverses causes que je viens d'assigner à l'accroissement de la tension artérielle, il en est quelques-unes qui sont invariablement liées à une altération profonde de l'uropoïèse, à des lésions notables de l'appareil rénal ; ce sont, vous le pressentez vous-mêmes, l'hypertrophie cardiaque d'origine brightique, la destruction des réseaux capillaires dans les reins, l'accumulation d'eau dans le sang par diminution de la diurèse ; ce sont là aussi les conditions qui donnent le plus fréquemment lieu à l'urémie par œdème du cerveau. Mais les deux autres causes sont indépendantes de l'état des reins ; les compressions de l'aorte abdominale, notamment, n'ont aucune relation avec les anomalies de la fonction urinaire, et si chez un individu qui présente une compression de ce genre, le sang est en même temps en état d'hydrémie, on pourra voir éclater une encéphalopathie semblable de tous points à celle qui caractérise l'urémie par œdème, mais totalement indépendante de l'uropoïèse. C'est là, messieurs, une des conséquences les plus intéressantes des données nouvelles sur l'état d'urémie, nous en verrons bientôt l'utile application à l'éclampsie puerpérale ; en ce moment, je tiens seulement à bien préciser les faits : tout ce qui est nécessaire pour produire l'encéphalopathie par œdème du cerveau, c'est un état hydrémique du sang et un accroissement notable de la tension aortique ; voilà un premier point. — Les causes les plus communes et les plus puissantes de ces phénomènes sont des lésions graves de l'appareil rénal et des altérations profondes de l'uropoïèse ; d'où résulte que dans la majorité des cas l'encéphalopathie est vraiment urémique, c'est-à-dire liée à une perturbation de la sécrétion urinaire, voilà un second point. — L'hydrémie et l'accroissement de tension, qui sont les conditions *sine qua non* de cette espèce d'accidents cérébraux, peuvent être amenés par des causes étrangères à l'appareil uropoïétique ; l'encéphalopathie qui est alors produite est semblable à la précédente, quant à ses manifestations symptomatiques ; mais elle n'est point urémique, elle est indépendante de toute altération de l'uropoïèse ; voilà un troisième point, dont vous pouvez aisément apprécier l'importance.

En vous exposant la théorie de Traube-Rosenstein, je vous ai fait remarquer à plusieurs reprises que, d'après elle, l'œdème cérébral ne détermine pas directement les accidents caractéristiques, et qu'il agit en amenant une anémie aiguë de certaines régions de l'encéphale, laquelle anémie est la cause immédiate des convulsions et du coma consécutif. Or, n'y a-t-il pas lieu de penser que, dans certains cas au moins, le résultat final « anémie » peut être produit d'emblée sans œdème préalable, comme dans l'attaque d'épilepsie ? Cette opinion, que j'ai mentionnée déjà dans mon *Traité de pathologie*, me paraît de plus en plus fondée pour certains faits qui sont vraiment incompatibles avec l'idée d'un œdème initial. Le plus souvent, je m'empresse de vous le rappeler, chez les individus menacés d'urémie, il n'y a pas à songer à une anémie cérébrale d'emblée ; on constate chez eux, ou bien des modifications circulatoires qui rendent compte de l'œdème, ou bien des altérations dans la composition de l'urine qui démontrent une urémie toxique. Mais il est des cas dans lesquels, avec une encéphalopathie parfaitement semblable quant à ses caractères cliniques, vous ne trouvez chez le malade aucune condition, qui justifie l'hypothèse d'un œdème du cerveau ; pour ces cas-là, l'anémie cérébrale d'emblée est, selon moi, la seule interprétation possible.

Cette proposition m'amène à vous parler de l'éclampsie puerpérale en général.

Si l'on veut acquérir une idée juste de l'éclampsie puerpérale, et pouvoir se retrouver au milieu des discussions sans nombre auxquelles ce sujet a donné lieu, il n'y a qu'un moyen : il faut, avant toute chose, être en

mesure de répondre avec précision aux trois questions
suivantes : Quels sont les rapports chronologiques de
l'éclampsie avec l'accouchement ? — Quels sont les rapports de l'éclampsie avec la primiparité ? — Quels sont
les rapports de l'éclampsie avec l'albuminurie ? La connaissance de ces trois ordres de faits permet de juger les
théories et les hypothèses; elle établit la pluralité des
formes de l'éclampsie, et fixe la part respective de chacune d'elles.

I. — Quels sont les rapports chronologiques de l'é-
clampsie avec l'accouchement ?

Dans la majorité des cas, l'éclampsie éclate avec le
début du travail ou pendant le travail ; mais cette relation
est loin d'être constante. Ainsi, d'après les statistiques de
Braun, les rapports de l'éclampsie avec la puerpéralité
sont exprimés par les chiffres suivants : vingt-quatre cas
pour cent avant le commencement des douleurs , cinquante-deux pour cent pendant la durée du travail, et
vingt-quatre pour cent après la naissance de l'enfant (1);
d'où résulte que, quarante-huit fois sur cent, l'explosion
de l'éclampsie a été indépendante du travail. Le relevé
de Wieger donne sensiblement le même rapport : sur
455 cas, l'éclampsie a débuté 109 fois avant le commencement des douleurs, 236 fois pendant le travail, et
110 fois après la naissance de l'enfant (2) ; la proportion
centésimale de l'éclampsie en dehors du travail est encore
ici de 48, plus une fraction. — Le mémoire de Von Miecz-

---

(1) Braun, *Ueber Eklampsie und Albuminurie* (*Zeits. der Wiener
Aerzte*, 1851). — *Klinik der Geburtshilfe und Gynäkologie.* Erlangen,
1855. — *Des convulsions urémiques chez les femmes grosses, en travail
et en couches* (*Revue étrangère méd. chir.*, 1858).

(2) Wieger, *Gaz. méd. de Strasbourg*, 1854.

kowski est basé sur l'étude de cinquante cas d'éclampsie observés dans la clinique et la policlinique de Berlin ; sur quarante-quatre cas à détails complets, quatre fois les convulsions ont éclaté avant le travail, et six fois après la naissance de l'enfant (1). — Aux enseignements fournis par ces relevés statistiques peuvent être ajoutés un grand nombre d'observations isolées, qui démontrent, chacune pour son compte, l'inconstance de la relation qu'on a voulu établir entre l'éclampsie et le travail; les plus notables de ces faits sont ceux de Riedel (2) , de Hagen (3), de Grüllich (4), de Mackay (5), de Hewitt (6), de Depaul (7), de Tissier et de West (8) ; dans le cas de

(1) Von Mieczkowski, *Fünfzig Fälle von Eklampsie.* Berlin, 1869.

(2) Riedel, *Eklampsie nach der Geburt mit zurückbleibendem eigenthümlichen Gedächtnissmangel* (*Monatsschrift für Geburtskunde,* 1865).

(3) Hagen, *Observations témoignant des bons effets des affusions froides dans l'éclampsie arrivée à la période comateuse* (*Bullet. thérap.,* 1862).

(4) Grüllich, *Drei Fälle von Eklampsia parturientium* (*Monats. für Geburtskunde,* 1863).

(5) Mackay, *A case of convulsions occurring after delivery, with some remarks* (*St. Georges Hosp. Reports,* 1867).

(6) Hewitt, *Puerperal convulsions after delivery* (*British med. Journal,* 1867).

(7) Depaul, *Éclampsie avant l'accouchement* (*Gaz. hôp.,* 1867). — Voy. aussi la thèse de Puntous basée sur des observations de Depaul :
Puntous, *Essai sur l'éclampsie puerpérale.* Thèse de Paris, 1869.

(8) Tissier, *Éclampsie dix-sept jours après l'accouchement* (*Union méd.,* 1869).
West, *Case of epileptiform convulsions in the third week of the puerperal state* (*Trans. of the obstetrical Soc. of London,* 1862).
On peut encore ajouter à cette nomenclature les cas d'Eggels, de Möhl, de Vidaillet et de Cooke.
Eggels, *Eklampsie während der Schwangerschaft mit darauf folgender normaler Geburt* (*Monats. f. Geburtskunde,* 1864).
Möhl, *Eklampsie während der Schwangerschaft* (*Memorabilien.* 1869).
Vidaillet, *Éclampsie pendant la grossesse* (*Bullet. de thérap.,* 1870).
Cooke, *Convulsions after labour* (*Med. Times and Gaz.,* 1870).

Tissier, l'éclampsie n'a débuté que dix-sept jours après l'accouchement, et dans celui de West, le délai a été de trois semaines.

De cet examen découle cette première conclusion : il n'y a pas de rapport nécessaire entre l'éclampsie et les douleurs, puisque 48 ou 49 fois sur 100, les deux phénomènes sont sans coïncidence ; donc, toute théorie qui rattache exclusivement l'éclampsie au travail est une théorie fausse.

II. — Quels sont les rapports de l'éclampsie avec la primiparité ?

Le relevé de Scanzoni nous apprend que, sur 296 femmes éclamptiques, 235 étaient primipares (1) ;. c'est là une proportion considérable ; mais, quelque élevée qu'elle soit, elle n'arrive point à la totalité des faits. — Il y a trois ans, a paru un travail fort intéressant de Simon Thomas de Leyde. Ce praticien a réuni tous les cas d'éclampsie observés pendant douze années dans la clinique, dans la policlinique et chez les sages-femmes de la ville de Leyde, et il a vu qu'il y a un cas d'éclampsie sur 234 primipares, tandis qu'il n'y en a qu'un cas également sur 4000 multipares (2). L'influence pathogénique

---

(1) Scanzoni, *Lehrbuch der Geburtshilfe*, 4e édition.

(2) Simon Thomas, *Bijdrage tot de Leer der stuipen bij Zwangeren, Barenden en Kraamvrouwen* (*Nederl. Tijdschr. voor Geneeskunde,* 1869).

Ce travail établit un autre fait qu'il est important de connaître, c'est que la mortalité par éclampsie est plus grande chez les multipares que chez les primipares. Ainsi, sur 113 primipares éclamptiques, 16 sont mortes d'éclampsie, 19 sont mortes de fièvre puerpérale, 78 ont guéri. Mais sur 20 multipares éclamptiques, 10 ont été tuées par l'éclampsie, 1 par la fièvre puerpérale, 9 ont guéri. Si la mortalité était la même dans les deux groupes, les 20 multipares éclamptiques n'auraient dû donner que 2,8 décès par éclampsie.

de la primiparité est donc certaine et très-puissante ; mais, enfin, il n'y a là qu'une prépondérance très-accusée. La raison de cette différence est d'ailleurs facile à saisir : chez les primipares, rien n'est disposé en vue de la violence que vont subir les organes abdomino-pelviens, la résistance des tissus est encore à son degré naturel, et, par conséquent, toutes choses égales d'ailleurs, les effets de la compression sont beaucoup plus marqués que chez les femmes qui les ont déjà éprouvés une ou plusieurs fois ; or, comme cette compression est une cause efficace d'accroissement de la tension artérielle, et que cette modification mécanique est, à son tour, l'une des conditions génératrices de l'urémie par œdème cérébral, on conçoit fort bien que cette encéphalopathie soit de beaucoup plus fréquente chez les primipares que chez les multipares ; mais, enfin, ces dernières n'en sont point exemptes, donc toute théorie, qui établit un rapport exclusif entre l'éclampsie et la primiparité, est une théorie fausse.

III. — Quels sont les rapports de l'éclampsie avec l'albuminurie ?

Cette question est la plus importante pour le but que nous poursuivons ; de la réponse découle immédiatement l'unité ou la pluralité des formes de l'éclampsie. Plusieurs points doivent être successivement précisés.

Premier point : Toutes les femmes enceintes albuminuriques ne deviennent pas éclamptiques ; il s'en faut et de beaucoup. Résumez les chiffres de Devilliers et Regnauld (1), de Blot (2), de Mayer (3) , et vous trouverez

(1) Devilliers et Regnauld, *Archives générales de médecine*, 1848.
(2) Blot, Thèse de Paris, 1849.
(3) Mayer, cité par Rosenstein.

que l'éclampsie ne survient que chez un quart du nombre
des femmes enceintes albuminuriques, soit vingt-cinq fois
sur cent; de son côté, Rosenstein a vu trois femmes affectées de maladie de Bright avancée accoucher heureusement sans éclampsie (1), et Frankenhäuser a observé six cas
analogues dans lesquels l'albuminurie était liée à une
maladie du cœur préalable (2). En présence de ces faits,
nous pouvons formuler la proposition suivante : le fait
seul de l'albuminurie, quelle qu'en soit d'ailleurs l'origine, ne produit pas l'éclampsie.

Deuxième point : L'éclampsie survient chez des femmes
qui ne sont point albuminuriques. Le mémoire publié à
Berlin par Brummerstaedt en 1866 est basé sur l'analyse
de 135 cas d'éclampsie ; or, sur ce total, 106 fois seulement l'urine était albumineuse, dans 29 cas, l'albuminurie faisait défaut (3) ; la même année, Davis et Hartmann
ont publié chacun une observation d'éclampsie sans albuminurie (4). Dans 4 cas rapportés par Hicks, il n'y a pas
eu d'albuminurie avant l'explosion de l'encéphalopathie ;
l'auteur rappelle à ce sujet que l'albuminurie est beaucoup plus rare qu'on ne le croit généralement chez les
femmes enceintes. Lever a examiné à ce point de vue
50 femmes, lui-même en a vu 50 autres, et sur ce total

---

(1) Rosenstein, *Zur Eklampsie (Monatssch, f. Geburtshilfe*, 1864). —
Die Pathologie und Therapie der Nierenkrankheiten, 2e édition. Berlin,
1870.

(2) Frankenhäuser, *Die Nerven der Gebärmutter* (cité par Rosenstein).

(3) Brummerstaedt, *Eklampsie (In dessen Bericht und Statistik*. Berlin,
1866).

(4) Davis, *Puerperal convulsions without albuminuria (The Lancet*,
1866). ·

Hartmann, *Eklampsie ohne Nierenaffection (Monatssch. f. Geb.*, 1866).

.de cent, une seule a présenté des urines albumineuses (1).
L'observation d'Osborn concerne également une éclampsie
sans albuminurie (2); il en est de même des deux faits
de Van der Meersch (3). Le travail de Mieczkowski dont je
vous ai déjà parlé nous montre que, sur 50 cas, l'albuminurie a manqué quatre fois (4); le mémoire contemporain de Staude nous apprend que, sur 40 cas d'éclampsie,
l'albuminurie a fait défaut huit fois ; en revanche, chez
dix femmes affectées de néphrite et d'albuminurie, l'é-
clampsie n'est pas survenue (5). Depaul a observé, lui
aussi, des éclampsies sans albuminurie préalable, et un
fait plus ancien de Dohrn est à cet égard on ne peut plus
instructif; cet observateur ne s'est pas borné à constater
l'absence de l'albumine dans l'urine, il a fait l'analyse
complète de ce liquide, et s'est assuré ainsi qu'il ne présentait aucune anomalie au point de vue de sa richesse
en urée (6).

Ce n'est pas tout; l'appréciation des rapports de l'albuminurie avec l'éclampsie présente une cause d'erreur, qui
doit être soigneusement évitée; les observations de Dohrn,
de Hicks, de Depaul, de Staude et de Mieczkowski ont établi que les éclamptiques présentent assez fréquemment

(1) Hicks, *Contribution to the pathology of puerperal eclampsia* (*Tran-sact. of the obstetrical Soc. of London*, 1867).

(2) Osborn, *A case of puerperal convulsions* (*New Orleans Journal of med.*, 1868).

(3) Van der Meersch, *Obs. de deux cas d'éclampsie réflexe* (*Ann. de méd. de Gand*, 1868).

(4) Mieczkowski, *Fünfzig Fälle von Eklampsie.* Berlin, 1869.

(5) Staude, *Ueber die Beziehungen des engen Beckens zur Eclampsie.* Berlin, 1869.

(6) Dohrn, *Ein Fall von Eklampsie ohne urämische Intoxication* (*Mo-natssch. f. Geburts.*, 1864).

une albuminurie secondaire, c'est-à-dire une albuminurie qui ne se développe qu'après les premiers accès convulsifs, et que cette albuminurie peut être accompagnée de la présence de cylindres fibrineux dans l'urine ; Hicks a qualifié ce phénomène consécutif de néphrite à cylindres. Si donc on ne constate l'albuminurie que lorsque la malade a déjà eu des accès, et si, d'autre part, on manque de renseignements précis sur l'état antérieur de la sécrétion urinaire, on n'est point en droit de considérer l'albuminurie comme le fait primitif, et d'établir un rapport de cause à effet entre ce symptôme et l'éclampsie.

En résumé, toutes les femmes enceintes albuminuriques ne deviennent pas éclamptiques, toutes les éclamptiques ne sont pas albuminuriques, donc toute théorie qui établit un rapport constant et nécessaire entre l'albuminurie et l'éclampsie, est une théorie fausse.

Tels sont, messieurs, les enseignements fournis par les faits interrogés dans leur ensemble ; avec ces enseignements pour point de départ, nous pouvons, si je ne m'abuse, arriver à quelques conclusions rigoureuses touchant la genèse de l'éclampsie puerpérale. Et d'abord l'analyse que nous venons de faire démontre que l'on ne doit pas établir de synonymie entre les expressions éclampsie puerpérale d'une part, encéphalopathie urinaire ou urémie d'autre part ; cette dernière qualification ne comprenant qu'un seul ordre de faits, la première en embrassant deux groupes bien distincts. Il y a une éclampsie qui est précédée de troubles plus ou moins graves dans l'uropoïèse, celle-là est de tous points semblable à l'encéphalopathie urinaire commune non puerpérale, et, pour rappeler brièvement ce rapport, nous la désignerons

sous le nom d'*éclampsie urémique* ; — en outre, il y a
une éclampsie qui est plus rare que la précédente de
beaucoup, et qui n'est précédée d'aucun désordre dans la
fonction uropoïétique, nous l'appellerons par opposition
éclampsie non urémique.

La genèse de l'*éclampsie urémique* ne peut nous offrir
aucune difficulté ; pour celle-là nous sommes placés absolument sur le même terrain que pour l'urémie non puerpérale, et la question pathogénique comporte les mêmes
solutions; c'est-à-dire que, dans quelques cas, il s'agit d'une
intoxication, de la *forme toxique* de l'urémie, ainsi que le
prouvent les analyses de Braun et d'Oppolzer, et celle
plus récente de Spiegelberg (1) ; tandis que le plus fréquemment, c'est l'*encéphalopathie par œdème et anémie
du cerveau* qui est en cause; les autopsies déjà citées de
Rosenstein et de Hecker se rapportent précisément à cette
forme.

Toute réserve faite du diagnostic basé sur l'analyse
complète du sang et de l'urine, la *forme toxique* ne peut
être admise que dans les cas où les altérations rénales préalables sont assez avancées pour justifier l'idée d'une modification persistante dans la composition de l'urine, modification qui est appréciable d'ailleurs par le densimètre,
comme je vous l'ai longuement expliqué. Ces obligations
suffisent pour établir la rareté relative de cette forme,
car même chez les femmes qui sont albuminuriques
avant d'être éclamptiques, il est tout à fait exceptionnel
que l'altération des reins, jugée par l'examen microsco-

(1) Spiegelberg, *Ein Beitrag zur Lehre von der Eclampsie. Ammoniak
im Blute (Archiv für Gynäkologie,* 1870).

pique de l'urine, présente le degré nécessaire pour une intoxication ammoniémique ou créatinémique.

La *forme œdémateuse*, en revanche, trouve réalisées et présentes toutes les conditions nécessaires à son développement dès le sixième ou le septième mois de la gestation ; et ces conditions vont s'accentuant de jour en jour jusqu'au moment du travail où elles acquièrent leur maximum de puissance. L'hydrémie est constante du fait de la grossesse et du fait de l'albuminurie ; la compression du segment inférieur de l'aorte et des branches qui en partent, n'est pas moins constante, et elle a pour conséquence nécessaire une augmentation de la tension intravasculaire dans le reste du système aortique ; cet accroissement de tension atteint son plus haut degré pendant les efforts du travail, qui en concentrent plus particulièrement les effets sur l'encéphale ; de là la fréquence plus grande de l'éclampsie dans la période des douleurs expulsives. Vous le voyez, les conditions dyscrasiques et mécaniques qui engendrent l'encéphalopathie sont plus complétement, plus sûrement réalisées ici que dans toute autre circonstance, et cette conception pathogénique des accidents, qui est la seule rationnelle pour tous les cas d'éclampsie urémique que les caractères de l'urine ne permettent pas de rattacher à l'intoxication, est plus justifiée encore, s'il est possible, que dans l'urémie non puerpérale. Aussi Rosenstein, qui a le mérite d'avoir le premier appliqué la théorie de Traube à l'éclampsie puerpérale, a-t-il promptement rallié la majorité des observateurs ; il a seulement commis, selon moi, une erreur par excès, en niant complétement la forme toxique, qui a pour elle d'irréfutables analyses.

Si la pression abdomino-pelvienne a sur le développement de l'éclampsie l'influence pathogénique que nous
lui avons attribuée, il doit y avoir un rapport direct entre
la fréquence des accidents cérébraux et l'étroitesse du
bassin ; or l'observation justifie cette présomption, et les
faits consignés dans le remarquable travail de Staude sont
de nature à dissiper tous les doutes. Étudiant compara-
tivement les dimensions du bassin de la mère et de la
tête fœtale chez trente femmes éclamptiques, et chez
dix femmes qui quoique atteintes de néphrite avec albuminurie n'ont pas eu d'éclampsie, Staude constate que
chez ces dix dernières les dimensions du bassin sont sans
exception plus grandes que chez les trente de la première
série, tandis que les diamètres de la tête fœtale sont, également sans exception, plus petits que chez les trente
éclamptiques. L'importance de ces conditions mécaniques
est telle qu'elle l'emporte sur l'influence prédisposante
issue de l'état des reins ; les dix femmes à bassin large
qui n'ont pas eu d'éclampsie avaient toutes de l'albuminurie, tandis que sur les trente femmes à bassin
petit qui ont eu de l'éclampsie, un certain nombre n'a-
vaient pas d'albuminurie. Ces résultats équivalent à une
démonstration directe de la théorie de Rosenstein, et
Staude n'a pas manqué d'en faire ressortir toute la valeur à ce point de vue (1).

Cette conception pathogénique, qui fait admirablement comprendre la fréquence infiniment prépondérante
de l'éclampsie chez les primipares, rend un compte non
moins satisfaisant de certains faits que l'on aurait grand'-

(1) Staude, *Ueber die Beziehungen des engen Beckens zur Eclampsie.*
Berlin, 1869.

peine à expliquer d'après les théories anciennes ; Hecker,
par exemple, a rapporté deux cas d'éclampsie survenue
chez des femmes albuminuriques plusieurs jours avant
l'accouchement; des saignées abondantes (jusqu'à 18 onces
dans l'un des cas) et des purgatifs ont triomphé des accidents cérébraux, et lors de l'accouchement ils ne se sont
pas reproduits (1). Il est clair que la spoliation considérable
de liquide résultant des saignées et des évacuations alvines a prévenu les effets de la compression pelvienne au
moment du travail, et a empêché de la sorte la reproduction de l'œdème cérébral.

J'arrive maintenant à l'*éclampsie non urémique*, c'est-
à-dire, je vous le rappelle, à cette éclampsie qui survient
chez des femmes, qui ne sont pas préalablement albuminuriques. Il est indispensable de distinguer ici deux
groupes de cas, suivant que l'éclampsie apparaît dans les
deux derniers mois de la grossesse ou pendant le travail,
et suivant qu'elle éclate dans les sept premiers mois de la
gestation ou après la délivrance. Dans le premier groupe
de faits, il importe fort peu qu'il n'y ait pas d'albuminurie,
la genèse des accidents est la même que dans l'éclampsie
urémique par œdème cérébral; les conditions mécaniques
et hydrémiques existent identiques, et l'absence de l'albuminurie ne peut en annihiler les effets ; nous avons ici
un remarquable exemple de cette encéphalopathie indépendante de l'uropoïèse, dont je vous ai à plusieurs
reprises signalé et l'existence et l'interprétation selon la
théorie nouvelle.

Dans le second groupe de faits, l'éclampsie est trop pré-

(1) Hecker, *Eclampsie* (*Dessen Klinik*, 1862).

coce ou trop tardive pour qu'on soit fondé à invoquer
l'influence de la compression abdomino-pelvienne ; et
comme il n'y a pas, dans le cas supposé, d'altération uropoïétique pouvant donner lieu à une intoxication, les
deux interprétations pathogéniques précédentes sont
frappées de nullité ; l'encéphalopathie a évidemment ici
une origine toute différente, et elle doit être considérée
comme un acte réflexe dont le point de départ est dans
les nerfs utérins. Cet acte réflexe est susceptible de deux
explications : on peut y voir le résultat d'une simple
excitation nerveuse qui, partie de l'utérus, gagne le
mésocéphale, mais on peut aussi l'attribuer à une anémie cérébrale d'emblée sans œdème préalable. Cette
anémie, comme celle qui engendre l'accès d'épilepsie
légitime, occupe le mésocéphale, et elle est la conséquence de la contraction vasculaire produite par l'excitation centripète du sympathique. Ainsi que je vous l'ai
fait pressentir antérieurement, j'incline vers cette dernière explication ; mais ce qui est bien certain c'est qu'à
côté de l'éclampsie toxique, et de l'éclampsie mécanique,
il faut admettre une troisième modalité pathogénique qui
est l'éclampsie réflexe.

Cette dernière forme n'est point limitée à l'éclampsie
non albuminurique ; la question de date est ici prépondérante ; si une femme ayant l'urine albumineuse est
prise d'éclampsie avant le moment où les conditions mécaniques peuvent faire sentir leur influence, ou bien
après la cessation de ces conditions spéciales, et si d'un
autre côté l'examen de la quantité et de la qualité de
l'urine ne permet pas d'admettre une intoxication, le fait
de l'albumine dans l'urine ne peut modifier l'interpréta-

tion, et l'éclampsie encore ici est bien évidemment réfléxe.

En résumé, l'éclampsie des deux derniers mois de la grossesse et du travail est dans la grande majorité des cas une éclampsie mécanique par œdème et anémie du cerveau, plus rarement une éclampsie toxique ; l'éclampsie plus précoce ou plus tardive est le plus ordinairement une éclampsie réflexe due à une anémie cérébrale d'emblée, sans œdème préalable. Les deux premières formes sont liées à des désordres matériels de la circulation ou de l'uropoïèse ; la troisième est l'effet d'un simple trouble d'innervation.

Telle est, selon moi, la conception vraie de l'éclampsie puerpérale ; en tout cas, c'est bien certainement sur le terrain de la pluralité des formes que la question doit être portée, et les théories univoques sont ici plus fautives encore que dans l'étude de l'urémie commune, puisque l'observation et l'analyse rigoureuse des faits conduisent à reconnaître dans l'encéphalopathie puerpérale une forme de plus que dans l'encéphalopathie urinaire non puerpérale. Ces notions précises et complètes font comprendre la variabilité des effets produits sur l'éclampsie par certaines modifications organiques et par certaines médications ; ainsi, bien souvent, l'achèvement du travail met fin aux accidents; mais dans d'autres cas cette influence est nulle, et l'éclampsie persiste comme devant ; de même les émissions sanguines, les évacuants coup sur coup, réussissent fréquemment; mais ils échouent aussi dans d'autres cas qui, à ne considérer que les symptômes, sont absolument semblables aux précédents ; enfin, à côté de nombreux insuccès, il faut enregistrer les guérisons positives obtenues au moyen du chloroforme, de l'opium, de l'asa fœtida, du bromure de potassium, des injections de morphine, des lavements d'atropine, et plus récemment au moyen du chloral (1), tous médicaments qui ne peuvent rien, ni sur la pression vasculaire, ni sur l'état du sang, et qui n'agissent qu'en diminuant l'excitabilité nerveuse. Il n'y a rien dans tout cela qui doive vous étonner ; si les effets des médications sont variables, c'est parce que l'origine même du mal est également variable, et que le succès n'est possible que lorsque le traitement est précisément adapté à la forme morbide ; qu'il s'agisse d'une éclampsie mécanique, et l'on conçoit fort bien que l'achèvement du travail soit le meilleur agent thérapeutique, tandis qu'il est sans effet sur l'éclampsie toxique ; dans le même cas, c'est-à-dire dans l'éclampsie mécanique, vous avez le droit de compter sur les effets des évacuants et des saignées, car ils sont alors parfaitement appropriés à l'indication, qui est d'abaisser autant que possible la pression intra-vasculaire ; ils peu-

---

(1) Osborn, *A case of puerperal convulsions* (*New Orleans Journal of medicine*, 1868). — (Injections de morphine).

Van der Meersch, *Obs. de deux cas d'éclampsie réflexe* (*Ann. de méd. de Gand*, 1868). — (Dans l'un des cas asa fœtida et opium).

Milesi, *L'Imparziale*, 1868. — (Lavements d'atropine).

Raciborski, Viger, Rey, *Gaz. hôpit.*, 1869. — (Bromure de potassium).

Rothrock, *Philadelphia med. and surg. Reporter*, 1869. — Bromure de potassium).

Bowstead, *The Lancet*, 1869. — (Injections de morphine).

Collin, *Union méd.*, 1869. — (Bromure de potassium).

Rabl-Rückhard, *Berliner klin. Wochens.*, 1869. — (Chloral).

Fox, *British med. Journal*, 1870. — (Chloral).

Viduillet, *Bullet. de thérap.*, 1870. — (Bromure de potassium).

Mackintosh, *Med. Times and Gaz.*, 1870. — (Chloral).

vent même être utiles dans la forme toxique, à laquelle
nous ne pouvons opposer aucun traitement plus puissant ;
mais, en revanche, ces moyens sont inutiles et même
nuisibles dans l'éclampsie réflexe ; celle-ci sera souvent
terminée par l'achèvement du travail, et, en tout cas,
elle ne peut être traitée avec succès que par les agents
dépresseurs de l'excitabilité encéphalique, et par les affusions froides.

La situation, au point de vue thérapeutique, est donc la
même que dans l'encéphalopathie urinaire non puerpérale ; la pluralité des formes appelle la pluralité des médications ; les traitements uniformes ne sont pas moins dangereux que les théories exclusives ne sont erronées, et
les notions pathogéniques nouvelles que je vous ai exposées sont les seules bases d'un traitement vraiment médical ; en dehors de ces principes, il n'y a qu'incertitude,
routine, et succès de hasard.

VINGT-NEUVIÈME LEÇON

TRAITEMENT DE LA FIÈVRE TYPHOÏDE.

Des traitements uniformes en général. — Raisons de leurs dangers. — Erreurs des indications qui leur servent de base.

Des sources des indications thérapeutiques dans la fièvre typhoïde. — Exposé des indications. — Des moyens de les remplir.

Exposé d'une nouvelle méthode de traitement. — Procédés d'application. — Mode d'action des divers agents qui composent la médication.

Avantages de cette méthode de traitement.

De la défervescence brusque ou critique dans la fièvre typhoïde. — Tracés thermométriques.

MESSIEURS,

Je me propose de vous entretenir aujourd'hui (1) du traitement que j'applique depuis plus de cinq années à la fièvre typhoïde; les premières observations, les premières ébauches de cette médication datent de 1865 et 1866; dès la fin de cette année-là, ma nouvelle méthode était complétement instituée, et à partir du 1er janvier 1867 je l'ai rigoureusement et constamment suivie dans tous les cas de typhus abdominal; bientôt les ré-

(1) Leçon faite le 23 mars 1872.

sultats obtenus sont venus m'encourager de plus en plus
dans cette voie, et aujourd'hui que je puis invoquer en
faveur de mon traitement cinq ans et demi d'observation
dans de grands services hospitaliers, je pense avoir·
acquis le droit d'en parler avec autorité, et en tout
cas je considère comme un devoir de faire tous mes
efforts pour vulgariser une méthode qui abaisse dans
une notable proportion la mortalité ordinaire de la fièvre
typhoïde. Dans mon *Traité de pathologie* j'ai déjà fait
connaître les principes et les moyens de ce traitement ;
j'entends aujourd'hui substituer à cet aperçu didactique
un exposé plus complet, vous faire connaître dans le détail les avantages de ma médication, et fournir enfin à
l'appui de mes propositions un cortége de preuves numériques qui doivent dissiper tous les doutes. Ici, nulle théorie, nulle hypothèse, seulement des faits ; je voudrais
parvenir à faire passer ma méthode dans la pratique générale, certain, si j'y réussis, de rendre un important service aux malades et à mes confrères.

Et d'abord, prenant comme on dit le taureau par les
cornes, je vais au-devant de l'objection que ne manquera
pas de soulever la déclaration suivante : mon traitement
est toujours le même ; l'intensité, la dose des moyens
varie, mais ces moyens eux-mêmes sont identiques dans
tous les cas, j'oppose à la maladie un traitement uniforme.
L'objection qu'on peut tirer de ce fait est sérieuse, du
moins en apparence, elle mérite de nous arrêter quelques
instants. La thérapeutique générale condamne les traitements uniformes ou identiques ; elle enseigne qu'on ne
peut pas, qu'on ne doit pas traiter une maladie toujours
de la même manière ; c'est là un de ses préceptes fonda-

mentaux, et ce précepte est la conséquence de cette autre loi dont la vérité est absolue : les indications doivent être tirées non pas de la maladie, mais du malade, c'est-à-dire de l'état et du mode réactionnel de l'organisme qui subit le travail pathologique. Or ces conditions de l'organisme en état de maladie sont éminemment variables, et puisque ce sont elles qui fournissent les indications thérapeutiques principales, il est clair que le traitement lui-même doit varier comme les éléments qui le dictent; de là, la proscription logique des traitements uniformes ou identiques. Cette proscription est juste, et le précepte qui la formule est à mes yeux l'un des plus importants de la médecine pratique. Néanmoins je maintiens dans l'espèce l'opportunité, la légitimité de mon traitement uniforme, et cela en raison des caractères spéciaux qui le distinguent de tous les autres traitements identiques. Veuillez suivre avec attention l'exposé de ces différences.

Si vous considérez les méthodes thérapeutiques uniformes qui ont été proposées pour combattre les maladies aiguës, méthodes qui toutes ont compté, et comptent peut-être encore de nombreux adhérents, vous verrez que ces médications sans exception sont basées sur l'emploi d'un moyen unique; le traitement n'est plus seulement identique, il est unique. Il me suffira de vous rappeler, pour justifier cette remarque, le traitement de la pneumonie par les émissions sanguines, par le tartre stibié, par la digitale ; ou bien le traitement de la fièvre typhoïde par les purgatifs coup sur coup. Mais par cela même qu'elles emploient un moyen unique, ces médications, et toutes les autres du même genre, ne peuvent répondre qu'à une indication unique ; or, messieurs, vous le savez,

je l'espère, il n'est pas une maladie d'ordre médical, pas
une seule, qui ne présente jamais qu'une seule et même
indication; les types mêmes des maladies dites spécifiques,
la malaria et la syphilis, peuvent donner lieu incidemment à des indications particulières, que la médication
univoque, si efficace d'ordinaire, est impuissante à remplir. Les choses étant ainsi, il est bien clair que les traitements, à la fois uniformes et uniques, seront très-sou-
vent stériles, puisque l'indication unique à laquelle ils
répondent peut très-bien faire défaut, ou n'être pas la
principale. — Cette faute, ce danger des traitements
uniformes sont communs à tous ceux qui ont été proposés
jusqu'ici, et vous les retrouvez encore dans les observations qui ont été publiées depuis quelques années sur la
thérapeutique de la fièvre typhoïde ; je ne parle pas seulement de certains mémoires qui ont tout le caractère
d'un aveugle empirisme, je parle des travaux considérables et vraiment scientifiques, qui ont eu pour objet le
traitement de la fièvre typhoïde par le calomel, par la
digitale, par l'eau froide. Ici encore, comme dans toutes
les méthodes précédentes, la médication n'est pas seulement uniforme, elle est unique, et partant elle ne peut
remplir qu'une indication unique. Je le répète, cette
erreur est commune à tous les traitements identiques, et
elle suffit pour en justifier la proscription.

Eh bien ! ce n'est pas tout, et les traitements uniformes
ordinaires ont un autre danger ; cette indication unique
à laquelle ils répondent, est le plus communément une
indication hypothétique; tirée non point du malade, non
point non plus de quelque caractère positif et certain de
la maladie, mais de la théorie qu'on s'en fait. Ainsi

le traitement uniforme de la pneumonie par le tartre stilié n'a d'autre origine que la théorie du stimulus ; et pour ne pas sortir de notre sujet, le traitement identique de la fièvre typhoïde par les émissions sanguines n'a d'autre base que l'assimilation théorique de cette maladie à une inflammation commune ; de même encore la médication uniforme par les purgatifs répétés est issue d'une pure hypothèse, à savoir de la théorie de l'infection putride secondaire par résorption des matières contenues dans l'intestin; de là l'obligation de purger incessamment le malade, pour assurer l'évacuation successive de ces matériaux toxiques. Je vous laisse à juger les résultats de ces traitements exclusifs si l'hypothèse est erronée ; c'est le malade alors, vous le pensez bien, qui paye la théorie; cette médication évacuante elle-même, moins dangereuse pourtant que celle des émissions sanguines, a néanmoins ses périls que j'ai pu trop souvent constater. — Le traitement uniforme par l'expectation n'est point issu d'une théorie, il a pour point de départ un fait positif d'observation, c'est la tendance naturelle des maladies aiguës vers la guérison; cependant en tant que méthode exclusive, ce traitement n'est guère moins dangereux que les autres, parce qu'il est fondé sur une indication unique, et que cette indication est prise à la maladie et non point au malade.

En résumé, ce n'est pas seulement parce qu'ils s'adressent à une indication unique que les traitements uniformes sont justement condamnés, c'est aussi parce que cette indication est en général une pure hypothèse, issue de la théorie plus ou moins fausse qu'on se fait de la maladie. Un traitement ainsi conçu, dans lequel le ma-

lade est complétement laissé de côté, peut tomber juste,
il peut tomber à faux ; cela dépend d'une série de circonstances fortuites, et le médecin reste ainsi exposé à
toutes les mauvaises chances inhérentes à la maladie, sans
rien faire pour s'assurer le bénéfice des éventualités favorables; bien heureux encore lorsque par sa médication née de l'hypothèse, il ne nuit pas au lieu d'être
utile.

Voilà ce que sont les traitements uniformes employés
jusqu'ici, voilà leurs sources et leurs périls; mais la médication identique que j'applique à la fièvre typhoïde n'a
aucun de ces dangers, et par là elle échappe à la condamnation justement prononcée par la thérapeutique générale contre les traitements constants. Mon traitement
n'a aucun de ces dangers, parce qu'au lieu d'être basé sur
l'emploi d'un moyen unique, il comprend un ensemble
de moyens dissemblables qui répondent à des indications
multiples ; et parce que les indications qui m'ont guidé
dans le choix de ces moyens sont tirées à la fois du malade et de la maladie, et puisées exclusivement dans des
faits, indépendants de toute théorie nosologique, de toute
hypothèse pathogénique. Instituée sur ces bases la médication n'offre ni les erreurs, ni les périls des traitements
théoriques, et si elle est uniforme, c'est que les indications à remplir sont constantes et identiques. Cela dit en
manière d'introduction, et pour réfuter à l'avance une
objection spécieuse, j'arrive à l'exposé des faits qui ont
été pour moi la source des indications thérapeutiques.

Quelle que soit la théorie qu'il plaise d'admettre touchant le poison typhique, un fait est certain, c'est que
l'action de ce poison sur l'organisme est caractérisée

entre autres effets, par une adynamie plus ou moins profonde ; c'est là le caractère le plus frappant et le plus constant de la maladie issue de ce poison, c'est-à-dire de la fièvre typhoïde.

Si l'on excepte les formes abortives, et les formes foudroyantes qui tuent entre cinq et huit jours, la maladie a une durée qui dépasse notablement celle des autres affections aiguës ; et pendant toute cette durée elle est accompagnée d'une fièvre intense, c'est-à-dire d'une combustion, d'une consomption exagérée de l'organisme ; et cette autophagie fébrile, proportionnelle au degré et à la longueur du processus, est une nouvelle et persistante cause d'adynamie.

La calorification excessive est par elle-même, abstraction faite de la consomption, une cause de périls graves, en raison de son action nocive sur le tissu nerveux, sur le cœur et sur les muscles. Cette condition mauvaise prend dans la fièvre typhoïde une importance plus grande que dans aucune autre maladie, en raison de la durée et du degré du mouvement fébrile.

A côté de ces trois faits fondamentaux, j'en trouve un autre, qui n'a pas la constance des précédents, mais qui, lorsqu'il existe, ne leur cède point en importance : c'est la diminution de l'hématose résultant des lésions de l'appareil broncho-pulmonaire ; ce désordre expose rapidement à l'asphyxie lente, en raison de la tendance adynamique et de la faiblesse du cœur. Ainsi, par des voies diverses, toutes les déterminations de la fièvre typhoïde s'ajoutent en quelque sorte pour plonger le patient dans une adynamie complète.

Tels sont les principes qui m'ont guidé ; vous le voyez,

ce sont des faits tirés de l'observation des malades, il n'y a là rien de contingent ni d'accessoire, il n'y a non plus ni théorie ni hypothèse. En résumé, tendance adynamique de la maladie, — durée de la consomption fébrile, — influence de la calorification excessive, — insuffisance de l'hématose, voilà les sources d'où découlent les indications ; comme l'action propre du poison typhique et l'autophagie fébrile ont toutes deux pour effet l'adynamie, ces deux éléments peuvent être fusionnés au point de vue thérapeutique, et j'arrive aux trois indications que voici :

Soutenir les forces du malade, pour qu'il puisse résister à l'adynamie.

Diminuer la calorification, afin d'en prévenir les fâcheux effets sur l'organisme.

Restreindre les altérations broncho-pulmonaires, afin d'assurer une hématose suffisante.

Les deux premières de ces indications sont constantes ; la troisième fait défaut dans un grand nombre de cas.

Pour répondre à la première indication, je proscris tous les moyens spoliateurs ou débilitants ; je m'abstiens de la diète, j'administre les toniques et les stimulants.

Pour remplir la seconde indication, pour soustraire une partie de la chaleur produite et en restreindre autant que possible la formation, les moyens ne manquent pas, ce sont tous les agents antipyrétiques ; mais ils ont tous, à des degrés divers, une action hyposthénisante, et sous peine d'inconséquence, je dois les laisser de côté ; il me faut un moyen qui agisse efficacement sur la calorification, tout en contribuant pour sa part à la restauration du malade ; ce moyen je le trouve dans les lotions froides.

Pour obéir à la troisième indication, je n'ai recours ni aux émissions sanguines, ni aux médicaments nauséeux qui, en toute autre circonstance, pourraient être parfaitement applicables ; je m'adresse à un moyen purement mécanique, aux ventouses sèches appliquées en grand nombre et avec persévérance. Vous savez, en effet, que les lésions broncho-pulmonaires ne sont point entièrement dues à l'inflammation catarrhale ; ces altérations initiales sont accrues et aggravées par des congestions passives que favorise la diminution de la force contractile du cœur ; ces phénomènes de stase sont purement mécaniques, et justiciables par suite de moyens également mécaniques.

Les indications et les moyens de les remplir étant bien compris, voici les procédés et les détails de l'application :

Je commence mon traitement dès que je suis sûr du diagnostic, c'est là un des caractères distinctifs de ma méthode ; je tiens pour une faute l'expectation pure jusqu'à production d'accidents sérieux ; ces accidents sont certains, et je ne vois vraiment pas de raison plausible pour les attendre dans l'inaction. — Dans les cas exceptionnels, où il y a de la constipation au début, je fais prendre une fois, deux fois au plus (selon l'effet produit) un verre d'eau de Sedlitz, non pas à titre de purgatif, mais pour vider l'intestin des matières qui pourraient s'y décomposer si elles étaient retenues, et pour prévenir les fâcheux effets de la constipation. Ce moment est le seul où j'administre les évacuants ; si la constipation reparaît plus tard, ou si elle s'établit secondairement chez un malade qui a commencé, selon la règle, par avoir de la diarrhée, j'ai recours aux lavements quotidiens d'eau froide, avec ou sans addition de miel de mercuriale, à la

dose de 60 grammes par lavement. C'est après le premier
septénaire, et principalement vers le début de la convalescence que surgit cette indication tirée de la constipation secondaire. — Lorsque je suis obligé de donner l'eau
de Sedlitz au début, ainsi que je viens de vous l'expliquer,
cette circonstance ne retarde que d'une ou deux heures
l'établissement de la médication ; dès que l'intestin est
évacué, je fais commencer l'ensemble du traitement, que
j'institue d'emblée chez les malades qui présentent dès
les premiers jours la diarrhée réglementaire.

La boisson ordinaire est la limonade vineuse préparée
avec 250 grammes de vin rouge pour 750 grammes de
limonade au citron ; on peut aussi employer la limonade
artificielle en usage dans les hôpitaux de Paris, selon
la formule que voici : sirop tartrique, 60 grammes ; —
eau, 700 grammes. — On ajoute également 250 grammes de vin rouge. A mes yeux, ces deux préparations ne
sont point similaires ; la limonade naturelle au citron est
plus agréable et mieux tolérée pendant toute la durée de
la maladie. Quant au régime alimentaire, je ne tolère pas
un seul jour une abstinence complète ; dès le premier
moment, et jusqu'à la fin, le malade prend du bouillon
de bœuf au moins deux fois par jour, non pas le thé de
bœuf des Anglais, qui n'a rien des propriétés nutri-
tives du bouillon, mais du bouillon ordinaire ; il prend
en outre, chaque jour, 250 grammes de vieux vin de
Bordeaux, lequel est donné par cuillerées, alternativement, avec la potion tonique stimulante dont je vais
vous parler.

En même temps, c'est-à-dire, je le répète, dès que le
diagnostic est certain, je prescris une potion cordiale

composée de vin rouge, 100 grammes, teinture de cannelle, 8 grammes, sirop d'écorce d'orange, 30 grammes ; à cette potion j'ajoute 3 ou 4 grammes d'extrait de quinquina, et de l'alcool sous forme de vieux cognac, à la dose de 30 grammes par jour pour commencer. La potion véhicule et l'extrait de quinquina ne sont plus modifiés ; mais j'augmente graduellement la quantité d'alcool proportionnellement au degré d'adynamie, à l'état de la contractilité du cœur, et à l'élévation des chiffres thermométriques ; j'arrive ainsi, selon les cas, à 60, 80 et 100 grammes par jour. Cette médication est continuée jusqu'à la chute définitive de la fièvre, et même pendant le commencement de la convalescence, si celle-ci débute par des températures de collapsus, ce qui est loin d'être rare. Si je ne vois le malade qu'alors qu'il est déjà plongé dans une adynamie profonde, ou bien si, malgré le traitement institué en temps utile, la prostration s'accentue davantage vers la fin du second septénaire ou le commencement du troisième, je fais donner deux ou trois fois par jour de petits lavements composés de bouillon et de vin par parties égales.

Quels que soient les incidents pathologiques qui surviennent, ce régime et cette médication sont invariablement maintenus jusqu'à la fin ; le développement des symptômes nerveux graves que l'on attribue à l'ataxie, délire agité ou furieux, contractures, soubresauts de tendons, n'est point une contre-indication au traitement, loin de là, c'est en présence de ces phénomènes qu'il faut porter au maximum la dose de l'alcool ; l'erreur qui consiste à rapporter ces accidents à l'hyperémie cérébro-spinale est une de celles qui ont fait le plus de victimes.

Ainsi donc, je le redis encore, pour qu'il ne reste aucune incertitude dans votre esprit, la médication que je viens de vous exposer est maintenue imperturbablement, quoi qu'il advienne ; il en est de même de la suivante, par laquelle je remplis la seconde indication que j'ai formulée.

Dès que la température atteint 39 degrés, je fais commencer les lotions froides au nombre de deux par jour, si la température du soir ne dépasse pas 39°,5 ; au nombre de trois, si cette limite est franchie ; enfin, j'en fais pratiquer quatre au moins, dans les cas où la fièvre se maintient en plateau autour de 40 degrés, ou même autour de 39°,5, sans rémission matinale notable. Je vous rappelle qu'une fièvre uniforme ou en plateau, est en réalité plus nuisible pour l'organisme qu'une fièvre d'égale durée à maximum plus élevé, mais à rémission matinale très-marquée. En fait, je règle le nombre de mes lotions sur l'intensité et l'uniformité du processus fébrile. Le liquide dont je me sers est le vinaigre aromatique pur ; il est de beaucoup préférable à l'eau, parce qu'il procure une réfrigération plus marquée et plus durable, parce qu'il excite plus activement l'hématose cutanée, et parce qu'il maintient autour du malade une atmosphère odorante qui le ranime et assure la pureté de l'air ; ce qui n'est pas moins important pour les personnes de service que pour le patient lui-même.

Dans la saison froide, le liquide est employé à la température de la chambre ; dans la saison chaude, il doit être conservé dans un lieu frais, afin qu'au moment de l'usage il ait une température notablement inférieure à celle du milieu qui entoure le malade. Quant à la pratique

de ces lotions, elle est fort simple ; voici comment je fais
procéder : on glisse sous le malade complétement nu une
grande couverture de laine sur laquelle a été placée une
toile cirée ; avec une grosse éponge bien imbibée de vinaigre, on fait une lotion rapide sur la totalité du corps
en exprimant graduellement le liquide, qu'on renouvelle
au fur et à mesure ; la toile cirée est ensuite enlevée par
glissement, et le patient est enveloppé dans la couverture
de laine, où il reste jusqu'à ce qu'il soit complétement
séché. L'opération, déjà fort courte de cette manière,
devient plus brève encore, si l'on peut y affecter deux
personnes qui se tiennent de chaque côté du lit ; du reste,
il faut se garder d'un excès, une lotion par trop courte ne
produirait pas l'effet attendu ; il ne s'agit pas seulement
de soustraire de la chaleur au moment même du lavage,
il faut que l'influence réfrigérante ait une certaine durée,
sinon vous ne remplissez que la moitié de l'indication ;
une durée de deux minutes pour chaque lotion est la
moyenne que j'ai adoptée.

A mesure que la température fébrile baisse, je diminue
le nombre quotidien des lotions ; mais je ne les supprime totalement qu'après la terminaison de la fièvre.
Je ne connais à cette puissante médication qu'une
seule contre-indication, qui d'ailleurs se présente rarement : lorsque l'adynamie a été très-grave, les premiers
déclins de la température sont accompagnés de sueurs
profuses qui n'ont rien de critique, et dont le seul effet
est d'épuiser le patient ; or j'ai observé que les lotions
froides, sans doute en raison de l'excitation cutanée
qu'elles provoquent, entretiennent et augmentent cette
diaphorèse, et dans ces conditions spéciales, mais dans

celles-là seulement, je les fais cesser, non pas immédiatement à la première apparition de la sueur, mais au
bout de trente-six ou quarante-huit heures, c'est-à-
dire lorsque, d'après la durée du phénomène, je suis
assuré qu'il ne s'agit pas d'un mouvement sudoral unique
et accidentel. — Sur ce point encore, j'ai à cœur
de prévenir toute équivoque ; j'ajoute donc que, lorsque
ces sueurs abondantes ne coïncident pas avec un abaissement durable de la chaleur fébrile, elles ne sont plus
pour moi une contre-indication à l'emploi des lotions
froides.

J'ai complétement renoncé aux bains proprement dits ;
d'après ce que j'ai vu, ils n'ont pas une action plus puissante que les lotions, et ils ont le grave inconvénient,
d'exiger le déplacement du malade, et de l'exposer à des
secousses, à des tractions, à des efforts qui peuvent être
fort dangereux pour un intestin distendu par des gaz, et
aminci par des ulcérations.

Ainsi que je vous l'ai dit il y a peu d'instants, le danger résultant de la calorification fébrile n'est jamais plus
grand que lorsque la température présente avec un chiffre
élevé de 39°,5 ou au-dessus une absence de rémission
matinale, de telle sorte que la ligne thermique figure un
plateau horizontal ou à peu près. Cette circonstance doit
immédiatement éveiller votre sollicitude ; il est urgent
alors de provoquer par tous les moyens possibles des rémissions, qui restreignent, au moins pour quelques heures, la combustion de l'organisme, et atténuent un peu
les fâcheux effets de la chaleur anormale. Souvent il suffit,
pour atteindre le but, d'augmenter la dose de l'alcool et
le nombre des lotions, et après un ou deux jours, l'uni-

formité de la ligne thermique est brisée par une rémission matinale de plusieurs dixièmes de degré ; parfois pourtant après ce délai, la situation reste la même ;
dans ce cas, je fais donner 60 centigrammes à 1 gramme
de sulfate de quinine, et je prolonge l'usage de ce
médicament jusqu'à ce que l'égalité de la température soit rompue, et que le maximum vespéral soit
abaissé.

Lorsque l'indication tirée des altérations broncho-
pulmonaires existe, rien n'est changé au traitement, les
lotions froides en particulier sont continuées de la même
manière et dans le même nombre qu'auparavant ; toute la
modification consiste à ajouter à l'ensemble des moyens
précédents des applications de ventouses sèches, dans le
but de combattre la fluxion catarrhale et les stases sanguines qui la compliquent toujours dans les cas que nous
envisageons. Pour être vraiment efficaces, ces applications
doivent être faites selon certaines règles qu'impose le
mode même d'action des ventouses ; cette action déri-
vative est toute mécanique et elle est temporaire : d'une
part, la puissance de l'effet est en rapport direct avec le
nombre des ventouses ; d'autre part, cet effet survit peu à
l'application ; si donc on veut produire un résultat réel
et persistant, il faut mettre les ventouses en grand nombre, et y revenir régulièrement à des intervalles peu prolongés. En conséquence, je fais appliquer les ventouses
matin et soir tant que subsiste l'indication tirée des troubles de l'hématose, chaque application est de quarante à
soixante selon les cas ; on les répartit sur les membres inférieurs et à la base de la poitrine.

Messieurs, je l'ai déjà dit ailleurs, aucun des moyens qui

composent ce traitement complexe n'est nouveau en soi ; il n'est pas un d'eux qui n'ait été isolément proposé et employé ; les indications et le mode d'emploi des ven-touses sèches entre autres ont été parfaitement exposés par Graves et surtout par le professeur Béhier. Ce qui est nouveau, ce qui fait l'originalité de ma méthode et me donne le droit de la déclarer mienne, c'est la fusion de ces moyens en un traitement uniforme et constant, c'est l'application imperturbable que j'en fais dans tous les cas, dès le moment même où je suis sûr du diagnostic jusqu'à la terminaison de la maladie. Je me garde bien, comme on le fait trop souvent en vertu d'une idée que je ne puis réussir à concevoir, d'attendre pour agir que l'adynamie soit constituée ; éclairé par les indi-cations dont l'observation m'a révélé la constance, je vais au-devant du danger, je lui oppose à l'avance toutes les ressources dont l'expérience m'a démontré l'effica-cité, et prévenant ainsi l'ennemi que je suis certain d'a-voir à combattre, je m'assure la victoire dans la limite du possible, et je conserve au malade la totalité des chances favorables. Songez que l'un des premiers effets de l'adynamie est la diminution de l'impressionnabilité thérapeutique, et vous serez édifiés, je pense, sur la su-périorité de ma méthode. Au surplus, je vous en four-nirai bientôt des preuves directes.

Il n'est pas besoin de grands développements pour vous montrer que ma médication remplit bien réellement les indications fondamentales que j'ai formulées ; je vous ai dit l'action des ventouses sèches, je n'y reviens pas. L'alimentation liquide mais effective, le vin et la tisane vineuse substitués à la diète et aux boissons émollientes ont pour effet de soutenir les forces, et d'entretenir une certaine activité dans les fonctions de l'estomac; ces moyens concourent donc pour leur part à remplir l'indication basée sur le caractère adynamique de la maladie. — L'alcool a une triple action par laquelle il répond et à l'indication tirée de l'adynamie et à l'indication fournie par la consomption fébrile; il exerce une influence stimulante sur l'ensemble de l'organisme, et particulièrement sur le système nerveux et sur le cœur; d'autre part, il est brûlé, et comme la quantité de l'agent comburant reste la même, cette combustion de l'alcool, substance extrinsèque,·devient un moyen d'économie ou d'épargne dans la consommation des matériaux propres de l'organisme; en d'autres termes, l'alcool dérive sur lui, au profit du malade, une partie de la combustion pyrétique; enfin, l'alcool abaisse la température, et il agit par là directement sur le processus fébrile. Il est bien entendu que je n'ai en vue dans tout ceci que l'alcool fortement dilué qui constitue l'eau-de-vie de Cognac; l'alcool proprement dit aurait une tout autre action; il est même essentiel, pour obtenir tous les effets salutaires de la médication, sans s'exposer aux influences nuisibles de l'alcool, de n'employer que de vieux cognac parfaitement dépouillé.

Pour vous convaincre que les lotions froides répondent réellement à l'indication posée, vous n'avez qu'à prendre la température du malade immédiatement avant l'affusion, puis un quart d'heure, une demi-heure, une heure après; vous verrez ainsi que la lotion est suivie, sans exception aucune, d'un abaissement thermométrique qui peut dépasser un degré (comme nous l'avons encore constaté hier chez notre homme de la salle Saint-Jérôme, n° 31), et si vous multipliez vos observations, vous constaterez bientôt, ainsi que je l'ai fait depuis long-temps, que le degré de la réfrigération est proportionnel à la différence qui existe entre la température du patient et celle du liquide employé, et que la durée de cette réfrigération est en raison directe de son intensité.

Après avoir exposé dans tous leurs détails la méthode et les procédés de mon traitement, je dois vous signaler les avantages que l'expérience m'autorise à lui assigner. J'affirme, en premier lieu, que cette médication fait tomber au minimum la mortalité de la fièvre typhoïde ; la preuve de cette affirmation exige plus de temps qu'il ne nous en reste aujourd'hui, je la remets à notre prochaine réunion. Mais ce n'est pas tout, et, à côté de cette supériorité fondamentale, le traitement que je vous adjure d'adopter se distingue entre tous par de nombreux avantages, sur lesquels j'appelle votre attention avec cette conviction absolue qu'inspire la constance des résultats observés.

Cette médication est admirablement bien tolérée par tous les malades ; les lotions leur procurent un état de mieux-être si marqué, qu'ils attendent avec impatience le moment de cette réfrigération salutaire, et quant à la potion alcoolique, quelle que soit la durée de son emploi, elle est toujours acceptée sans dégoût, et parfaitement supportée par l'estomac. Depuis cinq ans et trois mois que je suis cette méthode, deux fois seulement j'ai observé quelques vomituritions à la suite de l'ingestion du médicament ; dans l'un des cas, il s'est agi d'une malade de la Maison municipale de santé qui était sous le coup d'une rechute ; dans l'autre, chez un homme de cet hôpital, la fièvre typhoïde avait débuté par des vomissements, qui avaient persisté pendant les trois ou quatre jours qui avaient précédé l'entrée du malade dans mon service. Dans les deux cas, il m'a suffi de retrancher la teinture de cannelle pour assurer la tolérance de la potion. Durant cette longue période d'observations, je n'ai pas rencontré d'autre exemple d'intolérance même temporaire. C'est là un premier avantage dont l'importance pratique est vraiment considérable ; je l'attribue et à la composition même de la potion, et à l'absence des boissons dites émollientes, et à l'alimentation qui maintient à un certain degré l'aptitude fonctionnelle de l'estomac.

Le tympanisme est très-peu marqué ou nul ; jamais il n'acquiert le caractère d'une complication grave nécessitant une médication spéciale, comme cela arrive si fréquemment dans les fièvres typhoïdes traitées par l'expectation, ou par les médications ordinaires. L'absence de météorisme n'est pas seulement un soulagement pour le malade, c'est un danger de moins ; lorsque la distension du ventre est considérable, elle apporte un sérieux obstacle à l'ampliation thoracique, et concourt ainsi à produire l'insuffisance de l'hématose. D'un autre côté, c'est dans les cas à tympanisme qu'on observe, à la fin de la maladie et durant la convalescence, la parésie de l'intestin, phénomène qui se traduit par une constipation opiniâtre, et retarde de beaucoup le rétablissement complet des fonctions digestives. Le défaut de tympanisme n'est donc point un médiocre avantage, et je puis vous attester que mon traitement en assure le bénéfice aux malades.

Les troubles dyspeptiques, qui troublent si souvent la convalescence de la fièvre typhoïde, et s'opposent durant

un temps plus ou moins long à un régime vraiment réparateur, sont prévenus par mon traitement, je ne les ai du
moins pas observés une seule fois depuis plus de cinq ans.
Ce précieux résultat est dû à la persistance de l'alimentation pendant tout le cours de la maladie ; lorsque après
la chute de la fièvre je commence l'usage de la viande,
je n'ai point à faire à un estomac resté dans l'inertie
pendant trois ou quatre semaines, je trouve un organe
dont l'activité fonctionnelle a toujours été entretenue, et
qui par suite peut reprendre sans secousses et sans efforts
un véritable travail d'élaboration digestive.

L'absence des troubles dyspeptiques, la rapidité relative
avec laquelle on peut restituer une alimentation substantielle abrègent notablement la durée de la convalescence ;
de plus, les accidents les plus séreux de cette période
sont conjurés, je veux parler des eschares et des thromboses cachectiques ; sur un total de plus de trois cents cas
observés depuis cinq ans, je n'ai pas vu un seul fait de
thrombose, et deux fois seulement j'ai constaté des eschares qui, du reste, ont facilement guéri. En raison de
l'importance de ce chiffre, je ne puis croire qu'il s'agisse
ici d'une simple coïncidence, d'un bénéfice de série, et
j'attribue cet heureux résultat à l'influence du traitement,
qui maintient au maximum la vitalité des tissus.

J'arrive à une autre particularité qui présente un sérieux intérêt. Vous savez avec quel soin, avec quelle mi-
nutie ont été étudiés, dans ces dernières années, les caractères du mouvement fébrile dans la fièvre typhoïde ; or,
s'il est un point sur lequel tous les observateurs soient
d'accord, c'est sur le mode de terminaison de cette fièvre ;
elle se termine par défervescence graduelle ou lysis, voilà

le principe absolu qui est universellement formulé, et, à
cette règle, aucune exception n'est signalée même par les
médecins qui se sont livrés aux recherches les plus mul-
tipliées, j'ai nommé Wunderlich, Thomas et Griesinger.
Voyez la dernière édition toute récente de l'ouvrage de
Wunderlich, et ni dans les observations, ni dans les tracés,
vous ne trouverez un seul fait qui montre une défervescence brusque du genre de celle qui caractérise la pneumonie franche. Cette défervescence brusque je l'ai constatée le premier, et je l'ai signalée dans mon *Traité de
pathologie*; aujourd'hui mes observations se sont multi-
pliées, et je n'hésite pas à rapporter ce mode spécial de
terminaison à l'influence de mon traitement. Dans les
premiers cas où j'ai vu la défervescence brusque, il s'agissait de ces formes atténuées de fièvre typhoïde qui sont
connues sous le nom de formes abortives, et j'ai rattaché
à la légèreté de la maladie cette terminaison particulièrement favorable. Plus tard, j'ai dû abandonner cette manière
de voir, car j'ai observé des défervescences non moins
brusques, non moins rapides, dans des formes graves et
longues, reproduisant exactement le type commun de la
fièvre typhoïde; les tracés que je vous présente vous
donneront une idée exacte du phénomène. Le premier
(*voy.* fig. 9), qui concerne une fille de quinze ans, vous
montre, du seizième au dix-huitième jour, une défervescence brusque mais à deux étapes, qui établit une sorte
de transition entre la chute graduelle ou lysis et la défervescence absolument critique; une première chute
complète, c'est-à-dire de l'état de fièvre à l'état normal,
a lieu du soir du seizième jour au matin du dix-septième,
parcourant 2°,3; le dix-septième jour, la température

Figure 9.

Fièvre typhoïde. —— Fille de 15 ans ; Salle St° Claire N° 3.

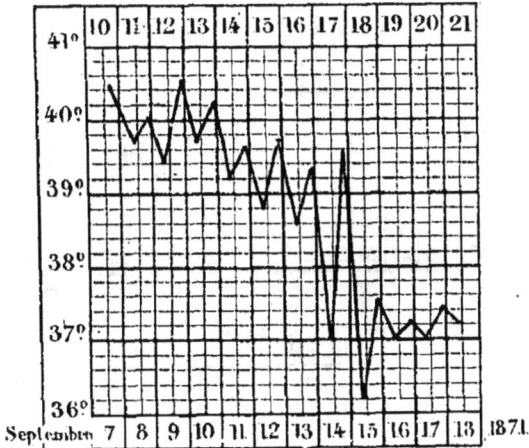

Figure 10.

Fièvre typhoïde. — Homme de 34 ans ; Salle St Jérôme N° 25

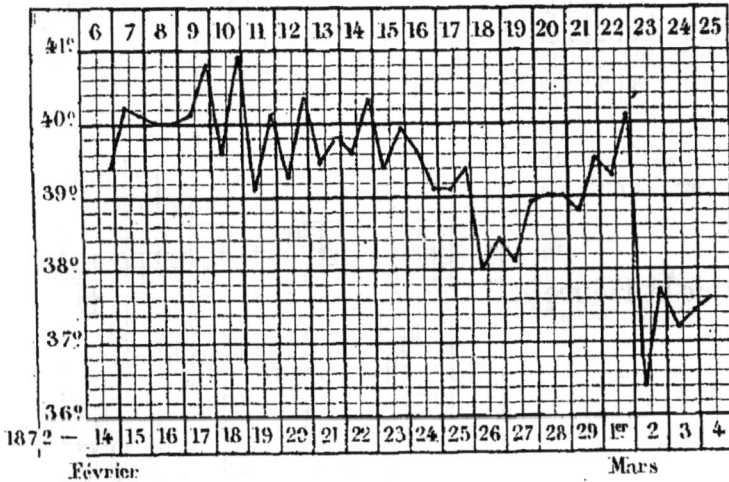

Fig. 11. Fièvre typhoïde.—Homme de 21 ans ; Salle S! Jérôme N? 27.

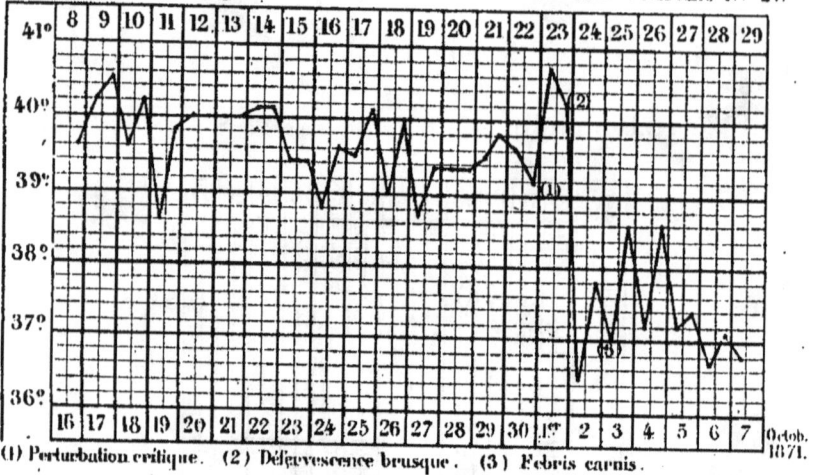

(1) Perturbation critique.   (2) Défervescence brusque.   (3) Febris carnis.

Fig. 12. Fièvre typhoïde, forme pétéchiale.-Garçon de 18 ans ; Salle S! Jérôme N? 31.

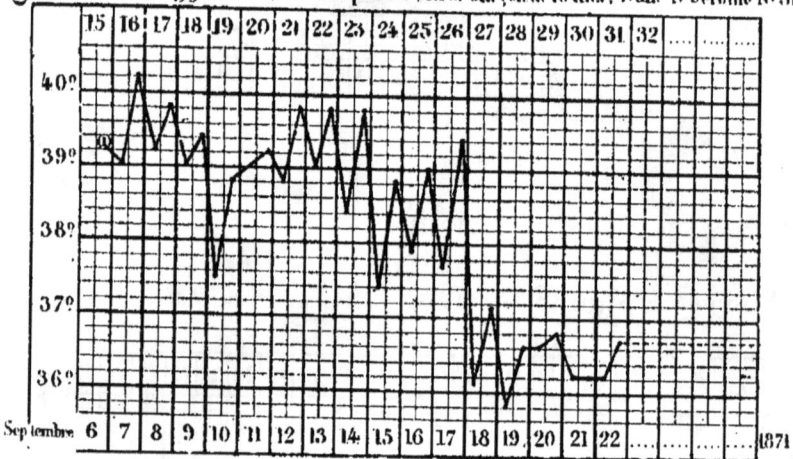

OBS: (1) A l'arrivée pétéchies
confluentes sur une partie du
corps.

Suite de la Figure 12

OBS: (2) Rechute après dix
jours de température normale.

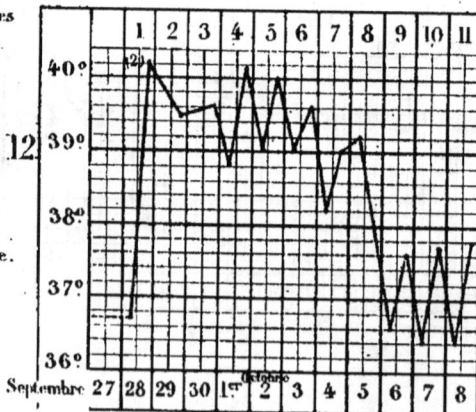

remonte le soir jusqu'à 39°,6, dépassant ainsi de 0°,3 celle de la veille au soir, et dans la nuit suivante une dépression de 3°,4 amène un chiffre sous-normal qui fait place aux chiffres physiologiques. Il y a loin de là à une défervescence graduelle.

Ce second tracé (*voy.* fig. 10) est un parfait exemple de défervescence critique type; ou croirait voir la ligne terminale d'une pneumonie franche ; le vingt-deuxième jour au soir la température est de 40°,1, et le lendemain matin elle est sous-normale à 36°,3; la convalescence s'établit et marche, dès lors, sans encombre.

Dans ce troisième tracé (*voy.* fig. 11) la défervescence brusque a lieu du vingt-troisième au vingt-quatrième jour, et elle est précédée du phénomène connu sous le nom de perturbation critique ; la similitude est complète, absolue, avec la crise de la pneumonie.

Cette autre courbe (*voy.* fig. 12) vous montre une défervescence brusque parfaite dans la forme la plus grave qu'on puisse observer ; le malade, âgé de dix-huit ans, ne nous est arrivé qu'au quinzième jour, et il avait alors une grande partie de son corps couverte de pétéchies confluentes ; vous voyez, néanmoins, du vingt-sixième au vingt-septième jour, une défervescence de 3°,3 du soir au matin. Ce n'est pas tout ; après dix jours de convalescence, pendant lesquels la température est constamment normale, ou légèrement sous-normale, ce malade subit une réversion qui débute par une température vespérale de 40°,3 ; et du huitième au neuvième jour une défervescence brusque qui a lieu, cette fois, du matin au lendemain matin, ramène la température de 39°,2, à 36,°6; la guérison a été définitive.

Pour ne parler que des formes de gravité et de longueur communes, je possède une vingtaine de tracés analogues, ce qui représente une proportion de défervescences brusques égale à 1 sur 15 cas. Ainsi donc, les observateurs qui m'ont précédé, notamment Wunderlich et Thomas, sur des milliers de faits n'ont pas constaté un seul exemple de ce mode de terminaison, et moi sur un chiffre infiniment plus restreint, j'en ai eu un nombre égal au quinzième du total de mes cas; d'un autre côté, j'ai vu la fièvre typhoïde en Allemagne, et je sais, de façon certaine, qu'elle ne diffère pas de la nôtre; en cette situation, je suis amené à conclure que cette modification remarquable de la défervescence est imputable au traitement spécial que je mets en œuvre. Cette modification, sachez-le bien, n'est point stérile pour le malade; l'observation m'a démontré, en effet, qu'après les défervescences brusques, la convalescence est plus courte et plus facile qu'après les terminaisons graduelles. D'après quelques-uns de mes cas, la *febris carnis* du début de l'alimentation animale serait plus accentuée après la crise rapide qu'après la lysis; cette particularité doit être connue, sinon l'on pourra croire à tort à une fausse crise, ou à quelque complication qui entrave la convalescence.

En résumé, messieurs : tolérance constante de la médication ; — diminution ou absence du météorisme ; — absence des troubles dyspeptiques secondaires; — brièveté de la convalescence ; — rareté des eschares, et des thromboses cachectiques ; — provocation dans un certain nombre de cas d'un mode de défervescence plus favorable que les terminaisons ordinaires; — tels sont

les avantages certains de ma méthode de traitement.
J'ai maintenant à en établir la supériorité par le critérium fondamental, c'est-à-dire au point de vue de la
mortalité de la maladie ; c'est une question que je trai-
terai dans notre prochaine conférence.

TRENTIÈME LEÇON

TRAITEMENT DE LA FIÈVRE TYPHOÏDE.

(FIN.)

TRAITEMENT DE L'ÉRYSIPÈLE DE LA FACE.

MESSIEURS,

Je vous ai exposé le traitement que j'applique depuis plus de cinq ans à la fièvre typhoïde ; je vous ai fait connaître les avantages particuliers que l'expérience m'autorise à lui attribuer ; j'ai maintenant à vous démontrer, preuves en main, les avantages généraux qu'il présente relativement à la mortalité de la maladie (1).

Avant tout je dois vous rappeler certaines conditions qu'il est indispensable de ne jamais perdre de vue, lorsqu'on aborde des questions afférentes à la statistique mortuaire. Vous n'avez le droit d'invoquer l'autorité des chiffres qu'autant qu'ils sont très-nombreux, surtout s'il s'agit d'une maladie dont les formes sont multiples, dont la gravité est variable, et qui est influencée par les constitutions médicales, fixes ou saisonnières. Ces conditions introduisent dans le problème des données mobiles et changeantes, et vous ne pouvez être à l'abri des fluctuations qui en sont la conséquence, que si vous opérez sur des chiffres assez nombreux pour qu'il y ait compensation entre les éventualités bonnes ou mauvaises, issues des éléments accessoires de la question. — D'un autre côté, les relevés dont nous disposons proviennent pour la presque totalité des observations hospitalières ; or, je n'ai pas besoin de vous rappeler, je suppose, combien sont dissemblables les conditions sanitaires des hôpitaux dans les différents pays, combien même ces conditions diffèrent entre les divers hôpitaux d'une même ville, selon la topographie, l'étendue, l'aménagement intérieur de l'établissement. Cela étant, si vos résultats statistiques sont extraits de chiffres peu élevés, vous n'avez vraiment pas le droit de leur attribuer une valeur absolue ; il peut y avoir eu coïncidence heureuse ou malheureuse, ce qu'en langage médical on appelle l'influence des séries, et en cette situation vous n'êtes point du tout certains

_____

(1) Cette Leçon a été faite le 26 mars 1872.

JACCOUD. — Clin. Lariboisière.   49 que vos conclusions expriment une moyenne vraie. Pour ces motifs, auxquels je pourrais facilement en ajouter d'autres non moins importants, on ne peut arriver à des données exactes sur la mortalité moyenne de la fièvre typhoïde qu'à la condition d'opérer sur des chiffres très-nombreux, et de provenances diverses.

Je puis du reste, par quelques exemples frappants, vous démontrer l'importance et la justesse des obligations que je viens de formuler. Louis calcule la mortalité de la fièvre typhoïde pour la période comprise de 1822 à 1827 ; sur 138 cas qu'il a observés, il a eu 50 décès, d'où il conclut à une mortalité de 36,23 pour 100. Si l'on s'en tient à cette conclusion, on est dans le faux ; il est évident que Louis a rencontré ici une série malheureuse, car à l'exception d'un seul autre groupe, jamais la mortalité de la maladie n'a atteint un chiffre aussi considérable. — Chomel ajoutant aux 138 faits de Louis ceux qu'il a suivis lui-même arrive à un total de 207 cas, sur lesquels il y a 71 décès, c'est-à-dire une proportion de 34,29 pour 100. C'est déjà un peu moins ; mais voyez l'effet des séries ; vers la même époque Forget donne le relevé de 190 cas observés à la clinique de la Faculté de Strasbourg ; le nombre des décès est de 44, soit 23,15 pour 100. La mortalité est notablement inférieure à celle des groupes précédents, et vous pouvez déjà apprécier le danger des statistiques portant sur des chiffres trop peu nombreux.

De Larroque, le créateur de la méthode évacuante, déclare, sans préciser davantage, une mortalité de 10 pour 100 ; — Beau appliquant ce même traitement à 104 malades, a 11 décès, soit 10,57 pour 100, chiffre très-voisin du précédent ; — Piédagnel, sur 134 cas traités d'après les mêmes principes, observe 19 décès, ce qui donne une mortalité de 14, 17 pour 100. Les résultats annoncés par de Larroque sont ainsi à peu près justifiés, et il en est encore de même si vous vous reportez à une première déclaration de Grisolle qui mentionne une mortalité de 1 sur 7, soit 14, 28 pour 100. Mais c'était là à coup sûr une série heureuse, car peu après, dans l'épidémie de 1842, le traitement étant identique, le même professeur Grisolle a perdu la moitié de ses malades, soit 50 pour 100, ainsi qu'il nous l'apprend dans une édition subséquente de son livre. Il est facile de voir que cette seule série, si on la fusionne avec les autres, altère et modifie complétement les résultats généraux des groupes précédents.

Si nous réunissons par un calcul d'ensemble toutes les données que je vous ai présentées jusqu'ici, nous arrivons à une mortalité moyenne de 24,08 pour 100. Ce chiffre doit-il être tenu pour bon ? Non certes; tous ces documents réunis ne comprennent à eux tous que 750 cas à 800 cas; c'est quelque chose, j'en conviens, mais ce n'est point assez pour une maladie soumise comme la fièvre typhoïde à tant de causes diverses de mutabilité. En voulez-vous la preuve? De cette statistique générale retranchez les deux groupes de Grisolle, le bon et le mauvais, et vous n'avez plus que 145 décès pour 635 cas, soit une moyenne de 22,83 pour 100. Vous le voyez, ces données sont insuffisantes; ce n'est point avec de semblables chiffres que nous pouvons arriver à une appréciation exacte de la mortalité moyenne de la fièvre typhoïde.

Le relevé que je vais vous présenter échappe à cette cause d'erreur ; il est bien loin d'être aussi complet qu'on pourrait le faire, je m'empresse de vous le dire moi-même ; mais tel qu'il est je suis bien certain que ses éléments sont assez nombreux et assez divers pour que la moyenne qui s'en dégage puisse être considérée comme l'expression de la vérité.

Voici mes données, je les ai empruntées pour la plupart à Griesinger et à Murchison :

OBSERVATEURS.	LIEUX DE L'OBSERVATION.	PÉRIODES de l'observation.	NOMBRE des cas.	NOMBRE des décès.	MORTALITÉ centésimale.
Griesinger	Zurich	Trois ans et demi	470	89	18,8
Wunderlich	Leipzig	Sept ans	600	111	18,5
Tüngel	Hambourg	Quatre ans	504	96	9,
Sander	Berlin (Hôpital Béthanie)	Trois ans	301	55	18,0
X	Vienne (Hôpital Wieden)	Deux ans	928	171	18,4
Murchison	Londres (London-fever Hospital)	Quatorze ans et demi	2 505	465	18,5
Idem	Divers hôpitaux de Londres	?	18 612	3443	18,5
Rapports officiels	Vienne (Hôpital général)	Treize ans (1846-1858)	17 651	3973	22,5
Idem	Idem	Trois ans (1859-1861)	3 538	735	23,6
Ulrich	Berlin (Hédwigs hospital)	Cinq ans	418	100	23,9
Rapports officiels	Vienne (Wieden hospital)	Quatre ans (1855-1858)	3 500	514	14,6
			49 027	9752	19,89 %

La fusion de toutes ces statistiques de provenances et de durées diverses donne un total de 49 027 cas, sur lesquels il y a 9752 décès, soit une mortalité moyenne de 19,89 pour 100. Le chiffre que nous obtenons ainsi peut être considéré comme sensiblement exact, et en effet si vous consultez les auteurs les plus récents et les plus compétents, Murchison et Griesinger entre autres, vous verrez qu'ils fixent le chiffre général de la mortalité dans la fièvre typhoïde entre 18 et 20 pour 100 ; de telle manière qu'au delà de 20 pour 100 les résultats sont médiocres, et qu'au-dessous de 18 pour 100 ils doivent être tenus pour excellents. — Il n'y a pas de raison pour négliger au profit de ce relevé les données moins nombreuses dont je vous ai parlé tout d'abord; ajoutons-les ensemble, nous agirons alors sur un total de 49 662 cas, sur lesquels nous avons d'une part une proportion de 24,08, d'autre part une proportion de 19,89, soit une moyenne générale de mortalité de 21,98 pour 100.

Enfin le rapport académique de Gaultier de Claubry sur les épidémies de fièvre typhoïde en France pour la période de 1841 à 1852 embrasse 14 806 cas avec 2260 décès, soit une mortalité de 15,26 pour 100. C'est là une proportion très-favorable, et qui en raison du nombre des cas sur lequel elle est basée peut apporter une modification assez notable dans les résultats précédents; fusionnons donc une dernière fois toutes ces séries et nous aurons, sur un total de plus de 64 468 cas, d'une part une proportion de décès de 24,08 pour 100, secondement une proportion de 19,89, en dernier lieu une proportion de 15,26 pour 100, soit une moyenne générale de 19,74 pour 100.

Ces chiffres, vous le penserez sans doute comme moi, sont assez nombreux pour que toutes les influences nées des formes morbides, des séries, des épidémies, des conditions hospitalières, et du traitement, soient anéanties par une compensation complète, et nous pouvons conclure en toute sécurité que le chiffre de 19 à 20 pour 100 est sensiblement l'expression moyenne de la mortalité dans la fièvre typhoïde.

Le nombre des cas auxquels j'ai appliqué mon traitement depuis cinq ans et quelques mois, est infiniment restreint en présence des chiffres considérables que nous venons d'examiner ; néanmoins le bilan de ma méthode peut nous fournir déjà les éléments d'une appréciation comparative dont je vais vous exposer les résultats.

Dans la première année, à l'hôpital Saint-Antoine, j'ai traité 78 cas de fièvre typhoïde ; ils se répartissent ainsi :

1867. — HÔPITAL SAINT-ANTOINE.

78 cas........	73 hommes.	5 femmes.
71 guérisons...	67 hommes.	4 femmes.
7 décès	6 hommes.	1 femme.

Soit décès : 8,97 pour 100.

Cette proportion de décès doit être abaissée, pour les motifs que je vous soumettrai dans un instant ; mais, telle qu'elle est, elle est plus favorable que toutes celles que nous avons rencontrées jusqu'ici.

Pendant la seconde et la troisième année, à la Maison de santé, j'ai eu 110 cas de fièvre typhoïde, comme le montre ce tableau :

1868, 1869. — MAISON MUNICIPALE DE SANTÉ.

110 cas.......	108 hommes.	2 femmes.
93 guérisons..	91 hommes.	2 femmes.
17 décès......	17 hommes.	»

Soit décès : 15,45 pour 100.

Comme la précédente, cette proportion doit être modifiée ; mais, sans modification, elle est encore des plus
satisfaisantes, quoique moins favorable de beaucoup que
la première.

Dans la quatrième et la cinquième année, à l'hôpital
Lariboisière, j'ai traité 185 cas de fièvre typhoïde ainsi
qu'il suit :

1870, 1871. — HÔPITAL LARIBOISIÈRE.

135 cas......	80 hommes.	55 femmes.
96 guérisons.	59 hommes.	37 femmes.
39 décès.....	21 hommes.	18 femmes.

Soit décès : 28,88 pour 100.

Cette proportion remarquablement mauvaise ne doit
point vous effrayer, elle vous sera expliquée dans un
instant ; mais au préalable massons tous ces chiffres et
nous aurons pour nos cinq années un total de 323
cas, savoir :

323 cas......	261 hommes.	62 femmes.
260 guérisons.	217 hommes.	43 femmes.
63 décès.....	44 hommes.	19 femmes.

Soit décès : 19,50 pour 100.

Cette moyenne générale des cinq années n'est que très-légèrement inférieure au chiffre 19,74 pour 100 qui exprime en bloc, ainsi que nous l'avons établi, la mortalité ordinaire de la maladie.

Je puis aujourd'hui ajouter à ces chiffres le relevé des sept premiers mois de 1872, du 1er janvier au 1er août, savoir :

18 cas........	14 hommes.	4 femmes.
16 guérisons ...	12 hommes.	4 femmes.
2 décès.......	2 hommes.	»

Soit décès : 11,11 pour 100.

En totalisant ces résultats, ce qui étend le relevé à une période de cinq ans et sept mois, nous obtenons le tableau que voici :

341 cas......	275 hommes.	66 femmes.
276 guérisons..	229 hommes.	47 femmes.
65 décès.....	46 hommes.	19 femmes.

Soit décès : 19,06 pour 100.

Cette proportion est un peu meilleure que la moyenne type, mais elle ne doit pas subsister ainsi ; j'ai à vous faire part de certaines particularités qui sont de nature à modifier favorablement ces résultats numériques, et je suis certain que vous serez bientôt convaincus de la légitimité de mes observations.

Il est indispensable de retrancher de ces cinq ans et sept mois la période obsidionale, durant laquelle les conditions hygiéniques ont été tout à fait exceptionnelles ; il me suffira de vous rappeler l'absence d'aliments convenables et de moyens de chauffage ; les malades qui arrivaient alors à l'hôpital y venaient épuisés par des privations de tout genre, et ils trouvaient dans nos salles une température sibérienne et un régime à tous égards insuffisant. Je suis modeste en limitant cette période entre le 1er octobre 1870 et le 1er mars 1871 ; en m'appuyant sur les épidémies de scorbut qui ont apparu à ce moment pour se prolonger jusqu'à la fin du printemps, j'aurais le droit d'étendre au delà du 1er mars cette époque d'exception, mais je l'arrête cependant à cette date, parce qu'alors le combustible nous était revenu, et que l'absence de chauffage a été, selon moi, du moins dans cet hôpital, la circonstance la plus fâcheuse. Tout juge impartial doit reconnaître que cette période doit être défalquée de ma statistique générale ; au surplus, les chiffres suivants, que j'extrais des bulletins officiels de la ville de Paris, vous permettent d'apprécier l'influence du siége sur la mortalité de la fièvre typhoïde.

	Période obsidionale.	Année précédente.
Septembre.........	209 décès.	114
Octobre...........	264	110
Novembre.........	415	133
Décembre.........	896	103
Janvier...........	1544	84
Février...........	1119	98

Sans aucun doute, le nombre des fièvres typhoïdes a été plus considérable pendant le siége que pendant les mois correspondants de l'année précédente, mais cette augmentation du nombre des cas n'a été nullement en rapport avec l'accroissement de la mortalité, lequel incombe, pour la plus grande part, aux influences nocives de l'époque obsidionale. Je retranche donc la période comprise entre le 1er octobre et le 1er mars 1871; et les résultats généraux observés du 1er janvier 1867 au 1er août 1872, l'époque du siége étant défalquée, se traduisent par les chiffres suivants :

305 cas	258 hommes.	47 femmes.
254 guérisons .	224 hommes.	30 femmes.
51 décès	34 hommes.	17 femmes.

Soit décès : 16,72 pour 100.

Ce résultat est notablement inférieur à la moyenne type, inférieur aussi au chiffre de 18 pour 100, qui de l'aveu des auteurs les plus compétents représente le minimum de la moyenne ordinaire. — Vous voudrez bien remarquer que les proportions finales que je vous ai présentées, savoir : 19,06 pour 100 pour la totalité de la période de cinq ans et sept mois, et 16,72 pour 100 pour cette période diminuée des cinq mois de siége, ont été obtenues en opposant le nombre total des cas (341 pour la période complète, — 305 pour la période après défalcation) au nombre total des décès (65 pour la période complète, — 51 pour la période après défalcation), et en déduisant du rapport de ces deux nombres la proportion de décès pour 100. J'aurais pu facilement réduire ces proportions en les demandant à une autre manière d'opérer, qui est fréquemment mise en usage, c'est-à-dire en prenant simplement la moyenne générale des diverses moyennes partielles ; si j'avais adopté cette opération, le résultat final aurait été exprimé par 16,10 pour la période complète de cinq ans et sept mois, et par 15,19 pour 100 pour la période après défalcation. Je considère cette manière de faire comme mauvaise, et je ne vous la signale que pour vous mettre en garde contre cet artifice d'opération ; je m'en tiens, en ce qui me concerne, à la proportion de 16,72 pour 100 comme moyenne de la mortalité de mes fièvres typhoïdes du 1er janvier 1867 au 1er août 1872, déduction faite de la période obsidionale.

Mais cette proportion doit subir une nouvelle réduction ; je vais vous en dire le motif : un malade entre à l'hôpital, il meurt le lendemain, le surlendemain de son entrée ; devons-nous le comprendre dans la statistique ? Oui et non, cela dépend du but même de cette statistique. S'il s'agit de connaître en bloc le nombre des cas d'une maladie, le nombre des décès qu'elle cause, son influence sur la mortalité générale d'une population, alors, sans doute, tout doit être compté, il n'est pas un cas que vous puissiez exclure sous peine de fausser les résultats. Mais, s'il s'agit d'apprécier, de chiffrer l'influence d'une méthode thérapeutique sur l'issue de la maladie, la situation est toute différente ; il n'y a plus lieu de compter tous les cas, il faut bien évidemment retrancher les faits dans lesquels le traitement, en raison de la rapidité de la mort, n'a pu être appliqué pendant un temps suffisant pour exercer son influence. Or, la médication que j'emploie n'a point une action immédiate, vous pouvez aisément le concevoir en songeant aux moyens dont elle se compose ; par suite, elle ne peut manifester son effet qu'après quelques jours d'application ; pour ces raisons,

j'estime qu'il y a lieu de retrancher des chiffres précédents les cas dans lesquels le décès a eu lieu dans les
cinq jours, y compris celui de l'entrée à l'hôpital, ce qui
représente trois à quatre jours de traitement, terme insuffisant pour qu'une médication du genre de celle dont
il s'agit puisse exercer la plénitude de son action. Cette
défalcation est d'autant plus légitime, que les individus
qui meurent ainsi dans les cinq jours, y compris celui de
l'entrée, sont parvenus à une période déjà avancée de la
maladie, et que le traitement a une influence beaucoup
moins rapide que lorsqu'il est appliqué dès le début. Si
nous retranchons les cas de cette catégorie, les chiffres
de nos relevés sont ainsi modifiés : pour l'année 1867,
à l'hôpital Saint-Antoine, deux cas à défalquer, avec décès au cinquième et au quatrième jour.

1867. — HÔPITAL SAINT-ANTOINE.

76 cas........	71 hommes.	5 femmes.
71 guérisons ...	67 hommes.	4 femmes.
5 décès........	4 hommes.	1 femme.

Soit décès : 6,58 pour 100.

Pour les années 1868 et 1869, à la Maison de santé, à
défalquer six décès ayant eu lieu dans les cinq jours, y
compris celui de l'entrée, savoir 2 au 5e jour ; — 3 au 4e;
— 1 au 2e.

1868, 1869. — MAISON MUNICIPALE DE SANTÉ.

104 cas......:.	102 hommes.	2 femmes.
93 guérisons ..	91 hommes.	2 femmes.
11 décès......	11 hommes.	»

Soit décès : 10,57 pour 100.

Le relevé de l'hôpital Lariboisière, moins la période
obsidionale du 10 octobre 1870 au 1er mars 1871, présente
à défalquer quinze décès ayant eu lieu dans les cinq jours,
y compris celui de l'entrée, savoir : 3 au 5e ; — 3 au 4e ;
— 5 au 3e ; — 4 au 2e.

1870, 1871, sept mois de 1872. — HÔPITAL LARIBOISIÈRE.

102 cas......	68 hommes.	34 femmes.
90 guérisons .	62 hommes.	28 femmes.
12 décès.....	6 hommes.	6 femmes.

Soit décès : 11,76 pour 100.

Totalisons une dernière fois ces résultats rectifiés, et
nous obtenons le tableau suivant :

282 cas......	241 hommes.	41 femmes.
254 guérisons .	224 hommes.	30 femmes.
28 décès.....	17 hommes.	11 femmes.

Soit décès : 9,92 pour 100.

C'est sensiblement une proportion de 10 pour 100, et
ce résultat, qui ne peut être taxé de fortuit puisqu'il ressort d'une pratique de cinq années, est un irrécusable
témoignage en faveur de la supériorité de mon traitement (1). Ce témoignage sera plus éloquent encore, je le
reconnais, lorsque je pourrai l'appuyer sur une observation de dix années, mais, dès aujourd'hui, il me paraît
probant, et je vous adjure de toutes mes forces d'adopter
sans réserves ma méthode thérapeutique. Mais, entendons-nous bien, je ne regarde point comme mien le trai-

(1) Cette proportion s'abaisserait à 7 pour 100 environ, si je défalquais
aussi les cas dans lesquels le traitement n'a été institué qu'après le
dixième jour.

tement mitigé ou tardif; de celui-là, je ne me porte point garant; je puis vous affirmer, au contraire, que si vous perdez dans l'inaction les premiers jours, et si vous attendez pour agir que les accidents graves se soient montrés, vous mettez contre vous toutes les chances mauvaises, et bien loin de suivre ma méthode, vous lui enlevez l'un de ses caractères les plus importants.

Lorsque le traitement est institué dès le début, je n'ai vu l'insuccès que dans deux conditions : ou bien il s'agissait de ces formes ataxiques vraiment foudroyantes qui tuent, ainsi que j'en ai observé des exemples, cinq ou six jours après l'apparition des premiers symptômes; ou bien la mort plus tardive a été le résultat d'une hémorrhagie intestinale. Je ne puis partager l'opinion de Graves et de Trousseau touchant la bénignité ou les effets salutaires de ces hémorrhagies ; j'ai perdu à peu près tous les malades qui ont subi cet accident, et vous trouverez dans l'ouvrage de Griesinger des chiffres qui pourront vous éclairer sur la valeur des propositions émises par les observateurs dont je viens de vous rappeler les noms. Lorsque j'ai pu appliquer mon traitement entre la fin du premier septenaire et le dixième jour, alors qu'on n'a plus à compter avec les formes foudroyantes, j'ai réussi généralement, les cas d'hémorrhagie intestinale exceptés. — Mais, lorsque je n'ai pu intervenir qu'à la fin du second septenaire, ou au commencement du troisième, les insuccès ont été relativement fréquents, surtout lorsque le malade avait été au préalable traité par les purgatifs coup sur coup.

Je n'accepte pas davantage la responsabilité des traitements incomplets qui pourraient être appliqués sous prétexte de simplicité ; je veux la totalité des moyens que je

vous ai indiqués, je veux que ces moyens soient mis en
œuvre aussitôt que possible, dès le début si on le peut,
autrement ce n'est plus là mon traitement, je ne le reconnais pas.

J'applique exactement la même médication aux réver-
sions de la fièvre typhoïde, et l'expérience m'en a plus
d'une fois démontré l'efficacité.

Je veux consacrer la fin de cette conférence à l'exposé
d'un autre traitement qui m'est également personnel, et
que j'applique à l'érysipèle spontané, dont celui de la face
est le type ordinaire. Au préalable, j'utiliserai les tracés
thermométriques que je vais faire passer sous vos yeux,
pour vous convaincre, une fois pour toutes, que cet érysipèle doit être rapproché, au point de vue nosologique,
des fièvres éruptives. Je trouve la preuve de cette proposition, si fréquemment controversée, dans les allures de
la fièvre qui accompagne la dermatite érysipélateuse.

Cette fièvre procède au début par oscillations ascendantes, qui la conduisent, dès le second ou le troisième
jour, aux chiffres de l'acmé ; c'est là une analogie avec
la période initiale graduellement ascendante des fièvres
éruptives, et une différence avec la période initiale des
inflammations franches, lesquelles arrivent en quelques
heures au degré thermique maximum.

A partir du moment où elle a atteint l'acmé, la fièvre
de l'érysipèle spontané présente le caractère d'une subcontinue avec rémissions matinales, qui sont comprises
entre quelques dixièmes de degré et un degré ; dans
quelques cas, cette rémission du matin peut même dépasser un degré (*voy.* fig. 13, 16, 17). En général, c'est

Erysipèle de la face. — Femme de 24 ans ; Salle Ste Claire, N° 2.

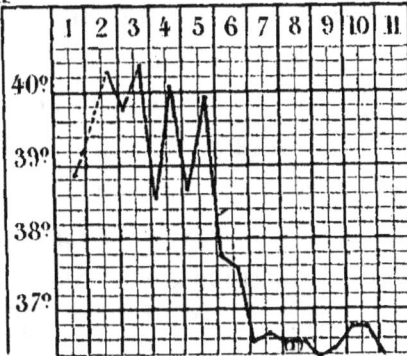

Figure 13

OBSERVATIONS:

(1) La voisine (N° 3) convalescente de fièvre typhoïde est prise d'E- -rysipèle de la face.

Du 17 au 27 Février 1872

Erysipèle de la face chez une convalescente de fièvre typhoïde.
Femme de 39 ans ; Salle Ste Claire. — Transmission de l'érysipèle du N° 2

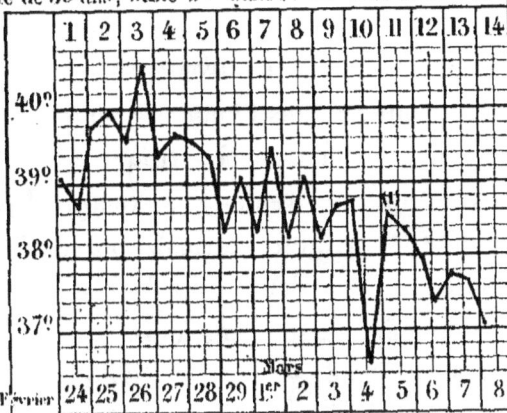

Figure 14.

OBSERVATION:

(1) Bronchite Endocardite légère.

Erysipèle de la face, puis du dos chez l'infirmière de la Salle Ste Claire.
Transmission de l'Erysipèle du N° 3.

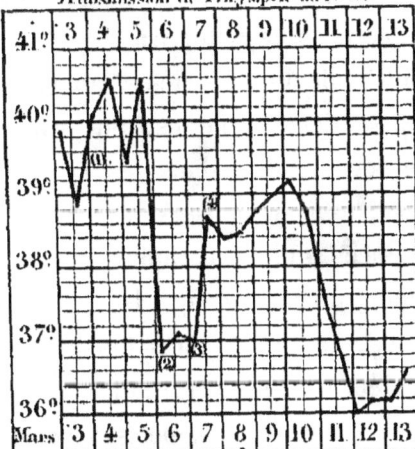

Figure 15.

OBSERVATIONS:

(1) Albuminurie.
(2) L'albumine diminue dans l'urine.
(3) A peine d'albumine Urates en excès.
(4) L'Erysipèle se mon- -tre dans le dos. Ni albumine, ni dépôt d'urates.

dans les cas légers et dans ceux de moyenne gravité qu'on observe les rémissions profondes de plus d'un degré ; cependant ce rapport n'est pas constant, en ce sens que des rémissions semblables peuvent être constatées dans des érysipèles vraiment graves, ce dont vous pouvez vous convaincre en examinant les tracés 15 et 17. En revanche, la contre-partie de la proposition est constamment vraie : tout érysipèle dont la fièvre en la période d'état présente des oscillations dont l'amplitude ne dépasse pas quatre à six dixièmes de degré, est un érysipèle grave (*voy.* fig. 14 et 18).

Le mode de terminaison du mouvement fébrile n'est pas moins caractéristique ; dans l'immense majorité des cas, il présente une défervescence critique des plus nettes, qui, en vingt-quatre, trente-six ou quarante-huit heures, ramène une température normale ou sous-normale par une chute subite de deux, trois degrés et plus ; le tracé 13 du cinquième au septième jours ; — le tracé 15 du cinquième au sixième ; — le tracé 16 du septième au huitième ; — vous montrent de remarquables exemples de ce mode de défervescence. Dans les érysipèles légers et de moyenne gravité, cette chute critique a lieu avec une fréquence sensiblement égale du cinquième au sixième jour ou du sixième au septième ; elle est plus rare du septième au huitième jour. Mais, dans les érysipèles graves, la défervescence, tout en conservant les caractères d'une défervescence subite et rapide, peut être différée jusqu'au dixième jour (*voy.* fig. 14), et même jusqu'au treizième (*voy.* fig. 17) ; dans tous les cas, elle peut être précédée d'une perturbation critique (*voy.* fig. 17 et 18). — Dans les érysipèles à poussées

successives, la seconde défervescence présente le plus
souvent le même caractère brusque que la première ; les
tracés 15 et 17 vous le montrent nettement. — Enfin, par
exception et seulement dans les cas très-graves, on
observe, au lieu de la défervescence rapide, une défervescence graduelle, qui est absolument semblable à celle
de la fièvre typhoïde régulière ; le tracé que voici
(*voy.* fig. 18) en est un exemple bien probant ; le mouvement critique commencé le neuvième jour au soir
n'a été achevé que le quatorzième, et je vous défie
de saisir dans cette chute graduelle par étapes un seul
trait qui la différencie de la lysis propre au typhus
abdominal.

Une autre preuve en faveur du rapprochement que j'é-
tablis entre l'érysipèle et les fièvres éruptives est fournie
par les déterminations cardiaques que l'on observe parfois dans l'érysipèle ; ces déterminations sont par ordre de
fréquence décroissante : l'endocardite, la péricardite, enfin
la myocardite dont j'ai tout récemment vu un exemple
chez un homme de vingt-neuf ans, qui a succombé au
neuvième jour d'un érysipèle de la face ; la lésion du
myocarde était à cette période initiale que caractérise
surtout la multiplication des noyaux, elle coïncidait avec
une endocardite légère de la valvule mitrale. Ne perdez
jamais de vue la possibilité de ces accidents cardiaques ;
elle impose la nécessité d'un examen quotidien du **cœur**,
aussi bien dans l'érysipèle que dans la scarlatine ou la
variole, et je regrette sincèrement que ces notions si
importantes ne soient pas plus vulgarisées. Quant aux
rapports de la phlegmasie cardiaque avec la manifestation
cutanée de l'érysipèle, trois modalités peuvent être obser-

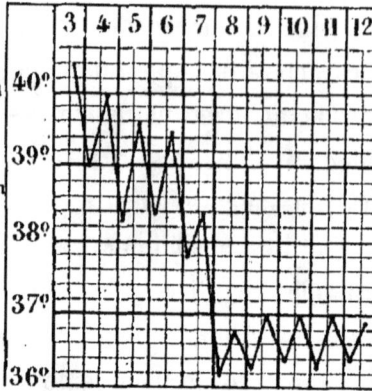

Figure 16.

Erysipèle de la face et du cuir chevelu.

Délire jusqu'au matin du septième jour.

Homme de 28 ans.

Maison municipale de Santé N° 1272

Fig. 17. Erysipèle grave de la face. Délire violent à partir du 4ᶜⁱᵐᵉ jour.

Homme de 20 ans ; Salle St Jérôme N° 8.

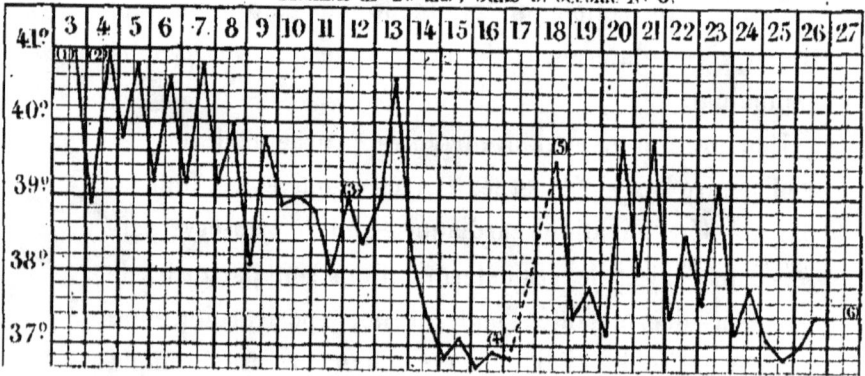

(1) Ipéca stibié. — (2) Vin de quinquina : 3oo, puis 5oo grammes. — (3) Nouvelle poussée. —
(4) Disparition complète de l'érysipèle. — (5) Rechute : délire dès le début. Reprise du vin de
quinquina à 5oo grammes. — (6) Guérison : Adénite postcervicale suppurée.

Fig. 18. Erysipèle de la face, étendu au cou, au dos et à la poitrine.

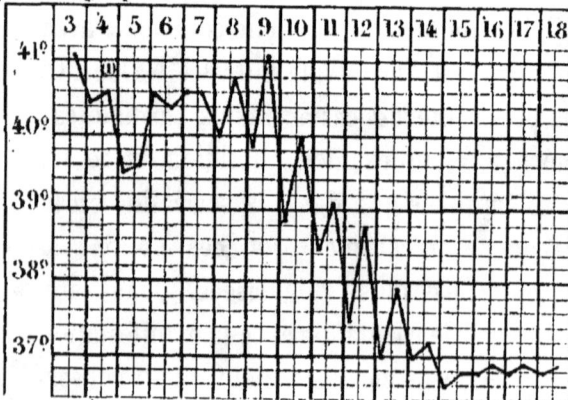

Femme de 19 ans
Salle Ste Claire N° 3o.

OBSERVATIONS :

(1) Délire, albuminurie et diarrhée abondante jusqu'au dixième jour.

vées. La plus rare est celle-ci : un individu est pris de
fièvre avec état général sérieux; vous ne trouvez rien
d'apparent à l'extérieur, mais l'examen des viscères vous
révèle une endocardite ou une péricardite sèche; puis,
vingt-quatre, trente-six ou quarante-huit heures après,
un érysipèle se montre sur la face. J'ai vu cela deux fois,
à l'hôpital Saint-Antoine et à la Maison municipale de
santé, dans des conditions de netteté qui ne me permettent pas de conserver le moindre doute. Donc,
comme dans le rhumatisme articulaire, la première détermination de la maladie peut occuper le cœur. —
Plus fréquemment, l'endocardite, ou la péricardite se
développe en même temps que l'érysipèle, ou un
jour ou deux après lui, et les deux déterminations
marchent ainsi parallèlement; cette modalité est la
règle. — Enfin j'ai vu une fois les premiers signes
d'une endocardite légère coïncider avec la résolution
de l'exanthème; c'est chez la malade dont la fièvre est
représentée dans le tracé 14. Les phénomènes cardiaques
ont été chez elle de très-courte durée, mais ils ont été
assez accusés pour interrompre la défervescence de la
maladie.

La néphrite catarrhale avec albuminurie, la pneumonie,
sont des manifestations plus fréquentes encore que les
phlegmasies cardiaques, et, comme ces dernières, elles
démontrent que l'érysipèle spontané est en réalité tout
autre chose qu'une simple dermatite. — Les cardiopathies érysipélateuses peuvent tuer dans la période d'état
de la maladie; mais lorsque ce danger actuel est conjuré,
elles arrivent ordinairement (la myocardite exceptée) à
une résolution parfaite; je n'ai pas encore vu un seul

cas dans lequel l'endocardite de l'érysipèle soit devenue le point de départ d'une lésion valvulaire persistante ; si l'observation ultérieure confirme ce fait négatif, cette endocardite serait à ce point de vue beaucoup moins grave que celle du rhumatisme.

Enfin l'analogie avec les fièvres éruptives est encore démontrée par le caractère contagieux de l'érysipèle spontané. De ce fait qui est encore contesté, je ne sais pourquoi, je puis vous fournir une preuve décisive. Le mois dernier nous arrivait, au n° 2 de la salle Sainte-Claire, une femme de vingt-quatre ans affectée d'un érysipèle de la face. Méritait-il vraiment la qualification de spontané ? Je le pense ; cette femme était récemment accouchée, il est vrai, mais elle n'avait éprouvé aucun accident de puerpéralité, et son érysipèle était purement facial. Au septième jour, alors qu'elle avait fait sa défervescence, la voisine immédiate de cette malade, couchée au n° 3, et convalescente de fièvre typhoïde, fut prise d'érysipèle de la face. Sept jours après, c'est-à-dire au bout du même intervalle, l'infirmière qui avait soigné ces deux femmes, fut atteinte à son tour d'un érysipèle facial, qui, après une défervescence régulière, s'est reproduit dans le dos (*voy.* fig. 15). Les tracés de ces trois malades sont représentés dans les figures 13, 14 et 15. — Les faits de ce genre ne sont point rares ; je vous ai cité celui-là parce qu'il s'est passé sous vos yeux, et parce qu'il est d'une netteté peu commune ; notez en effet qu'au moment où nous est arrivée la femme du n° 2, nous n'avions pas eu depuis plusieurs semaines un seul cas d'érysipèle dans la salle.

J'arrive à mon traitement. De même que pour la fièvre

typhoïde j'applique à l'érysipèle de la face une médication uniforme ; j'ai exposé dans mon *Traité de pathologie* les raisons qui m'ont conduit à cette méthode, je ne
pourrais que les répéter ici textuellement, je n'y reviens
pas ; je veux seulement vous rappeler en quoi consiste
ce traitement, et vous faire connaître les résultats qu'il
m'a donnés depuis le 1er janvier 1867. Comme topique
j'emploie l'infusion de fleurs de sureau ; des compresses
imbibées de cette eau tiédie sont appliquées sur les parties malades, et changées dès qu'elles commencent à se
sécher ; ces applications ne font rien quant à l'érysipèle
lui-même, mais si elles sont soigneusement renouvelées,
elles font beaucoup pour le soulagement du malade, je
puis vous l'affirmer par expérience personnelle. A l'intérieur, j'administre le vin de quinquina ordinaire, dont
j'élève la dose en raison directe de la violence des accidents cérébraux ; à un individu de constitution moyenne,
dont l'érysipèle marche sans délire, je fais prendre en
vingt-quatre heures 150 à 200 grammes de vin de quinquina ; si le délire survient, mais calme et seulement noc-
turne, je donne 250 grammes ; enfin si le délire est violent et continu, ce qui n'a pas lieu sans que la fièvre soit
elle-même intense, j'arrive à 400 ou 500 grammes par
jour, et je maintiens ces doses jusqu'à la défervescence.
Je donne avec cela du bouillon, de la limonade vineuse,
et je n'emploie pas d'autre médicament. S'il y a une constipation notable je la combats par un verre ou deux d'eau
de Sedlitz au début, puis par des lavements ; si au commencement de la maladie, je constate un catarrhe gastrique très-accusé, ce qui est loin d'être fréquent, je
prescris l'ipéca à dose vomitive avant de commencer le

vin de quinquina ; mais ce sont là des indications variables et contingentes, la médication fondamentale reste
la même. Lorsque enfin les habitudes du malade et les
caractères du délire révèlent l'alcoolisme, je fais ajouter au
vin de quinquina une certaine quantité d'eau-de-vie
(de 30 à 80 grammes par jour) et de laudanum (15 à
20 gouttes).

L'efficacité de ce traitement en égale la simplicité ;
voici du reste les résultats pour cinq ans et trois mois :

1867. — HÔPITAL SAINT-ANTOINE.

14 cas........   11 hommes.   3 femmes.
14 guérisons.

1868, 1869. — MAISON MUNICIPALE DE SANTÉ.

19 cas........   13 hommes.   6 femmes.
19 guérisons.

1870, 1871, janvier, février, mars 1872. — HÔPITAL LARIBOISIÈRE.

34 cas........   24 hommes.   10 femmes.
33 guérisons...   24 hommes.   9 femmes.
1 décès........   n   1 femme.

Réunissez ces faits et vous aurez un total de 67 cas
(48 hommes, 19 femmes) avec un seul décès, ce qui
donne pour la mortalité une proportion centésimale de
1,49 pour 100.

Je ne pense pas qu'on ait présenté jusqu'ici des chiffres aussi favorables ; je sais que le pronostic de l'érysipèle de la face a été longtemps injustement assombri, mais je sais aussi que le relevé précédent renferme des cas de gravité extrême, et je n'hésite pas à attribuer à ma méthode de traitement l'excellence de mes résultats.

TRENTE ET UNIÈME LEÇON

DE LA MÉDICATION LACTÉE.

Des indications de la médication lactée. — Groupement des faits d'après les divers modes d'action du lait.
Du lait comme aliment spécial. — Maladies gastro-intestinales aiguës et chroniques. — Gastrites toxiques. — Sténoses de l'œsophage et de l'estomac. — Du régime lacté comme alimentation insuffisante. — Obésité. — Hypertrophie essentielle du cœur.
Du lait comme agent hydragogue. — Hydropisies aiguës et chroniques. — Stases viscérales. — Maladies rénales à urine albumineuse. — Néphrites catarrhales. — Rein cardiaque. — Néphrites brightiques. — Formes aiguës. — Formes chroniques. — Succès et revers de la médication. — Leurs causes.
De la médication lactée dans les gravelles ; — les obstructions rénales ; — les catarrhes des voies urinaires ; — les épanchements pleurétiques aigus. — Indications et observations nouvelles. — Du mode d'administration du lait. — Préceptes pratiques. — Conclusion.

MESSIEURS,

Je me propose aujourd'hui de vous faire connaître les résultats de mes observations au sujet d'une méthode thérapeutique que sa merveilleuse puissance rend précieuse entre toutes ; je veux parler de la médication par le lait. Je vous en exposerai d'abord les indications diverses, je vous communiquerai ensuite ce que j'ai constaté

moi-même quant à son efficacité; après quoi je vous en-
tretiendrai du mode d'administration et des précautions
à prendre pour assurer la tolérance, questions éminemment pratiques qui sont, à mon sens, beaucoup trop né-
gligées.

Les indications du régime lacté sont nombreuses et
disparates; mais en prenant pour base de groupement
l'effet principal qu'on attend du remède, il est facile
d'arriver à une classification logique qui est, à tous
égards, préférable à l'empirique énumération des faits.
Or, le lait peut être donné comme aliment, mais comme
un aliment doué de propriétés toutes spéciales ; — il
peut être donné comme agent d'élimination des liquides, comme hydragogue ; — enfin il peut être donné
comme sédatif. De là trois groupes naturels qui embrassent en les spécifiant tous les cas justiciables du traitement lacté.

Le lait représente par sa composition un *aliment complet;* mais bien loin d'exercer une action irritante sur la
muqueuse digestive, il a sur elle une action sédative qui
lui donne toutes les propriétés d'un topique émollient.
Lors donc que la muqueuse gastro-intestinale a perdu
sa tolérance pour les aliments ordinaires, le lait devient
la ressource dernière, et il remplit alors une double indication : il permet d'alimenter le malade et le préserve
ainsi des dangers d'une diète prolongée ; en même temps
il exerce une influence curatrice sur les lésions qui ont
provoqué l'intolérance de la muqueuse, et il en facilite la
réparation. Tel étant le mode d'action du lait envisagé
comme aliment, vous pressentez quels sont les faits pathologiques qui composent mon premier groupe de cas ;

ce sont en première ligne les affections gastro-intestinales
de nature ulcéreuse, et en fait, c'est à cette classe d'affections que se rapportent les observations les plus anciennes
touchant la médication lactée. Vous connaissez tous le
travail classique du professeur Cruveilhier sur l'ulcère
simple de l'estomac et son traitement par le lait ; l'efficacité de cette méthode a été depuis lors vérifiée dans tous
les pays, et nulle autre assurément ne peut lui être comparée.

Mais dans l'ordre de faits que nous étudions, l'indication du lait n'est point limitée à cette maladie, relativement assez rare ; elle existe, non moins formelle, non
moins fructueuse, dans toutes les inflammations du tube
digestif, et particulièrement dans l'entérite chronique
des enfants et des adultes ; chez ces derniers, il faut tenir
compte d'une distinction : on observe chez les adultes et
les vieillards une entérite chronique qui est accompagnée
d'une constipation habituelle ; dans cette forme-là, qui
est d'ailleurs la plus rare, le lait ne convient pas, je l'ai
toujours vu aggraver les accidents, par la raison qu'il
augmente la tendance à la constipation et accroît le météorisme ; je vous engage à ne pas oublier cette contre-indication. Mais dans les entérites chroniques avec diarrhée,
le régime lacté est bien souvent le seul moyen de guérison ; j'ai réussi à guérir ainsi, en quelques semaines, des
malades dont l'affection avait résisté aux traitements les
plus rationnels. — La médication par le lait n'est pas
moins efficace dans certaines dysentéries graves qui tendent à s'éterniser après l'apaisement des phénomènes
aigus initiaux. Indépendamment de plusieurs faits qui
me sont personnels, je puis vous citer à l'appui de

cette assertion les observations de Karell et de Pécholier (1).

J'ai en outre à vous signaler une série de cas dans lesquels le médecin serait totalement désarmé s'il était
privé de la ressource du lait ; je veux parler des gastrites,
et des gastro-entérites toxiques. Dans les gastrites surai-
guës qui succèdent à l'ingestion d'un poison irritant ou
corrosif, il y a d'abord pendant vingt-quatre ou quarante-
huit heures des vomissements incessants ; puis ces vomissements s'arrêtent, mais il reste des douleurs atroces,
et une telle irritabilité de l'organe, que tous les ingesta
sont immédiatement rejetés. En cette situation, vous
n'avez qu'un moyen, un seul, de calmer ces accidents formidables, c'est de donner le lait et de le donner glacé.
Souvent les premières portions sont également vomies,
mais, peu à peu l'action sédative du lait fait sentir son
influence, l'irritabilité de l'estomac s'apaise, et le liquide
est toléré ; dès lors le malade peut être alimenté pendant
le temps nécessaire à la réparation des lésions, et vous
obtenez ainsi une guérison qui était irréalisable par tout
autre méthode. A la fin de l'année dernière nous avons eu,
au n° 2 de la salle Sainte-Claire, une femme d'une trentaine d'années qui, dans l'intention de s'empoisonner,
avait déployé un luxe de combinaisons tout à fait insolite ;
-elle avait gratté l'enduit phosphoré d'une cinquantaine
d'allumettes chimiques, elle avait ensuite mêlé le produit
ainsi obtenu à de l'eau de Javel, et elle avait avalé le tout.

(1) Karell, *Ueber die Milchcur* (*Petersburger med. Zeitsch.*, 1865).
Pécholier, *Des indications de l'emploi de la diète lactée dans le traitement de diverses maladies, et spécialement dans celui des maladies du
cœur, de l'hydropisie et de la diarrhée* (*Montpellier médical*, 1866).

Grâce aux vomissements presque instantanés qui ont suivi l'ingestion, cette femme n'a éprouvé aucun des accidents que détermine l'absorption du phosphore, mais elle a été affectée d'une gastrite d'une effroyable violence, avec deux hématémèses pendant les premiers jours. Après la cessation des vomissements du début, le lait a été lui-même rejeté à plusieurs reprises ; enfin il a été toléré, et cette femme a fini par guérir complétement ; mais le régime lacté exclusif a dû être maintenu pendant cinq à six semaines ; chaque fois que je tentais d'introduire quelque modification dans cette alimentation, les vomissements et les douleurs se montraient immédiatement, et nous avons eu ainsi la preuve certaine que le lait était ici, comme dans bien d'autres cas, l'agent unique auquel on pût avoir recours.

Il n'est pas moins utile, mais à titre de palliatif seulement, chez les malades affectés de sténose pylorique ou duodénale, et de rétrécissement de l'œsophage.

Si la composition du lait en fait un aliment complet, il n'est pas moins vrai que chez les individus qui ont dépassé l'enfance, le lait donné seul constitue une *alimentation insuffisante ;* l'effet spécial de cette alimentation est un amaigrissement par autophagie, en d'autres termes, la désassimilation l'emporte alors sur l'assimilation, le sujet perd de son poids, il maigrit. Ce résultat, vous le concevez, n'est pas immédiat ; mais si le régime lacté exclusif est maintenu durant plusieurs semaines, il est infaillible. De là pour le lait, envisagé comme aliment, deux indications nouvelles : l'une concerne le traitement de l'obésité, l'autre se rapporte au traitement de l'hypertrophie active du cœur, sans hydropisie, sans lésion valvulaire. Pour ce

qui est du premier ordre de faits, vous trouverez dans le
mémoire de Weir Mitchell des observations très-probantes
dans lesquelles la diminution de poids du malade a été
constatée par la balance (1) ; et le travail de Pécholier
contient quelques faits qui témoignent de l'efficacité de
l'alimentation lactée exclusive contre l'hypertrophie essentielle du cœur (2). Telles sont les indications thérapeutiques qui résultent des propriétés alimentaires spéciales
du lait ; ce premier groupe de faits est déjà d'une haute
importance, car dans un grand nombre de ces cas le lai
n'est pas seulement le moyen le plus efficace, il est le seul
moyen dont puisse disposer le médecin.

La seconde classe de faits ne le cède point en importance à la précédente ; elle comprend des cas plus nombreux, plus variés, plus communs aussi, et elle représente le véritable champ d'action de la médication lactée.
Ici l'emploi du lait est basé non pas seulement sur son
action hydragogue, mais sur le fait que cette action se
manifeste sans aucune influence irritative sur les appareils d'élimination ; par ce précieux privilége, le lait se
distingue de tous les autres médicaments hydragogues,
et dans une foule de circonstances il ne peut être remplacé par aucun d'entre eux. — Si vous consultez les
écrits des médecins qui se sont le plus fructueusement
occupés de l'emploi thérapeutique du lait (3), vous constaterez que cette classe de faits comprend : 1° toute

(1) Weir Mitchell, *On the use of skimmed milk as an exclusive diet in
disease* (*Philadelphia med. Times,* 1870.

(2) Pécholier, *loc. cit.*

(3) La bibliographie contemporaine de la médication lactée me paraît
peu connue, si j'en juge par une publication récente, et je pense être

la série des hydropisies ; — 2° les maladies rénales à
albuminurie ; — 3° certains faits de stase viscérale qui,
sans hydropisie extérieure, présentent néanmoins l'indication des hydragogues. Sur ces divers points je crois
être en mesure d'ajouter quelques notions intéressantes
aux faits acquis ; mais, en outre, mes observations per-
sonnelles me donnent le droit d'enrichir cette nomen-

utile en consignant ici l'indication des principaux travaux sur ce sujet
dans les dix dernières années.

Artigues. *Obs. de néphrite albumineuse traitée par le lait à haute
dose* (*Journ. de méd. de Bordeaux*, 1862).

Schmidtlein, *Ueber Milchkur bei Brightschem Hydrops* (*Berlin. klin.
Wochen.*, 1864).

Karell, *Ueber die Milchcur* (*Petersburger med. Zeits.*, 1865).

Egger, *Empfehlung der gegen Morbus Brightii angewendeten Milchkur*
(*Baïr. Intellig. Blatt.*, 1866).

Pécholier, *Des indications de l'emploi de la diète lactée dans le traitement de certaines maladies, etc.* (*Montpellier méd.*, 1866).

Ferrand, *Bullet. gén. de thérap.*, 1867.

Trastour, *Bons effets de l'oignon cru et du lait dans un cas d'anasarque
albuminurique* (*Eodem loco*, 1867).

Pautier, *Emploi de la diète lactée et de l'oignon cru dans l'anasarque*
(*Gaz. hebdom.*, 1866).

Dejust, *Des applications thérapeutiques du lait*, thèse de Paris, 1866.

Kegel, *Albuminurie, son traitement basé sur la thérapeutique rationnelle* (*Bullet. de la Soc. méd. de Gand*, 1868).

Lebert, *Ueber Milch-und Molkenkuren*. Berlin, 1869.

Lessdorf, *Albuminurie; morbus granulosus chronicus Brightii. Milchkur*
(*Memorabilien*, 1870).

Winternitz, *Ueber methodische Milch-und Diätenkuren* (*Wiener med.
Presse*, 1870).

Weir Mitchell, *On the use of skimmed milk as an exclusive diet in
disease* (*Philadelphia med. Times*, 1870).

Berg, *Ueber Milch und Molken und ihre Bedeutung als Nähr-und Kur-
mittel*. Berlin, 1870.

Cordier, *Des modifications imprimées aux hydropisies dyscrasiques par
le lait*, thèse de Paris, 1871.

Siredey, *Journal de méd. et de chirurgie pratiques*, 1872.

clature de trois autres séries de cas dans lesquels j'ai
reconnu à la médication lactée une remarquable efficaci-
cité ; c'est d'une part l'urolithiase et les obstructions rénales ; — c'est d'autre part tout le groupe des catarrhes
de l'appareil excréteur de l'urine ; — enfin certains épanchements pleurétiques.

Nous examinerons rapidement ces divers groupes de
faits dans l'ordre même où je viens de vous les énumérer.

Dans le groupe des HYDROPISIES, je vous signalerai en
premier lieu l'*anasarque* et l'*ascite spontanées a frigore*,
hydropisies que l'on appelle essentielles, parce qu'elles
ne peuvent être rattachées à aucune lésion d'organe, à
aucun désordre préalable. Ordinairement, ces hydropisies débutent par un mouvement fébrile et l'ensemble
des symptômes qui caractérisent l'invasion d'une maladie
aiguë ; eh bien, lorsque cette période fébrile est passée, et
elle se prolonge rarement au delà de trois ou quatre fois
vingt-quatre heures, vous ne pouvez faire mieux pour
votre malade que de le mettre à l'usage exclusif du lait.
L'indication est des plus nettes et peut être formulée sans
réserve ; dès le second ou le trosième jour de ce régime,
une diurèse abondante s'établit, et l'hydropisie disparaît
bientôt, beaucoup plus rapidement que sous l'influence
d'aucun autre traitement. Le succès est moins rapide
dans l'ascite que dans l'anasarque, et cela pour des raisons que je vous dirai bientôt.

Dans certains cas, l'anasarque *a frigore* est suivie, au
bout d'un temps plus ou moins long, d'albuminurie, soit
temporaire, soit persistante ; mais, lorsque la relation
chronologique des deux phénomènes peut être dûment
établie, lorsque l'intervalle écoulé entre le début de

l'anasarque et l'apparition de l'albuminurie comprend des semaines ou des mois, l'hydropisie n'en conserve pas moins le caractère et la signification d'une hydropisie essentielle ; l'albuminurie, quelle que doive être son importance ultérieure, n'est à l'égard de l'anasarque qu'un phénomène secondaire et fortuit. C'est ainsi que les choses se sont passées chez une malade dont la guérison est un puissant témoignage en faveur de la médication lactée dans l'hydropisie essentielle. Cette femme, âgée de trente-quatre ans, de tempérament lymphatique, de constitution médiocre, fut prise d'anasarque et d'ascite sans autre cause saisissable que l'impression répétée du froid humide ; après avoir fait un séjour de quatre mois dans un autre hôpital où elle fut traitée sans aucun résultat par des pilules de digitale, du sirop d'iodure de fer et du vin de quinquina, elle nous est arrivée récemment dans un état vraiment grave. L'enflure était générale, la distension des téguments avait déterminé sur les jambes la formation de larges plaques érythémateuses, il y avait dans le péritoine un épanchement considérable, la paroi du ventre était elle-même infiltrée ainsi que le dos et la poitrine, mais il n'y avait pas d'hydrothorax. L'urine, dûment examinée, était dépourvue d'albumine, l'exploration des organes ne révélait aucune altération. La médication lactée exclusive fut instituée, et le succès a dépassé toute attente ; dans les vingt-quatre heures qui ont précédé le commencement du traitement, la quantité d'urine était de 900 grammes avec une densité de 1014 ; les jours suivants, la diurèse présenta les modifications que voici :

JOURS du traitement.	QUANTITÉ D'URINE en centimèt. cubes.	DENSITÉ.	OBSERVATIONS.
Deuxième.	3100	1006	Les jambes sont un peu moins dis-tendues ; le ventre est un peu plus souple.
Troisième.	5000	1006	
Quatrième.	4200	1006	
Cinquième.	4500	1006	OEdème des jambes complétement disparu. Persistance de l'ascite et de l'infiltration du tronc, de la face, et des membres supérieurs.
Sixième.	2400	1011	
Septième.	5650	1010	
Huitième.	4600	1009	
Neuvième.	4150	1009	Plus de trace d'anasarque ni d'ascite.
Dixième.	2200	1012	
Onzième.	2100	1011	

Le régime mixte fut alors substitué au régime lacté pur, et, depuis vingt-quatre jours, la guérison de l'hydropisie subsiste entière ; mais deux jours après l'institution du régime mixte, l'urine, pour la première fois, a montré de l'albumine ; cette albuminurie persiste depuis lors avec des oscillations quotidiennes assez notables ; l'examen microscopique ne nous a jusqu'ici révélé rien qui soit caractéristique, et je ne puis me prononcer aujourd'hui sur la signification de ce phénomène ; mais ce qui est bien certain, c'est qu'il n'est survenu que plusieurs mois après le début de l'anasarque, et que la médication lactée a triomphé en quelques jours d'une hydropisie datant de cinq mois, et présentant tous les caractères de l'hydropisie essentielle.

Dans les *anasarques scarlatineuses*, avec ou sans albuminurie, la médication lactée est la meilleure que vous
puissiez employer ; certes, vous pouvez également réussir
avec d'autres méthodes de traitement, mais vous ne réussirez ni aussi constamment, ni aussi rapidement. Avec le
lait, vous êtes certains, entendez-vous bien, de faire disparaître en peu de jours l'hydropisie, et de conjurer
ainsi les dangers de l'hydrocéphalie ; quant à l'albuminurie concomitante, si elle existe, vous la verrez cesser
non moins rapidement si elle est liée à un simple processus catarrhal dans les tubuli ; mais, si elle dépend d'un
processus plus grave, vous pourrez échouer, tout en
triomphant de l'anasarque. C'est un point sur lequel je
vais revenir à propos des maladies rénales à urines albumineuses.

Une fille de seize ans, qui avait guéri dans notre service, salle Sainte-Claire, n° 6, d'une fièvre typhoïde
grave, fut prise quelque temps après de scarlatine ; elle
était convalescente de nouveau, lorsqu'elle s'exposa au
froid dans l'une des galeries de l'hôpital ; le même soir,
elle était prise de frisson, de fièvre à 39°,5, de mal de
gorge et de douleurs lombaires. Le lendemain matin, ces
symptômes étaient plus accusés, la face était bouffie,
l'urine, qui avait toujours été normale jusqu'alors, était
chargée d'albumine, les douleurs lombaires étaient extrêmement vives, et le jour suivant, l'infiltration présentait
une tendance évidente à la généralisation. En raison de l'a-
cuité des douleurs, une application de ventouses scarifiées
fut faite dans la région lombaire, et j'instituai le régime
lacté pur, c'était le 25 novembre au matin ; or, le 10 décembre, après plusieurs jours de diurèse abondante, l'infil-

tration œdémateuse avait disparu, et l'urine ne contenait
plus trace d'albumine. La guérison a persisté lorsque j'ai
substitué à l'usage exclusif du lait le régime mixte d'a-
bord, puis le régime ordinaire. — C'est chose précieuse,
messieurs, que l'efficacité du lait dans ces conditions spéciales, et je vous engage à ne l'oublier jamais, si vous voulez traiter avec des chances certaines de succès cet état
redoutable surtout chez les enfants.

Voyons maintenant les hydropisies beaucoup plus fréquentes qui sont liées à des affections organiques préalables, et, avant tout, les *hydropisies des maladies du cœur.*
Le lait n'a plus ici qu'une action palliative, il enlève l'hydropisie, il ne peut rien sur l'altération cardiaque qui l'a
engendrée ; mais cette action palliative est extrêmement
importante, puisque souvent elle assure au malade une
survie prolongée. L'hydropisie n'est qu'un effet, c'est
vrai ; mais cet effet crée par lui-même un danger prochain,
car les hydropisies viscérales peuvent amener directement
la mort par suffocation, et, d'autre part, le fait même de
l'anasarque, en augmentant l'obstacle à la circulation
périphérique, ajoute à la surcharge du cœur, et aggrave
l'état d'asystolie. Cela étant, vous comprenez que c'est
toujours chose salutaire pour le malade que l'élimination
de l'hydropisie, encore bien que cette cure soit purement
palliative.

Ce serait une exagération décevante que d'affirmer la
constance du succès en présence de cette indication ;
cependant, je puis dire que, dans l'immense majorité des
cas, la médication lactée triomphe de l'hydropisie ; ce
n'est que dans les maladies cardiaques tout à fait anciennes, dans lesquelles de nombreuses phases d'asystolie té-

moignent de la parésie ou de la stéatose de l'organe, que
l'action hydragogue fait défaut; du reste, dans les cas de
ce genre, qui doivent être appréciés cliniquement par la
force de la contractilité du cœur, le lait est contre-in-
diqué, du moins au début. Que peut-il, en effet, pour
vaincre la stase rénale si l'impulsion cardiaque est défaillante? Il ne peut rien, absolument rien ; après absorption,
il va tout simplement augmenter la réplétion du système
vasculaire et apporter un obstacle de plus à la diurèse ;
c'est dans ces cas-là que l'on voit la quantité d'urine diminuer de jour en jour, quoique le malade prenne quotidiennement un litre, deux litres de lait ou même davantage ; bien loin d'être utile, la médication lactée est alors
nuisible, mais ce n'est pas à elle qu'incombe la responsabilité du revers, c'est au médecin qui ignore les indications et les contre-indications. Avec un cœur en asystolie
complète, vous aggravez le mal si vous donnez le régime
lacté ; car vous ajoutez à l'obstacle qui s'oppose à la diurèse, c'est-à-dire que vous augmentez la masse liquide à
mouvoir, sans rien changer à l'agent moteur qui doit la
mettre en mouvement. En cette situation, il convient
d'administrer d'abord la digitale qui augmente la contractilité du cœur, ou les drastiques qui diminuent directement l'obstacle, c'est-à-dire la masse liquide ; puis, lorsque
cette première médication a accru la force contractile du
cœur, ou en a augmenté l'effet utile, donnez le lait, et rapidement vous emporterez le reste des hydropisies. —
Si, malgré l'existence d'une hydropisie plus ou moins
considérable, le pouls est régulier, d'une force satisfaisante, en même temps que l'impulsion cardiaque présente une certaine énergie, vous pouvez recourir d'em-

blée au traitement lacté, et dans ces cas-là, plus encore que dans les précédents, vous êtes absolument certains de délivrer votre malade de son hydropisie. Nous avons eu, nous avons encore dans nos salles plusieurs malades chez lesquels le succès a été complet, et je puis vous rappeler comme type cet homme de la salle Saint-Jérôme, n° 16, dont je vous ai longuement parlé à propos de l'urémie.

Si l'amélioration produite par la suppression de l'hydropisie est extrêmement marquée, il n'est pas moins vrai qu'elle ne change pas le fond des choses, et que le patient reste exposé à tous les dangers inhérents à la maladie cardiaque dont il est atteint. Les faits observés dans notre service vous l'ont maintes fois prouvé ; vous avez pu voir des malades parfaitement débarrassés de leur hydropisie par la médication lactée, succomber peu de temps après à quelque autre accident provoqué par la lésion du cœur, alors même que l'hydropisie ne s'était pas reproduite, ou qu'elle était infiniment moins marquée que la première fois. Les deux hommes de la salle Saint-Jérôme, n°ˢ 11 et 29, la femme de la salle Sainte-Claire, n° 10, vous ont montré successivement l'efficacité du traitement lacté contre l'hydropisie d'origine cardiaque, et la durée éphémère de l'amélioration obtenue. Je ne puis donc partager l'opinion des médecins qui attribuent au lait une action curatrice sur les maladies du cœur ; d'après ce que j'ai observé, je ne puis lui reconnaître qu'une action palliative sur l'hydropisie symptomatique de ces maladies.

Mes conclusions sont identiques pour les hydropisies, infiniment plus rares, qui sont parfois provoquées par les maladies chroniques des poumons, par le catarrhe chro-

nique avec emphysème étendu, ou par la sclérose par
exemple. Toutefois, dans les cas où ces lésions sont vraiment isolées, c'est-à-dire sans désordre cardiaque con-
comitant, le bénéfice obtenu par la médication lactée est
plus durable que dans les affections organiques du cœur;
c'est là du moins ce que j'ai vu, et les observations de
Karell et de Lebert confirment aussi cette proposition.

Les hydropisies symptomatiques des *maladies du foie
et de l'intestin*, notamment l'ascite liée à la sclérose hépatique, peuvent être heureusement modifiées par l'u-
sage du lait; les faits rapportés par Karell et par Pécholier ne permettent pas de douter de cette action palliative
du traitement lacté. Mais j'ai été beaucoup moins heureux que ces deux observateurs, car je n'ai pas réussi une
seule fois, quelque insistance que j'aie apportée dans la
médication, quelque patience qu'aient montrée les malades. Tout récemment encore vous avez pu constater
vous-mêmes un nouvel insuccès qui est venu s'ajouter à
tous les autres; c'est chez cette jeune fille de seize ans
qui est encore dans notre service, salle Sainte-Claire n° 5,
et qui est affectée d'une ascite énorme due à une tuberculose péritonéale. Depuis le 2 mars jusqu'au 22, elle a
subi le régime lacté dans toute sa rigueur; à plusieurs
reprises la diurèse a montré par sa quantité qu'elle était
favorablement influencée par la médication, car elle est
arrivée jusqu'à 2500 grammes avec une densité de 1009;
néanmoins le 21 mars, en raison de l'imminence de la
suffocation, j'ai dû faire la ponction de l'ascite; elle s'était
constamment accrue pendant la durée du traitement.
Plus tard cette jeune fille a succombé, et l'autopsie a
démontré la justesse du diagnostic. — Quant à l'ascite

de la sclérose du foie, je ne compte plus les revers, je n'ai pas eu un seul succès.

Au surplus, cette résistance toute spéciale de l'ascite symptomatique à la médication lactée, ne m'a que médiocrement surpris. Toutes les fois que cette médication est bien tolérée, et qu'elle opère régulièrement, elle agit comme diurétique, il n'y a pas de théorie qui puisse prévaloir contre ce fait, lequel a pour lui la démonstration des chiffres ; par conséquent, l'action du traitement porte directement sur le système circulatoire général, et sur les épanchements qui sont sous sa dépendance immédiate, tandis qu'elle ne peut atteindre qu'indirectement, et pour ainsi dire de seconde main, le système de la circulation porte et l'hydropisie qui en provient. Il y a donc, à tout le moins, un retard dans l'influence de la diurèse sur l'ascite, et comme la cause de celle-ci subsiste et continue à augmenter l'épanchement, ce retard suffit, le plus souvent, pour annihiler l'effet favorable de la diurèse ; les cas dans lesquels les choses se passent autrement doivent être considérés comme d'heureuses exceptions. L'insuccès ordinaire du régime lacté dans l'ascite symptomatique est une nouvelle preuve à l'appui du précepte thérapeutique que j'ai plusieurs fois formulé, à savoir que les désordres dépendants de la circulation porte, doivent être combattus par des moyens qui agissent directement sur cet ordre de vaisseaux ; de là la supériorité constante des drastiques sur les diurétiques dans le traitement de l'ascite symptomatique.

En résumé, dans les hydropisies essentielles et dans les hydropisies scarlatineuses, la médication lactée a une action curatrice ; dans les hydropisies symptomatiques

des maladies du cœur, des poumons et des organes abdominaux, elle n'a qu'une action palliative. Dans les groupes
de cas où la médication possède une action curatrice, le
succès est constant; dans les cas à action palliative le
succès est incertain; il est fréquent dans les maladies du
cœur, si l'indication a été bien saisie; il est fréquent
encore dans les hydropisies liées aux altérations chroniques
des poumons; il est exceptionnel en revanche dans l'ascite
symptomatique. Telles sont les conclusions que m'imposent les faits déjà nombreux que j'ai observés.

En classant les cas dans lesquels le lait est employé
pour son action hydragogue, je vous ai annoncé que
dans certaines circonstances cette action peut être uti-
lisée, quoiqu'il n'y ait pas d'hydropisie extérieure, parce
que les phénomènes symptomatiques sont provoqués et
entretenus par des *stases viscérales*. Les faits auxquels
j'ai fait allusion sont les *catarrhes bronchiques chroniques*
avec emphysème, dont les manifestations les plus frappantes et les plus pénibles sont une dyspnée habituelle,
de la toux, et une expectoration plus ou moins abondante.
Le rétrécissement du champ de l'hématose qui produit
la dyspnée a ici deux causes : d'une part, les lésions
mêmes du catarrhe chronique et de l'emphysème; d'autre
part, les stases sanguines qui existent au voisinage de ces
lésions et s'étendent à une distance plus ou moins grande ;
souvent cet état est encore aggravé par une altération du
cœur, notamment par une insuffisance tricuspide. Eh bien !
dans ces conditions sur lesquelles la thérapeutique a souvent si peu de prise, la médication lactée vous fournit une
précieuse ressource; sous l'influence de la diurèse la circulation se régularise, les stases sanguines disparaissent,

et par suite les sécrétions de la muqueuse deviennent
moins abondantes ; en même temps, l'action sédative du
lait intervenant aussi, calme l'irritation qui provoque la
toux, et quoique les lésions fondamentales de l'appareil
respiratoire ne soient point modifiées, le malade n'en est
pas moins délivré des symptômes pénibles dont il souffrait. Ce n'est encore là qu'une action palliative, mais
quiconque a pu constater le soulagement qu'elle procure
au patient, reconnaîtra comme moi l'importance de cette
méthode de traitement. Indépendamment des faits que
vous avez eu occasion d'étudier ici, je puis vous signaler
les observations très-précises que Lebert a consignées
dans un mémoire spécial sur ce sujet (1).

Devons-nous conclure de là avec quelques auteurs que
la médication lactée est efficace dans tous les cas de
dyspnée, quelle qu'en soit l'origine? Non pas certes ;
cette erreur par excès provient, comme tant d'autres, de
ce qu'on ne distingue pas assez les indications. Cette médication n'est vraiment utile que dans les dyspnées dépendantes de l'hypersécrétion catarrhale et de la congestion passive de l'appareil broncho-pulmonaire.

Les MALADIES RÉNALES A ALBUMINURIE ont perdu de leur
incurabilité absolue, elles permettent un pronostic variable depuis que la médication lactée a pris place dans
leur thérapeutique; c'est vous dire l'importance considérable de cette application de la méthode; je réclame de
nouveau toute votre attention, il y va du salut de vos
malades, et de votre réputation de médecin. Je puis en
quelques mots vous résumer les effets que j'ai obtenus

(1) Lebert, *Ueber Milch-und Molkenkuren*. Berlin, 1869.

de la médication dans ce groupe de maladies : dans tous les cas sans exception j'ai vu disparaître l'hydropisie ; quant à l'albuminurie, qui est le fond de la question, j'ai eu des succès complets et définitifs, des succès complets et temporaires, des insuccès. Tout dépend de la nature et de l'âge de la lésion rénale, et d'après ce que j'ai observé depuis trois ans, les faits peuvent être à cet égard nettement catégorisés ; voici les résultats que j'ai obtenus.

Dans les *néphrites catarrhales*, scarlatineuses ou non scarlatineuses, la guérison a été constante et définitive. Vous vous rappelez, sans doute, cette femme du n° 15 de la salle Sainte-Claire dont je vous ai si longuement parlé à propos de l'urémie ; c'est à la médication lactée qu'elle a dû la guérison de son albuminurie et du catarrhe rénal qui l'avait provoquée ; guérison si bien définitive qu'une fièvre typhoïde et un érysipèle ambulant, développés ultérieurement coup sur coup, n'ont pas ramené d'albumine dans l'urine. — Cette convalescente de scarlatine que nous avons au n° 6 de la même salle, et que je vous ai citée déjà comme exemple de guérison d'une anasarque scarlatineuse, avait avec son hydropisie une abondante albuminurie catarrhale, et sous l'influence du lait elle a guéri en quelques jours de l'une et de l'autre affection. Après cela des troubles de menstruation ont retenu cette fille plusieurs semaines dans notre service, et la guérison ne s'est pas démentie un instant. — Actuellement encore au n° 24 de cette salle Sainte-Claire, est une femme de trente-quatre ans, qui nous est arrivée, il y a peu de temps, avec une anasarque généralisée, une albuminurie copieuse mais non sanglante, des douleurs rénales, des vomissements et une fièvre assez intense ; tous ces phénomènes avaient succédé à un refroidissement ; aujourd'hui il n'y a plus vestige d'hydropisie, depuis plusieurs jours déjà l'albumine manque dans l'urine, et il n'y a pas eu d'autre traitement que la médication lactée. — Je puis corroborer ces faits par trois observations de ma pratique particulière, dont deux se rapportent à des néphrites catarrhales développées sans acuité initiale ; et fort de ces résultats j'affirme de nouveau ma proposition de tout à l'heure : dans la néphrite catarrhale, qu'elle soit scarlatineuse ou non, que le début soit aigu ou lent, la médication lactée procure constamment une guérison définitive.

Dans la *stase rénale* liée aux maladies du cœur, dans cet état que j'ai désigné sous le nom de rein cardiaque, le succès est encore constant, mais il est temporaire ; les désordres qu'efface momentanément la diète lactée sont d'origine mécanique, leur cause est dans le cœur ; toutes les fois donc que cet organe retombe dans une condition voisine de l'asystolie, sa défaillance ramène fatalement la même série de phénomènes. La médication n'en confère pas moins au malade un double bénéfice ; elle le délivre rapidement des symptômes sérieux dont la persistance aggraverait bien vite sa situation, et de plus, elle en éloigne le retour. Bien plus, si le malade une fois débarrassé des accidents de la stase rénale continue à user du régime lacté, il peut traverser de nouvelles attaques d'asystolie, sans présenter à nouveau l'albuminurie spéciale.

Dans les *néphrites parenchymateuses ou brightiques* tout dépend de la forme et de la période de la maladie.

Dans la forme aiguë, qui a ce début caractéristique que vous savez par la fièvre, les douleurs lombaires, les vomissements, l'hématurie ou l'albuminurie sanguino-lentes, si vous intervenez pendant cette période d'acuité initiale, ou bien encore dans les premiers jours qui suivent immédiatement la terminaison de la période aiguë, vous avez pour vous toutes les chances favorables; je ne me permettrai pas de dire que l'on réussira constamment, mais je puis affirmer que dans ces conditions j'ai toujours réussi jusqu'ici. Lorsque les douleurs lombaires sont très-intenses, je fais faire une application de ventouses scarifiées, si le malade est de constitution vigoureuse; dans le cas contraire je fais pratiquer quelques injections sous-cutanées de morphine, mais à cela près, je n'emploie pas d'autre médicament que le lait. Dès que la diurèse s'établit, la fièvre et les douleurs cessent; si l'urine renfermait encore du sang, c'est lui qui disparaît d'abord, puis l'albumine diminue, pour s'effacer à son tour; le régime lacté est ensuite maintenu par précaution durant une dizaine de jours, et la solidité de la guérison est démontrée par ce fait, que le retour au régime commun ne ramène aucun accident du côté des reins. C'est ainsi que j'ai guéri en quelques jours un homme robuste qui occupait, à la fin de l'année dernière, le n° 34 de la salle Saint-Jérôme; il nous est venu au troisième jour de sa maladie, la fièvre était forte, et l'hématurie considérable; des ventouses scarifiées ont apaisé les douleurs qui étaient des plus violentes, et j'ai institué le même jour le régime lacté pur. Comme la néphrite avait présenté au nombre de ses symptômes initiaux des vomissements répétés, le lait fut d'abord vomi; le lendemain j'y fis ajouter 100 grammes d'eau de Vichy par litre, et soit pour cette raison, soit parce que les vomissements devaient justement alors prendre fin, le lait fut parfaitement toléré, et douze jours plus tard la guérison était parfaite, il n'y avait plus un atome d'albumine dans l'urine ; le régime mixte et puis l'alimentation commune ne la firent pas reparaître.

Le garçon de dix-neuf ans qui est au n° 6 de la salle Saint-Jérôme réalise la seconde des éventualités que je vous ai signalées ; quand il est entré dans le service, l'acuité initiale était apaisée, mais depuis un jour ou deux seulement ; en fait, il est arrivé au dixième jour de sa maladie, laquelle avait présenté le même début rapide et éclatant que dans le cas précédent, et le traitement a été institué le lendemain, onzième jour. Ici encore le froid était évidemment la cause de la néphrite ; la guérison a eu lieu en quatorze jours, et cependant ce malade présentait déjà des troubles de la vue qu'il a gardés jusqu'au sixième jour du traitement. Voici les chiffres :

JOURS du traitement.	QUANTITÉ D'URINE en centimèt. cubes.	DÉNSITÉ.	OBSERVATIONS.
Premier.	500	1034	
Deuxième.	2400	1019	Cylindres épithéliaux en quantité. Albumine abondante. Acidité notable de l'urine.
Troisième.	2200	1010	Après le repos l'albumine forme au fond du verre un anneau de 2 centimètres.
Quatrième.	1500	1016	Persistance des troubles de la vue et de la céphalalgie.
Cinquième.	3600	1016	Disparition de ces symptômes. Plus d'anasarque.
Sixième.	3050	1012	A peine un léger nuage d'albumine.
Septième.	2900	1012	
Huitième.	2450	1012	
Neuvième.	2100	1014	Plus d'albumine, régime mixte.
Dixième.	1500	1023	
Onzième.	1500	1023	
Douzième.	1200	1022	Persistance de·la guérison.
Treizième.	1700	1022	
Quatorzième.	1600	1028	Suppression du lait.

La guérison subsiste entière les jours suivants, et un peu plus tard cet homme quitte l'hôpital en parfaite santé.

Je n'ai pas été moins heureux dans ma pratique privée dans trois autres cas de mal de Bright aigu avec fièvre et anasarque; ces trois malades étaient âgés de moins de vingt-cinq ans, c'était deux garçons et une demoiselle; chez les deux premiers l'influence causale du froid était certaine, et il y a eu des hématuries; chez la demoiselle,

la cause n'a pu être saisie, et l'hématurie a fait défaut.
La guérison a été complète chez tous trois, mais chez
l'un des deux jeunes gens elle s'est fait attendre beaucoup
plus longtemps que dans les autres cas, parce que la
médication lactée n'a été instituée que deux ou trois
semaines après la terminaison de la période aiguë.

Dans cette période à évolution douteuse que j'ai appelée période de transition, et qui sépare l'état aigu de l'état
chronique définitivement constitué, le lait est encore la
plus puissante ressource de la thérapeutique, mais le
succès est loin d'être constant comme dans le groupe
précédent ; les chances bonnes et mauvaises sont sensiblement égales, je ne puis émettre sur ce point aucune
proposition absolue. Si le traitement est commencé à un
moment encore voisin de la période aiguë, si l'urine ne
renferme que de l'épithélium, et des cylindres épithéliaux
ou colloïdes non granuleux, la guérison peut être obtenue, et je l'ai obtenue en effet dans ces conditions. Mais
si l'intervention est plus tardive, si les lésions plus avancées présentent déjà quelques-uns des caractères positifs
de la chronicité, l'insuccès est la règle, alors même que
la maladie a débuté par une période aiguë des plus
nettes. Même alors pourtant, la médication est loin d'être
inutile, elle fait disparaître l'hydopisie, restaure les fonctions digestives, réduit au minimum les pertes en albumine, et par la diurèse abondante qu'elle entretient, elle
prévient les redoutables accidents de l'obstruction rénale et de l'anurie. Ainsi se sont passées les choses chez
la malade que vous avez pu étudier depuis quelque
temps au n° 26 de la salle Sainte-Claire.

Cette femme âgée de quarante ans s'est refroidie au

moment de ses règles, elle a été prise d'accidents aigus, fièvre et douleurs lombaires, qui l'ont obligée à garder le lit; quelques jours plus tard elle a commencé à enfler, et les phénomènes aigus sont complétement tombés; en une semaine l'anasarque s'est généralisée, néanmoins la malade a persisté à rester chez elle, et quand elle est arrivée à l'hôpital, il y avait un peu plus d'un mois qu'elle était dans cet état. L'urine chargée d'albumine contenait en abondance des cylindres colloïdes, et quelques-uns d'entre eux présentaient de fines granulations. La médication lactée a d'abord très-bien agi; elle a provoqué une diurèse qui s'est maintenue pendant vingt-cinq jours à une moyenne de 2500 grammes avec une densité oscillant de 1007 à 1010; les hydropisies ont totalement disparu, l'albumine a diminué de plus de moitié; mais depuis une dizaine de jours déjà, il n'y a plus de modification appréciable; j'ai vainement ajouté au lait du chlorure de sodium dont j'ai à plusieurs reprises signalé et constaté l'efficacité pour restreindre l'albuminurie, je n'obtiens plus rien, et je suis persuadé que cette femme va garder son albuminurie, et qu'elle commence un mal de Bright chronique. Le traitement a donc échoué au point de vue de l'altération rénale, mais il n'a pas moins procuré à cette malade une amélioration qui, à ses yeux, équivaut pour le moment à une guérison véritable.

Dans le mal de Bright chronique d'emblée la situation est la même; si par fortune la maladie est découverte de très-bonne heure, et que la médication lactée soit instituée à un moment où les lésions n'ont pas dépassé leur période initiale, la guérison, complète et durable, peut être obtenue; j'ai eu la satisfaction de réussir ainsi chez

un jeune homme de la province, et cette année même chez
un élève en médecine. C'est dans les faits de ce genre
qu'on observe très-fréquemment avant la guérison définitive des guérisons incomplètes qui sont l'indice de la
nécessité de prolonger le traitement. Voici ce qui a lieu :
s'il y avait de l'hydropisie, elle disparaît ; puis, après une
diminution graduelle, l'albuminurie cesse à son tour ;
mais dès qu'on arrive au régime mixte, et *a fortiori* au
régime non lacté, l'albumine se montre de nouveau dans
l'urine, pour disparaître encore si la médication exclusive
est reprise. On peut observer ces phases plusieurs fois de
suite, avant que la guérison résiste à la cessation du traitement. J'ai observé, à la Maison municipale de santé,
deux malades chez lesquels ces oscillations se sont produites, trois fois chez l'un, et quatre fois chez l'autre ; et
pourtant tous deux ont fini par guérir complétement. Il
n'y a donc pas lieu de se décourager trop vite en présence de ces mécomptes ; en revanche, si les choses
persistent en cet état, il faut non-seulement désespérer
d'une guérison vraie, mais s'attendre d'un jour à l'autre
à voir l'albuminurie reparaître, même dans la période
à régime lacté pur.

Ces faits suffisent pour réfuter l'assertion des auteurs
qui pensent que la médication lactée agît seulement sur
l'hydropisie, pas du tout sur l'albuminurie, et que les
guérisons vraiment complètes sont imputables à la réparation spontanée des lésions rénales ; réparation facilitée par la disparition des hydropisies et la restauration
du processus nutritif. Dans les cas dont je viens de vous
parler, l'albuminurie manque tant que le malade ne
prend que du lait; elle se montre dès que ce régime est

modifié. La preuve est convaincante et suffisante; au
surplus, elle n'est pas seule, et la guérison par le lait
des albuminuries catarrhales sans hydropisie dépose
encore contre la proposition que je combats. On peut
faire un rapprochement intéressant entre ces cas dans
lesquels l'albuminurie ne fait défaut qu'à la condition
que le régime lacté pur soit maintenu, et les cas de
diabète dans lesquels le sucre urinaire disparaît si l'on
supprime rigoureusement de l'alimentation toutes les
substances glycogènes, tandis qu'il revient aussitôt, lorsqu'on reprend l'usage des féculents. Mais tandis que pour
le diabète l'interprétation du phénomène est sans difficultés, elle est impossible pour les cas d'albuminurie.
Tout ce qu'on pourrait dire, c'est que dans ces faits-là le
vice d'assimilation des matières albuminoïdes de l'alimentation commune est plus important, au point de
vue de l'excrétion de l'albumine, que l'altération rénale
elle-même; mais cette tentative d'explication est bientôt réfutée par la richesse du lait en matières protéiques, et il n'y a plus à invoquer qu'une influence
spéciale, issue de la forme intime de l'albumine ingérée.

Lorsque, au contraire, le mal de Bright, chronique
d'emblée, n'est soumis au traitement qu'à une période
tardive; lorsque les cylindres, par exemple, sont gra-
nulo-graisseux ou hyalins, le lait n'est plus qu'un palliatif
précieux, il est impuissant à guérir. Dans ces conditions
particulières, je n'ai pas encore vu un seul cas de guérison. Je sais qu'on en a cité des exemples; mais ils
appartiennent à une époque où l'on n'avait pas l'habitude de demander exclusivement au microscope le diagnostic de la période du mal, et ces exemples vous devez,

comme moi, les tenir pour non avenus. Je ne connais qu'un seul cas qui paraisse établir la possibilité d'une guérison radicale par le lait dans les périodes avancées de la forme chronique ; je dis qui paraisse, parce que les éléments morphologiques contenus dans l'urine ne sont pas précisés d'une manière absolument complète. Ce cas est celui qu'a publié Lessdorf : il concerne une femme de cinquante-deux ans, guérie en six semaines d'une maladie de Bright chronique datant de neuf mois (1). Quant au fait observé dans la clinique de Niemeyer et rapporté par Schmidtlein, il a trait à une forme aiguë (2).

Bien des fois déjà j'ai constaté l'insuccès de la médication lactée dans les cas qui nous occupent, et tout récemment vous avez pu en observer vous-mêmes deux nouveaux exemples : l'un chez le malade du n° 34 de Saint-Jérôme, affecté de néphrite parenchymateuse primitive ; l'autre chez l'individu du n° 7 de la même salle, atteint d'une néphrite brightique liée à la phthisie pulmonaire. Tous deux ont succombé après un traitement lacté rigoureux, qui a duré vingt-deux jours chez le premier, et trente-six jours chez le second.

L'étude des cas réfractaires à la médication par le lait m'a appris quelques particularités intéressantes : la diurèse exagérée que provoque le traitement dure ordinairement jusqu'à la fin, comme dans les cas qui guérissent. Par conséquent l'insuccès ne résulte pas de ce

---

(1) Lessdorf, *Albuminurie ; morbus granulosus chronicus Brightii. Milchkur.* (*Memorabilien*, 1870.)

(2) Schmidtlein, *Ueber Milchkur bei Bright'schem Hydrops* (*Berlin. klin. Wochen.*, 1864).

que le lait ne produit pas son action hydragogue; il est
dû à l'âge des lésions rénales, qui ont dépassé la période où elles sont susceptibles de réparation. D'un
autre côté, et ce second fait est la conséquence naturelle du premier, je n'ai pas observé, dans le cours de
ce traitement, un seul exemple d'urémie mécanique;
mais l'urémie toxique peut être produite, parce que
dans ces conditions la sécrétion rénale n'est guère plus
qu'une élimination d'eau, sans valeur pour une dépuration organique suffisante. -- Enfin, dans le mal de
Bright parvenu à sa dernière période, comme il l'était
chez les deux hommes dont je viens de vous rappeler
l'histoire, l'insuccès du lait peut être complet, même au
point de vue de l'action palliative; c'est-à-dire que l'on
ne réussit même pas à faire disparaître l'hydropisie. Mais
ces cas-là, qui sont les plus mauvais de tous, sont tout à
fait exceptionnels.

Je vous ai dit, messieurs, que j'ai constaté l'efficacité
de la médication lactée dans trois groupes de cas où elle
n'a pas été employée jusqu'ici; mon expérience sur ce
sujet est aujourd'hui assez bien assise pour m'autoriser à
vulgariser cette méthode de traitement.

La première série de cas comprend la *gravelle urique*,
le catarrhe urinaire et les *obstructions rénales* dépendant de la lithiase; je vous ai déjà entretenus de ces
faits, et je n'ai rien à ajouter aux développements circonstanciés dans lesquels je suis précédemment entré. Je vous
rappelle seulement la contre-indication tirée du volume
des sables ou des graviers.

La seconde série de faits renferme les *catarrhes de l'appareil excréteur de l'urine* depuis le bassinet jusques et y

compris l'urèthre ; dans la période aiguë, aucun agent
n'est aussi efficace que le lait pour calmer les douleurs, et
pour délivrer le patient des souffrances que produit la miction ; une fois l'acuité initiale disparue, la médication, par
les qualités particulières qu'elle donne à l'urine, modifie
l'état de la muqueuse malade , et manifeste bientôt une
action véritablement curatrice. Dans les catarrhes muqueux simples, je crois pouvoir affirmer la constance du
succès ; de plus, j'ai réussi complétement dans deux cas
de pyélo-cystite muco-purulente, dont le caractère purulent avait été bien et dûment constaté au microscope ;
il est vrai que, dans ces deux cas-là, j'ai fait marcher de
pair l'hydrothérapie et le régime lacté. Cette nouvelle
application thérapeutique du lait me paraît des plus précieuses, non-seulement en raison de l'efficacité et de la
simplicité de la médication, mais aussi parce qu'elle met
les malades à l'abri des dangers que crée l'administration
inopportune des balsamiques. — Il va sans dire que le
catarrhe vésical lié à la présence de corps étrangers, de
calculs dans la vessie, ou de rétrécissements de l'urèthre,
ne guérit pas plus par le lait que par les autres médications ; mais, d'après mes observations sur les catarrhes
graves non calculeux , je suis convaincu que même
alors le traitement lacté aurait une action palliative
plus salutaire et plus rapide que toute autre méthode
thérapeutique. — A cette présomption , je puis substituer une affirmation pour la période aiguë des *blen-
norrhagies :* toutes les fois que vous pourrez obtenir
des malades qu'ils se soumettent pendant quelques
jours au régime lacté exclusif, vous constaterez un apaisement rapide et complet de ces accidents initiaux, et,

par suite, la durée totale de la maladie sera notablement abrégée.

Ma troisième série de cas nous ramène à un tout autre ordre de faits ; elle concerne les *épanchements pleurétiques aigus*. L'efficacité du lait dans le traitement de s· épanchements chroniques est bien établie, et tout récemment mon éminent collègue Siredey en a fait connaître de nouveaux et de remarquables exemples. Mais j'entends parler ici des épanchements aigus, et voici dans quelles conditions la médication lactée doit trouver, selon moi, son application : dans la pleurésie aiguë, vous le savez, la période ascensionnelle et la période d'état de la fièvre correspondent à la formation et à l'accroissement de l'épanchement. Lorsque le mouvement fébrile commence à présenter les chiffres de déclin, et *a fortiori* lorsqu'il prend fin, l'épanchement peut être considéré comme totalement effectué ; c'est alors que commence cette période stationnaire de durée vraiment indéterminée, qui distingue la pleurésie des maladies aiguës à cycle défini ; eh bien, c'est à ce moment aussi que je place l'indication de la médication lactée, sous la réserve expresse que l'abondance de l'épanchement n'impose pas l'obligation immédiate de la thoracentèse ; le résultat du traitement par le lait se fait toujours attendre plusieurs jours, et il n'y a évidemment pas lieu d'y songer en présence d'un péril imminent. Ce point bien entendu, et dans les conditions précises que je vous ai indiquées, le traitement par le lait est au moins aussi efficace et aussi rapide que les autres pour emporter le liquide pleural. Je puis invoquer, à l'appui de ma proposition, les trois faits qui se sont passés récemment sous vos yeux ; c'est trop peu pour une affirmation définitive, je le reconnais, mais c'est assez pour que j'aie le droit d'appeler votre attention sur cette nouvelle indication de la médication lactée.

L'homme de quarante-deux ans du n° 1 de la salle Saint-Jérôme nous est arrivé, il y a quelque temps, avec un épanchement pleurétique gauche très-abondant, à la fin de la période aiguë ; il avait cessé de travailler depuis neuf jours ; la fièvre était presque tombée ; le côté gauche de la poitrine était plein de liquide, la matité était absolue partout, les vibrations thoraciques étaient absentes dans toute l'étendue de la matité ; on entendait du sommet à la base un souffle très-intense, qui dénotait une épaisseur médiocre dans la couche de liquide. Le cœur n'était pas déplacé, et quoique la respiration fût courte et fréquente, il n'y avait pas cette dyspnée, cette anhélation, qui doivent faire redouter une suffocation prochaine. Aussi, tout en faisant préparer l'appareil à thoracentèse pour le cas où cette opération deviendrait nécessaire un peu plus tard, je mis le malade au régime lacté exclusif. Pendant les trois premiers jours du traitement, la quantité d'urine resta comprise entre 500 et 750 grammes, il n'y avait pas d'aggravation dans l'état du malade ; à partir du quatrième jour, la diurèse se maintint entre 1000 et 1500 grammes ; et le septième jour, à compter du début de cette modification, le onzième depuis le commencement du traitement, il n'y avait plus trace d'épanchement ; nous en avions pu suivre la diminution graduelle dès le moment où la diurèse était arrivée à 1000 grammes. — Cet homme est resté plus de quinze jours encore dans le service, et il n'y a pas eu de reproduction du liquide ; il a quitté l'hôpital en parfaite santé.

Au numéro 10 de la même salle, est un homme de cinquante-deux ans qui a été affecté, au mois de janvier, d'une pleurésie aiguë gauche dont il a été guéri dans un autre hôpital ; il est entré dans le service il y a peu de jours, pour une nouvelle pleurésie du même côté, qui a débuté comme la première par des phénomènes aigus très-accusés. Quand nous l'avons vu, la fièvre avait pris fin, et nous avons constaté un abondant épanchement ; il était moins considérable cependant que chez le premier malade, et il n'y avait point lieu de songer à l'opportunité possible d'une thoracentèse. J'ai prescrit le régime lacté pur ; en dix jours, l'épanchement a été totalement emporté, et il n'y a pas eu de reproduction jusqu'à la sortie du malade, qui eut lieu une douzaine de jours plus tard. Je vous donne ici les chiffres de l'observation, parce qu'ils vous permettront de saisir les deux modes possibles de l'action du lait, et vous feront voir nettement l'antagonisme qui s'établit en pareil cas entre la diurése et les évacuations intestinales.

JOURS du traitement.	QUANTITÉ D'URINE en centimèt. cubes.	DENSITÉ.	OBSERVATIONS.
Deuxième.	900	1020	
Troisième.	1500	1017	
Quatrième.	1700	1014	Apparition de la diarrhée.
Cinquième.	1450	1016	Diarrhée très-intense de caractère séreux.
Sixième.	950	1018	
Septième.	650	1022	Persistance de la diarrhée. Neuf à dix selles séreuses dans les dernières vingt-quatre heures.
Huitième.	750	1020	

Quarante-huit heures plus tard, le jour même où nous constations la disparition complète de l'épanchement, la diarrhée a cessé sous l'influence du régime mixte, et la diurèse est revenue à ses chiffres physiologiques.

C'est encore d'une pleurésie gauche qu'a été affecté l'homme de trente-huit ans, couché au n° 25 de la salle Saint-Jérôme ; il est arrivé à l'hôpital précisément quatorze jours après le début de sa maladie qui a présenté une invasion très-nette par frissons, fièvre et point de côté. Depuis combien de jours la fièvre était-elle tombée quand cet homme nous est venu, je ne puis le dire ; mais il n'en avait plus du tout au moment de son entrée. L'épanchement occupait exactement les deux tiers de la cavité pleurale ; outre la matité et l'absence de vibrations thoraciques, on constatait dans la moitié inférieure un silence complet, et dans la zone supérieure du liquide un souffle aigre et une égophonie type. Le traitement lacté a duré quatorze jours, et, dès le dixième, la plèvre était vide de liquide ; il ne restait plus à la base qu'un peu d'obscurité du son et du bruit respiratoire, due à la présence de quelques fausses membranes. L'influence de la médication lactée sur la diurèse s'est manifestée ainsi qu'il suit :

JOURS du traitement.	QUANTITÉ D'URINE en centimèt. cubes.	DENSITÉ.	OBSERVATIONS.
Deuxième.	1125	1014	
Troisième.	2550	1010	
Quatrième.	2500	1011	
Cinquième.	2350	1014	Un peu de pain avec le lait.
Sixième.	2100	1015	Abaissement du niveau de l'épanchement.
Septième.	2450	1014	
Huitième.	2400	1013	
Neuvième.	2950	1011	
Dixième.	2400	1012	Disparition complète de l'épanchement.
Onzième.	2300	1019	
Douzième.	2000	1024	Régime mixte.
Treizième.	1100	1030	
Quatorzième.	1100	1024	Régime ordinaire.

Voilà mes faits. On pourra dire que ce sont des exemples de guérison spontanée; cependant, comme la diminution de l'épanchement a coïncidé, dans les trois cas, soit avec une diurèse abondante, soit avec une diarrhée séreuse intense; comme ces phénomènes, d'autre part, ont bien évidemment été provoqués par la médication lactée, je me crois en droit de lui attribuer une influence curatrice véritable.

Le lait a en outre été employé comme sédatif dans les *névroses;* mais il ne présente alors aucune efficacité spéciale, et cette application est à coup sûr la moins utile et la moins intéressante de toutes.

Tel est, messieurs, d'après mes observations person-
nelles, le bilan de la médication lactée. Profitez, je vous
en conjure, de l'enseignement des faits que je vous ai
communiqués, et, dans plus d'une circonstance grave,
vous aurez la joie de rendre à la santé des malades que
vous tenteriez vainement de soulager par une autre méthode de traitement.

Dans tout cet exposé, j'ai soigneusement évité de vous
entretenir des théories et des hypothèses plus ou moins
ingénieuses qui ont été émises touchant le mécanisme
intime de l'action du lait : je me suis attaché à ne vous
présenter que des faits et des enseignements pratiques,
parce que sur ce sujet il est impossible aujourd'hui
d'aller au delà. Pour compléter cette étude, je n'ai plus
qu'à vous faire part des règles que j'ai adoptées pour
l'administration thérapeutique du lait.

La médication, ne l'oubliez jamais, ne produit ses heureux effets qu'à la condition d'exercer une action diurétique régulièrement proportionnelle à la quantité de lait
ingéré ; il est tout à fait exceptionnel que ce liquide
donne lieu à une diarrhée séreuse, qui puisse être légitimement considérée comme une diurèse déplacée. Le fait
a été observé chez un de nos malades pleurétiques dont
je vous ai soumis les chiffres, mais cette chance heureuse
est des plus insolites ; je ne l'ai vue qu'une autre fois
depuis trois ans que j'étudie l'emploi du lait, il n'y a
point à y compter. Lorsque le médicament provoque de
la diarrhée, c'est presque toujours une diarrhée muqueuse
épaisse qui se manifeste ; le nombre quotidien des selles
est peu considérable, et cet incident n'a d'autre résultat
que de fatiguer le malade, et d'empêcher la production

des effets vraiment salutaires. En d'autres termes, et je
désire qu'il n'y ait point d'équivoque sur ce point, lorsque le lait détermine une diarrhée qui persiste, l'effet est
manqué, à moins que, par une heureuse exception, cette
diarrhée ne prenne les caractères de la spoliation séreuse,
dont je vous ai si souvent parlé. Mais même alors, prenez-y garde, l'effet n'est pas constamment utile; il ne
l'est que dans les cas où vous vous proposez d'agir sur
une hydropisie, ou sur un épanchement assimilable à
l'hydropisie; mais dans toutes les autres circonstances,
affections gastro-intestinales, maladies des reins, maladies de la vessie et de l'urèthre, gravelle, etc., la
diarrhée, fût-elle séreuse à l'égal de celle du choléra,
est sans aucune utilité; elle n'est qu'une grave complication qui peut contraindre de renoncer à la médication. La conclusion de tout cela c'est que l'action
diurétique du lait est le critérium de son efficacité; c'est
que cette action-là doit être recherchée à l'exclusion de
tout autre; c'est qu'en conséquence il faut avant tout
se préoccuper d'assurer la tolérance et la digestion du
lait.

Le plus souvent, même si l'on ne prend aucune précaution spéciale, la chose va d'elle-même. Il n'est
pas de plus grossière erreur que celle qui attribue au
lait une action laxative; il faut n'avoir pas observé pour
émettre une semblable assertion. La règle, c'est que
dans les premiers jours l'usage du lait à dose médica-
menteuse détermine une constipation marquée; je l'ai
constaté dans les observations de ma pratique privée
et hospitalière; je l'ai constaté non moins bien dans
les localités alpestres, où des milliers de personnes font

annuellement la cure de lait, et les médecins de ces
localités m'ont confirmé le fait : « Bien souvent, m'ont-ils
dit, nous sommes obligés, au bout de quatre, cinq, six
jours, de faire prendre quelque sel laxatif, en raison de
l'opiniâtreté de cette constipation initiale. » Néanmoins
il est·toujours prudent de s'assurer toutes les chances
de tolérance, puisque le succès est à cette condition, et
voici les précautions que je vous conseille de prendre,
à mon exemple.

Toutes les fois que la chose est possible, le lait doit être
pris au moment même où il sort du pis de la vache, et le
vase où on le recueille doit être tiédi à l'avance, afin que
le liquide ne perde rien de sa température initiale; c'est
à cette température en effet que le lait est le plus aisément digéré, et qu'il provoque le moins de flatuosités.
Le corollaire de ce premier précepte vous le pressentez :
toutes les fois que l'état du malade et les conditions climatériques le permettent, la cure de lait doit être faite à
la campagne, et de préférence dans les localités monta-
gneuses de la Suisse et de l'Autriche, où tout est disposé
en vue de ce traitement, et où l'on peut adjoindre au
lait l'usage du petit-lait, ressource fort utile en bien des
circonstances. Dans ces sites d'ailleurs, le malade a le
bénéfice additionnel de la cure d'air, et c'est encore là
un précieux avantage.

Lorsque l'état du patient ne permet pas de déplacement, lorsque pour une cause quelconque la médication
lactée doit être faite à domicile, je conseille de faire
prendre le lait à une température de 35 à 40 degrés centigrades; cette précaution est de rigueur dans l'automne,
l'hiver et le printemps; pendant la saison chaude, le lait

peut être pris froid, mais alors il convient de le faire écrémer afin d'en assurer la digestion; cette mesure de prudence est tout à fait inutile à Paris, je n'ai pas besoin de vous le dire.

Pour ce qui est de la quantité, je donne le lait selon trois procédés, que je caractérise par les noms de : régime pur; — régime mitigé; — régime mixte.

Le régime pur ne comprend absolument que du lait à la dose de 3 à 4 litres par jour; d'heure en heure, ou de deux en deux heures, le malade prend un grand verre de lait, et il ne reçoit pas autre chose. — Le régime mitigé comprend 2 litres et demi de lait; le complément pour faire les 3 litres est donné sous forme de potages additionnés de vermicelle, de semoule, de tapioca; de plus, je fais prendre du pain, des biscuits, des œufs. — Le régime mixte est constitué tout simplement par l'addition de 2 litres de lait à l'alimentation commune; étant supposé que le malade déjeune à onze heures et dîne à sept heures, il prend, dans l'intervalle de sept à neuf, le matin, un litre de lait en plusieurs fois, cela va sans dire, et un second litre l'après-midi, dans l'intervalle de trois heures et demie à cinq heures. Il peut, comme d'habitude, faire usage de vin à ses repas.

Toutes les fois qu'il y a urgence, et qu'il importe d'agir puissamment et vite, je prescris le régime pur : ainsi, dans les anasarques essentielles ou scarlatineuses, dans les néphrites catarrhales, dans toutes les formes du mal de Bright, dans les hydropisies d'origine cardiaque, dans les épanchements pleurétiques, et dans les affections gastro-intestinales; jamais en pareille circonstance je ne

commence par le régime mixte, ni même par le régime
mitigé, mais j'y arrive le plus tôt possible. Dès que la
diurèse est copieusement établie d'une manière persistante, et dès que sous cette influence les accidents urgents
que je dois combattre présentent un amendement notable, je permets le régime mitigé ; puis, si rien ne vient
entraver l'amélioration, je donne après quelques jours le
régime mixte. C'est toujours à ce dernier qu'il faut ten-
dre ; mais dans les conditions indiquées ce serait un grand
tort que de commencer par lui, car l'effet salutaire de la
médication serait ou trop différé ou trop diminué. La
substitution du régime mitigé au régime pur, et surtout
le commencement du régime mixte, doivent être attentivement surveillés ; si, sous l'influence de la modification
de régime, les symptômes s'aggravent, il faut aussitôt
revenir en arrière, et remettre à un peu plus tard une
nouvelle tentative. C'est principalement dans les maladies
à urine albumineuse qu'il faut se garder d'une trop
grande précipitation dans le changement de régime ;
mais ces réserves une fois faites, il y a tout avantage à
instituer le régime mixte, parce qu'il peut être continué,
sans intolérance et sans dégoût, infiniment plus longtemps que les autres.

Dans la gravelle urique, dans les catarrhes urinaires
apyrétiques, sans symptômes d'obstruction rénale, et
d'une manière générale lorsque l'indication d'agir est
moins pressante, il convient de commencer la médication par le régime mixte, quitte à la rendre ultérieurement plus sévère, si l'amélioration est par trop
tardive.

Conformez-vous, messieurs, aux indications précises

que je vous ai fait connaître ; suivez dans l'application les préceptes que je vous ai donnés, et bientôt vous aurez à vous applaudir, comme il m'est arrivé à moi-même, de succès inespérés, dus à la médication dont je viens de vous entretenir.

FIN.

TABLE DES MATIÈRES

FIN DE LA TABLE DES MATIÈRES.

PLACEMENT DES PLANCHES.

PARIS. — IMPRIMERIE DE E. MARTINET, RUE MIGNON, 2

ANGER (B.). **Pansement des plaies chirurgicales.** In-8 de 230 pages. 3 fr. 50

ANNER. **Étude des causes de la mortalité excessive des enfants pendant la première année de leur existence, et des moyens de la restreindre ; recherches sur l'infanticide.** 1 vol. in-12. 2 fr. 50

BAZIN. **Leçons sur le traitement des maladies chroniques en général, et des affections de la peau en particulier, par l'emploi comparé des eaux minérales, de l'hydrothérapie et des moyens pharmaceutiques,** professées à l'hôpital Saint-Louis par le docteur BAZIN, rédigées et publiées par E. MAUREL, interne des hôpitaux, revués par le professeur. 1 vol. in-8 de 480 pages. Prix, broché, 7 fr. ; cartonné en toile. 8 fr.

BÉRENGER-FÉRAUD. **Traité de l'immobilisation directe des fragments osseux dans les fractures.** 1 vol. in-8 de 768 pages, avec 102 figures dans le texte. 10 fr.

— **Traité des fractures non consolidées, ou pseudarthroses.** 1 vol. in-8 de 700 pages, avec 102 figures dans le texte. 10 fr.

BERTIN. **Étude critique de l'embolie dans les vaisseaux veineux et artériels.** 1 vol. in-8 de 492 pages. 8 fr.

BEVERLEY. **De la thrombose cardiaque dans la diphthérie.** In-8 de 113 pages. 2 fr. 50

BOEHM. **De la thérapeutique de l'œil, au moyen de la lumière colorée,** traduit de l'allemand par KLEIN, traducteur de l'*Optique physiologique* de Helmholtz, avec 2 planches coloriées. 1 vol in-8. 4 fr.

BOILLET. **Malades et médecins.** 1 vol. in-12. 1 fr. 50

BOURNEVILLE. **Études cliniques et thermométriques sur les maladies du système nerveux.** 1 vol. in-8, accompagné de 40 figures dans le texte.

BRINTON (W.). **Traité des maladies de l'estomac.** Ouvrage traduit par le docteur A. RIANT, précédé d'une Introduction par M. le professeur Ch. LASÈGUE. 1 vol. in-8 de 520 pages, avec figures dans le texte. Prix du volume cartonné en toile. 7 fr.

BURILL. **De l'ivrognerie et des moyens de la combattre.** In-8 de 88 pages. 2 fr.

CHARCOT. **Leçons sur les maladies du système nerveux,** recueillies et publiées par le docteur BOURNEVILLE. 1er et 2e fascicules in-8 avec figures. Prix de chacun. 2 fr.

Comptes rendus des séances et Mémoires de la Société de biologie. Tome IIe de la 5e série, année 1870, XXIIe de la collection. 1 vol. avec 4 planches lithographiées. 7 fr.

Conférence médicale de Paris. Discussion sur la variole et la vaccine, par MM. Caffe, Dally, Gallard, Marchal (de Calvi), Lanoix, Tardieu, Revillout, etc. 1 vol. in-8 de 192 pages. 3 fr. 50

DELAPORTE. **De la gastronomie dans les étranglements internes.** In-8 de 80 pages. 2 fr.

DELENS. **De la sacro-coxalgie.** 1 vol. in-8 de 118 pag. et 2 pl.   3 fr.

DEPAUL. **Leçons de clinique obstétricale** professées à l'hôpital des Cliniques, rédigées par M. le docteur DE SOYRE, chef de clinique. 1 vol. in-8 avec figures intercalées dans le texte. Prix de l'ouvrage complet pour les souscripteurs.   14 fr.

La 2ᵉ partie paraîtra au mois de mai 1873.

DIEULAFOY. **De la contagion.** In-8 de 148 pages.   3 fr.

ANO, professeur agrégé à la Faculté de médecine de Paris. **Traité élémentaire de chirurgie.** 2 forts vol. in-8 avec 307 figures dans le texte.   28 fr.

FORT. **Traité élémentaire d'histologie.** 2ᵉ édition. 1 vol. in-8 avec 500 figures intercalées dans le texte.   14 fr.

FOURNIÉ (ED.). **Physiologie du système nerveux cérébro-spinal d'après l'analyse physiologique des mouvements de la vie.** 1 vol. in-8 de 832 pages avec un joli cart. en toile.   12 fr.

GAYAT. **Étude sur les corps étrangers de la conjonctive et de la cornée.** In-8.   1 fr. 25

GIMBERT. **L'Eucalyptus globulus,** son importance en agriculture, en hygiène et en médecine. Cr. in-8 de 102 pag. et 3 planch.   3 fr. 50

GRAEFE (DE). **Des paralysies du muscle moteur de l'œil,** traduit de l'allemand par A. SICHEL, revu par le professeur. 1 vol in-8 de 220 pages.   3 fr. 50

HAYEM. **Des hémorrhagies intra-rachidiennes.** In-8 de 232 pages.   4 fr.

HOEPFNER. **De l'urine dans quelques maladies fébriles.** In-8 de 94 pages et 8 tableaux.   2 fr. 50

HERVIEUX, médecin de la Maternité de Paris. **Traité clinique et pratique des maladies puerpérales, suites de couches.** 1 vol. in-8 de 1165 pages, avec fig. dans le texte. Le volume cartonné.   16 fr.

HESTRÉS. **Étude sur le coup de chaleur.** Maladie des pays chauds. In-8 de 135 pages.   2 fr. 50

HYBORD. **Du zona ophthalmique et des lésions oculaires qui s'y rattachent.** In-8 de 160 pages et 4 planches.   3 fr. 50

JACCOUD, professeur agrégé à la Faculté de médecine de Paris. **Traité de pathologie interne.** 2 vol. in-8 avec 33 planches en chromolithographie. 2ᵉ édition.   25 fr.

LAMBLIN. **Étude sur la lèpre tuberculeuse, ou éléphantiasis des Grecs.** 1 vol. in-8, ouvrage orné de gravures dans le texte.   3 fr. 50

LANGLEBERT. **La syphilis dans ses rapports avec le mariage.** 1 vol. in-12.   3 fr.

LARROQUE. **Traitement complémentaire et prophylactique du lymphatisme et de la scrofule confirmée.** 64 observations à l'appui. 1 vol. in-8.   3 fr. 50

LETONA. **Étude comparative des fièvres palustres.** In-8 de 137 pages.   2 fr. 50

LEVI. **Diagnostic des maladies de l'oreille.** In-8 avec 3 planches en chromolithographie.   3 fr. 50

MALLEZ et DELPECH. **Thérapeutique des maladies de l'appareil urinaire.** 1 vol. in-8.   7 fr. 50

Cartonné.   8 fr. 50

MAURIAC, médecin de l'hôpital du Midi. **Mémoire sur les affections syphilitiques précoces du système osseux.** In-8 de 100 pages.   2 fr. 50

MAURIAC. **Mémoire sur le paraphimosis.** In-8 de 48 pages.   1 fr. 50

MERCIER. **Traitement préservatif et curatif des sédiments de la gravelle, de la pierre urinaires, et de diverses maladies dépendant de la diathèse urique.** 1 vol. in-12 avec fig. intercalées dans le texte. 7 fr. 50. Cartonné. **8 fr.**

MISSET. **Étude sur la pathologie des glandes sébacées.** In-8 de 120 pages, avec 4 planches. **3 fr.**

MOLLIÈRE (D.). **Du nerf dentaire inférieur.** Anatomie et physiologie, anatomie comparée. In-8. **2 fr.**

MOUTARD-MARTIN, médecin de l'hôpital Beaujon. **La pleurésie purulente et son traitement.** 1 vol. in-8. **4 fr.**

NAUDIER. **De l'obstruction des voies lacrymales.** In-8 de 91 pages. **2 fr.**

NEPVEU. **Contribution à l'étude des tumeurs du testicule.** In-8 de 60 pages et 2 planches en chromolithographie. **2 fr. 50**

NIEDERKORN. **Contribution à l'étude de quelques-uns des phénomènes de la rigidité cadavérique chez l'homme.** 91 pages et 33 tableaux. **2 fr. 50**

NONAT, ancien médecin de la Charité, agrégé libre de la Faculté de Paris. **Traité pratique des maladies de l'utérus, de ses annexes et des organes génitaux externes.** 2e édition, revue et augmentée, avec la collaboration du docteur LINAS. 1 fort vol. in-8, avec figures dans le texte. **15 fr.**

PÉAN et MALASSEZ. **Étude clinique sur les ulcérations anales.** 1 vol. in-8, avec figures et 4 pl. coloriées. **6 fr.**

PELTIER. **Pathologie de la rate.** In-8 de 110 pages. **2 fr. 50**

POULIOT. **De la cystite du col,** de ses divers modes de traitement, et en particulier des instillations au nitrate d'argent. In-8 de 128 pages. **2 fr. 50**

POUZOL. **Essai sur l'ictère.** In-8 de 107 pages. **2 fr. 50**

QUINQUAUD. **Essai sur le puerpérisme infectieux chez la femme et chez le nouveau-né.** 1 vol. in-8 de 276 pages et 17 fig. intercalées dans le texte. **3 fr. 50**

RELIQUET. **Traité des opérations des voies urinaires.** 1 vol. in-8 de 820 pag., avec fig. dans le texte. Le volume cartonné en toile. **11 fr.** Ouvrage couronné par l'Académie de médecine.

RIZZOLI. **Clinique chirurgicale.** Mémoire de chirurgie et d'obstétrique. Ouvrage traduit par le docteur ANDREINI. 1 vol. in-8, avec 103 figures intercalées dans le texte. **12 fr.**

SAPPEY, professeur d'anatomie à la Faculté de médecine de Paris, etc. **Traité d'anatomie descriptive,** avec figures intercalées dans le texte. *Deuxième édition,* entièrement refondue. Tome Ier : OSTÉOLOGIE et ARTHROLOGIE. 1 vol. in-8 avec 226 fig. — Tome II : MYOLOGIE et ANGIOLOGIE. 1 vol. in-8, avec 204 figures noires et coloriées. — Tome III : NÉVROLOGIE et ORGANES DES SENS. 1 vol. in-8, avec 304 figures.

Prix des tomes I, II, III. **36 fr.**

Tome IV, 1re partie: **Splanchnologie,** avec fig. **6 fr.**

— 2e partie: **Embryologie,** avec fig. *Sous presse.*

SENTEX. **Étude statistique et clinique sur les positions occipito-postérieures.** In-8 de 150 pages. **3 fr.**

SERRE. **Classification clinique des tumeurs.** In-8 de 130 pag. **3 fr.**

STAUB. **Traitement de la syphilis par les injections hypodermiques de sublimé à l'état de solution chloro-albumineuse.** In-8 de 100 pages. 2 fr.

SUCQUET. **De l'embaumement chez les anciens et chez les modernes, et des conservations pour l'étude de l'anatomie.** 1 vol. in-8. 5 fr.

TAMIN-DESPALLES. **Alimentation du cerveau et des nerfs.** 1 vol. in-8, avec 3 planches. 7 fr.

TARDIEU. **Huitième ambulance de campagne de la Société de secours aux blessés (campagne de Sedan et Paris, 1870-71).** Rapport historique médical et administratif. In-8 de 107 pages. 2 fr.

TROELTSCH (DE). **Traité pratique des maladies de l'oreille,** traduit de l'allemand sur la 4e édition (1868) par les docteurs A. KUHN et D. M. LEVI. 1 vol. in-8 de 560 pages, avec figures dans le texte. Le volume cartonné en toile. 8 fr. 50

VALCOURT (D.). **Impressions de voyage d'un médecin.** Londres, Stockholm, Pétersbourg, Moscou, Nijni-Novgorod Méran, Vienne, Odessa. In-8 de 48 p. 1 fr. 50

VERDUN. **Essai sur la diurèse et les diurétiques.** In-8 de 67 pages et 1 planche. 1 fr. 75

VÉTAULT. **Considérations étiologiques sur l'hydrocèle des adultes.** In-8 de 62 pages. 1 fr. 50

VILLARD. **Du haschish.** Étude clinique, physiologique et thérapeutique. 2 fr.

WEBER. **Des conditions de l'élévation de la température dans la fièvre.** In-8 de 80 pages. 2 fr.

WECKER et JÆGER. **Traité des maladies du fond de l'œil.** 1 vol. in-8, accompagné d'un atlas de 29 pl. en chromolithographie. 35 fr.

WOILLEZ. **Traité clinique des maladies aiguës des organes respiratoires.** 1 vol. in-8 de 700 pages, avec 93 figures intercalées dans le texte et 8 planches en chromolithographie. Broché. 13 fr.
Cartonné. 14 fr.

Bulletins de la Société anatomique de Paris. Anatomie normale, anatomie pathologique, clinique. Abonnement à l'année courante. 1 vol. in-8. 7 fr.

Comptes rendus des séances et Mémoires de la Société de biologie. Abonnement à l'année courante. 1 vol. in-8 avec fig. coloriées. 7 fr.

Revue photographique des hôpitaux de Paris. Abonnement l'année courante. 1 vol. in-8 avec 36 photographies. 20 fr.
— Année 1869. Grand in-8 de 192 pages avec 36 photographies et figures dans le texte. Relié en 1 volume demi-chagrin non rogné et doré en tête. 25 fr.
— Année 1870. Grand in-8 de 256 pages avec 32 photographies et figures intercalées dans le texte. Relié. 25 fr.
— Année 1871. Grand in-8 de 320 pages et 36 photogr. Relié. 25 fr.

PARIS. — IMPRIMERIE DE E. MARTINET, RUE MIGNON, 2

Clinique chirurgicale. Mémoires de chirurgie et d'obstétrique, par le professeur F. Rizzoli, chirurgien en chef de l'hôpital-major de Bologne (Italie). Traduit de l'italien par le docteur R. Andreini. 1 fort vol. in-8, accompagné de 103 figures dans le texte.   12 fr.

Traité élémentaire de chirurgie, avec figures intercalées dans le texte, par le docteur Fano, professeur agrégé à la Faculté de médecine de Paris. 2 forts vol in-8 Ouvrage complet.   28 fr.

Traité de pathologie interne, par S. Jaccoud, professeur agrégé à la Faculté de médecine de Paris, etc. 2e édition. 2 forts vol. in-8, avec figures et planches. Ouvrage complet.   25 fr.

Traité élémentaire d'histologie, par J. A. Fort, professeur libre d'anatomie à l'École pratique ; 2e édition, entièrement refondue. 1 beau vol. in-8 de plus de 700 pages, avec 500 figures intercalées dans le texte. Prix de l'ouvrage complet.   14 fr.

Traité clinique des maladies aiguës des organes respiratoires, par E. J. Woillez, médecin de l'hôpital Lariboisière. 1 vol. in-8, accompagné de 93 figures dans le texte et de 8 planches coloriées; le vol. cart. 14 fr.

Traité des fractures non consolidées, ou pseudarthroses, par le docteur Berenger-Féraud. 1 vol. in-8 avec figures dans le texte.   10 fr.

Traité des maladies de l'estomac, de W. Brinton, traduit par le docteur Riant, précédé d'une Introduction par le professeur Lasègue. 1 vol. in-8 avec figures dans le texte; le volume cartonné en toile.   7 fr.

Traité des maladies de l'oreille, par A. de Troeltsch, professeur à la Faculté de médecine de Würzbourg, traduit par les docteurs Kuhn et Lévi. 1 vol. in-8 avec figures; le vol. cart. en toile.   8 fr. 50

Leçons sur le traitement des maladies chroniques en général, et des affections de la peau en particulier, par l'emploi comparé des eaux minérales, de l'hydrothérapie et des moyens pharmaceutiques, professées à l'hôpital Saint-Louis par le docteur Bazin, rédigées et publiées par E. Maurel, interne des hôpitaux, revues par le professeur. 1 vol. in-8; cartonné en toile.   8 fr.

Des paralysies des muscles moteurs de l'œil, par A. von Graefe, professeur d'ophthalmologie à l'Université de Berlin, traduit par A. Sichel, revu par le professeur. 1 vol. in-8.   3 fr. 50

Traité iconographique de l'ulcération et des ulcères du col de l'utérus, par Armand Després, professeur agrégé à la Faculté de médecine de Paris, chirurgien de l'hôpital de Lourcine. Grand in-8 avec planches lithographiées et coloriées.   5 fr.

Traité clinique et pratique des maladies puerpérales suites de couches, par le docteur Hervieux, médecin de la Maternité de Paris. 1 fort volume in-8 avec figures dans le texte; le vol. cart. en toile. 16 fr.

Physiologie du système nerveux cérébro-spinal, d'après l'analyse physiologique des mouvements de la vie, par le docteur E. Fournié, médecin adjoint à l'Institut des sourds-muets. 1 fort vol. in-8, cart. en toile. 12 fr.

Étude clinique sur les ulcérations anales, par J. Péan, chirurgien des hôpitaux de Paris, et L. Malassez, interne des hôpitaux. 1 vol. in-8, avec figures et planches coloriées.   6 fr.

www.ingramcontent.com/pod-product-compliance
Lightning Source LLC
Chambersburg PA
CBHW052007230326
41598CB00078B/2124